J. Steffens ■ P.-H. Langen ■ (Hrsg.) ■ **Komplikationen in der Urologie 2**

Herrn Professor Dr. med. Ludwig Steffens

in Verehrung und Dankbarkeit
zum 75. Geburtstag gewidmet

J. S.

J. Steffens P.-H. Langen (Hrsg.)

Komplikationen in der Urologie 2

Unter Mitarbeit von
E. Stark und B. Haben

Mit 150 Abbildungen in 179 Einzeldarstellungen

STEINKOPFF
DARMSTADT

Prof. Dr. med. J. Steffens
Chefarzt der Klinik für Urologie und Kinderurologie
St. Antonius-Hospital
Dechant-Deckers-Straße 8, 52249 Eschweiler

Dr. med. P.-H. Langen
Viecuri Medisch Centrum voor Noord-Limburg
Kliniek voor Urologie
Tegelseweg 210, 5912 BX Venlo, Niederlande

Dr. med. E. Stark
Oberarzt der Klinik für Urologie und Kinderurologie
St.-Antonius-Hospital
Dechant-Deckers-Straße 8, 52249 Eschweiler

Dr. med. B. Haben
Ltd. Oberarzt der Klinik für Urologie und Kinderurologie
St.-Antonius-Hospital
Dechant-Deckers-Straße 8, 52249 Eschweiler

ISBN 3-7985-1543-3 Steinkopff Verlag, Darmstadt

Bibliografische Information Der Deutschen Bibliothek
Die Deutsche Bibliothek verzeichnet diese Publikation in der Deutschen Nationalbibliografie;
detaillierte bibliografische Daten sind im Internet über <http://dnb.ddb.de> abrufbar.

Steinkopff Verlag Darmstadt
ein Unternehmen von Springer Science+Business Media

www.steinkopff.springer.de

Herstellung: K. Schwind
Umschlaggestaltung: Erich Kirchner, Heidelberg
Satz: K+V Fotosatz GmbH, Beerfelden

SPIN 11533511 105/7231-5 4 3 2 1 0 – Gedruckt auf säurefreiem Papier

Vorwort

Die Zahl der vermuteten und angezeigten Behandlungsfehler wird nach Angaben des Robert-Koch-Institutes bundesweit auf jährlich 40 000 und die anerkannten Schadensersatzansprüche auf 12 000 geschätzt. In den USA treten bei 3–4% aller im Krankenhaus behandelten Patienten „adverse events" auf. Übertragen auf die deutschen Verhältnisse ergeben sich bei 16,5 Millionen Krankenhausbehandlungsfällen jährlich zwischen 32 000 und 83 000 Todesfälle aufgrund unerwünschter Folgen medizinischer Eingriffe. Damit würden mehr Menschen an den Behandlungsfehlern sterben als an Verkehrsunfällen, Dickdarm- und Brustkrebs.

Häufigste Fehlerquelle ärztlicher Behandlungsfehler sind Kommunikations- und Koordinationsmängel. Beklagt werden fehlende standardisierte Ablaufpläne und interne Leitlinien. Zur Vermeidung von Fehlern fordert der Sachverständigenrat eine neue Fehlerkultur im Gesundheitswesen. Empfohlen wird ein geschütztes Forum zwecks offener und sanktionsfreier Problemanalyse. Gutachter und Schlichtungsstellen veröffentlichen zwar lehrreiche Kasuistiken, es mangelt jedoch an einer systematischen, regional übergreifenden Auswertung der Verfahren.

Die Industrie hat mehr als die Medizin für die Sicherheit getan und eine niedrigere Fehlertoleranz erreicht. In der Luftfahrt melden Piloten ungewollte, auch folgenlose Abläufe und tragen damit zur Ursachenerkennung und Vermeidung von Schäden bei. Die Meldenden sind dafür straffrei gestellt. Die Ergebnisse werden branchenintern mitgeteilt und dienen der Schadenminderung. Piloten und Operateuren gemeinsam ist ihre Belastbarkeit, auf die sie vor der Einstellung getestet und der sie während ihrer Berufsausübung unterworfen sind. Denn der Faktor „Mensch" erlaubt kein fehlerfreies Handeln.

Seit Jahren gibt es zahllose Initiativen zur Standardisierung, Qualitätsverbesserung und Komplikationsvermeidung, meist auf Abteilungsebene. Universell einsetzbare, auf eigene Verhältnisse anwendbare Konzepte sind hierunter selten zu finden. Während Deutschland noch mit dem Aufbau des Instituts für Qualität und Wirtschaftlichkeit im Gesundheitswesen IQWiG beschäftigt ist, vergibt das seit 1979 bestehende niederländische Institut für Qualität im Gesundheitswesen CBO seit 1992 jährlich einen Preis für das beste Projekt zur verbesserten Patientenversorgung. Erwähnenswert ist daher das Konzept des diesjährigen Preisträgers des „Golden Helix Quality Award" in den Niederlanden. Eine Augenklinik in Rotterdam hat im Jahr 2002 damit begonnen ein internes Risikomanagement u.a. durch Inventarisierung von Seitenverwechslungen aufzubauen. An allen neuralgischen Punkten, an denen es zu Kommunikationsfehlern im Ablauf gekommen war, konnten somit Kontrollen eingeführt werden, nur um nach einer Reevaluierung festzustellen, dass weiterhin gefährliche Fehler auftraten. Ein Problem also, das uns allen leider geläufig sein dürfte.

Die Lösung des Problems fand man im sog. „Time out": Ohne die bereits eingeführten Schnittstellenkontrollen in der Operationsvorbereitung einzustellen, wurde zusätzlich diese „Gedenkminute" im OP eingeführt. Diese findet erst statt, nachdem alle Vorbereitungen getroffen sind, so dass alle Beteiligten – Operateure, Anästhesisten und OP-Personal – *gleichzeitig* und gemeinsam den Ablauf ohne Zeitdruck überprüfen können. Haben wir den richtigen Patienten? Was operieren wir? Welche Seite? Einwilligung vorhanden? Blutkonserven? Antibiotika? Spezialinstrumentarium? Dann, und erst dann geht jeder in die Startblöcke. Seit Einführung dieser Kontrolle im August 2003 hat es keine einzige Seitenverwechslung mehr gegeben und einige Beinaheverwechslungen wurden rechtzeitig entdeckt. Darüber hinaus wird allen in diesem Moment die kollektive Verantwortung bewusst.

Bei komplexen medizinischen Aufgaben werden drei intellektuelle Leistungsebenen benutzt: die durch Fertigkeiten und gespeicherte Denk- und Handlungsmuster erworbene, die auf erlernten Regeln basierende und die auf Kenntnissen und synthetischem Denken beruhende. Fehler und Irrtümer auf allen drei Niveaus resultieren aus Unterbrechung der Routine durch Ablenkung, Wahl falscher Regeln und Problemstellung ohne programmierten Lösungsansatz. Kenntnismangel und Fehlinterpretation führen zu Komplikationen, die durch physische und emotionale Beeinträchtigungen begünstigt werden.

Seit Jahren hat sich ein neues Qualitätsbewusstsein in der Ärzteschaft entwickelt. Den Urologen kommt hier eine Vorbildfunktion zu. War es doch unsere Fachgruppe, die sich im Jahr 2002 mit dem Buch „Komplikationen in der Urologie" an die Fachöffentlichkeit wandte. Das Interesse an der brisanten Thematik war überwältigend – das Buch musste innerhalb kurzer Zeit nachgedruckt werden. Die Liste aufgetretener Komplikationen war jedoch noch nicht erschöpft – weitere Fallbeispiele füllten schnell einen weiteren Band. In diesem Band haben wir versucht, durch Übersichtsartikel zu den typischen Komplikationen der häufigsten urologischen Operationen eine Systematik der Fehlererkennung zu erarbeiten.

Die Hoheit über das „risk-management" liegt nicht bei den Organen der Selbstverwaltung, sondern bei Wissenschaftlern und Klinikern. Dies unterstreicht die anhaltend große Bereitschaft zum wissenschaftlichen Aufarbeiten von Komplikationen, sowie eine intra- und interdisziplinäre Fehleranalyse, die aus den eigenen Reihen kommt.

Unser Dank richtet sich an alle Experten, Gutachter, Kommentatoren und Autoren für ihre Mitarbeit. Dem Steinkopff Verlag, insbesondere Frau Dr. Volkert und Frau Elster, danken wir für die gewohnt gute und fruchtbare Zusammenarbeit.

Eschweiler, im Sommer 2005

J. Steffens
P.-H. Langen

Inhaltsverzeichnis

6 Harnableitung

7 Rekonstruktive Chirurgie

8 Laparoskopie

9 Endourologie

10 Kinderurologie

Autorenverzeichnis

ADOLPHS, H.-D., Prof. Dr. med.
Chefarzt der Urologischen Klinik
St. Ansgar-Krankenhaus
Brenkhäuser Straße 71, 37671 Höxter

ALBERS, P., Prof. Dr. med.
Direktor der Klinik für Urologie
Klinikum Kassel
Mönchebergstraße 41, 34125 Kassel

ALLHOFF, E. P., Prof. Dr. med.
Direktor der Urologischen Universitätsklinik
Leipziger Straße 44, 39120 Magdeburg

AUGUSTIN, H., Prof. Dr. med.
Chefarzt der Urologischen Universitätsklinik
Auenburger Platz 7, 8036 Graz, Österreich

BACHMANN, A., Dr. med.
Oberarzt der Urologischen Universitätsklinik
Kantonsspital Basel
Spitalstraße 21, 4031 Basel, Schweiz

BEECKEN, W.-D., Dr. med.
Urologische Universitätsklinik
Theodor-Stern-Kai 7, 60596 Frankfurt

BEUKE, MAIKE, Dr. med.
Urologische Klinik
Allg. Krankenhaus Harburg
Eißendorfer Pferdeweg 52, 21075 Hamburg

BIRZELE, J., Dr. med.
Urologische Universitätsklinik
Frauenklinikstraße 10, 8091 Zürich, Schweiz

BÖHM, M., Priv.-Doz. Dr. med.
Gemeinschaftspraxis Dr. Stockamp/
Priv.-Doz. Dr. Böhm
Urologie in den Dillkliniken
Rotebergstraße 2, 35683 Dillenburg

BÖRGERMANN, C., Dr. med.
Urologische Universitätsklinik
Hufelandstraße 55, 45147 Essen

BRADY, D., Dr. med.
Urologische Klinik
Klinikum Bamberg
Bugerstraße 80, 96049 Bamberg

BRANDT, H., Dr. med.
Chefarzt der Urologischen Klinik
Städt. Krankenhaus Düren GmbH
Roonstraße 30, 52351 Düren

BRKOVIC, D., Priv.-Doz. Dr. med.
Chefarzt der Urologischen Klinik
Herz-Jesu-Krankenhaus
Westfalenstraße 109, 48165 Münster

COMPLOJ, EVI, Dr. med.
Urologische Klinik
Allgemeines Krankenhaus
Lorenz-Böhler-Straße 5, 39100 Bozen, Italien

DALICHO, F. H., Dr. med.
Urologische Klinik
Städt. Klinikum Brandenburg GmbH
Hochstraße 29, 14770 Brandenburg

DEGER, S., Dr. med.
Oberarzt der Urologischen Universitätsklinik
Humboldt-Universität, Campus Charité
Schumannstraße 20–21, 10117 Berlin

DREIKORN, K., Prof. Dr. med.
Direktor der Urologischen Klinik
des Zentralkrankenhauses
Sankt-Jürgen-Straße, 28205 Bremen

EBERT, ANNE, Dr. med.
Klinik für Kinderurologie der Universität
Regensburg in der Klinik St. Hedwig
Steinmetzstraße 1–3, 93049 Regensburg

EBERT, W., Dr. med.
Urologische Klinik
Kreiskrankenhaus Lüdenscheid
Paulmannshöher Straße 14, 58515 Lüdenscheid

ECHTLE, D., Dr. med.
Chefarzt der Urologischen Klinik
Ev. Krankenhaus Lutherhaus GmbH
Hellweg 100, 45276 Essen

ENDER-SPERLING, C., Dr. med.
Chirurgische Abteilung
Marienhospital
Virchowstraße 135, 45886 Gelsenkirchen

ENZMANN, T., Dr. med.
Chefarzt der Urologischen Klinik
Städt. Klinikum Brandenburg GmbH
Hochstraße 29, 14770 Brandenburg

FAHLENKAMP, D., Prof. Dr. med.
Chefarzt der Urologischen Klinik
Klinikum Ruppin
Fehrbelliner Straße 38, 16816 Neuruppin

FICHTNER, J., Prof. Dr. med.
Chefarzt der Urologischen Klinik
Ev. und Johanniter Klinikum
Duisburg/Dinslaken/Oberhausen
Steinbrinkstraße 96a, 46145 Oberhausen

FISCH, MARGIT, Prof. Dr. med.
Chefärztin der Urologischen Klinik
Allg. Krankenhaus Harburg
Eißendorfer Pferdeweg 52, 21075 Hamburg

FORNARA, P., Prof. Dr. med.
Direktor der Urologischen Universitätsklinik
Magdeburger Straße 12, 06112 Halle

GILLITZER, R., Dr. med.
Urologische Universitätsklinik
Langenbeckstraße 1, 55131 Mainz

GRAFF, J., Priv.-Doz. Dr. med.
Chefarzt der Urologischen Klinik
Städt. Krankenhaus
Gotenstraße 1, 42653 Solingen

GREIN, U., Dr. med.
Chefarzt der Urologischen Klinik
EN-Süd Klinikum
Dr. Möller-Straße 15, 58332 Schwelm

GÜNTHER, R.W., Prof. Dr. med.
Direktor der Klinik für Radiologische
Diagnostik
RWTH Aachen
Pauwelsstraße, 52074 Aachen

HAURI, D., Prof. Dr. med.
Direktor der Urologischen Klinik
Universitätsspital
Frauenklinikstraße 10, 8091 Zürich, Schweiz

HEIDENREICH, A., Prof. Dr. med.
Leiter Bereich Urologische Onkologie
Urologische Universitätsklinik
Joseph-Stelzmann-Straße 9, 50924 Köln

HEINZ-PEER, GERTRAUD, Dr. med.
Abteilung für Uroradiologie
Universitätsklinik
Währinger Gürtel 18–20, 1090 Wien, Österreich

HEITKAMP, S., Dr. med.
Urologische Universitätsklinik
Theodor-Stern-Kai 7, 60596 Frankfurt

HÖPPNER, W., Dr. med.
Chefarzt der Urologischen Klinik
Klinikum Itzehoe
Robert-Koch-Straße 2, 25524 Itzehoe

HOFMANN, R., Prof. Dr. med.
Direktor der Urologischen Universitätsklinik
Baldingerstraße, 35033 Marburg

HOHENFELLNER, R., Prof. Dr. med.
em. Direktor der Urologischen Universitätsklinik
Langenbeckstraße 1, 55131 Mainz

HORCH, C., Dr. med.
Abteilung für Neurotraumatologie
und Rückenmarkverletzte
Berufsgenossenschaftliche Kliniken
Bergmannsheil Bochum
Bürkle-de-la-Camp-Platz 1, 44789 Bochum

JANEK, S., Dr. med.
Urologische Universitätsklinik
Marienhospital Haus 2
Widumer Straße 8, 44627 Herne

JOHN, H., Priv.-Doz. Dr. med.
Oberarzt der Urologischen Klinik
Universitätsspital
Frauenklinikstraße 10, 8091 Zürich, Schweiz

JONAS, D., Prof. Dr. med.
Direktor der Urologischen Universitätsklinik
Theodor-Stern-Kai 7, 60596 Frankfurt

KÄLBLE, T., Prof. Dr. med.
Direktor der Urologischen Klinik
Städtische Kliniken
Pacelliallee 4, 36043 Fulda

KARL, C., Prof. Dr. med.
Chefarzt der Klinik für Gynäkologie
und Geburtshilfe
St. Antonius-Hospital
Dechant-Deckers-Straße 8, 52249 Eschweiler

KLEVECKA, V., Dr. med.
Urologische Klinik
Ev. Krankenhaus Huyssens-Stiftung
Henricistraße 92, 45136 Essen

KLOTZ, T., Priv.-Doz. Dr. med.
Chefarzt der Urologischen Klinik
Klinikum Weiden
Söllnerstraße 16, 92637 Weiden

KRÖPFL, D., Prof. Dr. med.
Chefarzt der Urologischen Klinik
Ev. Krankenhaus Huyssens-Stiftung
Henricistraße 92, 45136 Essen

LANGEN, P.-H., Dr. med.
Viecuri Medisch Centrum voor Noord-Limburg
Kliniek voor Urologie
Tegelseweg 210, 5912 BX Venlo, Niederlande

LEBENTRAU, S., Dr. med.
Urologische Klinik
Klinikum Ruppin
Fehrbelliner Straße 38, 16816 Neuruppin

LINDENMEIR, T., Dr. med.
Ltd. Oberarzt der Urologischen
Universitätsklinik
Leipziger Straße 44, 39120 Magdeburg

LINNENBRINK, GUDULA-ROSEMARIE, Dr. med.
Urologische Klinik
Kreiskrankenhaus Lüdenscheid
Paulmannshöher Straße 14, 58515 Lüdenscheid

LUBOLDT, H.-J., Priv.-Doz. Dr. med.
Oberarzt der Urologischen Universitätsklinik
Hufelandstraße 55, 45147 Essen

LÜMMEN, G., Priv.-Doz. Dr. med.
Chefarzt der Urologischen Klinik
St.-Agnes-Hospital
Barloer Weg 125, 46397 Bocholt

MAASSEN, W., Dr. jur.
Partner Rechtsanwälte
Sina-Maassen
Aachener-und-Münchener-Allee 1, 52074 Aachen

MANAGADZE, L., Prof. Dr. med.
Direktor der Urologischen Universitätsklinik
Tsinandali St.,
9. Tbilisi 380066, Georgien

MEISSNER, A., Dr. med.
Urologische Universitätsklinik
Sigmund-Freud-Straße 25, 53127 Bonn

MEYER, H.J., Dr. med.
Urologische Klinik
Städt. Krankenhaus
Gotenstraße 1, 42653 Solingen

MEYER, W.W., Dr. med.
Chefarzt der Urologischen Klinik
EN-Süd Klinikum
Dr. Möller-Straße 15, 58332 Schwelm

MILLER, K., Prof. Dr. med.
Direktor der Urologischen Universitätsklinik
Benjamin Franklin, FU Berlin
Hindenburgdamm 30, 12200 Berlin

MÜLLER, R., Dr. med.
Chefarzt der Abteilung für Gefäßchirurgie
St. Antonius-Hospital
Dechant-Deckers-Straße 8, 52249 Eschweiler

MÜLLER, S.C., Prof. Dr. med.
Direktor der Urologischen Universitätsklinik
Sigmund-Freud-Straße 25, 53127 Bonn

MUSCH, M., Dr. med.
Urologische Klinik
Ev. Krankenhaus Huyssens-Stiftung
Henricistraße 92, 45136 Essen

NEISIUS, D., Prof. Dr. med.
Chefarzt der Urologischen Klinik
Krankenhaus der Barmherzigen Brüder
Nordallee 1, 54292 Trier

OHLMANN, C.H., Dr. med.
Urologische Universitätsklinik
Joseph-Stelzmann-Straße 9, 50924 Köln

OLIANAS, R., Dr. med.
Oberarzt der Urologischen Klinik
Allg. Krankenhaus Harburg
Eißendorfer Pferdeweg 52, 21075 Hamburg

PANNEK, J., Priv.-Doz. Dr. med.
Leiter der Sektion Neurourologie
der Urologischen Universitätsklinik
Marienhospital Haus 2
Widumer Straße 8, 44627 Herne

PATSIALAS, C., Dr. med.
Urologische Klinik
Klinikum Darmstadt
Grafenstraße 9, 64283 Darmstadt

PAULI, R., Dr. med.
Institut für Pathologie
Städt. Klinikum Brandenburg GmbH
Hochstraße 29, 14770 Brandenburg

PETRI, E., Prof. Dr. med.
Chefarzt der Klinik für Gynäkologie
und Geburtshilfe
Wismarsche Straße 397, 19049 Schwerin

PFEIFFER, D., Dr. med.
Oberarzt der Urologischen Klinik
Allg. Krankenhaus Barmbeck
Rübenkamp 146, 22291 Hamburg

PYCHA, A., Prof. Dr. med.
Chefarzt der Urologischen Klinik
Allgemeines Krankenhaus
Lorenz-Böhler-Straße 5, 39100 Bozen, Italien

REBMANN, U., Prof. Dr. med.
Chefarzt der Urologischen Klinik
Anhaltische Diakonissenanstalt
Gropiusallee 3, 06815 Dessau

REICHELT, S., Dr. med.
Urologische Klinik
Anhaltische Diakonissenanstalt
Gropiusallee 3, 06815 Dessau

REIHER, F., Dr. med.
Urologische Universitätsklinik
Leipziger Straße 44, 39120 Magdeburg

REMZI, M., Dr. med.
Urologische Universitätsklinik
Währinger Gürtel 18–20, 1090 Wien, Österreich

Riccabona, M., Univ.-Doz. Dr. med.
Leiter des Department für Kinderurologie
Krankenhaus der Barmherzigen Schwestern
Seilerstätte 4, 4020 Linz, Österreich

Rösch, W. H., Prof. Dr. med.
Leiter der Klinik für Kinderurologie
der Universität Regensburg
in der Klinik St. Hedwig
Steinmetzstraße 1–3, 93049 Regensburg

Rohde, D., Priv.-Doz. Dr. med.
Oberarzt der Urologischen Klinik
Klinikum Darmstadt
Grafenstraße 9, 64283 Darmstadt

Roigas, J., Priv.-Doz. Dr. med.
Oberarzt der Urologischen Universitätsklinik
Humboldt-Universität, Campus Charité
Schumannstraße 20–21, 10117 Berlin

Roos, Meike, Dr. med.
Urologische Klinik
Klinikum Bamberg
Bugerstraße 80, 96049 Bamberg

Rübben, H., Prof. Dr. med.
Direktor der Urologischen Universitätsklinik
Hufelandstraße 55, 45147 Essen

Schenck, M., Dr. med.
Urologische Universitätsklinik
Hufelandstraße 55, 45147 Essen

Schneider, T., Dr. med.
Urologische Universitätsklinik
Hufelandstraße 55, 45147 Essen

Schnorr, D., Prof. Dr. med.
Ltd. Oberarzt der Urologischen
Universitätsklinik
Humboldt-Universität, Campus Charité
Schumannstraße 20–21, 10117 Berlin

Schostack, M., Priv.-Doz. Dr. med.
Ltd. Oberarzt der Urologischen
Universitätsklinik
Klinikum Benjamin Franklin, FU Berlin
Hindenburgdamm 30, 12200 Berlin

Schreiber, M., Dr. med.
Abteilung für Kinderchirurgie
Chirurgische Universitätsklinik
Maximiliansplatz 1, 91054 Erlangen

Schubert, J., Prof. Dr. med.
Direktor der Urologischen Universitätsklinik
Lessingstraße 1, 07743 Jena

Schumacher, M., Dr. med.
Oberarzt der Urologischen Klinik
Inselspital
Freiburgstraße 4, 3010 Bern, Schweiz

Schumpelick, V., Prof. Dr. med.
Direktor der Chirurgischen Universitätsklinik
RWTH Aachen
Pauwelsstraße, 52074 Aachen

Schwarz, T.
Präsident des Landgerichtes Dessau
Willi-Lohmann-Straße 29, 06844 Dessau

Sohn, M., Prof. Dr. med.
Chefarzt der Urologischen Klinik
Frankfurter Diakonie-Kliniken
Markus Krankenhaus
Wilhelm-Epstein-Straße 2, 60431 Frankfurt

Solleder, G., Dr. med.
Oberarzt der Urologischen Klinik
Ev. Waldkrankenhaus Bad Godesberg
Waldstraße 73, 53177 Bonn

Sperling, H., Priv.-Doz. Dr. med.
Geschäftsführender Oberarzt
der Urologischen Universitätsklinik
Hufelandstraße 55, 45147 Essen

Stackl, W., Prof. Dr. med.
Vorstand der Urologischen Abteilung
Rudolfstiftung
Juchgasse 25, 1030 Wien, Österreich

Stark, E., Dr. med.
Oberarzt der Urologischen Klinik
St. Antonius-Hospital
Dechant-Deckers-Straße 8, 52249 Eschweiler

Steffens, J., Prof. Dr. med.
Chefarzt der Urologischen Klinik
St. Antonius-Hospital
Dechant-Deckers-Straße 8, 52249 Eschweiler

Stein, R., Priv.-Doz. Dr. med.
Oberarzt der Urologischen Universitätsklinik
Langenbeckstraße 1, 55131 Mainz

Stief, C. G., Prof. Dr. med.
Direktor der Urologischen Universitätsklinik
Ludwig-Maximilians-Universität
Marchioninistraße 15, 81377 München

Studer, U. E., Prof. Dr. med.
Direktor der Urologischen Universitätsklinik
Inselspital
Freibergstraße 4, 3010 Bern, Schweiz

Sulser, T., Prof. Dr. med.
Direktor der Urologischen Universitätsklinik
Basel
Kantonsspital Basel
Spitalstraße 21, 4031 Basel, Schweiz

Tacke, J., Priv.-Doz. Dr. med.
Oberarzt der Klinik für Radiologische
Diagnostik der RWTH Aachen
Pauwelsstraße, 52074 Aachen

TAUBER, R., Prof. Dr. med.
Chefarzt der Urologischen Klinik
Allg. Krankenhaus Barmbeck
Rübenkamp 146, 22291 Hamburg

THÜROFF, J.W., Prof. Dr. med.
Direktor der Urologischen Universitätsklinik
Langenbeckstraße 1, 55131 Mainz

VOGT, M., Dr. med.
Oberarzt der Urologischen Klinik
St. Antonius-Hospital
Dechant-Deckers-Straße 8, 52249 Eschweiler

VOLKERT, F., Dr. med.
Urologische Klinik
Anhaltische Diakonissenanstalt
Gropiusallee 3, 06815 Dessau

VORREUTHER, R., Prof. Dr. med.
Chefarzt der Urologischen Klinik
Ev. Waldkrankenhaus Bad Godesberg
Waldstraße 73, 53177 Bonn

WAGNER, W., Prof. Dr. med.
Chefarzt der Urologischen Klinik
St. Josefshospital Uerdingen
Kurfürstenstraße 69, 47800 Krefeld

WALZ, P.H., Prof. Dr. med.
Chefarzt der Urologischen Klinik
Kreiskrankenhaus Lüdenscheid
Paulmannshöher Straße 14, 58515 Lüdenscheid

WEINGÄRTNER, K., Prof. Dr. med.
Chefarzt der Urologischen Klinik
Klinikum Bamberg
Bugerstraße 80, 96049 Bamberg

WERNER, W., Priv.-Doz. Dr. med.
Chefarzt der Urologischen Klinik
Vogtlandklinikum Plauen GmbH
Röntgenstraße 2, 08529 Plauen

WESTENFELDER, M., Prof. Dr. med.
Chefarzt der Urologischen Klinik
Krankenhaus Maria-Hilf
Oberdießemer Straße 94, 47805 Krefeld

WIDMANN, T., Dr. med.
Chefarzt der Urologischen Klinik
Städt. Klinikum
Kanzlerstraße 2-6, 75175 Pforzheim

WIEDEMANN, A., Dr. med.
Oberarzt der Urologischen Abteilung
Marienhospital
Virchowstraße 135, 45886 Gelsenkirchen

WILLE, A.H., Dr. med.
Urologische Universitätsklinik
Campus Charité
Schumannstraße 20–21, 10117 Berlin

WISOTZKI, W., Dr. med.
Praxis für Nuklearmedizin
Rosa-Luxemburg-Allee 34 A
14772 Brandenburg an der Havel

WUNDERLICH, H., Priv.-Doz. Dr. med.
Oberarzt der Urologischen Universitätsklinik
Friedrich-Schiller-Universität
Lessingstraße 1, 07743 Jena

ZACHARIAS, M., Dr. med.
Oberarzt der Urologischen Universitätsklinik
Martin-Luther-Universität
Ernst-Grube-Straße 40, 06120 Halle

ZERMANN, D.-H., Priv.-Doz. Dr. med.
Oberarzt der Urologischen Universitätsklinik
Friedrich-Schiller-Universität
Lessingstraße 1, 07743 Jena

ZUMBÉ, J., Priv.-Doz. Dr. med.
Chefarzt der Urologischen Klinik
Klinikum
Dhünnberg 60, 51375 Leverkusen

Rechtsentwicklung in Arzthaftungsfragen

W. Maassen

Auch wenn ein Richter des Bundesverfassungsgerichts anerkannte, dass der Arzt der wichtigste Garant für die Volksgesundheit sei und damit eine Aufgabe von Verfassungsrang erfülle, wurde dem gleichwohl im Rahmen der Modernisierung des Schuldrechts keine Beachtung geschenkt. Vergeblich sucht, wer entsprechende Normen zu finden hofft.

Zivilrechtliche Änderungen

Für den Arzt ist es inzwischen ohne Belang, ob Ansprüche, die aus Behandlungsfehlern resultieren, neben dem Gesichtspunkt der unerlaubten Handlung sich, auf quasi-vertragliche Ansprüche stützen können oder ob es sich nunmehr um einen Tatbestand der Schlechterfüllung gemäß § 280 Abs. 1 BGB n.F. handelt.

Das Augenmerk ist zu richten auf die Verjährungsfrage:

1. Verjährte bis zum 01. 01. 2002 ein quasi-vertraglicher Anspruch erst nach dreißig Jahren, ein Anspruch aus unerlaubter Handlung demgegenüber nach drei Jahren, so hat sich dies geändert.
   Vertragliche Ansprüche und Ansprüche aus unerlaubter Handlung verjähren einheitlich nach drei Jahren (§ 195 BGB).
   Zu beachten ist § 199 BGB. Die regelmäßige Verjährungsfrist des § 195 BGB beginnt erst mit dem Schluss des Jahres
   - in dem der Anspruch entstanden ist und
   - der Gläubiger von den anspruchbegründenden Umständen und der Person des Schuldners Kenntnis erlangte oder ohne grobe Fahrlässigkeit hätte erlangen müssen.

   Schadensersatzansprüche, die auf der Verletzung des Lebens, des Körpers, der Gesundheit oder der Freiheit beruhen, verjähren ohne Rücksicht auf ihre Entstehung und die Kenntnis oder grobfahrlässige Unkenntnis in 30 Jahren von der Begehung der Handlung, der Pflichtverletzung oder dem sonstigen, den Schaden auslösenden Ereignis an. Darum geht es bei Behandlungsfehlern. Weiß der Patient nichts von einer Falschbehandlung und trifft ihn insoweit auch keine grobfahrlässige Unkenntnis, so beginnt die Verjährung erst mit dem Ende des Jahres, in dem er von dem den Schadensersatzanspruch auslösenden Umstand erfährt und weiß, wer diesen Umstand zu verantworten hat, bzw. dies grobfahrlässig nicht zur Kenntnis nimmt.
2. Wichtig ist, dass Maßnahmen, wie beispielsweise ein selbstständiges Beweisverfahren, die Verjährung nur noch hemmen und nicht unterbrechen. Das bedeutet: Nach dem Ende der Hemmung läuft die Verjährungsfrist weiter und beginnt nicht, wie bei der Unterbrechung, neu.

Prozessuale Änderungen

Selbstständiges Beweisverfahren

Es war bisher streitig, ob bei Arzthaftungsfällen ein selbstständiges Beweisverfahren generell ohne Zustimmung des Gegners zulässig ist. Begründet wurde dies damit, dass ein selbstständiges Beweisverfahren dazu dienen soll, einen nachfolgenden Prozess zu verhindern, was in Arzthaftungssachen regelmäßig nicht der Fall sei, weil häufig nicht nur das Vorliegen eines Behandlungsfehlers, sondern auch die Kausalität der fehlerhaften Behandlung und die eingetretene Gesundheitsschädigung sowie deren Ausmaß streitig seien. Dagegen wurde ins Feld geführt, dass eine grundsätzliche Ausklammerung von Arzthaftungssachen aus dem Anwendungsbereich des § 485 ZPO nicht zulässig sei; jedenfalls könnten Gutachter- und Schlichtungsstellen dieses in der ZPO vorgesehene Instrument nicht verdrängen. Zwar könne mit den möglichen tatsächlichen Feststellungen ein Arzthaftpflichtprozess häufig nicht entschieden werden, es wird aber bei Feststellung des Gesundheitsschadens und der hierfür maßgeblichen Gründe nicht selten erkennbar, ob und in welcher Schwere ein Behandlungsfehler gegeben ist. Dieser Auffassung hat sich der BGH in einer Entscheidung vom 23.01. 2003 angeschlossen, so dass die Frage nunmehr entschieden ist.

■ Die Berufungsinstanz

Das Vorbringen in erster Instanz ist wichtiger als je zuvor. Dies beruht darauf, dass die zweite Instanz keine echte Tatsacheninstanz mehr ist. War die Zulässigkeit der Berufungen nach altem Recht lediglich von dem Überschreiten eines Mindeststreitwertes abhängig, ist die Berufung nach § 513 ZPO n.F. nur noch dann möglich,

- wenn sie darauf gestützt wird, dass die angegriffene erstinstanzliche Entscheidung auf einer Rechtsverletzung beruht und
- die zugrunde zu legenden Tatsachen eine andere Entscheidung rechtfertigen, wobei neue Angriffs- oder Verteidigungsmittel nur zugelassen werden, wenn sie einen Gesichtspunkt betreffen, der vom Gericht des ersten Rechtszuges erkennbar übersehen oder für unerheblich gehalten, infolge eines Verfahrensmangels im ersten Rechtszug nicht geltend gemacht wurden, ohne dass dies auf einer Nachlässigkeit der Partei beruht (§ 531 Abs. 2 ZPO).

Es muss in erster Instanz alles vorgetragen werden, was für die Entscheidung des Gerichts von Bedeutung sein könnte. Der Anwalt muss sich gegebenenfalls den Vorwurf gefallen lassen, Überflüssiges vorzutragen, um nicht präkludiert zu sein. Der Vorwurf, Unbeachtliches vorzutragen darf ihn nicht hindern, dies gleichwohl zu tun, will er die Regressgefahr minimieren. Es bedarf keiner großen Phantasie, dass damit Prozesse unnötig aufgebläht werden.

Dies ändert nichts daran, dass auch nach der Reform der ZPO an den Laien nur maßvolle Anforderungen hinsichtlich des Vortrages und der Einwendungen, etwa gegen ein Sachverständigengutachten, zu stellen sind. Es besteht keine Verpflichtung des Patienten oder seines Prozessbevollmächtigten, sich medizinisches Fachwissen anzueignen[1].

[1] BGH VI ZR 199/03

Einzelprobleme

■ Haftung des Arztes

Bei der Beurteilung der Haftung des behandelnden Arztes einerseits und der Ansprüche des Patienten andererseits ist es Aufgabe des Rechts, einen angemessenen Interessenausgleich herzustellen. Wie problematisch dies ist, lässt sich an der Entwicklung der Rechtssprechung etwa zum groben Behandlungsfehler nachvollziehen.

Ausgangspunkt ist der medizinische Standard, der nicht definiert ist. Sind es Leitlinien? Sind es Richtlinien? Sind sie Basis für die Beurteilung? Geben sie den Erkenntnisstand der medizinischen Wissenschaft deklaratorisch wieder oder entfalten sie eine konstitutive Wirkung? Das OLG Stuttgart hat einen Verstoß gegen die Leitlinien in von medizinischen Fachgesellschaften niedergelegten Behandlungsregeln nicht zwingend als groben Behandlungsfehler angesehen[2]. Das Abweichen von einem Standard ist per se kein grober Behandlungsfehler.

Bewährte ärztliche Behandlungsregeln sind nicht definiert, erst recht nicht, wo sie beginnen oder enden. Ebenso wenig ist definiert „was aus objektiver Sicht nicht mehr verständlich erscheint, weil dies einem Arzt nicht unterlaufen darf“[3]. Im Jahr 1998, verstärkt 2001, sah der BGH Anlass, die ausufernde Rechtssprechung der Oberlandesgerichte zum groben Behandlungsfehler einzudämmen. Obergerichte hatten einen groben Behandlungsfehler bejaht, weil der Sachverständige von „problematischer Prioritätssetzung“ sprach oder davon die Rede war, was „jeder behandelnde Arzt wissen müsse“ oder was als „nicht ideal“ bezeichnet wurde. Dem stellte sich der BGH entgegen unter Hinweis auf seine bisherige Rechtssprechung[4]. Wenn ein Sachverständiger erklärte, der Fehler sei „unvertretbar“ oder „unverständlich“[5], bejahte der BGH einen groben Behandlungsfehler.

Der BGH hat damit den Begriff nicht nur eng ausgelegt, er hat darüber hinaus zuletzt noch im Jahre 2001 erkannt, dass bei Vorliegen eines

[2] Spickhoff: Entwicklung des Arztrechtes 2002/2003. NJW (2003) 1705; Stuttgart MedR 2002, 650

[3] so die ständige Rechtssprechung des BGH – vgl. BGH VersR 2001, 1030

[4] vgl. BGH VersR 1998, 634; 2001, 859; 2001, 1030; Hausch, Die neuere Rechtsprechung des BGH zum groben Behandlungsfehler – eine Trendwende? VersR 2002, 674 und 675

[5] BGH VersR 1998, 585; Hausch a. a. O.

groben Behandlungsfehlers Beweiserleichterungen für den Patienten in Bezug auf die Kausalität für den eingetretenen Gesundheitsschaden in Betracht kommen[6].

An neueren Entscheidungen ist eine deutliche Verschärfung abzulesen. In einer Entscheidung vom 27.4.2004 erkennt der BGH, dass ein grober Behandlungsfehler grundsätzlich zu einer Umkehr der objektiven Beweislast führe[7]. Von einer „Beweiserleichterung bis hin zur Beweislastumkehr" ist Abstand genommen. In der Kommentierung zu dieser Entscheidung hat der frühere Vorsitzende des 6. Zivilsenats, des Spezialsenats für Arzthaftungssachen, ausgeführt:

> „Es würde § 242 BGB – Treu und Glauben – verletzen, wenn der Arzt aus den besonderen Erschwernissen, die er durch seinen Verstoß gegen elementare Behandlungsregeln oder gesicherte medizinische Erkenntnisse in die Kausalitätsfeststellung getragen hat, im Haftungsprozess Nutzen ziehen könnte. Prinzipiell muss hier der Arzt und nicht der Patient mit den Feststellungsschwierigkeiten hinsichtlich der Ursächlichkeit des Fehlers belastet sein. Dabei geht es nicht um eine „Bestrafung" des Arztes für grobes Verschulden, sondern um die wertende Zuteilung der besonderen Schwierigkeiten, die Verlaufsdaten in solchen Ausnahmefällen zu ermitteln."

Wer die Judikatur zum groben Behandlungsfehler verfolgt, kann nicht mehr von Ausnahmefällen reden. Im Übrigen sind die Ausführungen nicht schlüssig. Ist das Versagen des Arztes grob, dann liegt sein Fehler häufig auf der Hand. Dann sind die Aufklärungsschwierigkeiten eher geringer als größer im Vergleich zu einem einfachen Behandlungsfehler. Es ist daher zu fragen, ob die Annahme eines groben Behandlungsfehlers nach diesen Kriterien nicht eher eine Sanktion als eine Risikoverlagerung darstellt. Dagegen ist nichts einzuwenden, da ein grober Fehler in aller Regel einen erheblichen Schaden verursacht.

Es ist festzuhalten, dass nunmehr *ein grober Behandlungsfehler zu einer Umkehr der Beweislast ohne wenn und aber führt*, was von den Instanzgerichten, soweit ersichtlich, nie anders behandelt wurde.

[6] BGH VersR 2001, 860

[7] BGH MedR 2004, 561 ff.

Befunderhebungsfehler

Der Leitsatz der Entscheidung des BGH vom 23.3.2004, die sich mit einem Befunderhebungsfehler befasst, erstaunt. Der Leitsatz lautet:

> „Eine fehlerhafte Unterlassung der medizinisch gebotenen Befunderhebung führt zu einer Umkehr der Beweislast hinsichtlich der Kausalität des Behandlungsfehlers für den eingetretenen Schaden, wenn sich bei der gebotenen Befunderhebung mit hinreichender Wahrscheinlichkeit ein reaktionspflichtiges positives Ergebnis gezeigt hätte und wenn sich die Verkennung dieses Befundes als fundamental oder die Nichtreaktion hierauf als grob fehlerhaft darstellen würde."

Entgegen der Auffassung von Spickhoff[8] werden hier Schleusen geöffnet. Die Konsequenzen sind nicht abschätzbar. Es darf nicht übersehen werden, dass die Befunderhebung in einer Wechselwirkung mit der Diagnose steht. Erhobene Befunde führen zu einer Diagnose. Die Diagnose fordert gegebenenfalls weitere Befunderhebung.

Diagnose bedeutet die Erkennung einer Krankheit[9]. Wenn Befunde erhoben und diese von dem behandelnden Arzt fehlinterpretiert werden, so bewertet der Bundesgerichtshof dies mit Zurückhaltung[10]. Angelastet werden dem Arzt Fehldiagnosen in erster Linie wegen nicht erhobener elementarer Kontrollbefunde oder unterbliebener Überprüfung der ersten Diagnose im weiteren Behandlungsverlauf[11]. Es ist zu sehen, dass nach der Befunderhebung eine Fehldiagnose möglich ist, die nicht zu weiterer Befunderhebung führt, da eine Missdeutung vorliegt.

Wenn in der Entscheidung des BGH vom 23.3.2004 die Rede davon ist, dass die Verkennung des Befundes fundamental sein müsse, ist zu fragen, was fundamental sein soll, die Verkennung oder der Befund. Zu Recht ist die Entscheidung des BGH als deutliche Verschärfung des Haftungsrisikos von Arzt und Krankenhaus verstanden worden, auch wenn dies von Spickhoff als „alter Hut" bezeichnet wird, da der BGH bereits in seiner Entscheidung vom 13.02. 1996 erkannt habe, dass die Beweisgrundsätze, die beim groben Behandlungsfehler gelten, auch

[8] Spickhoff: Grober Behandlungsfehler und Beweislastumkehr. NJW 2004, 2245

[9] Laufs/Uhlenbruck: Handbuch des Arztrechts, 3. Aufl. § 50 Rn. 1

[10] Steffen/Dressler: Arzthaftungsrecht, 9. Aufl. Rn. 154; BGH VersR 1981, 1033; 88, 293

[11] Steffen/Dressler a.a.O. Rn. 155

dann heranzuziehen seien, wenn ein einfacher Befunderhebungsfehler das Zutagetreten eines Befunds verhindert habe, der so evident sei, dass dessen Verkennung bzw. die Nichtreaktion sich als grob fehlerhaft darstelle. So war es in der zitierten Entscheidung nicht, vielmehr kann nach der Entscheidung des BGH im 132. Band[12] nur dann der Verstoß gegen die Befunderhebungs- und Sicherungspflicht „beweiserleichternd“ Bedeutung gewinnen, wenn im Einzelfall zugleich auf einen groben Behandlungsfehler zu schließen sei. In dem seinerzeit entschiedenen Fall konnte der Befund nicht mehr vorgelegt werden, jedoch führte der Sachverständige aus, dass mit hinreichender Wahrscheinlichkeit ein früherer Herzinfarkt des Patienten zu erkennen gewesen wäre, wenn das Original-EKG vorgelegen hätte[13]. Dies geht zu weit, bedeutet aber, dass dieser Rechtssprechung Rechnung zu tragen ist.

Es drängt sich der Verdacht auf, dass die wirtschaftlichen Nöte der Sozialversicherungsträger auf die Ärzteschaft und ihre Haftpflichtversicherer verlagert werden. Dies ist keine rechtliche, sondern eine gesellschaftspolitische Frage.

Andererseits soll nicht verschwiegen werden, dass falsche Solidarität und falsche Solidarisierung in der Ärzteschaft solchen Entwicklungen Vorschub leistet. Bei Steffens und Langen[14] wurde auf das segensreiche Wirken der Gutachterkommission für ärztliche Behandlungsfehler verwiesen. Die Erfahrungen sind nicht durchgängig positiv. Denkbarerweise in Reaktion auf die beschriebene Entwicklung wird versucht, unvertretbares Verhalten zu rechtfertigen und ärztliche Fehler in einem milderen Licht erscheinen zu lassen.

■ Dokumentation

Der Arzt ist aus unterschiedlichen Gesichtspunkten zur Dokumentation verpflichtet. Der medizinische Zweck gebietet die Dokumentation, weil spätere Behandlungen häufig frühere Erkrankungen sowie Vorbehandlungen beachten müssen. Der Umfang der Dokumentation hängt ab von der Bedeutung des zu dokumentierenden Faktums für die Heilung des Patienten[15].

[12] BGH Z 132, 47 ff.

[13] BGH Z 132, 50, 51

[14] Steffens, Langen (2002) Komplikationen in der Urologie. Steinkopff Verlag, Darmstadt

[15] Münchener Kommentar zum BGB 4. Aufl. § 823 Rn. 740

Die Dokumentation bezieht sich auf Anamnese, Diagnose und Therapie[16]. Sie soll sich an medizinischer Üblichkeit und Erforderlichkeit orientieren.

Zu beachten ist bei der Dokumentation die Frage des wie:

- Im Regelfall reichen Stichworte aus, so dass Irrtümer nachbehandelnder Ärzte vermieden werden können[17]. Entscheidend ist immer, ob die Angaben für einen Fachmann verständlich sind.
- Selbstverständliches ist nicht aufzuzeichnen.
- Es reicht nicht der Hinweis, der Patient sei aufgeklärt oder der Eintrag „über mögliche Komplikationen aufgeklärt“. Aus der Dokumentation muss sich ergeben, worüber informiert wurde.
- Zunehmend wird die Dokumentation digitalisiert. Dies ist zulässig[18]. In einer Entscheidung vom 3.2.1998 hat der BGH darauf verwiesen, dass mechanische Aufzeichnungen, die aufgrund von mündlichen Mitteilungen Dritter erstellt werden, im Rechtsstreit nur unter Berücksichtigung der ihnen eigenen Fehlerquellen zu verwerten sind[19]. Im Zweifel wird der digitalen Dokumentation nicht der gleiche Beweiswert zukommen. Der Tatrichter ist grundsätzlich frei zu beurteilen, welche Beweiskraft er Indizien im Einzelnen und ihnen in einer Gesamtschau für seine Überzeugung beimisst[20], er muss jedoch alle Umstände vollständig berücksichtigen und darf nicht gegen Denkgesetze oder Erfahrungsgesetze verstoßen.

Der Verstoß gegen die Dokumentationspflicht ist kein Behandlungsfehler[21]. Aus Dokumentationsversäumnissen können sich aber Beweiserleichterungen ergeben, falls gebotene und aufzeichnungspflichtige diagnostische oder therapeutische Maßnahmen nicht dokumentiert sind[22]. Die Beweiserleichterung begünstigt den Patienten insoweit, als vermutet wird, dass eine nicht dokumentierte Maßnahme vom Arzt auch

[16] Laufs/Uhlenbruck a. a. O. 3. Aufl. § 59 Rn. 9

[17] Laufs/Uhlenbruck a. a. O. Rn. 11

[18] vgl. Ordner/Geiß MedR 1997, 337; Laufs/Uhlenbruck a. a. O. § 59 Rn. 11 am Ende

[19] BGH VersR 1998, 634 ff.

[20] BGH VersR 1998, 635

[21] Münchener Kommentar a. a. O. Rn. 741

[22] Steffen/Dressler a. a. O. Rn. 455 ff., 558

nicht getroffen wurde[23]. Lückenhafte Aufzeichnungen bergen eine große Gefahr. Sind es Lücken, die bedingen, dass die Frage nach einem groben Behandlungsfehler nicht sicher beantwortet werden kann, belastet dies den Arzt[24].

■ Aufklärung

Entgegen landläufiger Meinung reicht es nicht, dem Patienten einen Aufklärungsbogen zu geben und ihn durch ihn ausfüllen zu lassen. Es bedarf des Gesprächs zwischen Arzt und Patient. Dem Patienten sind keine Fachkenntnisse zu vermitteln, es geht um den so genannten *„informed consent"*. Der Patient ist über alle in Betracht kommenden Risiken im „Großen und Ganzen" aufzuklären. Zu unterscheiden sind die Eingriffsaufklärung als Grundlage des Selbstbestimmungsrechts des Patienten[25] sowie die Sicherheitsaufklärung zum therapeutisch richtigen Verhalten zur Sicherung des Heilerfolges, zum Schutz vor Unverträglichkeiten, Unterrichtung nachbehandelnder Ärzte oder Medikation[26]. Der Patient ist generell über Behandlungsalternativen aufzuklären, wenn eine konkrete Wahlmöglichkeit zwischen verschiedenen Behandlungsmethoden besteht[27]. Hierbei ist nicht von vorneherein auf das personelle und apparativ technische Potenzial der konkreten Arztpraxis bzw. des jeweiligen Krankenhauses abzustellen[28]. Die Behandlungsalternativen müssen namentlich unterschiedliche Belastungs- und Risikospektren und Erfolgsdauer aufweisen[29].

Die Pflicht über die Möglichkeit einer alternativen Behandlungsmethode aufzuklären besteht z.B. dann nicht, wenn diese Alternative unter allen Umständen für den Patienten belastender ist[30] oder sich erst in der Erprobung befindet[31]. Sie ist jedenfalls dann angezeigt, wenn der Arzt eine ältere und mittlerweile weniger gebräuchliche bzw. risikobehaftete Methode anwenden will[32].

Die angesprochenen Probleme sind nicht abschließend dargestellt. Es gilt, dem Leser vor Augen zu führen, in welcher Risikosphäre er sich befindet, um vermeidbare Fehler zu unterlassen.

---

[23] BGH NJW 1998, 2949
[24] BGH NJW 1988, 2949; 1986, 2365
[25] BGH Z 85, 327
[26] BGH VersR 1986, 1121
[27] BGH NJW 1988, 763, 764
[28] Münchener Kommentar a.a.O. § 823 Rn. 708
[29] OLG Karlsruhe MedR 2003, 229
[30] Spickhoff: NJW (2003) 1701, 1707
[31] LG Koblenz VersR 1994, 1349
[32] OLG Stuttgart VersR 2002, 1286

1 Nierenchirurgie

Komplikationen der Nierentumorchirurgie

R. Hofmann

Einleitung

Grundsätzlich erscheinen alle Nierentumoren technisch operabel, jedoch ergeben sich die Grenzen des chirurgischen Eingriffs hauptsächlich durch den Allgemeinzustand des Patienten, eine geringe Lebenserwartung bei metastasierter Erkrankung oder prognostische Inoperabilität bei ausgedehntem Vena-cava-Thrombus. Die radikale Tumorchirurgie sollte vor allem einen geeigneten Zugangsweg anstreben, eine primäre Ligatur der Nierenarterie bei ungeöffneter Gerota'scher Kapsel, eine regionale Lymphadenektomie, eine komplette Tumorexzision sowie die Resektion eines Vena-cava-Tumors. Als Zugangsweg bietet sich bei einem kleinen Tumor oder einer Keilexzision aus der Niere ein Zugang über die *Flanke* an. Bei einem großen Tumor, bei V.a. Infiltration anderer Organe, wie Leber oder Kolon, oder ausgeprägten Lymphknotenmetastasen sollte ein *transperitonealer* Zugang mit Chevronschnitt, evtl. thorako- bzw. sternoabdominale Inzision oder bei bilateralen Tumoren eine transversale Laparatomie oder eine umgekehrte Y-Inzision („Mercedes-Schnitt") erfolgen.

Komplikationen bei beiden Zugangswegen können sein:

- Unkontrollierte venöse oder arterielle Blutung, hauptsächlich aus dem Gefäßstiel, Lumbalgefäßen oder Tumorgefäßen,
- Verletzungen von Nachbarorganen wie Milz, Duodenum oder Pankreaskopf oder Pankreasschwanz,
- Ligatur „falscher" Arterien, wie der kontralateralen Nierenarterie oder der Arteria mesenterica superior bei großen Tumormassen oder
- Nebennierenläsion.

Spezielle Komplikationen beim Flankenschnitt können noch Rippenfraktur, Pleura- und Peritonealläsion sowie postoperativ eine Bauchwandrelaxation sein.

Bei der Nierenteilresektion besteht die Gefahr der Eröffnung des Nierenbeckens, unkontrollierter Blutung aus dem Nierenparenchym oder Ausbildung eines Urinoms oder einer Fistel.

Durchführung der Operation

Lagerung. Bei der Flankenlagerung des Patienten ist darauf zu achten, dass Gelunterlagen oder eine entsprechende andere Polsterung unter den Füßen, den Kniegelenken, dem Gesäß, der Hüfte sowie dem Thorax vorhanden sind, um Drucknekrosen zu vermeiden. Eine gute Abdeckung mit saugfähigen Tüchern während des Abwaschens des Patienten ist zu beachten, um Verbrennungen bei der Koagulation zu vermeiden. Bei einem thorakoabdominellen Zugang mit einer 30°-Anhebung der ipsilateralen Thoraxhälfte oder bei der reinen Flankenlagerung wird der ipsilaterale Arm angehoben und mit einem Klebeverband oder einem vorgefertigten Armhalter am Bügel befestigt. Hierbei ist auf eine ausreichende Polsterung und Vermeidung einer Überstreckung über 90° im Schultergelenk zu achten (Plexusschaden).

Inzision. Bei der Flankenlagerung erfolgt die Inzision meistens mit Schnitt auf die 12. Rippe. Zunächst wird die Subkutis und die Muskelfaszie durchtrennt und mit dem Elektrokauter auf die Spitze der 12. Rippe geschnitten. Die Spitze der 12. Rippe wird freigelegt und anschließend das Retroperitoneum eröffnet. Nun ist sorgfältig darauf zu achten, dass mit dem Zeige- und Mittelfinger das Peritoneum von der inneren Bauchwand abgeschoben wird, um bei der weiteren Eröffnung der Muskulatur nach ventral hin nicht das Peritoneum zu verletzen. Zunächst erfolgt eine Erweiterung der Inzision nach ventral, anschließend nach dorsal. Hierbei ist auf den Oberrand der Rippe zu schneiden, wobei im dorsalen Bereich die Interkostalmuskulatur und das retroperitoneale Fettgewebe möglichst mit Tupfern oder dem Zeigefinger vorsichtig abgeschoben wird. Wird hier mit der Schere oder dem Elektrokauter geschnitten, so kann einerseits die Interkostalarterie verletzt, der Interkostalnerv koaguliert oder die Pleura eröffnet werden. Besonders beim Schneiden auf die 11. Rippe und Eröffnen im Interkostalraum zwischen 10. und 11. Rippe muss sorgfältig auf die Pleura geachtet werden.

Wird die Pleura eröffnet, sollte der Riss oder Schnitt dargestellt werden. Hierzu ist es erforderlich, die Pleura noch weiter von der Thoraxwand abzupräparieren bzw. abzuschieben. Der Riss sollte spannungsfrei aneinander zu liegen kommen. Die Pleura wird ohne Zug mit 3-0- oder 4-0-Vicryl vernäht, wobei es günstig ist, Interkostal- oder Diaphragmamuskulatur über die Läsion zu nähen. Die Stiche müssen unter Schonung der Lunge erfolgen. Vor dem endgültigen Knoten der fortlaufenden Naht wird die Lunge überbläht. Hierdurch wird die Luft aus dem Pleuraraum verdrängt. Bei maximaler Überblähung der Lunge erfolgt Knoten. Evtl. wird über die Läsion noch ein Tachocomb-Streifen geklebt. Der luftdichte Verschluss der Naht kann durch Auffüllen des Retroperitoneums mit Kochsalz und weiterer Beatmung überprüft werden. Tritt Luft aus der Pleuranaht aus, so kann versucht werden, eine zweite Nahtreihe darüber zu legen bzw. erneut zu verkleben. Meist gelingt dies jedoch nicht, da die Pleura bei jedem Stich neu einreißt. Bei ungenügendem Pleuraverschluss wird eine Thoraxdrainage dorsal zwischen 10. und 11. Rippe eingelegt und postoperativ Sog angelegt.

Unmittelbar postoperativ wird eine Röntgenthoraxaufnahme durchgeführt. Üblicherweise kommt es zur Resorption von etwa 1,3% des Luftvolumens/Tag, so dass ein kleiner Mantelpneumothorax bei gutem klinischen Zustand des Patienten toleriert werden kann. Weitere Thoraxaufnahmen sind üblicherweise nicht erforderlich. Es erfolgt Beurteilung des klinischen Zustandes des Patienten.

Liegt eine Thoraxdrainage, so erfolgt ein Röntgenbild postoperativ und je nach Größe der Pleuranaht 3–5 Tage später. Anschließend wird die Drainage abgeklemmt, die Drainage gezogen und die vorgelegte Tabaksbeutelnaht im Hautbereich angezogen und nach Ziehen der Drainage ein erneutes Thoraxbild durchgeführt.

■ **Einsetzen des Retraktors.** Besonders bei der Flankenlagerung muss der Retraktor vorsichtig eingesetzt werden, da es bei zu starkem Aufspreizen zu einer Rippenfraktur oder einer Druckschädigung des Interkostalnervs kommen kann. Wurde die Rippe frakturiert, so sollte die Rippe über die Frakturstelle hinaus reseziert werden. Das Ende wird koaguliert, spitze Ecken mit dem Luer entfernt. Es kann noch auf das offene Ende Knochenwachs aufgetragen werden. Unmittelbar vor Verschluss der Wunde sollte die Rippe noch mit 1%igem Scandicain umspritzt werden.

■ **Eröffnen des Peritoneums.** Beim Abschieben des Peritoneums und der Darstellung der Aorta oder der Vena cava kann das Peritoneum eröffnet werden. Eine fortlaufende Naht des Risses erfolgt nach weiterer Freipräparation und Abschieben des Peritoneums.

Meist empfiehlt es sich, zunächst den Harnleiter aufzusuchen und anschließend entlang der großen Gefäße Aorta oder Vena cava nach kranial zu präparieren. Die Nierenarterie, die meist etwas kranial der Nierenvene gelegen ist, wird zunächst von ventral oder evtl. dorsal aufgesucht und ligiert. Anschließend erfolgt Ligatur der Nierenvene und weitere Freipräparation der Niere nach kranial. Verletzungen der Milz oder des Pankreas bei der Präparation des Oberpols der Niere sind selten.

■ **Blutungen aus der Nebenniere.** Eine Adrenalektomie muss nur bei einem Oberpoltumor oder bei bildgebend vergrößerter Nebenniere erfolgen. Die Präparation zwischen Nierenoberpol und Nebenniere kann gelegentlich schwierig sein. Eine gute Darstellung sowohl von dorsal als auch ventral ist hierbei erforderlich, vor allem bei stark imbibiertem oder verdicktem Fettgewebe. Wird die Nebenniere durch zu starken Zug an der Niere oder durch digitale Präparation eingerissen, so sollte die Schnittfläche gut koaguliert und evtl. umstochen werden. Zusätzliches Verkleben mit Tachocomb ist gelegentlich erforderlich. Lässt sich aufgrund der Läsion keine ausreichende Blutstillung im Bereich der Nebenniere erzielen, so ist die Adrenalektomie entlang der Vena cava oder der Aorta, am besten mit Clips, erforderlich.

■ **Blutung aus der Arteria oder Vena suprarenalis.** Durch Hakenzug oder unkontrolliertes Präparieren im Winkel zwischen Diaphragma, Vena cava oder Aorta und der Nebenniere kann es zum Abreißen von Vena oder Arteria suprarenalis kommen. Es ist zunächst die vollständige Entfernung der Nebenniere angezeigt. Anschließend muss mit gebogenen Leberhaken oder Kümmelhaken eine Elevation des Diaphragmas erfolgen und der Recessus dargestellt werden. Der blutende Gefäßstumpf lässt sich dann meist gut darstellen. Selektive Ligatur der Gefäße oder evtl. Umstechung in diesem Bereich ist erforderlich.

Spezielle Probleme bei der Nierenteilresektion bzw. „Tumorenukleation". Nach Darstellung des Tumors durch Öffnen der Gerota'schen Faszie und Exposition der Nierenoberfläche werden Arteria und Vena renalis dargestellt und angezügelt. Zunächst wird die Nierenoberfläche im Bereich des Tumors komplett frei gelegt und evtl. adhärentes Fettgewebe nach Koagulation „abgezogen". Die genaue Ausdehnung des Tumors wird dargestellt. Anschließend sollte der Tumor zirkulär, entweder mit dem Elektrokauter oder dem Argonbeamer umschnitten werden. Eine weitere Präparation erfolgt mit ausreichendem Sicherheitsabstand (einige Millimeter) um den Tumor herum mit dem Elektrokauter. Nun wird der Tumor mit der Kompresse in verschiedene Richtungen „luxiert" und weiter mit dem Elektrokauter in die Tiefe geschnitten.

Ist der Tumor größer oder wird beabsichtigt, primär in Blutleere zu operieren, so sollte der Patient zunächst 250 ml Mannit i.v. erhalten und einige Minuten nach der Infusion die Nierenarterie temporär mit einer Bulldogklemme abgeklemmt werden.

Nun erfolgt weitere Präparation mit dem Elektrokauter solange die Exposition dazu möglich ist. Weitere Enukleation erfolgt anschließend mit einem Hirnspatel, bis der Tumor mit Kapsel und umgebendem Gewebe entfernt ist.

Nach Freigabe der Nierendurchblutung sollten Segmentarterien umstochen werden.

Diffuse venöse Blutungen können zunächst mit einer heißen Kompresse digital komprimiert werden. Venöse Blutungen können anschließend mit dem Argonbeamer, Koagulationsstrom an einem Metallsauger oder selektiver Koagulation kleinerer Venen gestillt werden. Die venöse Blutstillung sollte fast vollständig sein, bevor ein Tachocombstreifen aufgeklebt wird, da es sonst zur Abhebung des Streifens durch eine Blutung kommt. Lässt sich eine venöse Blutung nicht vollständig stillen, so werden ein „Vicrylzopf" oder „Vicrylkissen" beiderseits lateral der Enukleationsstelle gelegt und mit durchgreifenden Vicrylfäden die Exzisionsstelle zusammen gezogen. Über das Widerlager („Vicrylzopf" oder „Vicrylkissen") werden U-förmige Nähte gelegt und anschließend eine Kompression durch Knoten unter Zug erreicht.

Wurde das Nierenbecken bei der Tumorenukleation eröffnet, so sollte die Kelchwand exakt dargestellt und fortlaufend vernäht werden, um einen wasserdichten Verschluss zu erreichen. Es kann von antegrad ein Doppel-J-Katheter eingeführt werden. Ist die Läsion größer oder tritt eine Parenchymblutung auf, so sollte erst postoperativ ein Mono-J- oder Doppel-J-Katheter unter Durchleuchtung eingelegt werden.

Bauchwandrelaxation. Beim Verschluss der Flankennaht ist darauf zu achten, dass eine schichtweise Adaptation der Muskulatur und der Faszie erfolgt. Die Nähte sollten die gesamte Muskulatur erfassen, jedoch kurz vor der inneren Bauchwand ausgestochen werden, um ein versehentliches Einnähen der Subkostalnerven zu vermeiden.

Eine Bauchwandrelaxation entsteht durch Läsion eines Interkostalnerven, dieser kann sowohl bei der Eröffnung der Flanke durch direkte Durchtrennung, Koagulation oder durch zu starkes Aufspreizen der Wunde entstehen.

Blutungen aus Interkostalgefäßen beim Wundverschluss. Gelegentlich kommt es beim Durchstechen der Muskulatur zu einer Blutung aus dem Stichkanal. Die bereits vorgelegte Naht sollte weiterverwendet und nach erneuter Umstechung sofort geknotet werden.

Chevronschnitt, thorakoabdominaler Zugang oder mediane Laparatomie. Vor allem beim Chevronschnitt sollte die Faszie, die Rektus- und die schräge Bauchmuskulatur mit dem Elektrokauter langsam durchschnitten werden, um diffuse Blutungen aus der Muskulatur zu vermeiden. Beim Eingehen in das Abdomen muss darauf geachtet werden, nicht das Ileum oder Jejunum zu verletzen. Bei großen Tumoren kann das Kolon über dem Tumor ausgespannt sein. Hierzu wird laterokolisch das Kolon mit dem Mesenterium vorsichtig von der Oberfläche des Tumors abpräpariert. Hierbei können Eröffnungen des Mesenteriums erfolgen. Solange die Gefäßarkade entlang des Kolons nicht auf längerer Strecke verletzt ist, sind Mesenterialschlitze ohne Bedeutung.

Verletzungen anderer Organe

Leberläsion. Nach der Eröffnung des Bauchraumes sollte vor allem beim rechtsseitigen Chevronschnitt das Ligamentum falciforme hepatis durchtrennt werden, um ein Einreißen der Leberoberfläche zu vermeiden.

Obwohl das CT oder Kernspin gelegentlich eine Infiltration in die Leber andeutet, handelt es sich in den meisten Fällen lediglich um Adhäsionen und Verwachsungen, da der Tumor den peritonealen Überzug der Leber als Grenze respektiert. Bei der Abpräparation dieser teilweise sehr festen Adhäsionen kann jedoch eine oberflächliche Leberläsion erfolgen. Durch Koagulation evtl. vorsichtige Umstechung und Verkleben der Läsion mit Tachocomb lässt sich eine Blutung aus der Leber stillen. Liegt eine echte Infiltration des Tumors in die Leber vor, so muss hier eine Keilexzision aus der Leber erfolgen.

Verletzungen des Duodenums. Vor allem beim rechtsseitigen großen Nierentumor, evtl. mit Lymphknotenmetastasen, kann es zu einer Duodenalläsion kommen. Das Duodenum sollte über der Vena cava dargestellt und am besten stumpf mit Tupfern abgeschoben werden. Wird das Duodenum eröffnet, so ist eine exakte Darstellung der Lazeration erforderlich. Mit Einzelknopfnähten wird das Duodenum zugenäht, ein Tachocombstreifen darüber geklebt und Omentum majus darüber gelegt.

Milzläsion. Beim transperitonealen linksseitigen Zugang kann beim Abpräparieren der linken Kolonflexur oder des Oberpols der linken Niere die Milz verletzt werden. Meist geschieht dies durch zu starken Hakenzug, unkontrolliertes Einsetzen des Hakens oder zu starken digitalen Zug an der Niere und im retroperitonealen Fettgewebe. Ist die Läsion oberflächlich, kann sie vorsichtig koaguliert (Strom an den Metallsauger oder Knopfsonde) und zusätzlich verklebt werden. Tritt eine stärkere Blutung auf oder multiple Läsionen, ist meist eine Splenektomie erforderlich.

Verletzungen des Pankreaskopfes oder des Pankreasschwanzes. Liegen erhebliche Verwachsungen oder Lymphknotenmetastasen vor, ist darauf zu achten, vor allem den Pankreasschwanz exakt darzustellen. Gelegentlich ist der Pankreasschwanz über der Aorta mit den entsprechenden Lymphknotenmetastasen verwachsen und kann bei der Lymphadenektomie irrtümlich mit reseziert werden. Wird dies bemerkt, so muss das Ende übernäht und mit Tachocomb verklebt werden. Eine Zieldrainage in diesem Bereich zeigt eine Extravasation (Amylase und Lipase in der Drainage).

Unkontrollierte Blutung aus dem Gefäßstiel. Die größte Gefahr bei der Resektion eines großen Nierentumors oder der Lymphknotenmetastasen ist die unkontrollierte Blutung aus dem Gefäßstiel.

Zur Vermeidung empfiehlt es sich, zunächst entlang der großen Gefäße von kaudal her zu präparieren und die Nierenvene und anschließend die Nierenarterie darzustellen und anzuzügeln. Dies gelingt meist dadurch, dass der Tumor mit Haken oder digital nach lateral gezogen wird und die Aorta oder Vena cava von kaudalseitig präpariert wird, bis der Nierenstiel erreicht ist. Eine diffuse Blutung kann auftreten, wenn die Klemme von der Nierenarterie oder -vene abrutscht, oder ein Lumbalgefäß oder der Nierenstiel in Lymphknotenmetastasen eröffnet wird. Zunächst sollte nun eine Kompression des Gefäßes mit einem Bauchtuch oder dem Finger erfolgen, um diffuses Einbluten des Fettgewebes oder des Mesenteriums am Darm zu vermeiden. Evtl. muss ein zweiter Sauger angeschlossen werden. Anschließend sollte versucht werden, nochmals die Aorta oder die Vena cava von kranial oder kaudal her weit frei zu präparieren, um das blutende Gefäß darzustellen. Eine diffuse Massenligatur oder ein unkontrolliertes Umstechen im Nierenstielbereich ist unbedingt zu vermeiden, da es sonst zu einer Läsion des kontralateralen Nierengefäßes, des Duodenums oder Pankreas kommen kann. Wurde die rechtsseitige Nierenarterie durchtrennt und ist die Klemme oder Ligatur abgerutscht, so ist es erforderlich, interaortokaval die Arterie aufzusuchen und erneut anzuklemmen. Die Ligatur erfolgt nun interaortokaval, da unterhalb der Vena cava bei retrahierter Nierenarterie eine Präparation schwierig ist. Linksseitig kann der Abgang der Nierenarterie aus der Aorta meist dargestellt werden und nochmals ligiert oder die Aorta mit Satinskiklemmen ausgeklemmt und der Abgang mit einer Gefäßnaht versorgt werden.

Eine exakte Darstellung des Gefäßstieles, auch bei großem Tumor oder Lymphknotenmetastasen, ist erforderlich, um die Ligatur anderer lebenswichtiger Gefäße zu vermeiden. So ist es evtl. erforderlich, zunächst eine Lymphadenektomie entlang der großen Gefäße durchzuführen, um den Stiel darzustellen. Wurde die Aorta oder die Vena cava nicht exakt dargestellt, so kann es auch zur Ligatur der kontralateralen Nierenarterie kommen. Bei zu weiter kranialer Präparation ist der Truncus zöliacus gefährdet. Wurde eine falsche Arterie durchtrennt, ist die sofortige Rekonstruktion evtl. mit Interponat durch einen Gefäßchirurgen erforderlich. Eine unbemerkte Läsion der kontralateralen Nierenarterie resultiert in einer Autonephrektomie. Bei Verletzung des Truncus zöliacus ist eine komplette Darmnekrose und/oder Lebernekrose für den Patienten tödlich.

Wundverschluss

Beim Verschluss der abdominalen Laparatomie ist auf die exakte Adaptation des Peritoneums und der Faszie zu achten, um eine Narbenhernie zu vermeiden.

1.2

Intraoperative kardiale Kavathrombusembolie bei der Tumornephrektomie

A. H. Wille und D. Schnorr

Einleitung

Die operative Therapie von Nierentumoren mit Ausdehnung in die Vena cava ist eine Herausforderung für den operativ tätigen Urologen. Die Bedeutung derartiger Eingriffe hat in der Vergangenheit zugenommen, da sich sowohl die technischen Voraussetzungen und intensivtherapeutischen Möglichkeiten weiterentwickelt haben als auch die Therapiekonzepte bei metastasierten Erkrankungen eine Wandlung erfahren haben [4].

Wesentlichen Einfluss auf die Weiterentwicklung urologischer Operationsmethoden haben dabei die Erfahrungen aus der Leberchirurgie und Transplantationsmedizin [1] sowie Erfahrungen aus der kardiovaskulären Chirurgie mit dem Einsatz der Herz-Lungen-Maschine (HLM) oder Biopumpe für die extrakorporale Zirkulation.

Während Tumorzapfen der Stadien III und IV nach Staehler naturgemäß stets zu einem interdisziplinären Vorgehen unter Einbeziehung von Gefäß- und/oder Herzchirurgen zwingen, sind geringergradige Tumorzapfen (Staehler I und II) üblicherweise mit weniger Aufwand operabel, sofern entsprechende Erfahrungen mit dieser Technik bestehen.

Nachfolgend wird eine schwere Komplikation während einer Tumornephrektomie mit Kavadesobliteration und das erfolgreiche interdisziplinäre Management dieser lebensbedrohlichen Situation dargestellt.

Kasuistik

Ein 67-jähriger Patient wurde mit einer schmerzlosen Makrohämaturie auffällig. In der Sonografie bei Erstkonsultation stellte sich ein großer rechtsseitiger Nierentumor dar, woraufhin die weitere Diagnostik eingeleitet wurde. In der Ausbreitungsdiagnostik (CT, Angio-MRT, Duplex-Sonografie) zeigte sich ein 14 cm großer Nierentumor rechts mit einem Tumorzapfen von etwa 9 cm Länge und maximal 5 cm Durchmesser (Abb. 1). Appositionsthromben bestanden nicht, der Tumorzapfen erreichte nicht den rechten Herzvorhof, sondern endete deutlich

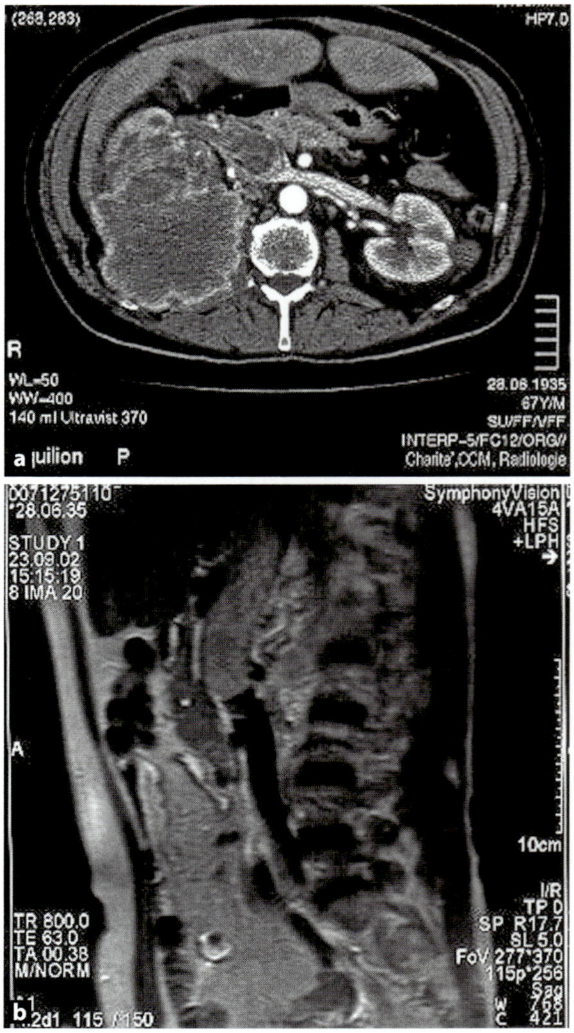

Abb. 1 a, b. Rechtsseitiger Nierentumor mit Tumorzapfen in der Vena cava (MRT).

unterhalb der Lebervenen. Nebenbefundlich bestand der Verdacht auf eine pulmonale Metastasierung, wobei die Differenzialdiagnose bei Z.n. stattgehabter Lungen-TBC nicht eindeutig war. Der Patient befand sich klinisch in einem guten Zustand, so dass das Therapiekonzept vorsah, zunächst die radikale Tumornephrektomie mit Kavadesobliteration durchzuführen und den Patienten nach einer kurzen Rekonvaleszenz und erneutem Staging ggf. einer systemischen Immuntherapie zuzuführen.

Aufgrund der Ausdehnung des Kavazapfens (Staehler II) sahen wir keine zwingende Indikation für ein interdisziplinäres Vorgehen mit Einsatz der Biopumpe bzw. HLM und Hypothermie.

Nach Zugang über eine Chevron-Inzision erfolgte die laterokolische Darstellung der tumortragenden Niere. Die Mobilisation derselben war wegen bestehender Adhärenz nicht einfach, Nierengefäße und V. cava ließen sich jedoch gut darstellen. Der Nierenstiel konnte problemlos versorgt werden, die V. renalis mit dem darin befindlichen Tumorzapfen wurde sicher ligiert. Während der weiteren Mobilisation der Niere stellte sich die V. cava plötzlich nicht mehr okkludiert dar, so dass von einem Abschwemmen des Tumorthrombus auszugehen war. Von anästhesiologischer Seite entwickelte der Patient eine stetig zunehmende Rechtsherzbelastung mit Anstieg der Herzfrequenz und Blutdruckabfall mit steigendem Katecholaminbedarf.

Eine intraoperativ durchgeführte transösophageale Echokardiografie zeigte den im rechten Vorhof flottierenden Tumorthrombus, der offensichtlich zu groß war, um in den rechten Ventrikel überzutreten (Abb. 2).

Es erfolgte daraufhin sofort ein kardiochirurgisches Konsil und die Indikationsstellung zur Atriotomie. Erschwerend auf den organisatorischen Ablauf wirkte sich die Tatsache aus, dass zur gleichen Zeit in der kardiochirurgischen Abteilung mehrere Eingriffe mit HLM durchgeführt wurden und sowohl ein Kardiotechniker als auch das notwendige Equipment nicht sofort verfügbar waren. Während die notwendigen Vorbereitungen unter Hochdruck vorangetrieben wurden, erfolgte zügig die Tumornephrektomie mit Kavotomie nach temporärem Ausklemmen der linken Nierenvene und der V. cava kranial und kaudal der Nierenvenen. Im Anschluss daran wurde die Desobliteration der V. cava mit Entfernung wandständiger Reste des Tumorthrombus und die Exzision der Einmündung der rechten Nierenvene vorgenommen. Nach Naht von V. cava und Nierenvenenmündung mit PDS 4×0 und Entlüftung der Gefäße wurde der Blutstrom wieder freigegeben.

Währenddessen kam es zu einer langsam fortschreitenden Verschlechterung der Kreislaufsituation, die jedoch von anästhesiologischer Seite gegenreguliert werden konnte, so dass der Zustand des Patienten weitestgehend stabil blieb.

Nach Installation des erforderlichen Equipments erfolgten die Sternotomie und Eröffnung des Perikards. Aorta ascendens und rechtes Herzohr wurden kanüliert und die extrakorporale Zirkulation etabliert. Durch Atriotomie am schlagenden Herzen konnte der abgeschwemmte Tumorzapfen problemlos in toto entfernt werden (Abb. 3). Nach Verschluss des Herzvorhofes kam es sofort zu einer deutlichen Stabilisierung

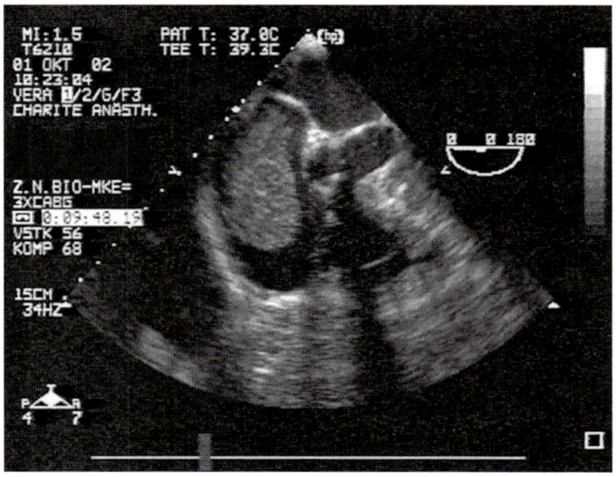

Abb. 2. Intraoperative transösophageale Echokardiografie: Großer Tumorthrombus im rechten Atrium.

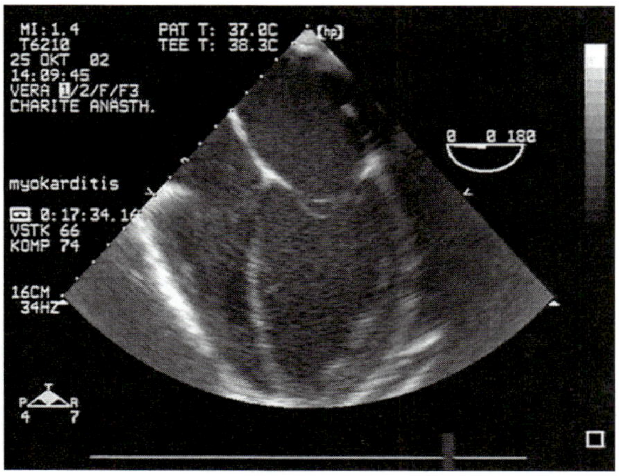

Abb. 3. Intraoperative transösophageale Echokardiografie. Unauffälliger Befund nach Entfernung des Tumorthrombus.

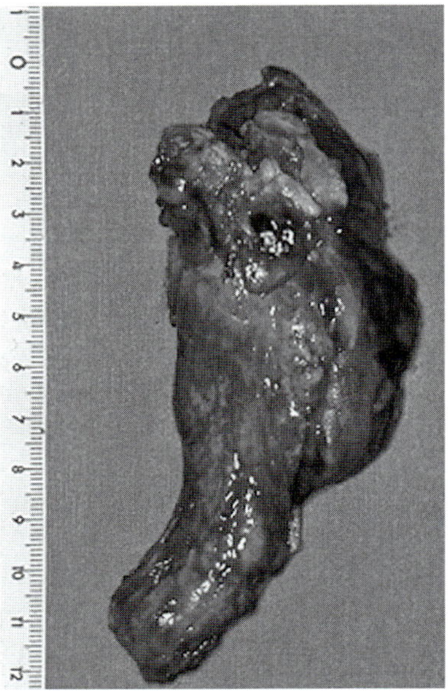

Abb. 4. Proximales Fragment des dislozierten Kavazapfens nach Entfernung via Atriotomie.

der Kreislaufsituation, der Patient war nur noch gering katecholaminpflichtig. Die Wundhöhlen wurden verschlossen und der Patient bei stabilen Kreislaufverhältnissen auf die Intensivstation verlegt. Der Tumorzapfen stellte sich als ein langes, keulenförmiges Gebilde dar, das im Bereich der Absetzungsebene an der V. renalis nur wenige Millimeter dick war (Abb. 4). Dieser makroskopische Befund korrelierte keinesfalls mit der Darstellung in der präoperativen Bildgebung.

Die Nachbeatmungszeit betrug 11 h, der Transfusionsbedarf insgesamt 17 TE und 6 FFP's. Eine postoperative Niereninsuffizienz (Kreatinin 4,5 mg/dl, Harnstoff 90 mg/dl) erforderte eine intermittierende Dialyse. Am 5. postoperativen Tag wurde der Patient auf die Normalstation verlegt, Kostaufbau und Mobilisation waren zeitgerecht, die Wundheilung erfolgte per primam.

Am 15. postoperativen Tag konnte der Patient bei reizlosen Wundverhältnissen und subjektivem Wohlbefinden ins häusliche Milieu entlassen werden. Das Kreatinin war zu diesem Zeitpunkt auf 1,5 g/dl zurückgegangen.

Problemanalyse

Tumornephrektomien bei bestehender Kavaokklusion durch einen Tumorzapfen stellen Eingriffe mit erhöhtem Risiko und Morbidität dar. Endet der Tumorzapfen unterhalb der Lebervenen, so kann nach unseren Erfahrungen primär der Gefäßstiel gemeinsam mit dem inliegenden Tumorzapfen zwei- bis dreifach ligiert und die Nephrektomie vorgenommen werden. Nach vollständiger Inzision des Lig. falciforme hepatis und der pars affixa lässt sich die gesamte Leber nach medial umklappen (Langenbeck-Manöver), kleinere Lebervenen im Bereich des Lobus caudatus werden geklippt und die V. cava mit dem Tumorthrombus ist in gesamter Ausdehnung zu überschauen. Bei flottierenden und nicht adhärenten Thromben kann der kraniale Tumoranteil manuell vorsichtig nach kaudal geschoben und die V. cava oberhalb des Thrombus und unterhalb der Lebervenen ausgeklemmt werden (nach vorherigem Ausklemmen der kontralateralen Nierenvene und der V. cava kaudal der Nierenvenen). Die großzügige Inzision der V. cava erlaubt dann eine übersichtliche Desobliteration und vollständige Entfernung des oft teilweise adhärenten Tumorthrombus.

Im vorliegenden Fall bestand offenbar ein fragiler, schmalbasiger Thrombus im Bereich der V. renalis, der sich bei den Manipulationen anlässlich der Nephrektomie löste, so dass ein Abschwemmen des großen Kavazapfens in den rechten Herzvorhof möglich war. Diese Situation war bildmorphologisch in der präoperativen Diagnostik nicht in dieser Weise erkennbar, sonst wäre ein anderes therapeutisches Vorgehen mit Einsatz einer Biopumpe als veno-venöser Bypass zwischen V. femoralis und V. axillaris gewählt worden. Die aufgetretene Komplikation war daher nicht vorhersehbar, wenngleich die Möglichkeit einer Dislokation des Tumorzapfens während eines solchen Eingriffes theoretisch immer besteht. Die transösophageale Echokardiografie ermöglicht dabei ein gutes intraoperatives Monitoring, um dislozierte Tumorthromben oder Luftembolien nach Kavotomie frühzeitig zu erkennen und sollte als Standardüberwachung für diese Eingriffe erwogen werden [5].

Als Glücksumstand erwies sich im vorliegenden Falle die Größe des Tumorthrombus, welcher den Klappenring nicht passieren konnte – anderenfalls wäre ein foudroyanter Verlauf ohne ernsthafte Chance einer Therapie die Folge gewesen. Als lebensrettend muss in dieser Situation die sofortige und unproblematische interdisziplinäre Zusammenarbeit kompetenter Fachkollegen angesehen werden, die eine Stabilisierung des Patienten und eine kausale Therapie ermöglichen.

Schlussfolgerung

Die Therapiekonzepte bei ausgedehnten Nierentumoren sind in den letzten Jahren aggressiver geworden. Die Übernahme operativer Techniken aus der Leber- und Transplantationschirurgie haben dabei einen wesentlichen Beitrag für das intraoperative Management von Nierentumoren mit Kavabeteiligung geleistet [1]. Gleichzeitig hat die Vergangenheit gezeigt, dass weder das Vorliegen eines Kavazapfens per se noch der Grad seiner Ausdehnung einen signifikanten Einfluss auf die Prognose der Grunderkrankung hat [2, 6, 7]. Diese Tatsache hat zur Folge, dass auch Patienten mit einer metastasierten Erkrankung – vor Jahren noch eine Kontraindikation für einen derartigen Eingriff – heute im Rahmen eines multimodalen Therapiekonzeptes (Metastasenchirurgie, Immunmodulation) einer primären chirurgischen Behandlung zugeführt werden können [3]. Voraussetzung für eine derartige Behandlungsstrategie sind jedoch eine individuelle Indikationsstellung und eine subtile Operationsplanung sowie ein gutes intraoperatives Monitoring und postoperatives Management.

Bei der Operationsplanung sollte die Ausdehnung des Tumorthrombus sehr kritisch beurteilt und im Zweifelsfalle primär ein geplantes interdisziplinäres Vorgehen erwogen werden, um Zwischenfälle, wie den dargestellten, zu vermeiden.

Literatur

1. Ciancio G, Hawke C, Soloway M (2000) The use of liver transplant techniques to aid in the surgical management of urological tumors. J Urol 164(3 Pt 1):665–672
2. Ficarra V, Righetti R, D'Amico A, Rubilotta E, Novella G, Malolssini G, Mobilio G (2001) Renal vein and vena cava involvement does not affect prognosis in patients with renal cell carcinoma. Oncology 61:10–15
3. Naitoh J, Kaplan A, Dorey F, Figlin R, Belldegrun A (1999) Metastatic renal cell carcinoma with concurrent inferior vena caval invasion: Long-term survival after combination therapy with radical nephrectomy, vena caval thrombectomy and postoperative immunotherapy. J Urol 162:46–50
4. Roigas J, Wille A, Deger S, Türk I, Rückert RI, Bohm J, Schnorr D (2003) Nierenzellkarzinom mit suprahepatischem Vena-cava-Befall (Stadium III und IV nach Staehler). Der Urologe [A] 42:211–217
5. Sigman DB, Hasnain JU, DelPizzo JJ, Sklar GN (1999) Real-time transoesophageal echocardiography for intraoperative surveillance of patients with renal cell carcinoma and vena caval extension undergoing radical nephrectomy. J Urol 161:36–38
6. Staehler G, Brkovic D (1997) Nierenzellkarzinome mit V.-cava-Befall. Der Urologe [A] 36:109–116
7. Staehler G, Brkovic D (2000) The role of radical surgery for renal cell carcinoma with extension into the vena cava. J Urol 163:1671–1675

KOMMENTAR D. Brkovic

Die Tumorausdehnung eines Nierenzellkarzinoms in die Vena cava betrifft etwa 2–4% aller Patienten mit Nierentumoren. Da in den meisten Fällen auch große Tumorthromben ohne simultane Lymphknoten oder Fernmetastasen auftreten, ist ein radikal-chirurgisches Vorgehen, insbesondere aufgrund fehlender wirksamer therapeutischer Optionen, angezeigt. Die Weiterentwicklung operativer Strategien wie der venösen Okklusions- und Bypassmanöver vor der Kavotomie ermöglichen auch die Exstirpation fortgeschrittener Kavazapfen bei vertretbarem Operationsrisiko. Es ist ein besonderer Verdienst Professor Dr. Gerd Staehlers, eine unter operationstechnischen Gesichtspunkten gültige Stadieneinteilung zu inaugurieren und – in Abhängigkeit der Thrombushöhe – Operationstechniken zu entwickeln, die eine standardisierte Exstirpation von Kavazapfen ermöglichen [3]. Die Kollegen Wille und Schnorr beschreiben die wohl kritischste intraoperative Komplikation einer Operation eines Nierentumors mit Vena-cava-Zapfen, die intraoperative Dislokation von Tumorthrombusmaterial. Die Schlussfolgerung der Autoren, dass der Kavazapfen in höherem Stadium eine interdisziplinäre Herausforderung darstellen kann und dafür auch die Infrastruktur vorhanden sein muss, kann nur unterstrichen werden.

Dennoch seien einige Kommentare zur beschriebenen Operationstechnik erlaubt:

Wie beschrieben führten die Autoren als frühen Schritt eine Mobilisierung der tumortragenden Niere durch. Anschließend erfolgte die Versorgung des Nierenstiels mit Ligatur der thrombusbefallenen Vene. Das von den Autoren eingeschlagene Operationsprinzip war die primäre Nephrektomie mit anschließender Thrombusexstirpation.

Unserer Meinung nach sollten grundsätzlich keine unnötigen Manipulationen am Nierenstiel durchgeführt werden, bevor durch entsprechende Abklemmungsmaßnahmen kranial des Thrombus eine Zapfenembolie verhindert wird. Im beschriebenen Falle (Stadium II nach Staehler) wäre als frühe Maßnahme eine Präparation der Vena cava bis zur Leberpforte sinnvoll gewesen, um kranial des Tumorzapfens einen Torniquet zu platzieren, der die Kava subtotal okkludiert. Zeigt sich bei der intraoperativen Palpation, dass der Kavazapfen die Lebervene überragt (Stadium III), sollte das Diaphragma inzidiert werden und nach Öffnung des Perikards eine Torniquet-Drosselung der supradiaphragmalen intraperikardialen Vena cava (Heaney-Prozedur) erfolgen. Die Alternative einer infradiaphragmalen Unterfahrung im Stadium III hingegen ist aufgrund möglicher Varianten der Leberveneneinmündung problematischer. Erst nach diesen Schritten halten wir eine weitere Präparation der Niere für gerechtfertigt. Bezüglich der Operationsreihenfolge empfehlen wir deshalb, die Nephrektomie nach der Kavotomie mit Entfernung des Kavazapfens durchzuführen; dies reduziert unnötige Manipulationen bei dem in situ befindlichen Kavazapfen.

Richtigerweise heben die Autoren hervor, dass frei flottierende, schmalbasige Kavathromben mit einer deutlich erhöhten Gefahr der plötzlichen Dislokation vergesellschaftet sind. Aus diesem Grunde führen wir das von den Autoren beschriebene Langenbeck-Manöver (Medialisierung der Leber nach Durchtrennen des Ligamentum triangulare) bei schmalbasigen Thromben nicht durch. Die Drehung der Vena cava könnte in einem solchen Falle auch zu einer Lösung eines Thrombus führen. Auch die in manchen Operationslehren empfohlenen Katheterextraktionen [2] sind gefährlich, da diese Manipulationen zum partiellen Abriss der Thromben mit nachfolgender Embolie führen können.

Die Autoren weisen darauf hin, dass die Dicke des Kavazapfens präoperative strategische Überlegungen über den Einsatz eines veno-venösen Bypass vor der eigentlichen Kavotomie notwendig macht: Die komplette Okklusion der Vena cava durch Tumorthromben ist in aller Regel mit einer ausreichenden Kollateralisierung durch die Systeme der Vena azygos und hemiazygos vergesellschaftet. Bei dünnen Kavazapfen kann jedoch die simultane Abklemmung der Vena cava über dem Thrombus und der Lebertriade im Stadium III (Pringle-Manöver) eine beachtliche Hypotension zur Folge haben, so dass eine Biopumpe hier aus anästhesiologischer Sicht sehr sinnvoll ist [1]. Da im Stadium II die Leberpforte nicht abgeklemmt werden muss, wird über die Pfortader ein ausreichender venöser Rückfluss geliefert, so dass im geschilderten Falle mit dünnem Kavazapfen ein veno-venöses Bypasssystem nicht zwingend notwendig ist.

Dennoch wird die von den Kollegen Wille und Schnorr beschriebene Komplikation einer Thrombusembolie durch keine noch so sorgfältige präoperative Abklärung oder operative Präparationstechnik mit letzter Sicherheit zu vermeiden sein. Wichtig ist daher die frühzeitige Einbeziehung der (möglicherweise) beteiligten Disziplinen (Anästhesie, Herz-Thorax-Chirurgie) in die Operationsplanung.

Literatur

1. Attwoods S, Lang D, Goiti J et al (1988) Venous bypass for surgical resection of renal carcinoma invading the vena cava: a new approach. Brit J Urol 61:402
2. Hinman F (1994) Thrombektomie der Vena cava. In: Rübben H, Altwein JE (Hrsg) Atlas urologischer Operationen. Ferdinand Enke Verlag, Stuttgart, S 868–878
3. Staehler G, Brkovic D (2000) The role of radical surgery for renal cell carcinoma with extension into the vena cava. J Urol 163:1671–1675

KOMMENTAR A. Bachmann und C. G. Stief

Die Exstirpation eines Nierentumors mit intravenöser neoplastischer Extension (so genannter „Kavazapfen") ist, insbesondere bei weit kranial reichendem Thrombus, auch für den erfahrenen und geübten urologischen Chirurgen eine große Herausforderung [2–4, 7]. Im Gegensatz zu Operationen im kleinen Becken, die oft ein viel komplexeres operatives Vorgehen erfordern als Chirurgie an den großen Gefäßen, ist hier die Unmittelbarkeit von Komplikationen mit einem unübertroffenen Stressfaktor für das ganze Team behaftet: Kann selbst bei langandauernden und ausgedehnten pelvinen Exenterationen mit desaströser Gerinnung und massiven (ggf. diffusen) Blutungen die Austamponade des kleinen Beckens die allermeisten Situationen beherrschen, so ist diese Tamponadetechnik bei fortgeschrittener Nierentumorchirurgie nicht möglich. Hier erfordert das Aufrechterhalten des Kreislaufs und/oder die kurze warme Ischämiezeit von Niere und Leber die sichere und schnelle Beherrschung auch komplexer Gefäßlazerationen und -defekte.

Entscheidende Voraussetzung zur möglichst großen Komplikationsreduktion ist die adäquate Operationsplanung. Im Zeitalter knapper werdender Ressourcen hat hier die Festlegung zu erfolgen, ob die Operation sicher ohne Herz-Lungen-Maschine (HLM) durchgeführt werden kann, oder ob bei diesem spezifischen Patienten die HLM grundsätzlich verfügbar sein muss [5]. Selbst wenn die Chancen hoch sind, dass ein bis an das Diaphragma reichender Thrombus durch Lebermobilisation, venovenösen Bypass mit Biopumpe und/oder Eröffnung des Perikards und/oder Klemmen der Kava vor Eintritt in das Atrium [1, 6] exstirpierbar ist, muss die HLM mit der entsprechenden Infrastruktur „im Raum stehen".

Den Autoren gelingt es sehr gut, ein „worst case-Szenario" lehrreich vorzustellen, was jedes Zentrum schon (mehrfach) erlebt hat: Ein von seiner Ausdehnung prinzipiell ohne interdisziplinären Ansatz entfernbarer Nierentumor-Kavathrombus erweist sich als von brüchig-bröckliger Konsistenz und disloziert (ggf. partiell), bevor das kraniale Ende mit einem die Kava im Lumen etwas einengenden Gefäßzügel gesichert werden kann. Im vorgestellten Fall überlebt der Patient nur, weil der dislozierte Thrombus so groß ist, dass er aus dem Atrium nicht in den Ventrikel übertreten kann. Wir nehmen aus diesem interessanten Fall mit, dass bei einem Nierentumor mit Kavathrombus Typ I [5], der nicht schon per se (z. B. durch kolbenförmiges Auftreiben der Vena cava) fixiert ist, ein primäres Anzügeln der Kava mit einem Vessel loop und konsekutiver relativer Lumeneinengung angestrebt werden muss. In Analogie kann bei einem Typ-IIa-Thrombus die Vena cava unmittelbar vor dem Durchtritt durch das Diaphragma mit einem Gefäßzügel versorgt und relativ eingeengt werden.

Literatur

1. Gallucci M, Borzomati D, Flammia G, Alcini A, Albino G, Caricato M, Esposito A, Vincenzi B, Rossi M, Coppola R, Berloco P (2004) Liver harvesting technique for the treatment of retrohepatic caval thromboses concomitant to renal cell carcinoma. Eur Urol 45:194–202
2. Marshall FF, Dietrick DD, Baumgartner WA, Reitz BA (1988) Surgical management of renal cell carcinoma with intracaval neoplastic extension above the hepatic veins. J Urol 139:1166–1172
3. Novick AC, Campbell SC (2002) Renal tumors. In: Walsh PC, Retik AB, Vaughan ED, Wein AJ (eds) Campbell's Urology, vol 4, 8th ed. WB Saunders, pp 2672–2719
4. Staehler G, Drehmer I, Pomer S (1994) Tumorbefall der Vena cava beim Nierenzellkarzinom. Urologe A 33:116–121
5. Stief CG, Schaefers HJ, Kuczyk M, Anton P, Truss M, Jonas U (1995) Renal cell carcinoma with intracaval neoplastic extension: stratification and surgical technique. WJ Urol 13:166–170
6. Stief CG, Hiller W, Jonas U, Pichlmayr R (1997) Operative Techniken – Lebermobilisation. Akt Urol 28:I–VI
7. Vaidya A, Ciancio G, Soloway M (2003) Surgical techniques for treating a renal neoplasm invading the vena cava. J Urol 169:435–444

1.3

Kavaabriss bei sekundärer Nephrektomie

T. Widmann

Einleitung

Der Flankenschnitt als klassische Inzision der Urologie für den primär retroperitonealen Weg zur Niere bietet den Vorteil raschen Zugangs von dorsal her, die Gefahr einer Inzisionshernie ist gering, und nicht zuletzt wird die Narbe, im optischen Verlauf der Rippenlinie, vom Arm überdeckt, wenn der Zugang nicht zu groß gewählt wird [3].

Den Vorteilen stehen auch bedeutsame Nachteile gegenüber: Pleuraeröffnung oder die Läsion der N.n. XI, XII durch direkte Verletzung beim Schnitt oder Dehnung und Kerbung durch zu straff eingesetzte Retraktoren. Die Folgen einer dadurch hervorgerufenen Bauchwandschwäche können gravierend sein [1, 2, 4].

Im vorliegenden Falle führte die begrenzte Übersichtlichkeit, die der Zugang bietet, zu einer äußerst prekären Lage.

Kasuistik

Die 40-jährige Patientin, Mutter von 9 Kindern, wurde in einem auswärtigen Krankenhaus einer ureteroskopischen Operation wegen pelvinen Harnleiterkonkrementes rechts unterzogen. Die Desintegration gelang nicht, die Wegsamkeit des Harnleiters ließ sich nicht mehr darstellen, bei hochfieberhaftem Bild folgte die perkutane Nierenfistelung. Es kam zur Ausbildung eines großen Hämatoms; die sich nach wenigen Tagen anschließende szintigrafische Funktionsprüfung erbrachte den Befund eines völligen Erliegens der tubulären Funktion.

Nach vierteljährlicher Rekonvaleszenz mit weiterbestehenden subfebrilen Temperaturen gelangte die Patientin zu uns. Im aktuellen CT doppelt-faustgroßes Konglomerat in der Nierenloge rechts, in dem Parenchym- oder Gefäßstrukturen nicht auszumachen waren. In der Zielsetzung der extraperitonealen Nephrektomie (noch liegender NFK, subfebrile Temperaturen) besprachen wir mit der Patientin, das funktionslose Organ über einen Flankenschnitt zu entfernen, und in gleicher Sitzung die Ureterektomie mit Konkremententfernung per Pfannenstielschnitt anzuschließen.

Flankenschnittlagerung und Inzision im Verlauf der 12. Rippe. Zunächst gute Abgrenzbarkeit der gespannten, aber erhaltenen Gerotakapsel von der Rückenmuskulatur. Nach ventral zu erwartende starke Adhäsionen zum Mesokolon, die Präparation wurde um den unteren Pol des Tumors nach kranio-medial weitergeführt. Eine längsverlaufende, mittelkalibrige venöse Struktur geriet ins Blickfeld, Overholt-Präparation des Gefäßes unter Annahme, es sei die nach multiplen Geburten kaliberstarke V. ovarica dextra. Abruptes Einreißen des Gefäßes, sofortige dunkel-venöse Blutung unter völligem Verlust der Sicht. Der Saugereinsatz war chancenlos, die Blutung so voluminös hervorquellend, dass mehr oder minder blind Satinski-Klemmen gesetzt wurden. Unter diesem Manöver und auch manueller Kompression gelang es, die lebensbedrohliche Blutung innerhalb weniger Sekunden zu stoppen. Nach Stabilisierung der Kreislaufverhältnisse und Gabe von Blutkonzentraten durch die Anästhesie wurde zunächst der Konglomerattumor entfernt. Bei weiterer Präparation stellte sich die Situation desaströs dar: Zwischen Cava superior, dorsaler Circumferenz der linken Nierenvene und Cava inferior ist lediglich ein halbzentimeterstarkes, bandartiges Rudiment übrig geblieben. Die Rekonstruktion eines Gefäßlumens aus vorhandenem Material war damit völlig ausgeschlossen. Die Kollegen einer benachbarten Klinik mit gefäßchirurgischer Abteilung reagierten prompt auf unseren Hilferuf, erschienen im kompletten Team und setzten eine Goretex-Prothese ein. In gleicher Sitzung wurde die Ureterektomie über Pfannenstielschnitt angeschlossen.

Nach kurzer intensivmedizinischer Betreuung erholte sich die Patientin sehr rasch, dopplersonografisch gute Durchgängigkeit des Interponates, eine Marcumarisierung wurde begonnen. Die szintigrafische Kontrolle der linken Niere zeigte nach 3 Monaten keinerlei Funktionsverlust.

Nach nunmehr 5 Jahren hat uns die Patientin, über die Ereignisse in vollem Umfange aufgeklärt, in guter Erinnerung, lebt beschwerdefrei, die Marcumarisierung wurde zwischenzeitlich abgesetzt.

Problemanalyse

Die Indikation zum Flankenschnitt war schlecht gewählt. Durch die große retroperitoneale Masse musste man, um zu den Gefäßen zu gelangen, förmlich über den Hügel der Niere hinweg präparieren, da eine ausreichende Mobilisation vorher nicht möglich war.

Bei einer akuten Blutung der hier erlebten Stärke sind die Möglichkeiten des Zugriffes äußerst eingeschränkt, zumal die gegenüberstehende Assistenz einen sehr schlechten Einblick in das Kavum hat.

Die Missdeutung der venösen Anatomie führte zu einer derart bedrohlichen Blutung, dass verzweifelt und entsprechend blind Klemmen gesetzt werden mussten. Die Blutung war so zwar zu stoppen, aber um den hohen Preis zusätzlicher Gefäßverletzungen.

Abseits der zirkulatorischen Wirkung eines so hohen Blutverlustes in kürzester Zeit entstehen weitere Gefahren: Durch Aspiration von Luft über die Cava superior, und über die Gefährdung des venösen Abflusses aus der linken Niere. Glücklicherweise war die Drainage über V. suprarenalis und V. ovarica ausreichend, um die thrombotische Infarzierung der Restniere zu vermeiden.

Schlussfolgerung

Bei anatomisch unklarer Ausgangslage und hohem Volumen des retroperitoneal zu exzidierenden Gewebes sollte keine Flankeninzision als Zugang gewählt werden. Die sicherste Exposition bietet ein Rippenbogenrandschnitt, auch um den Preis der obligaten Eröffnung der Peritonealhöhle. Ob der laparoskopische Zugang bei potenziell kontaminiertem Befund eine Alternative bietet, ist fraglich: Durch den hohen Druck im Cavum peritonei könnten Keime weit in die Bauchhöhle zerstreut werden, mit der Gefahr einer generalisierten Peritonitis.

Literatur

1. Bayazit Y, Aridogan IA, Tansug Z, Unsal I, Erken U (2001) Morbidity of Flank incision in 100 renal donors. Int Urol Nephrol 32:709–711
2. Duque JL, Loughlin KR, Kumar S (1999) Morbidity of flank incision for renal donors. Urology 54:796–801
3. Hinman F (1994) In: Rübben H, Altwein JE (Hrsg) Atlas urologischer Operationen. Enke Verlag, Stuttgart
4. Jarrett TW, Kavoussi LR (2000) Short and long-term morbidity of thoracoabdominal incision for nephrectomy: a comparison with the flank approach. J Urol 164:783–786

KOMMENTAR R. Hohenfellner

Fallanalyse

Die Kavaverletzung erfolgte bei der Entfernung einer, durch Entzündung einschließlich des pararenalen Fettgewebes veränderten, Niere von einem Flankenschnitt aus. Die profuse Blutung zwang zum blinden Anlegen einer Satinski-Klemme und anschließenden Kavarekonstruktion durch einen Gefäßchirurgen.

Fragestellung

Können derartige Ereignisse durch einen transperitonealen Zugang von einem Rippenbogenrandschnitt aus vermieden werden?

Durch Tuberkulose und Steinbildung bedingte Pyonephrosen (mit dem vorliegenden Fall vergleichbar) zählen, wenngleich heute nur mehr in den Ländern der Dritten Welt noch an der Tagesordnung, nach wie vor zu den operativen Herausforderungen. Der Eingriff ist technisch schwieriger als selbst der ausgedehnte Tumorbefall der Niere mit subhepatischem Kavathrombus.

Organüberschreitende Entzündungsvorgänge auch mit Abszessbildung einhergehend beinhalten trotz antibiotischer Abschirmung das Risiko der Keimverschleppung beim transperitonealen oder thorakoabdominalen Zugang. Zwar sind bei dem „um eine Etage höher gelegten suprakostalen Zugang“ (11. Rippe) Pleuraverletzungen nicht auszuschließen, jedoch erfolgen diese zu einem frühen Zeitpunkt – vor Mobilisation der Niere – und können sofort versorgt werden. (Bei der früher geübten Rippenresektion waren diese übrigens seltener.) Vorteile dieses Zugangs sind: 1. die ausgiebige Wunddrainage, 2. die nur durch 2 oder 3 lockere Situationsnähte adaptierte Wunde, die dennoch schnell verheilt.

Zu den operativen Tricks zählt die in Vergessenheit geratene subkapsuläre Nephrektomie mit schrittweisen Hilus-Durchstechungsligaturen mit anschließender Entfernung des pararenalen Fettgewebes.

Im geschilderten Fall war der Flankenschnitt – vermutlich nach medial erweitert – offenbar ausreichend, um die Vena cava durch eine Gefäßprothese zu ersetzen. Auch Ciancio et al. [1] bevorzugen aktuell den subkostalen Zugang – bis zum Processus xyphoideus verlängert – beim Kavathrombus.

Für den Notfall sollte wie gezeigt ein Gefäßsieb – neben Satinski-Klemmen mit Gefäßslice und Bulldock-Klemmen bestückt – in Reichweite sein [29].

Die Vena cava kann übrigens 1 cm unterhalb der rechten V. renalis, oberhalb der rechten gonadalen Vene, ligiert werden. Danach erfolgt der Kollateralkreislauf über die lumbalen und vertebralen Venen sowie die V. azygos.

Zusammenfassend haben die Autoren das Richtige in der richtigen Reihenfolge getan. „Venöse Rekonstruktionen“ sind technisch erheblich schwieriger als arterielle und der rechtzeitige Ruf nach einem Spezialisten ist entscheidend. Frustrane Versuche, die Situation selbst zu beherrschen, können hingegen leicht in der Katastrophe enden.

Hingegen ist der Rippenbogenrandschnitt dem von den Autoren gewählten kaum überlegen und der hinsichtlich der Übersicht Beste, der transthorakoabdominale Zugang im 9. oder 10. ICR, bei floriden Infektionen problematisch.

Literatur

1. Ciancio G et al (2003) BJU International 92: 488–489
2. Wammack R et al (1999) Versorgung von Verletzungen der Aorta und V. cava bei operativen Eingriffen. Act Urol Op Techniken 30:505–513

Hepatozelluläres Karzinom imponiert als Nebennierenkarzinom – intraoperative Verbrauchskoagulopathie

J. Graff und H.J. Meyer

Einleitung

Malignome der Nebenniere sind mit einer Inzidenz von 0,2:100000 pro Jahr selten. Betroffen sind zumeist jüngere Patienten zwischen dem 30. und 40. Lebensjahr. Aufgrund der Größe der suprarenalen Raumforderung lassen sich Rückschlüsse ziehen auf die Malignitätswahrscheinlichkeit, wobei bei 8 cm Durchmesser in 80% und ab 10 cm Durchmesser in fast allen Fällen mit dem Vorliegen eines Nebennierenkarzinoms zu rechnen ist.

Differenzialdiagnostisch sind neurale Tumoren, Nebennierenmetastasen (Melanom, Lunge, Brust, Niere) sowie Nebennierenblutungen zu erwägen. Wir schildern den Fall einer suprarenalen Raumforderung, die sich erst intra- bzw. postoperativ als hepatozelluläres Karzinom darstellte.

Kasuistik

Ein 47-jähriger Mann aus Laos war im Jahre 1998 wegen seit 3 Wochen bestehender epigastrischer bzw. umbilikal lokalisierter Schmerzen ärztlich untersucht worden. Es bestand eine Gewichtsabnahme von 2 kg im letzten Monat. Die sonstige vegetative Anamnese war leer.

In der Eigenanamnese erwähnenswert ist ein Zustand nach ESWL wegen beidseitiger Kelchsteine 1997 sowie eine kurzfristige intensivstationäre Behandlung wegen einer Amphetaminintoxikation im gleichen Jahr.

Die auswärts in einer radiologischen Praxis durchgeführte CT-Untersuchung – wegen sprachlicher Verständigungsschwierigkeiten wurde nur ein Nativ-CT durchgeführt, da Kontraindikationen zur Kontrastmittelgabe nicht abgeklärt werden konnten – ergab folgenden Befund (Zitat):

- 8×6×6 cm-Tumor der rechten Nebenniere; die rechte Niere ist nach kaudal verlagert, aber nicht infiltriert.
- Inhomogene Parenchymstrukturen im dorsalen Anteil des rechten Leberlappens.
- Landkartenleber bei disseminierter Fettleber?

Der körperliche Untersuchungsbefund bei der Aufnahme im September 1998 war unauffällig. Der Blutdruck mit 110/85 mmHg normwertig. Durch die Urologische als auch durch die Radiologische Klinik erfolgte eine sonografische Kontrolle, die ebenfalls einen 8×6 cm im Durchmesser betragenden, echoarmen Tumor der rechten Nebenniere ergab. Die endokrinologische Abklärung ließ keine hormonelle Aktivität erkennen (Kortisoltagesprofil, ACTH, Aldosteron, Adrenalin, Dopamin, Noradrenalin im Serum jeweils normal, keine erhöhte Vanillinmandelsäureausscheidung im Urin).

Bei den laborchemischen Untersuchungen bestanden folgende Pathologika (Normwerte in Klammern):

SGOT 31 U/l (<18), SGPT 37 U/l (<23),
Gamma-GT 97 U/l (<28),
Hb 11,4 g/dl (14–16),
Thrombozyten 116/nl (>150/nl).

Die chirurgische Exploration erfolgte in linksseitiger Halbseitenlage über einen retroperitonealen Zugang durch den 10. ICR rechts. Der Tumor wurde zunächst kaudal und lateral präpariert. Sodann weitere prä- und parakavale Ablösung des Tumors. Die Vena suprarenalis wurde identifiziert und mittels Clip versorgt. Bei der weiteren Präparation zeigte sich eine offenbare Infiltration des subhepatischen Peritoneums. Nach Eröffnung der Bauchhöhle fand sich eine deutliche Leberzirrhose mit Verdacht auf Tumorinfiltration in das Segment VI der Leber. Aus diesem Grunde wurde der viszeralchirurgische Kollege hinzugezogen. Dieser mobilisierte den Tumor von der rechten lateralen Leberunterfläche, was ohne Blutung möglich war. Von medial, d.h. von transabdominell, erfolgte dann das Ablösen des Tumors von der Vena ca-

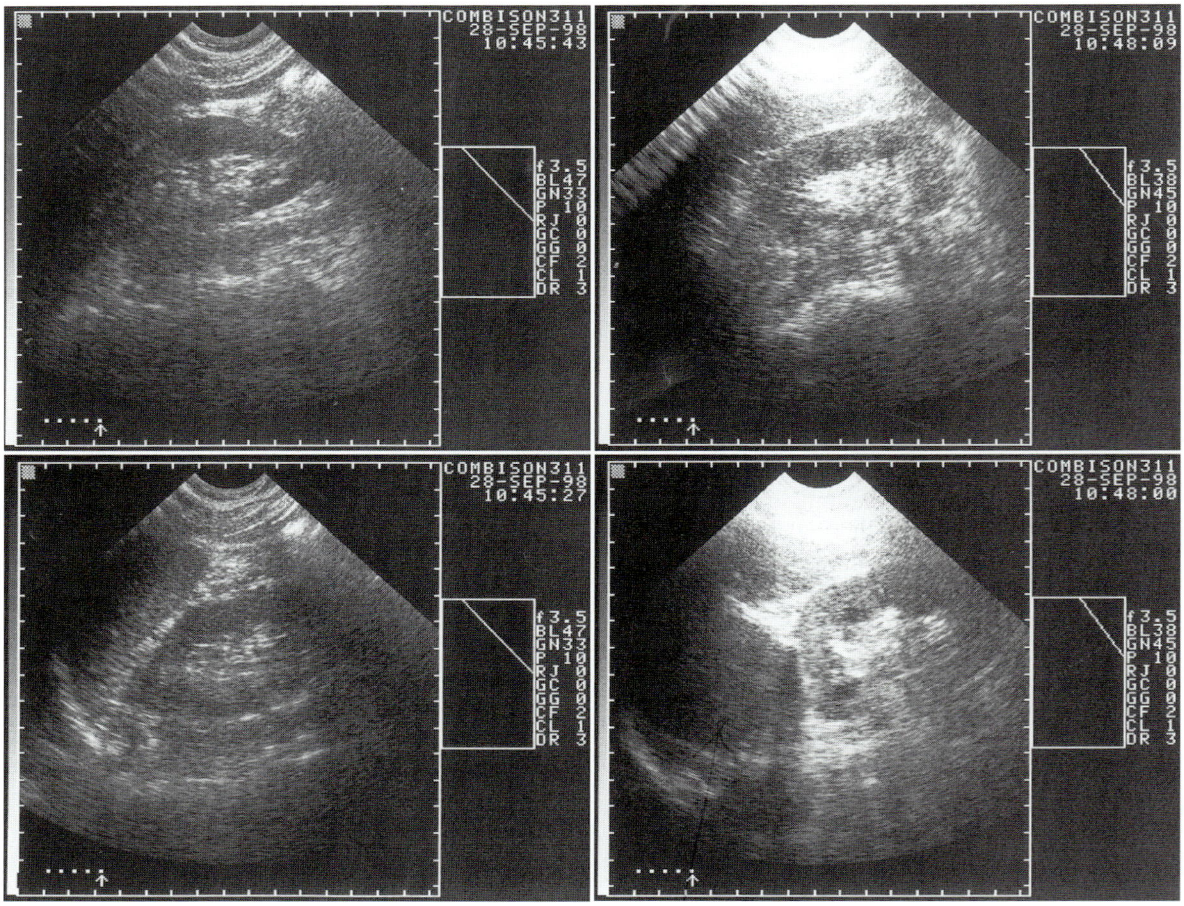

Abb. 1. Suprarenaler Tumor.

va. Nach Exstirpation des Präparates wurde die Wundhöhle tamponiert. Nach Entfernung der Tamponade zeigten sich mehrere Blutungen aus der Hohlvene, die gezielt durchstochen wurden. Nach jeweiliger Entfernung der Wundtamponade zeigten sich zunehmende diffuse Blutungen aus dem Retroperitoneum, dem Leberparenchym sowie der rechtslateralen und dorsalen Seite der Vena cava. Multiple Umstechungen konnten keine suffiziente Blutstillung erreichen. Trotz Kompressionstamponade kam es zu Zeichen einer Verbrauchskoagulopathie mit deutlicher Kreislaufreaktion, welche in einen Herzstillstand in tabula mündeten. Die intraoperative Herzmassage war zunächst erfolgreich, nach einem erneuten Kammerflimmern trat dann der Exitus letalis in tabula ein.

Die histologische Untersuchung des exstirpierten Tumors zeigte ein 258 g schweres Präparat von 10,5×9,5×5,5 cm Größe. Es fand sich eine intakte Nebenniere. Mikroskopisch das Bild eines mittelgradig differenzierten trabekulären Karzinoms vom Typ eines hepatozellulären Karzinoms (HCC) mit positivem AFP-Nachweis und Venangiosis carcinomatosa sowie Infiltration der randlich bestehenden Pseudokapsel.

Problemanalyse

In der retrospektiven Bewertung dieses Krankheitsverlaufes sind 3 Faktoren zu analysieren:

1. die Indikationsstellung zur Laparatomie,
2. Art und Umfang der präoperativen Diagnostik, und
3. der operative Zugangsweg.

Zu 1. Unter der Annahme einer Nebennierenraumforderung erfolgte im geschilderten Fall die operative Freilegung. Die Indikation basierte auf der klinischen Erfahrung, dass solide Nebennierenraumforderungen von >6 cm Durchmesser zunächst prinzipiell als maligne einzustufen sind, so dass eine Adrenalektomie zur Sicherung der Diagnose und ggf. Festlegung der weiteren Therapie anzustreben war. Unterstützt wurde dieses Vorgehen zudem durch das junge Alter (47 Jahre) des Patienten zum Zeitpunkt der Operation.

Gesetzt den Fall, man wäre primär von der Möglichkeit eines hepatozellulären Karzinoms (HCC) ausgegangen, wäre auch in dem hier zu vermutenden Stadium IIIa (nach Okuda 1985) (entsprechend T3-N0-M0) eine primäre Resektion chirurgisch indiziert gewesen (mit einer zu erwartenden 3-Jahresüberlebensrate von etwa 20–40%). Die intraoperativ festgestellte Leberzirrhose, die man bei 60–90% der Patienten mit einem HCC findet, beinhaltet eine höhere operative Morbidität und Letalität bzw. eine verkürzte Überlebenszeit.

Rückblickend war somit die Indikation zur Operation unzweifelhaft.

Zu 2. Es entspricht dem allgemeinen Standard, bei soliden Raumforderungen der Nebenniere eine endokrinologische Abklärung durchzuführen. Klinisch bestanden keine Hinweise auf ein Cushing-Syndrom, keine Virilisierungs- oder Feminisierungserscheinungen, keine arterielle Hypertonie. Die durchgeführte endokrinologische Labordiagnostik mit Bestimmung von ACTH und Kortisoltagesprofil, Aldosteron, Adrenalin und Noradrenalin im Serum sowie der Vanillinmandelsäureausscheidung im Urin ist mehr als ausreichend, um eine funktionelle Aktivität der Nebennierenraumforderung abzuklären.

Die Signifikanz der leicht erhöhten Leberfunktionswerte wurde retrospektiv fehlbewertet. Im Jahr vor der damaligen stationären Aufnahme war der Patient wegen einer Drogenintoxikation intensivmedizinisch im Hause behandelt worden, so dass solche Laborveränderungen durchaus plausibel erschienen. Retrospektiv wurde zudem die relative Thrombozytopenie nicht ausreichend bewertet.

Die bestehende Leberzirrhose war ein intraoperativer Zufallsbefund. Es erfolgte deshalb noch während der Operation eine Blutentnahme zur Bestimmung der Hepatitisserologie. Nicht unerwartet fanden sich eine persistierende Hepatitis-B-Infektion mit einem positiven Nachweis von HBe-Antigen sowie auch Antikörper gegen Hepatitis-A. Eine AFP-Bestimmung ist leider nicht erfolgt. Eine chronische Hepatitis-B-Infektion gilt als wesentlicher ätiologischer Risikofaktor für die Entwicklung eines primären HCC. Die Inzidenz des HCC ist geografisch sehr unterschiedlich und beträgt in Europa 1–8:100000, in Südost- sowie Ostasien 14–35:100000 und erreicht ihren Gipfel in der schwarzen Bevölkerung von Süd- und Ostafrika mit 25–33:100000. Männer sind 3–8-mal häufiger betroffen und erkranken in Afrika und Asien durchschnittlich 15–20 Jahre früher (35.–45. Lebensjahr vs. 50–60. Lebensjahr in USA und Europa).

Die Kenntnis dieser epidemiologischen Faktoren zusammen mit den mäßig erhöhten Transaminasen, wie sie für eine Leberzirrhose durchaus typisch sind, hätten den Verdacht auf eine chronische Hepatitisinfektion und im Falle des positiven Nachweises auch an die differenzialdiagnostische Möglichkeit eines primären HCC denken lassen können.

Ein weiterer Aspekt ist die präoperative Diagnostik mittels bildgebender Verfahren. In einer Röntgenpraxis war ambulant eine Computertomografie des Abdomens erfolgt – allerdings nur als Nativ-CT, da Kontraindikationen zur Kontrastmittelgabe aufgrund von sprachlichen Verständigungsschwierigkeiten nicht abgeklärt werden konnten. Die in der Klinik durchgeführte Sonografie durch die Urologische als auch Radiologische Klinik hatte allerdings den computertomografischen Befund bestätigt.

CT-morphologisch imponieren große Nebennierenkarzinome in der Regel mit einer unregelmäßigen Begrenzung und zentralen regressiven Veränderungen, wobei die soliden Tumoranteile nach i.v. Kontrastmittelgabe ein deutliches Enhancement erfahren. Größte Aussagekraft besitzen in der Reihenfolge der Wertigkeit die Tumorgröße, Dichte und das Kontrastmittelverhalten, wenngleich auch diese Kriterien unscharf sind.

Hepatozelluläre Karzinome sind in der Regel hypodens; nach Kontrastmittelgabe findet sich häufig ein starkes irreguläres Enhancement in der arteriellen Phase, während die Läsionen in der nachfolgenden portalen Phase eher inhomogen und hypodens zur Darstellung kommen. Bei bestehender Leberzirrhose sind HCC allerdings häufig schlecht abgrenzbar.

Die Unterlassung der Kontrastmittelapplikation aufgrund von sprachlichen Verständigungsschwierigkeiten bei der ambulanten Untersuchung sowie auch die Nicht-Wiederholung dieser Untersuchung in der Klinik kann retrospektiv als mögliches Versäumnis betrachtet werden. Nichtsdestotrotz hätte die Computertomografie mit Kontrastmittelgabe nicht in jedem Falle zur Diagnose eines HCC geführt. Mit den heutigen Möglichkeiten der bildgebenden Diagnostik, nämlich Spiral-CT und MRT einschließlich dreidimensionaler Reformatierung, wären sicherlich Zweifel an der Diagnose eines primären Nebennierenkarzinoms aufgekommen. Die jedoch im Jahre 1998 durchgeführte computertomografische Diagnostik einschließlich einer sonografischen Kontrolle muss als medizinischer Standard und damit als lege artis angesehen werden.

Zu 3. Die operative Freilegung der Nebenniere erfolgt in der Urologie am häufigsten über einen extrapleuralen, extraperitonealen Flankenschnitt (bei kleineren Raumforderungen) sowie bei größeren Tumoren über einen thorako-abdominalen Zugang über den 9. bzw. 10. ICR. Der transabdominale Zugangsweg wird meist bei Phäochromozytomen, bei Kindern sowie auch für Nebennierenkarzinome bevorzugt. Dieser Zugangsweg kann über eine mediane Laparatomie als auch als Chevron-Inzision bzw. als quere Oberbauchlaparatomie mit T-förmiger Verlängerung der Inzision bis zum Prozessus xyphoideus erfolgen.

Im vorliegenden Falle wurde ein hoher retroperitonealer Zugang über den 10. ICR gewählt. Dieses Vorgehen erlaubte eine unproblematische Exploration des Nierenoberpols einschließlich der renalen Gefäßversorgung sowie der lateralen und kaudalen Fläche der Nebennierenraumforderung einschließlich seiner Beziehung zur Vena cava inferior. Die Schwierigkeit dieses Zuganges offenbarte sich, als die Diagnose einer Infiltration des Tumors in das Lebersegment VI offenbar wurde. Es gelang chirurgisch zwar, den Tumor aus der Leber und von der Vena cava abzulösen, mikroskopisch aber im Sinne einer R1-Resektion. Zudem war während der gesamten Operation keinem der beteiligten Operateure klar, dass es sich hier um ein primäres hepatozelluläres Karzinom und nicht um ein in die Leber infiltrierendes Nebennierenkarzinom handelte. Entscheidend war sicherlich die durch die Art des operativen Zuganges eingeschränkte Möglichkeit, die anatomische Beziehung der Raumforderung zu den Strukturen der Leberpforte einzuschätzen und ggf. die weiteren operativen Schritte entsprechend der geänderten klinischen Situation anzupassen. Zudem ändert der erhobene intraoperative Befund nichts an der infausten Prognose der Grundkrankheit mit einer globalen Fünfjahresüberlebensrate von 30% für ein fortgeschrittenes Nebennierenkarzinom bzw. einer medianen Überlebenszeit von 3–6 Monaten für ein fortgeschrittenes hepatozelluläres Karzinom.

Schlussfolgerung

Die klinische Diagnose einer Nebennierenraumforderung von >6 cm bedeutete aufgrund des Malignitätsverdachtes eine Indikation zur operativen Freilegung. Die präoperative endokrinologische Diagnostik muss eine hormonelle Aktivität insbesondere im Hinblick auf ein Phäochromozytom ausschließen, was in vollem Umfang erfolgt war. Für die bildgebende Diagnostik ist heute ein Spiral-CT oder MRT mit dreidimensionaler Reformatierung wünschenswerter Standard, da nur so ein operatives Vorgehen, ggf. zusammen mit dem Viszeral- und auch Gefäßchirurgen geplant werden kann. Die Durchführung einer Computertomografie mit Nachweis einer Nebennierenraumforderung muss jedoch als lege artis bezeichnet werden. Auf die Gabe von Kontrastmittel im Rahmen der CT-Untersuchung hätte man retrospektiv nicht verzichten sollen, auch wenn hiermit eine sichere Differenzierung zwischen einem HCC und einem Nebennierenkarzinom wahrscheinlich nicht möglich gewesen wäre.

Zu diskutieren ist die klinische Wertung der mäßig erhöhten Transaminasenwerte, vor allem im Hinblick auf den vorbestehenden Drogenkonsum. Diese Tatsache als auch das Wissen um das Ausmaß der Durchseuchung der Bevölkerung mit Hepatitis B in Asien und Afrika hätten retrospektiv zur Bestimmung der Hepatitisserologie Veranlassung geben sollen – dies auch im Hinblick auf den geplanten größeren Eingriff.

Entscheidend war in diesem Falle sicherlich der operative Zugang. Empfehlenswert bei einer adrenalen Raumforderung von >6 cm ist der transabdominale Zugang über eine quere Oberbauchlaparatomie mit T-förmiger Verlängerung bis zum Schwertfortsatz. Dieser Zugang erlaubt eine glänzende Übersicht über alle Strukturen des Oberbauches, besonders der Leber und nach entsprechender Exploration auch über die Organe des Retroperitoneums einschließlich der großen Gefäße. Ursprung und exakte Ausbreitung von Raumforderungen, insbesondere des

Retroperitoneums, bleiben auch heute trotz einer verfeinerten bildgebenden Diagnostik häufig unklar, so dass nur die operative Exploration eine Klärung bringt. Insofern ist gerade in diesen Situationen die Wahl des operativen Zuganges im Hinblick auf andere unerwartete operative Schritte von entscheidender Bedeutung. An der grundsätzlich infausten Prognose der Grundkrankheit ändern diese Überlegungen natürlich nichts.

Literatur

1. Galanski M (1998) Nebennieren. In: Galanski M, Prokop M (Hrsg) Ganzkörpercomputertomografie. G. Thieme Verlag, Stuttgart, S 329–340
2. Prokop M (1998) Leber. In: Galanski M, Prokop M (Hrsg) Ganzkörpercomputertomografie. G. Thieme Verlag, Stuttgart, S 201–234
3. Strumberg D, Wilke H, Schmoll E (1999) Hepatozelluläres Karzinom. In: Schmoll H-J, Höffken K, Possinger K (Hrsg) Kompendium Internistische Onkologie, Bd 2, 3. Aufl. Springer Verlag, Berlin Heidelberg, S 1070–1090
4. Vaughan ED, Blumenfeld JD, del Pizzo J, Schickman S, Sosa RE (2002) The Adrenals. In: Walsh PG, Retik AB, Vaughan ED, Wein AJ (eds) Campbell's Urology, 8th edn. WB Saunders, pp 3507–3569

KOMMENTAR H. John

Kaväläsionen und Leberhilusblutungen sind bekannte Komplikationsmöglichkeiten von rechtsseitigen Adrenalektomien bei großen Nebennierentumoren und erfordern zur Beherrschung viel Erfahrung und Geschick. Es ist das Verdienst und die Ehrlichkeit dieser Autoren, auf diesen Fall hinzuweisen, der aufgrund nicht ganz vollständiger laborchemischer und radiologisch-diagnostischer Vorabklärungen zu einem suboptimalen Zugangsweg führte und mit intraoperativer Verbrauchskoagulopathie und tödlichem Ausgang endete.

Nebennierentumoren werden präoperativ endokrinologisch und morphologisch abgeklärt. Hormonaktive Tumoren und Tumoren über 2 cm Durchmesser werden im Allgemeinen entfernt, wobei sich bei Tumorgrößen unter 6 cm der retroperitoneoskopische oder laparoskopische Zugang als Standard durchgesetzt hat. Obwohl auch größere Nebennierentumoren endoskopisch angegangen werden können (wir kontrollieren ein rezidivfreies retroperitoneoskopisch entferntes 9 cm Nebennierenrindenkarzinom seit 2,5 Jahren), ist für diese Tumoren doch eher ein offener Zugang zu empfehlen. Dieser kann retroperitoneal bzw. thorakoretroperitoneal gewählt werden. Wir bevorzugen den transabdominalen Chevron-Zugang, der eine gute Übersicht in den Oberbauch mit Leberhilus und Vena cava gewährt. Insbesondere bei fraglicher Kavainfiltration und Leberinvasion ist der quere Oberbauchzugang zu favorisieren.

Die radiologische Abklärung umfasst im Wesentlichen die CT-Untersuchung mit Kontrastmittelgabe, die im Allgemeinen den Nebennierentumor lokalisieren kann. Tumoren der Nebenniere, der Niere, des Magens und der Gallenblase können selten in die Leber einwachsen und einen primären Lebertumor imitieren. Eine MRI-Zusatzbeurteilung mit In- und Outphase-Beurteilung vermag zwischen Nebennierenadenomen und Nebennierenkarzinomen/Phäochromozytomen zu unterscheiden und die benachbarten Organe mit Koronar- und Sagittalschnitten abzugrenzen [1]. Umgekehrt können primäre Leberzellkarzinome Nebennierentumoren vortäuschen [2–4].

Trotz umfassender präoperativer Bildgebung und auch AFP-Bestimmung resultieren nicht immer konklusive Beurteilungen, wie ein anderer äquivalenter Fall einer japanischen Arbeitsgruppe zeigt [4]. Bei einem 60-jährigen Mann wurde nach CT, Ultraschall, selektiver Angiografie und MRI bei erhöhten Transaminasen und AFP im hohen Normbereich ein 10 cm großes rechtsseitiges Nebennierenkarzinom mit Leber- und Kavainfiltration angenommen. Es wurde eine en-bloc-Resektion von rechter Niere, rechter Nebenniere, posteriorem Lebersegment und laterodorsaler Kavawand vorgenommen. Es wurde dabei ein aktiver veno-venöser Bypass verwendet und die Vena cava mit einem Patch rekonstruiert. Die Histologie zeigte ebenfalls ein primäres Leberzellkarzinom, die Vena cava und die Niere waren nicht tumorinfiltriert. Der Patient überlebte mindestens 3,5 Jahre, was bei einem metastasierenden hepatozellulären Karzinom doch eine Ausnahme darstellt.

Literatur

1. Burgener FA, Komano M (1966) Differential Diagnosis in Computed Tomography. Thieme, Stuttgart New York
2. Duclos JM, Plouin PF, Terris G, Hernandez J, Brisset JM (1980) Phéochromocytome géant simulant un hepatome. Nouv Presse Med 9:2021–2022
3. Kawamoto K, Noguchi S, Sakai N, Sakuramoto T, Syuin T, Noguchi K, Kinoshita Y, Kubota Y, Hosaka M (1992) Pedunculated hepatocellular carcinoma suspected of right adrenal tumor: a case report. Hinyokika Kiyo – Acta Urologica Japonica 38:929–932
4. Ohwada S, Fukusato T, Kawashima Y, Kobayashi I, Ohya T, Nakamura S, Iino Y, Morishita Y (1998) Metastasis and invasion of hepatocellular carcinoma mimicking a right adrenal tumor. Hepato-Gastroenterology 45:1104–1110

Spontanruptur der Niere

S. Reichelt und U. Rebmann

Einleitung

Spontanrupturen der Niere stellen ein seltenes Ereignis dar. Von 1997 bis 2003 gab es weltweit lediglich 10 Veröffentlichungen zu spontanen Nierenrupturen mit insgesamt 15 Fällen.

In der Zeit vom 30.4.2003 bis zum 23.5.2003 wurden uns 3 Patienten mit einer Nierenruptur ohne vorangegangenes Trauma zur Behandlung eingewiesen.

Es stellt sich therapeutisch die Frage, ob diese Rupturen wie traumatisch bedingte Rupturen vorwiegend konservativ zu behandeln sind?

Kasuistik

Fall 1. Frau B., eine 70-jährige adipöse Patientin, wurde wegen linksseitiger Flankenschmerzen in einer auswärtigen Klinik aufgenommen. Vorausgegangen war ein pulmonaler Infekt. Sonografisch wurde ein auffälliger Befund erhoben, der mittels Computertomografie als Nierenhämatom mit Organperforation beschrieben wurde (Abb. 1 und 2). Daraufhin erfolgte die Verlegung in unsere Klinik. Bis zu diesem Zeitpunkt war die Patientin wegen einer Beinvenenthrombose nach Kniegelenksendoprothesenimplantation im Februar 2003 auf ein Cumarinderivat eingestellt. Klinisch befand sich die Patientin in einem reduzierten Allgemeinzustand, war aber kreislaufstabil. Die Paraklinik ergab eine Anämie (4,0 mmol/l) und einen Quick-Wert von nur 23%. Sonografisch fand sich eine große inhomogene Struktur in der linken Nierenloge, in der die Niere nicht sicher abgrenzbar war. Die rechte Niere kam unauffällig zur Darstellung, die Leber wies mehrere Zysten auf.

Nach Auftransfusion und PPSB-Substitution erfolgte die kurzfristige operative Freilegung. Intraoperativ fand sich ein riesiges pararenales Hämatom bei vollständig dekapsulierter und an

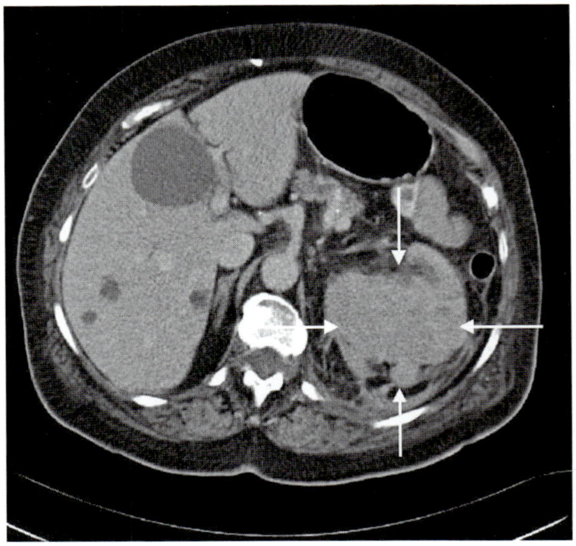

Abb. 1. Großes Hämatom und Leberzysten.

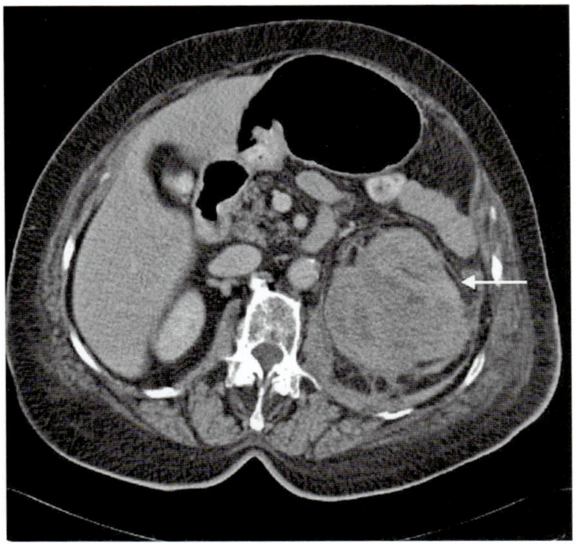

Abb. 2. Kontrastierung des Parenchyms.

mehreren Stellen rupturierter Niere, so dass eine Rekonstruktion und Organerhaltung nicht möglich war. Es erfolgte die Nephrektomie. Der postoperative Verlauf gestaltete sich komplikationslos.

Die Histologie ergab multiple Nierenzysten mit Einblutung und Ruptur einer oberflächlichen Zyste.

■ **Fall 2.** Herr B., ein 76-jähriger Patient, wurde in reduziertem Allgemeinzustand aus einem auswärtigen Krankenhaus verlegt. Dort war er am Vortag wegen linksseitiger Flankenschmerzen stationär aufgenommen worden. Die durchgeführte Computertomografie ergab eine große retroperitoneale Einblutung mit Verlagerung der linken Niere, aber ohne sichere Blutungsquelle (Abb. 3 und 4). Auch die Sonografie ergab keine zusätzlichen Erkenntnisse. Bei Zustand nach Oberschenkelthrombose und Lungenembolie im Januar 2003 war auch dieser Patient auf Cumarin eingestellt. Paraklinisch bestand eine Anämie (5,8 mmol/l) und ein Quick-Wert von 37%. Nach Transfusion und PPSB-Substitution erfolgte die transperitoneale Nierenfreilegung links. Intraoperativ fand sich nach Hämatomausräumung eine suspekte, ulkusähnliche Struktur an der Oberfläche der Niere. Diese wurde reseziert. Die Niere konnte erhalten werden (Abb. 5 und 6).

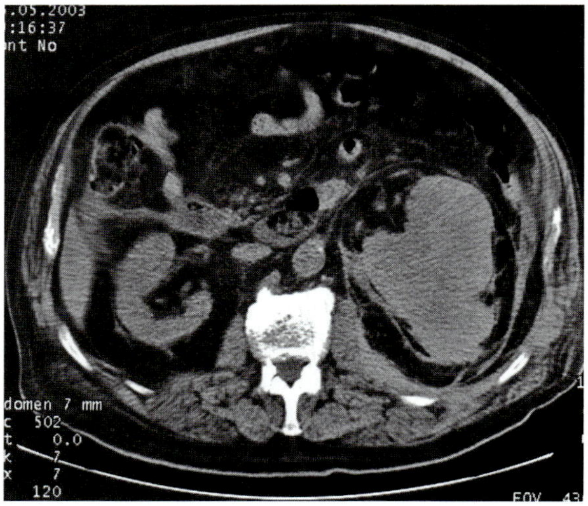

Abb. 3. Großes retroperitoneales Hämatom, Niere nicht abgrenzbar.

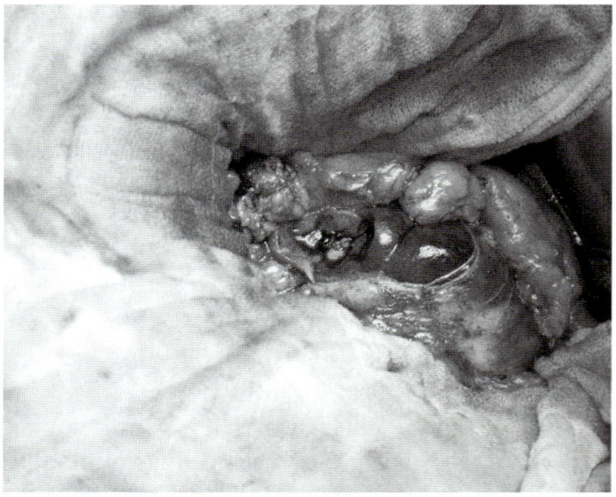

Abb. 5. Resektion der Raumforderung.

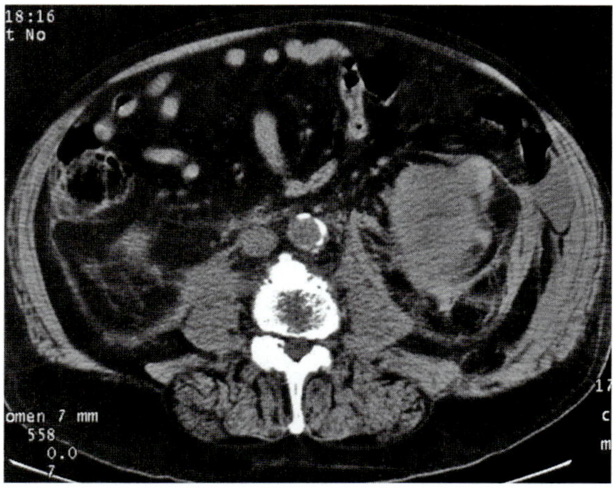

Abb. 4. Raumforderung an der ventralen Oberfläche.

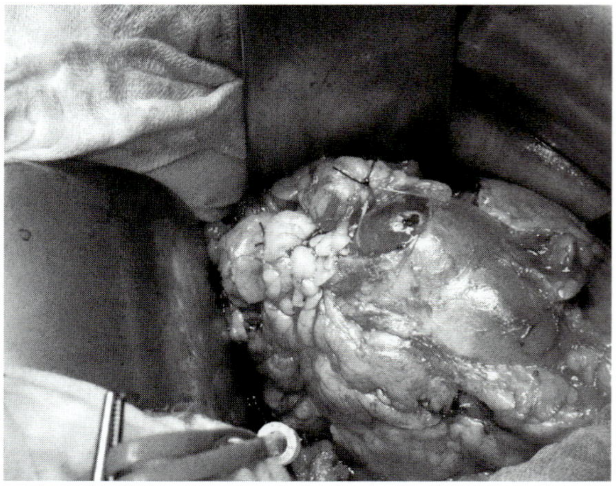

Abb. 6. Versorgung des Defektes mit einem perirenalen Fettgewebslappen.

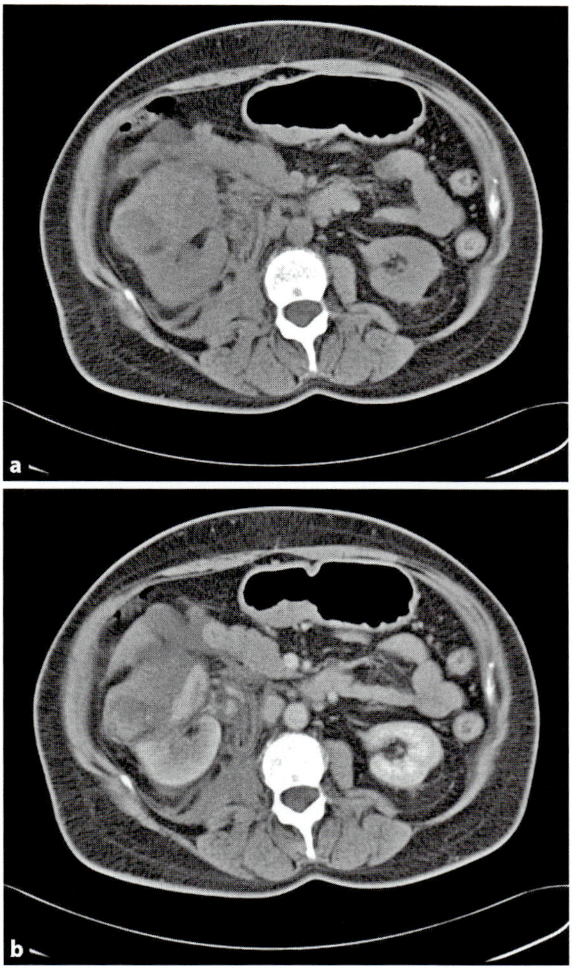

Abb. 7 a, b. CT ohne (**a**) und mit (**b**) Kontrastmittel – Nierenruptur rechts mit großem Hämatom und Tumor.

Der postoperative Verlauf war auch hier komplikationslos.

Die histologische Untersuchung ergab ein subkapsuläres kapillär-ektatisches Hämangiom mit ausgeprägter frischer Blutung sowie als Zeichen rezidivierender Blutungen im angrenzenden Nierengewebe herdförmiges Eisenpigment.

■ **Fall 3.** Frau M., eine 46-jährige Patientin, wurde in gutem Allgemeinzustand und ohne wesentliche Vorerkrankungen aus einem auswärtigen Krankenhaus verlegt. Dort hatte sie sich am Vorabend wegen akuter rechtsseitiger Flankenschmerzen vorgestellt. Die weitere Abklärung, inkl. Computertomografie, ergab ein retroperitoneales Hämatom infolge Parenchymeinriss der Niere (Abb. 7). Ein Trauma war auch in diesem Fall nicht zu eruieren. Die Patientin hatte lediglich wegen Kopfschmerzen ein ASS-

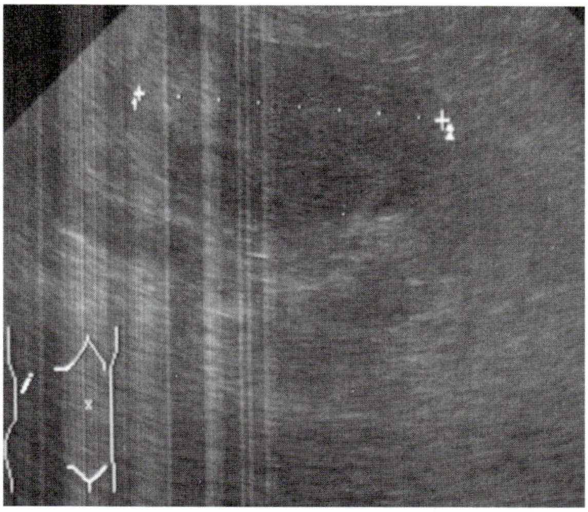

Abb. 8. Sonografie mit markiertem Hämatom und echoreicher Raumforderung im kranialen Bereich.

haltiges Analgetikum eingenommen. Daneben bestand ein schlecht eingestellter Hypertonus. Außer einer geringen Anämie und Leukozytose war die Paraklinik unauffällig.

Sonografisch sahen wir zusätzlich zum CT-Befund eine echoreiche Raumforderung (Abb. 8).

Nach Blutdrucknormalisierung und gewichtsadaptierter Desmopressingabe wurde die rechte Niere transperitoneal freigelegt. Intraoperativ fand sich nach Ausräumen des Hämatoms ein vollständig enukleierter ca. 3×4 cm großer Tumor im oberen Nierendrittel. Aufgrund eines suspekten Befundes der linken Niere entschlossen wir uns zur Resektion des Tumors. Der postoperative Verlauf war komplikationslos.

Die Histologie ergab ein vollständig im gesunden entferntes Angiomyolipom der rechten Niere.

Problemanalyse

Spontane Nierenrupturen sind ausgesprochen seltene Ereignisse. Meist treten sie vergesellschaftet mit Tumoren oder als Komplikation einer Polyarteriitis nodosa (PAN) auf. Über Gerinnungsstörungen wurde nur zum Teil berichtet. In den meisten der in der Literatur beschriebenen Fälle erfolgte die operative Freilegung der Nieren. Bei bekannter PAN kamen auch konservative Methoden zum Einsatz.

In den vorgestellten Fällen waren jeweils benigne Raumforderungen der Niere die Ursache.

Daneben bestand in allen Fällen eine Gerinnungsstörung infolge Cumarin- oder ASS-Medikation. Auch nach mehrmaliger Befragung konnte ein Trauma ausgeschlossen werden.

Die Klinik wurde durch akute Flankenschmerzen bestimmt. Paraklinisch war in allen Fällen eine Blutungsanämie nachweisbar. Die Sonografie ergab oft nur ein unspezifisches Bild, bei dem die betroffene Niere nicht gut darstellbar war. Trotzdem ist die Sonografie nicht verzichtbar, da sie im letzten Fall zusätzlich einen kleinen Tumor am unteren Pol der linken Niere (Verdacht auf ein 1 cm großes Angiomyolipom) und eine Raumforderung im Hämatom ergab, die nicht in der CT beschrieben wurden, aber für die Operationsplanung wichtig waren. Die wegweisende Diagnostik bestand immer in der Computertomografie, vorzugsweise mit Kontrastmittel.

Durch Substitution von Gerinnungsfaktoren oder Gabe von Desmopressin konnte in allen Fällen kurzfristig die Gerinnung soweit normalisiert werden, dass die Operation unter nahezu normalen Verhältnissen durchzuführen war.

Die Operationstechnik folgte den Prinzipien der Versorgung von Nierentraumata. So gingen wir transperitoneal vor und präparierten zunächst die Nierengefäße, um diese im Falle einer stärkeren Blutung nach Dekompression der Niere drosseln zu können. Danach wurde das Hämatom ausgeräumt und die Blutungsquelle dargestellt. Der intraoperative Befund gestattete in zwei Fällen eine organerhaltende Operation. Nur bei der ersten Patientin war die Nephrektomie erforderlich.

Schlussfolgerung

Spontane Nierenrupturen sind selten. Beweisend ist nur die Computertomografie, die Sonografie liefert nur im Einzelfall zusätzliche Aspekte.

Wenn kein Trauma eruierbar ist, sollte eine gezielte Anamnese nach einer Antikoagulanzientherapie erfolgen. Daneben gibt es immer eine Pathologie der Niere in Form eines Tumors oder einer PAN.

Deshalb sind spontane Rupturen nicht wie Nierentraumata zu behandeln, welche in den geschilderten Fällen u.U. auch konservativ zu behandeln gewesen wären. Nach unserer Auffassung muss daher in diesen Fällen immer die umgehende operative Freilegung der Niere erfolgen.

Literatur

1. Danuser H, Wille S, Zoscher G, Studer U (2001) How to treat blunt kidney ruptures: primary open surgery or conservative treatment with deferred surgery when necessary? Eur Urol 39(1):9–14
2. Dietrichs W, Mutze S (2003) Renal trauma: is open surgery still up to date? Urologe A 42:322–327
3. Hafiani M, el Mrini M, Debbagh A, Bennani S, Rabii R, Benjelloun S (1998) Spontaneous hematoma of the kidney. Apropos of 3 cases. Ann Urol, Paris 32(1):5–9
4. Johansen M, Thomsen GH (1999) Spontaneous rupture of the kidney with perirenal hemorrhage in undiagnosed polyarteriitis nodosa. Ugeskr Laeger 161(18): 2680–2681
5. Lallemand B, Dumont O, Pontus T (2002) Spontaneous perirenal haematoma caused by a renal adenoma. Prog Urol 12(3):474–476
6. Launay D, Michon-Pasturel U, Boumbar Y, Dubrulle F, Bouroz-Joly J, Hachulla E, Lemaitre L, Devulder B (1988) Bilateral spontaneous perirenal meatoma: an unusual complication of polyarteritis nodosa. Rev Med Interne 19(9):666–669
7. Mezawa S, Homma H, Doi T, Takada K, Kukitsu T, Kinebuchi M, Matsuura A, Sato N, Mezawa F, Miyanishi K, Niitsu Y Re (2001) Spontaneous rupture of renal metastasis of hepatocellular carcinoma: management by emergency arterial embolization. Cardiovasc Intervent Radiol 24(2):143–144
8. Miltner P (1999) A spontaneously ruptured renal oncocytoma: fat inclusion simulating an angiomyolipoma. Röfo Fortschr Geb Röntgenstr Neuen Bildgeb Verfahr 170(3):325–326
9. Moudouni SM, En-Nia I, Patard JJ, Guille F, Lobel B (2002) Spontaneous subcapsular renal hematoma: Diagnosis and treatment. Two case reports. Ann Urol, Paris 36(1):29–32
10. Siebels M, Andrassy K, Noldge G, Sanwald R (1988) Spontaneous splenic und renal rupture in polyarteritis nodosa. Aktuelle Radiol 8(5):236–238
11. Tanaka M, Kyo S, Inoue M, Kojima T (2001) Conservative management and vaginal delivery following ruptured renal angiomyolipoma. Obstet Gynecol 98(5 Pt 2):932–933
12. Temes G, Szilagyi K (1998) Diagnostic and therapeutic problems of spontaneous retroperitoneal hematoma. Orv Hetil 139(4):2369–2371

KOMMENTAR K. Weingärtner

Spontan auftretende retroperitoneale Blutungen sind selten, erfordern jedoch aufgrund des zuweilen dramatischen klinischen Zustandsbildes von Patienten im hämorrhagischen Schock eine rasche Diagnostik und Therapie. Unabhängig von der Organprovinienz (z.B. renal, adrenal, vaskulär, pankreatisch) und Ursache ist im anglo-amerikanischen Schrifttum das Eponym „Wunderlich-Syndrom“ gebräuchlich, das zurückgeht auf den deutschen Internisten Carl August Wunderlich (1815–1877), den Erstbeschreiber nicht traumatisch bedingter retroperitonealer Hämatome.

Die von den Autoren Reichelt und Rebmann vorgestellten spontanen isolierten Nierenrupturen mit Ausbildung eines retroperitonealen Hämatoms sind noch weitaus seltener. Ihre phänomenologische Erstbeschreibung im Jahr 1700 wird Bonet zuerkannt.

Häufigste Ursachen für spontane, nicht traumatisch bedingte Nierenparenchymblutungen sind in ca. 50–60% der Fälle benigne oder maligne Tumoren der Niere, wobei Angiomyolipome und Nierenkarzinome mit nahezu gleicher Häufigkeit vorkommen. In ca. 20% sind vaskuläre Erkrankungen (z.B. Panarteriitis nosoda) kausalpathogenetisch für die Blutung verantwortlich, seltener sind Nephritiden, Allgemeininfektionen, angeborene, äthyltoxische oder medikamenteninduzierte Gerinnungsstörungen.

Abhängig vom Ausmaß der renalen Blutung, der Komorbidität (z.B. art. Hypertonie, Niereninsuffizienz, Schwangerschaft) oder der Einnahme von Medikamenten mit Einfluss auf die Blutgerinnung (z.B. Cumarinderivate, Thrombozytenaggregationshemmer), kann das klinische Zustandsbild zum Zeitpunkt der Erstvorstellung variieren. Akute Flankenschmerzen sind meist das führende Symptom, evtl. finden sich zusätzlich ein palpabler Tumor und Zeichen des hämorrhagischen Schocks (so genannte „Lenk'sche Trias“). Blutungen mit Anschluss an das Nierenbeckenkelchsystem können mit Makrohämaturie und Koliken einhergehen.

Diagnostisches und therapeutisches Vorgehen orientieren sich am klinischen Zustand des Patienten. Auch wenn die Sonografie als orientierende Untersuchung bei Aufnahme erste Hinweise auf ein renales/perirenales Blutungsgeschehen liefern kann, ist die diagnostische Treffsicherheit, insbesondere im Hinblick auf die korrekte Identifikation der Blutungsquelle gering. Demgegenüber besitzt die (Spiral-)Computertomografie eine sehr viel höhere Sensitivität und Spezifität und kann evtl. Begleitpathologien im Bauchraum oder Retroperitoneum viel besser abbilden. Ähnliches gilt für die Kernspintomografie, die allerdings nicht überall und, falls vorhanden, häufig nicht notfallmäßig verfügbar ist.

Tumoren als Blutungsquelle erfordern immer eine operative Exploration. Kleine periphere Tumoren können evtl. organerhaltend reseziert werden, wenn es klinischer Zustand und intraoperativer Befund erlauben. In jedem Fall ist eine komplette Freilegung der Niere zur Inspektion und Ausschluss von Begleitpathologien erforderlich. Gefäßbedingte Blutungen, z.B. bei Panarteriitis nodosa, lassen sich, sofern ein entsprechend erfahrener Radiologe vor Ort ist, durch interventionelle Maßnahmen (Angiografie und (super-) selektive Embolisation) erfolgreich beherrschen. Auch wenn einige Berichte über laparoskopische Interventionen bei spontaner renaler Blutung vorliegen, wird von den meisten Autoren der offen chirurgische transabdominale Zugang wegen der besseren Übersicht und Gefäßkontrolle favorisiert.

Bei keiner der drei vorgestellten Kasuistiken konnte die exakte Blutungsursache durch die klinische Untersuchung und bildgebende Diagnostik (Ultraschall und Computertomografie) prätherapeutisch ausgemacht werden. In zwei Fällen lag eine akut interventionsbedürftige Anämie vor, komplizierend nahmen alle drei Patienten gerinnungshemmende Medikamente, die sicherlich die Blutung aggravierten. Überlegungen, inwieweit möglicherweise eine Angiografie weiteren Aufschluss über die Blutungsursache hätte geben können und ob hierfür Zeit gewesen wäre, bleiben spekulativ. Da aufgrund der Datenlage in der Literatur benigne und maligne Neoplasien die häufigsten Ursachen spontaner Nierenblutungen sind, ist die Vorgehensweise der Autoren, nämlich Auftransfusion, Substitution von Gerinnungsfaktoren und operative Freilegung ausdrücklich zu unterstützen. Ob dabei ein organerhaltendes Vorgehen realisierbar ist, hängt vom individuellen intraoperativen Befund an der Niere und der Kreislaufsituation, insbesondere jedoch von Volumenumsatz und Gerinnungsphysiologie des Patienten ab. Speziell die Einnahme gerinnungshemmender Medikamente (z. B. Thrombozytenaggregationshemmer, Marcumar o. ä.) sollte dezidiert erfragt werden, um eine entsprechende Substitutionstherapie mit Gerinnungsfaktoren vornehmen zu können, wie in den angegebenen Fällen geschehen, um dadurch perioperative Blutungskomplikationen zu minimieren.

Literatur

Zhang JQ, Fielding JR, Zou KH (2002) Etiology of spontaneous perirenal hemorrhage: meta-analysis. J Urol 167:1593–1596

Operatives vs. konservatives Vorgehen beim Nierentrauma III°

A. Meissner und T. Klotz

Einleitung

Schwere Nierentraumata sind in den letzten Jahren, dank verbesserter Sicherheitstechnik im Kraftfahrzeugbereich deutlich seltener geworden. Während früher primär ein sofortiges operatives Vorgehen favorisiert wurde [2, 3, 6], ist heute die konservative Behandlung akzeptiert [7, 8, 10–12]. Eine operative Intervention bleibt Komplikationen vorbehalten [3, 7, 8, 10]. Warum auch heute noch eine offene Nephrektomie notwendig werden kann, zeigt der folgende Fall aus unserer Klinik.

Kasuistik

Ein 32-jähriger Sportler zog sich ein stumpfes Flankentrauma rechts beim Fußballspielen zu. Zum Zeitpunkt des Eintreffens im Klinikum bestand eine Makrohämaturie. Daher wurde bei Aufnahme ein Spülkatheter eingelegt. Im notfallmäßig durchgeführten CT zeigte sich eine Nierenruptur rechts im Ober- und Mittelgeschoss. Das Nierenparenchym war jedoch partiell durchblutet, so dass bei kreislaufstabilem Patienten zunächst ein konservativer Behandlungsversuch gerechtfertigt war. Unter Infusions- und Transfusionstherapie, Antibiose und intensivmedizinischer Betreuung war der Patient zunächst stabil. So mussten am 2. Tag der stationären Behandlung bei einem Hb-Wert von 8,1 g/dl 4 Blutkonserven und 4 FFPs transfundiert werden. Am 6. Tag wurde der Hb-Wert, der wiederum auf 8,2 g/dl gefallen war, erneut mit 2 Erythrozytenkonzentraten angehoben. Bei der am 3., 5. und 7. Tag durchgeführten Kontrolldiagnostik inkl. CT (Abb. 1 und 2) zeigte sich jedoch ein nahezu unveränderter Befund. Der Zustand des Patienten verschlechterte sich aber im Verlauf. Er entwickelte am 12. Tag der stationären Behandlung ein Urinom mit Super-

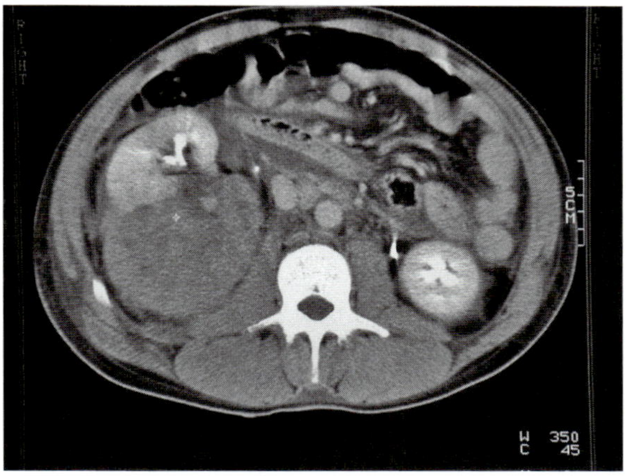

Abb. 1. CT-Scan vom 17. 9. 2002 mit perirenalem Hämatom rechts ohne signifikante Volumenänderung und pararenal mäßiger Zunahme der Hämatommengen bei unveränderter Darstellung des noch funktionsfähigen Restparenchyms der rechten Niere, nebenbefundlich zunehmend freie Flüssigkeit, perihepatischer und perisplenischer Flüssigkeitssaum (nicht mit abgebildet).

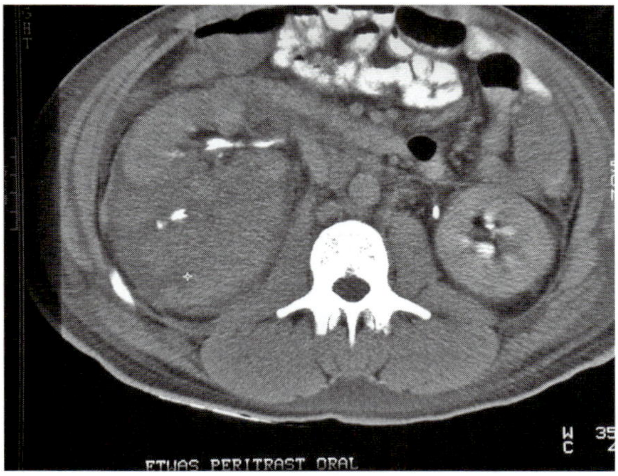

Abb. 2. CT-Scan vom 21. 9. 2002 mit in etwa gleich großem Hämatom im rechten Nierenlager nach Nierenruptur ventraler Restniere, jedoch ohne nachweisbaren Kontrastmittelaustritt in das Hämatom, insgesamt verzögerte Kontrastmittelausscheidung durch die Nieren, Ureteren im retroperitonealen Hämatom bzw. Flüssigkeitsansammlung gelegen, die perirektalen Flüssigkeitsstrukturen rückläufig, Zunahme jedoch der Flüssigkeitseinlagerung im Unterhautfettgewebe des Rumpfes.

infektion, eine Begleitpankreatitis und ein ARDS (adult respiratory distress syndrome, akute respiratorische Insuffizienz). Nach retrograder Harnleiterdarstellung rechts (Abb. 3) mit frustranem Versuch einer inneren Harnleiterschienung erfolgte die notfallmäßige Nephrektomie. Die Niere war intraoperativ nicht mehr zu erhalten (Abb. 4). Zusätzlich musste der Patient postoperativ bei rezidivierenden Pleuraergüssen mehrfach punktiert werden. Ein zweiwöchiger Intensivaufenthalt mit Beatmung war notwendig. Während dieser Zeit wurden weitere 3 Blutkonserven verabreicht und der Patient akquirierte zusätzlich MRSA (multiresistenter Staphylococcus aureus), der aber erfolgreich behandelt werden konnte. Am 21. postoperativen Tag entließen wir den Patienten nahezu beschwerdefrei bei guter Funktion der gesunden Gegenniere aus der stationären Behandlung. Im 6-monatigen Follow-up ist der Patient anhaltend beschwerdefrei.

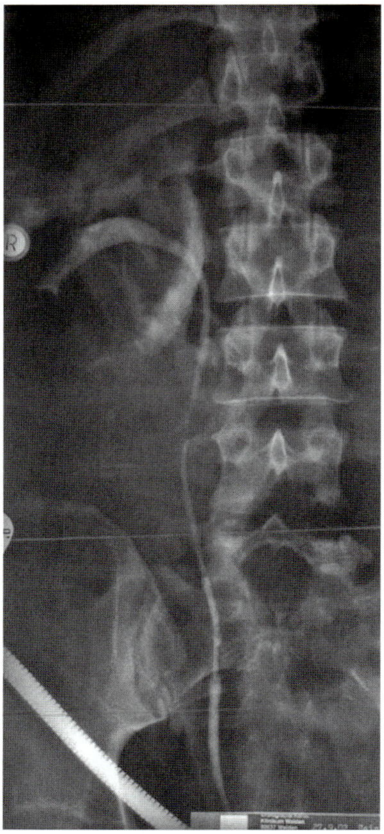

Abb. 3. Präoperative retrograde Darstellung rechts vom 27. 9. 2002.

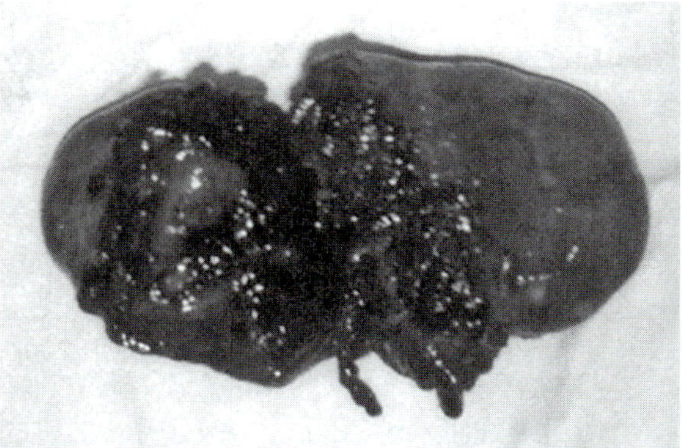

Abb. 4. Intraoperativer Befund: Nierenruptur.

Problemanalyse

Aufgrund des dramatischen Krankheitsverlaufs bei diesem jungen Patienten stellten wir uns die Frage, ob es eine Möglichkeit gegeben hätte, die Schwere der Erkrankung abzumildern und somit die Nephrektomie zu verhindern oder die Niere zumindest partiell zu erhalten. Zunächst führten wir die nach den gängigen Richtlinien geforderte Diagnostik durch und klassifizierten die Nierenverletzung als Grad III-Parenchymverletzung ohne Mitbeteiligung des Nierenhohlraumsystems. Auch die retrospektive Betrachtung der initial angefertigten CT-Aufnahmen mit konventionellem Abflussbild (Abb. 5) ergab den selben Befund. Aufgrund der stabilen Kreislaufverhältnisse, der partiellen Nierenparen-

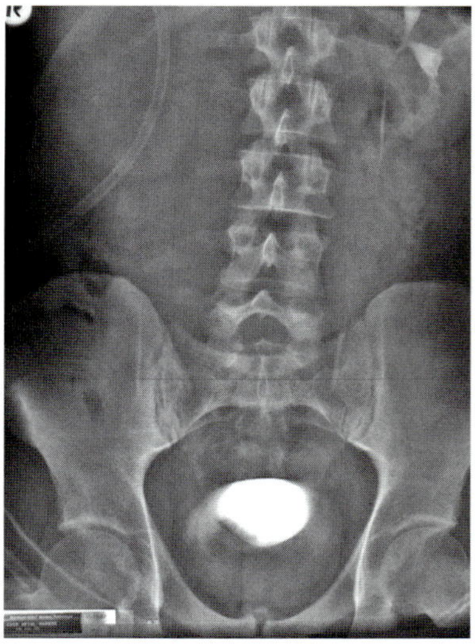

Abb. 5. Abdomen-Spätaufnahme nach CT am Aufnahmetag (15. 9. 2002).

Tabelle 1. Behandlungsstrategien beim Nierentrauma operativ vs. konservativ (Auswahl)

Autor	n	Nicht-operativ	Operativ	Bemerkung (Zeitraum, Schlussfolgerung)
Toutouzas et al. 2002 [12]	37	26	6 sofort, davon 2 wegen des Nierentraumas (Grad III und V), 5 im Intervall, davon 3 wegen des Nierentraumas (Grad IV und V)	3/1999–9/2001, konservatives Vorgehen unabhängig vom Schweregrad der Erkrankung
Henry et al. 2002 [6]	21	6 ab 1995	15, davon 12 (=alle Patienten) bis 1995 und 3 ab 1995, 6 sofort und 9 am 7. Tag operiert	12/1989–6/2001, konservatives Vorgehen bei Grad III bei sorgfältig ausgewählten, hämodynamisch stabilen Patienten
Danuser et al. 2001 [3]	103	1973–1988 27, 1989–1995 (primär konservativ) 23	1973–1988 (primär operativ) 42, davon 39 sofort, 3 im Intervall, 1989–1995 11 mit insgesamt 12 Eingriffen, davon 1 sofort und 11 verzögert, Eingriffe in der letzten Gruppe zunehmend minimalinvasiv	1973–1988 69, 1989–1995 34, konservatives Vorgehen bedeutet weniger Operationen, weniger offene Eingriffe, geringerer Blut- und Nierenparenchymverlust in Folge
Thall et al. 1996 [11]	13	11	2 verzögert	Zum Vergleich nur stumpfes Trauma III° berücksichtigt, primär konservatives Vorgehen, operative Intervention nur bei zusätzlichen intraabdominellen Verletzungen oder hämodynamischer Instabilität
Robert et al. 1996 [10]	23	1986–1989: 6 Patienten, 1990–1995: 11 Patienten, davon 4 mit Ureterstent	1986–1989: bei 6 Patienten offene Chirurgie wegen hämodynamischer Instabilität oder Urinextravasation	1986–1995 primär konservatives Vorgehen, dadurch insgesamt kürzerer Krankenhausaufenthalt und besseres Outcome
Kase et al. 1995 [7]	63	58	5 wegen Lazeration, Ruptur oder Nierenstielverletzung	1976–1993, konservatives Vorgehen zuverlässig bei hämodynamisch stabilem Patienten, sogar bei Vorliegen einer Nierenruptur
Kristjansson et al. 1993 [8]	18	11	7, jedoch verzögert nach initial konservativem Behandlungsversuch	Signifikante Urinextravasation → umgehende operative Versorgung
Carcamo Valor 1991 [2]	27	1	21 sofort, 5 verzögert mit präziserer Indikation bei hämodynamisch stabilem Patienten, insgesamt bei 72% Nephrektomie notwendig	1965–1990, nur stumpfes Trauma III° berücksichtigt

chymdurchblutung, des bei operativer Exploration erhöhten Risikos eines Nierenverlustes und des allgemeinen Konsens der konservativen Therapie bei Nierenrupturen (Tabelle 1) entschieden wir uns für das watchful waiting. Neben der üblichen Herz-Kreislauf-Überwachung führten wir regelmäßig CT-Kontrollen am 3., 5. und 7. Tag durch (s. Abb. 1 und 2), zumal der Patient intermittierend Fieber bis 39°C entwickelte. Ein Sepsisherd konnte nicht gefunden werden, die Niere war weiterhin partiell durchblutet, ein Harnaufstau oder -extravasation konnten ausgeschlossen werden, so dass wir weiterhin konservativ blieben und auf eine Harnleiterschienung oder Hämatomdrainage verzichteten, jedoch stets in der Bereitschaft, diese umgehend bei einer Verschlechterung durchzuführen. Die zunehmenden Pleuraergüsse und Aszitesbildung schienen uns im Mittelpunkt zu stehen. Das Fieber werteten wir als Resorptionsfieber und steigerten die Antibiose. Da der Patient weiterhin stabil blieb, sahen wir uns in unserer Therapie bestätigt. Erst als der Patient sich am 12. Tag verschlechterte und zunehmende Bauchdecken-, Genital- und Beinödeme beidseitig entwickelte, führten wir wieder ein Verlaufs-CT durch. Das

Tabelle 2. Klassifizierung der Nierenverletzung nach der OIS und mögliche Therapieoptionen

Grad der Verletzung		Verletzungsumfang	Therapieoptionen
I	Nierenkontusion	Mikro-/Makrohämaturie, weitere Untersuchungen unauffällig	Konservativ
	Hämatom	Subkapsulär, nicht expandierend und ohne Parenchymriss	Konservativ
II	Hämatom	Nicht expandierendes perirenales Hämatom	Konservativ
	Parenchymriss	<1 cm, ohne Urinextravasation	Konservativ
III	Parenchymriss	>1 cm, ohne Urinextravasation oder Nierenhohlraumverletzung	Konservativ
IV	Parenchymriss	Parenchymverletzung bis ins Nierenhohlsystem	Konservativ, Harnleiterschiene, perkutane Drainage, Embolisation, offene Operation
	Gefäßverletzung	Verletzung von Nierenstammarterie oder -vene	Konservativ, Gefäßstent, Embolisation, offene Operation
V	Parenchymzerreißung	Komplett zerschmetterte Niere	Konservativ, Nephrektomie
	Gefäßverletzung	Kompletter Nierenstielabriss mit devaskularisierter Niere	Konservativ, Embolisation, Nephrektomie

Hämatom stellte sich mit einer leichten Verkleinerungs- und Organisationstendenz dar. Neu aufgetreten war jedoch ein Kontrastmittelparavasat und eine Begleitpankreatitis. Retrospektiv hätte man das Verlaufsintervall vielleicht enger wählen bzw. doch den Ureter schienen sollen, um so einen ungestörten Urinabfluss zu gewährleisten. Allerdings war der Patient aufgrund seiner initialen Makrohämaturie mit einem Spülkatheter versorgt und so erschien uns das Risiko eines Refluxes von Spülflüssigkeit zu hoch. Bei der retrograden Füllung bestätigte sich der dringende Urinomverdacht durch ein ausgedehntes Kontrastmittelextravasat, so dass wir auf die Doppel-J-Kathetereinlage verzichteten und den liegenden Mono-J-Katheter vorbereitend für die unmittelbar folgende operative Freilegung beließen. Bei dieser zeigte sich die im initialen CT als hämatombedingte ventrokaudal beschriebene Luxation der Restniere als tiefe Querruptur (s. Abb. 3), so dass trotz stehender Blutung und guter Restfunktion der Niere diese weder rekonstruierbar noch partiell erhaltungswürdig war. Somit mussten wir erkennen, dass unsere initiale Klassifizierung als Grad III-Nierenverletzung eine Fehleinschätzung war und im vorliegenden Fall in Wirklichkeit bereits eine Grad IV-Verletzung vorlag (Tabelle 2). Mittels der vorliegenden CTs war diese aufgrund der Amputation und fehlenden Hohlsystemdarstellung der unteren Nierenhälfte auch bildgebend zumindest nicht auszuschließen.

Schlussfolgerung

Schwere Nierentraumata sind in den letzten Jahren zwar deutlich seltener geworden und können in den meisten Fällen konservativ behandelt werden. Bei Komplikationen hat aber die operative Versorgung nach wie vor ihren Stellenwert. Entscheidend ist der richtige Zeitpunkt und die strenge Indikationsstellung.

Im vorliegenden Fall hätte die sofortige Nephrektomie die Komplikationen vielleicht verhindern oder den weiteren Verlauf zumindest abmildern können. Retrospektiv muss von einem „Understaging“ der Verletzung ausgegangen werden.

Literatur

1. Bux S, Tarry WF, Zaslau S (2002) Contemporary management of renal trauma. WV Med J 98:152–155
2. Carcamo Valor PI, Hidalgo Togores L, Cozar Olmo JM, Garcia-Matres MJ, Navarro, Sebastian J, Martinez-Pineiro JA (1991) Our experience with the diagnosis and treatment of 429 renal traumatisms. Arch Esp Urol 44:801–807
3. Danuser H, Wille S, Zoscher G, Studer U (2001) How to treat blunt kidney ruptures: primary open surgery or conservative treatment with deferred surgery when necessary? Eur Urol 39:9–14

4. Diederichs W, Mutze S (2003) Das Nierentrauma: Ist eine offen operative Therapie noch aktuell? Urologe [A] 42:322–327
5. Goffette PP, Laterre PF (2002) Traumatic injuries: imaging and intervention in post-traumatic complications (delayed intervention). Eur Radiol 12:994–1021
6. Henry PC, Chabannes E, Bernardini S, Wallerand H, Bittard H (2002) Management of severe renal trauma. Prog Urol 12:579–586
7. Kase H, Nagashima H, Watanabe T, Katoh M, Okada K (1995) Clinical analysis of 62 patients with blunt renal trauma. Hinyokika Kiyo 41:855–859
8. Kristjansson A, Pedersen J (1993) Management of blunt renal trauma. Br J Urol 72:692–696
9. McAninch JW, Santucci RA (2002) Renal Injuries. In: Walsh PC et al (eds) Campbell's Urology, Vol 4, 8th edn. pp 3707–3715
10. Robert M, Drianno N, Muir G, Delbos O, Guiter J (1996) Management of major blunt renal lacerations: surgical or nonoperative approach? Eur Urol 30:335–339
11. Thall EH, Stone NN, Cheng DL, Cohen EL, Fine EM, Leventhal I, Aldoroty RA (1996) Conservative management of penetrating and blunt Type III renal injuries. Br J Urol 77:512–517
12. Toutouzas KG, Karaiskakis M, Kaminski A, Velmahos GC (2002) Nonoperative management of blunt renal trauma: a prospective study. Am Surg 68:1097–1103

KOMMENTAR H. Sperling und H. Rübben

Das Nierentrauma kann zu einer lebensbedrohlichen Erkrankung werden, die aufgrund der konservativen und operativen Therapiemöglichkeiten eine Herausforderung für den Urologen ist.

Nierenkontusion und perirenale Hämatome bedürfen zunächst lediglich einer engmaschigen Kontrolle, um den Zeitpunkt einer sekundären Ruptur nicht zu übersehen. Weniger als 5% der primär konservativ therapierten Patienten bedürfen im Weiteren einer operativen Intervention. Nierenzerreißungen erfordern eine primär intensivmedizinische Betreuung und Exploration bzw. ein konservatives Vorgehen unter Beobachtung der Vitalparameter. Der Lokalbefund wird initial mittels Computertomografie mit Kontrastmittel und in Abhängigkeit von der Beurteilbarkeit im Verlauf durch Sonografie und erneute Computertomografie kontrolliert. Diese Art der Verletzung erfordert die Kooperation von anästhesiologischer Intensivmedizin, Unfallchirurgie, Radiologie und Urologie.

Wie im vorliegenden Fall dargestellt, ist das konservative Vorgehen mit einem vermeintlich schonenderen, d.h. organerhaltendem Verhalten assoziiert. Aber wie von den Autoren exzellent dargestellt, wurde die Verletzung in der bildgebenden Diagnostik unterschätzt und es zeigten sich im Verlauf des Abwartens schwere Begleitkomplikationen wie z.B. ein ARDS (Adult respiratory distress syndrome), die die Wertigkeit eines konservativen Vorgehens überdenken lassen. Die fortwährende Substitutionspflichtigkeit mit Erythrozytenkonzentraten und die Verschlechterung des klinischen Bildes machten ein konservatives Vorgehen nicht mehr haltbar.

Die operative Freilegung beim Nierentrauma wird in ca. 10% der Fälle erforderlich, wobei neben dem Erhalt der Vitalparameter das Ziel die Restitution funktionstüchtigen Nierengewebes ist [1, 4]. Als operativer Zugangsweg wird meist die mediane Laparatomie mit transperitonealem Zugang zur Niere empfohlen. Vor der Eröffnung des Retroperitoneums sollte eine Sicherung der Nierengefäße erfolgen, um Blutungen nach Inzision der Gerota'schen Faszie beherrschen zu können [4–6]. Bei der operativen Freilegung ist es in mehr als 85% möglich, Nierengewebe zu erhalten, hierbei wird die renale Rekonstruktion häufiger durchgeführt als die Nierenteilresektion [2, 3]. Es ist zu fordern, dass ein eröffnetes Hohlsystem rekonstruiert und eine Wunddrainage zur Blutungskontrolle sowie Ableitung bei Urinextravasation eingelegt wird.

Bei der operativen Versorgung eines Nierentraumas kann in der Mehrheit der Fälle die verletzte Niere erhalten werden. Eine frühzeitige operative Intervention kann in dieser Situation helfen, sowohl die Prävention renalen Gewebes zu sichern als auch schwere Begleiterkrankungen wie in diesem Fall das ARDS zu vermeiden.

Literatur

1. Baverstock R, Simons R, McLoughlin M (2001) Severe blunt renal trauma: a 7-year retrospective review from a provincial trauma centre. Can J Urol 8:1372–1376
2. DiGiacomo JC, Rotondo MF, Kauder DR, Schwab CW (2001) The role of nephrectomy in the acutely injured. Arch Surg 136:1045–1049
3. McAnnich JW, Dixon CM, Carroll PR (1990) The surgical treatment of renal trauma. Vestn Khir Im II Grek 145:64–72
4. McAnnich JW, Carroll PR, Klostermann PW, Dixon CM, Greenblatt MN (1991) Renal reconstruction after injury. J Urol 145:932–937
5. Nash PA, Bruce JE, McAnnich JW (1995) Nephrectomy for traumatic renal injuries. J Urol 153:609–611
6. Robert M, Drianno N, Muir G, Delbos O, Gutier J (1996) Management of major blunt renal lacerations: surgical or non-operative approach? Eur Urol 30:335–339

Sekundäre Nierenbeckenabgangsstenose nach Nierenteilresektion

M. Sohn

Einleitung

Für Patienten mit solitären kleinen Nierentumoren unter 4 cm Durchmesser bietet sich die Nierenteilresektion als organerhaltende Therapieoption an. Als die häufigst genannten Komplikationsmöglichkeiten sind Urinfisteln und Urinombildungen in 6,5% der Fälle bekannt [1–4]. Der hier vorliegende Fall zeichnet sich durch ein verzögertes Auftreten einer Urinfistelbildung aus, dem später die Ausbildung einer narbigen Ureterabgangsenge folgte, so dass schlussendlich eine komplizierte Nierenbeckenplastik erforderlich wurde.

Kasuistik

Die 57-jährige Patientin konsultierte die Sprechstunde aufgrund einer Blasenentleerungsstörung und Ausbildung einer Überlaufblase nach vaginaler Hysterektomie und vorderer sowie hinterer Plastik in einem auswärtigen Krankenhaus. Die Operation lag 5 Monate zurück. Zum Zeitpunkt der Vorstellung erschien die Patientin mit liegendem suprapubischen Zystostomiekatheter, über den von ihr regelmäßig die Restharnmengen nach Spontanmiktion bestimmt wurden. Die Restharnmengen lagen zwischen 200 und 350 ml bei sehr geringen Miktionsmengen, so dass von einer Überlaufblase gesprochen werden konnte. Die urodynamische Messung zeigte eine stabile Füllungsphase mit hyposensitiver Sensorik, das Miktionsvolumen unter der Messung lag bei 35 ml mit einer Restharnbildung von 380 ml, Obstruktionsgrad I nach Schäfer. Im Rahmen der weitergehenden Diagnostik wurde eine Kernspintomografie der LWS zum Ausschluss spinaler Prozesse durchgeführt. Als Zufallsbefund fand sich eine Flüssigkeitsretention im Bereich beider Nieren, welche durch parapelvine Zystenbildung hervorgerufen wurde. Kein Vorliegen eines Harnstaus. Nach Gabe von Gadolinium-DTPA zeigte sich neben den Nierenzystenbildungen links der Verdacht auf eine ca. 1,5 cm große rundliche Raumforderung im dorsalen Parenchym der Niere, welche aufgrund der etwas niedrigen Signalintensität gegenüber dem angrenzenden Nierenparenchym kontrastierte (Abb. 1). Die Untersuchung wurde aufgrund der nun erneut aufgetretenen Fragestellung in anderen Kontrastgewichtungen wiederholt und bestätigte an der linken Niere am Übergang vom kranialen zum mittleren Nierendrittel eine etwa 2 cm große rundliche Läsion mit angedeuteter Kapselbildung. Der Verdacht auf das Vorliegen eines kleinen Nierenzellkarzinoms wurde gestellt, wobei ein Onkozytom nicht weiter differenziert werden konnte. Es fand sich kein Hinweis auf regionale Lymphknotenmetastasen.

Daraufhin erfolgte die stationäre Aufnahme zur Durchführung der operativen Nierenfreilegung. Die Nierenfreilegung erfolgte von einer Flankeninzision unterhalb der 11. Rippe. Nach Freilegung der Niere wurden die zentralen Gefäße angeschlungen. Die Niere wurde mit gestampftem Eis gekühlt und die Nierenarterie abgeklemmt. Mit einem knapp 1 cm großen Sicherheitsabstand wurde der palpable Tumor exzidiert. Aus dem Tumorgrund wurden Gewebeproben zur Schnellschnittuntersuchung gegeben, die sämtlich keinen Tumornachweis aufzeigen konnten. Eine Eröffnung des Hohlsystems konnte nicht verifiziert werden. Die Schnellschnittbeurteilung des entnommenen Tumors zeigte den Verdacht auf ein Onkozytom. Nach Klebung der Exzisionsfläche mit Tachocomb und Fibrinkleber wurde die Niere zurückverlagert, eine Silikondrainage eingelegt und die Operationswunde geschlossen. Die endgültige histologische Aufarbeitung zeigte ein chromophiles papilläres Nierenzellkarzinom pT1RoG2. Die Resektion des Tumors erfolgte allseits im gesunden Gewebe.

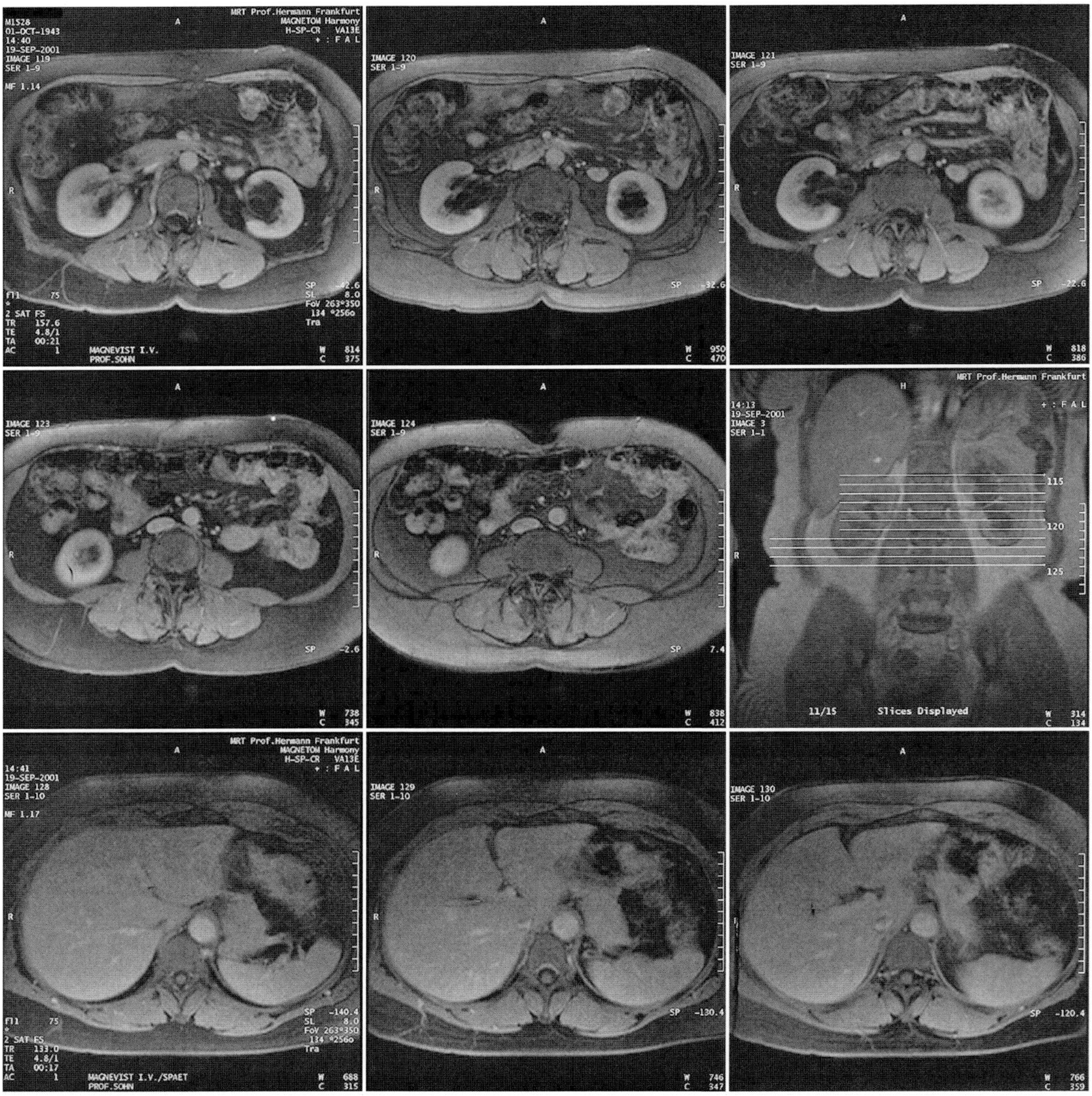

Abb. 1. Kernspintomografie der Nieren unter Gabe von Gadolinium-DTPA: Darstellung eines 2 cm großen Tumors im dorsalen Nierenparenchym. Nebenbefundlich Nachweis von parapelvinen Zysten.

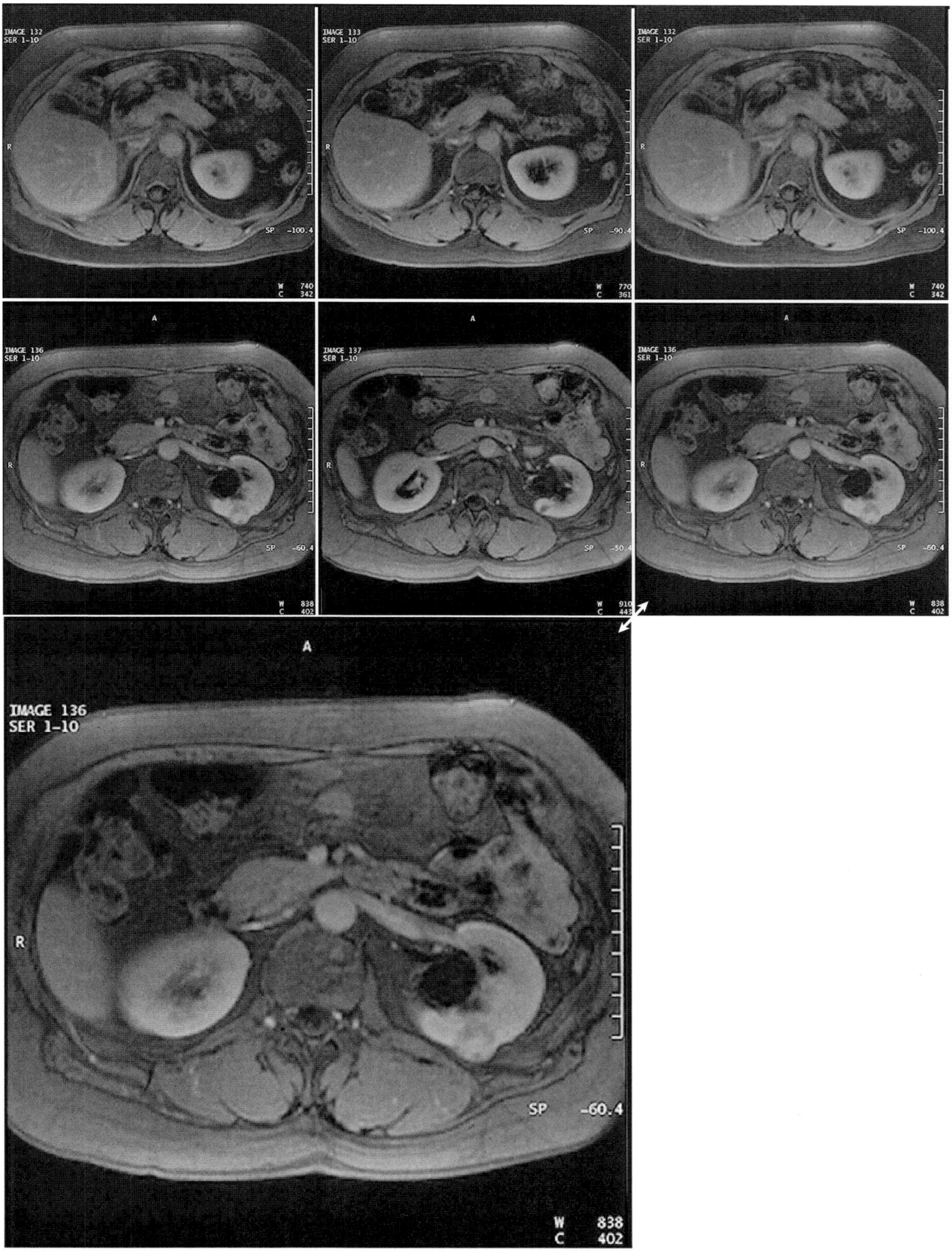

Abb. 1 (Fortsetzung)

Trotz antibiotischer Abschirmung mit einem parenteralen Cephalosporin kam es am 2. postoperativen Tag zur Entwicklung von Fieber. Nach Umsetzen der antibiotischen Abschirmung auf Ciprofloxacin fielen die Temperaturen in den Normbereich zurück. Am 7. postoperativen Tag wurde die einliegende Drainage entfernt, nachdem eine Sonografie keinen Hinweis auf eine Paravasatbildung um die Niere herum aufgewiesen hatte. Die Wundheilung erfolgte per primam. Während der Fieberentwicklung erfolgte zusätzlich die Durchführung einer Computertomografie, welche keinen Anhalt für Urinombildung aufzeigte. Die Patientin konnte in gutem Allgemeinzustand nach Einleitung einer Anschlussheilbehandlung entlassen werden. Während der Anschlussheilbehandlung fand sich in einer routinemäßig durchgeführten Sonografie der Nachweis eines ausgeprägten Flüssigkeitssaumes um die linke Niere bei gleichzeitigem Harnaufstau II. Grades. Der sonografische Befund zeigte sich drei Tage später unverändert, es zeigte sich jedoch eine Zunahme der Ektasie des Hohlsystems. Die daraufhin durchgeführte Urethrozystoskopie und retrograde Pyelografie zeigte unterhalb des Nierenbeckens den Verdacht auf eine relative Engstellung des Harnleiters, außerdem ließ sich medial des Nierenbeckens eine Extravasatbildung nachweisen. Ein 7-CH-Doppel-J-Katheter von 28 cm Länge wurde problemlos eingelegt. Drei Tage später zeigte sich die linke Niere vollkommen entstaut, der perirenale Flüssigkeitssaum zeigte sich bis auf ein minimales Residuum von ca. 10 ml Volumen verschwunden. Die Patientin wurde kurz darauf aus der Anschlussheilbehandlung entlassen. Der einliegende Doppel-J-Katheter wurde nach 6 Wochen entfernt. Eine einige Tage später durchgeführte Kernspintomografie des Abdomens zeigte bei Zustand nach Nierenteilresektion im Bereich des mittleren Nierendrittels links dorsal den Nachweis einer Narbenbildung bei ansonsten unauffälliger Organmorphologie ohne Hinweis auf Tumorrezidiv, Stauung oder Urinom. Die Patientin wurde beschwerdefrei entlassen. 5 Tage später erfolgte die erneute stationäre notfallmäßige Aufnahme der Patientin in einem auswärtigen Krankenhaus nach Auftreten klinischer Zeichen einer beginnenden Urosepsis. Sonografisch bestand eine erneute Dilatation des Nierenbeckenkelchsystems. Notfallmäßig wurde erneut ein Doppel-J-Ureterensplint eingelegt, wobei die retrograde Darstellung den Verdacht auf eine Engstellung am pyeloureteralen Übergang zeigte (Abb. 2). Bei einliegendem Doppel-J-Stent zeigte die erneute Kernspintomografie keinen Harnstau, keine Urinombildung und unveränderte Narbenverhältnisse an der Niere. Eine dynamische Nierensequenzszintigrafie unter Lasixbelastung zeigte bei liegendem Harnleitersplint keinen Hinweis auf Harnstau. Der Funktionsanteil der linken Niere wurde mit 44% bestimmt. 4 Wochen später erfolgte die erneute Aufnahme der Patientin und das Einlegen einer perkutanen Nephrostomie. Der einliegende Doppel-J-Katheter wurde entfernt. 5 Tage nach Einlegen der Nephrostomie zeigte die dynamische Nierensequenzszintigrafie unter Lasixgabe einen kompletten Harnstau links bei Funktionsanteil der linken Niere von 45%. Daraufhin wurde der Entschluss zur Durchführung einer Nierenbeckenplastik gefällt. Intraoperativ gestaltete sich die Präparation der Niere aufgrund massiver Verschwielungen nach Urinombildung sehr schwierig. Die Präparation erfolgte aszendierend auf dem Musculus psoas. Atypische Gefäße im Hilusbereich mussten ligiert und durchtrennt werden. Aufgrund der extremen Narbenbildung war es zu einer intrarenalen Lage des Nierenbeckens mit extremer Wandverdickung gekommen. Unter Prallfüllung des Nierenbeckens über die noch einliegende Nephrostomie gelang es, eine ausreichend weite Eröffnung des intrarenalen Nierenbeckens durchzuführen,

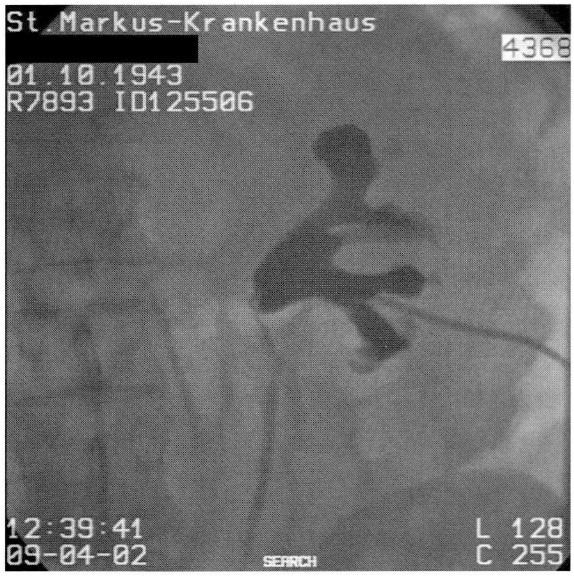

Abb. 2. Antegrade Pyelografie mit Nachweis einer NBKS-Ektasie und verzögertem KM-Abfluss bei V. a. langstreckige Nierenbeckenabgangsstenose.

die einen glatten Abfluss des Füllmittels ermöglichte. Unter diskreter Spannung gelang dann die Anastomosierung des Ureters ans Nierenbecken. Der Anastomosenbereich wurde mit umgebendem vaskularisierten Fettgewebe gedeckt und mit Fibrinkleber zusätzlich geklebt. Der intraoperativ eingelegte Doppel-J-Katheter wurde aufgrund fraglicher Abflussverhältnisse nach 3 Monaten gewechselt, die endgültige Entfernung erfolgte erst 6 Monate nach dem Eingriff. Die dynamische Nierensequenzszintigrafie unter Lasixbelastung folgte einige Tage später und zeigte jetzt keinen Nachweis einer Harnstauung links. Die linke Niere zeigte einen Funktionsanteil von 54% an der Gesamtfunktion. Subjektiv blieb die Patientin vonseiten des oberen Harntraktes beschwerdefrei.

Problemanalyse

Urinombildungen nach Nierenteilresektion stellen eine bekannte Komplikation dar. Deswegen empfiehlt sich auch bei sichtbarer Eröffnung des Hohlsystems während der Teilresektion die Einlage eines Doppel-J-Splints und die Ableitung der Blase mittels Dauerkatheter. Im hier vorliegenden Fall kam es nicht zu einer sichtbaren Eröffnung des Hohlsystems, insofern wurde auf die Einlage eines Doppel-J-Katheters verzichtet. Die Blase war zudem wegen der bestehenden Blasenatonie durch einen suprapubischen Katheter dauerabgeleitet. Zwar kam es postoperativ zu einem prolongierten fieberhaften Verlauf, jedoch zeigte die routinemäßig durchgeführte Kernspintomografie vor Entlassen der Patientin keinen Anhalt für Urinombildung. Die Urinombildung trat atypischerweise erst während des sich anschließenden REHA-Verlaufes klinisch zum Vorschein und konnte dann auch bildgebend erfasst werden. Die daraufhin sofort durchgeführte Doppel-J-Ableitung der Niere zeigte einen sofortigen Rückgang der Extravasate. Die bildgebende Darstellung kann jedoch nicht die umfangreichen Narbenbildungsprozesse darstellen, die ein Paravasat im Nierenhilusbereich zur Folge haben kann. Auch nach langzeitiger Ableitung der linken Niere mittels Doppel-J-Katheter zeigte sich schlussendlich die Ausbildung einer hochgradigen Nierenbeckenabgangsstenose mit einem vollständigen Harnstau der linken Niere. Dementsprechend schwierig gestaltete sich die anschließende Nierenbeckenplastik, so dass die Doppel-J-Ableitung der Niere noch über lange Zeit fortgeführt werden musste.

Schlussfolgerung

Eine Urinombildung nach Nierenteilresektion kann auch mit mehrwöchiger Verspätung postoperativ auftreten, auch wenn makroskopisch keine Eröffnung des Nierenbeckenkelchsystems intraoperativ erkennbar war. Im Nierenhilusbereich können Urinombildungen auch nach kurzer Einwirkungszeit extreme Vernarbungen zur Folge haben, die zum verspäteten Auftreten einer sekundären Nierenbeckenabgangsstenose führen können. Eine zumindest sonografische engmaschige postoperative Kontrolle nach Nierenteilresektion ist somit die einzige Möglichkeit, derartig protrahierte Verläufe zu erkennen. Die sonografischen Kontrollen sollten auch nach Entlassung der Patienten vom weiterbehandelnden Arzt weitergeführt werden, gerade wenn unklare klinische Beschwerden wie febrile oder subfebrile Temperaturen und unklare Flankenbeschwerden weiterbestehen oder neu auftreten.

Literatur

1. Neisius DA (2003) Urinom nach Nierenteilresektion. Urologe A 42:95–96
2. Neitoh J, Smith RB: Complications of renal surgery. In: Taneja, Smith, Ehrlich (eds) Complications of Urologic Surgery. Chap 25, 3rd edn. W.B. Saunders, pp 299–325
3. Ophoven A van, Senge T (2000) Die Nierenteilresektion beim Nierenzellcarcinom. Prinzipien und Kontroversen. Akt Urol 31:200–207
4. Uzzo RG, Novick AC (2001) Nephron sparing surgery for renal tumors: indications, techniques and outcomes. J Urol 166:6–18

KOMMENTAR D. Neisius

Sekundäre Nierenbeckenabgangsstenosen oder Ureterstrikturen nach Nierenteilresektion sind sehr selten und in der Regel Folge einer Urinfistel oder eines perinephritischen Abszesses.

Während in der Literatur die Urinfistel als häufgste Komplikation nach Nierenteilresektion angegeben wird, mit einer mittleren Häufigkeit von 6,5% (1,4 bis 17%) [3, 4], wird über eine sekundäre Nierenbeckenabgangsstenose nach genannter Operation nur in Einzelfällen berichtet.

Campbell [1] beschreibt 259 Patienten nach Nierenteilresektion mit einer hohen Gesamtkomplikationsrate von 30%. Er berichtet über 7 Patienten (2,9%) mit schweren, teils fatalen Komplikationen: 4 Patienten starben in der perioperativen Phase nach Sepsis oder Herzversagen, 2 Patienten mussten permanent dialysiert werden nach akutem Nierenversagen und Blutungen, bei einem Patient war eine offen chirurgische Korrektur einer Urinfistel notwendig mit einer darauf sich entwickelnden ureteralen Striktur, welche letztendlich in einer permanenten Nephrostomie endete.

Lerner [2] berichtete über 169 Patienten nach Nierenteilresektion mit einer Gesamtkomplikationsrate von 4,1%, davon 3 Patienten mit einer Urin-Extravasation und 1 Patient mit einer sekundären Ureterabgangsstenose bei einer Einzelniere, die eine operative Ureterolyse und Nierenbeckenplastik erforderlich machte.

Letztendlich scheint diese seltene Komplikation verursacht zu sein durch eine Leckage des Hohlsystems nach perirenal mit nachfolgender perinephritischer Entzündung und/oder Abszedierung. Dies kann in seltenen Fällen zur sekundären Strikturierung des Ureters oder des Nierenbeckenabgangs führen, so dass entscheidend für die Vermeidung dieser seltenen Komplikation eine Vermeidung des Urinoms ist.

Der Autor beschreibt im vorliegenden Case-Report einen kleinen peripher liegenden Nierentumor im Übergang vom kranialen zum mittleren Nierendrittel, der mit einem knapp 1 cm großen Sicherheitsabstand im Gesunden exzidiert wurde. Dabei ist es nicht erkennbar zur Eröffnung des Hohlsystems gekommen, so dass intraoperativ keine besondere Vorsichtsmaßnahme (z. B. Doppel-J-Ableitung) durchgeführt werden musste.

Die Nierenexzisionsfläche wurde mit Tachocomp und Fibrinkleber zur Blutstillung versorgt. Es wurden anscheinend keine Parenchymnähte gelegt.

Ein kurzzeitig auftretender Fieberschub postoperativ wurde durch Änderung der Antibiose behandelt. Die Drainagen wurden zeitgerecht entfernt.

Bis zur Entlassung war sonografisch und computertomografisch kein Urinom festzustellen. Dieses konnte erst im Rahmen der Anschlussheilbehandlung gefunden werden mit gleichzeitigem Nachweis einer mittelgradigen Harnstauung.

Wenn davon ausgegangen werden kann, dass intraoperativ das Hohlsystem nicht eröffnet wurde, ist möglicherweise eine Fremdkörperreaktion (Tachocomp und Fibrinkleber) mit reaktiver Entzündung mit Fieberbildung die Ursache. Es kommt sekundär zur Urinfistelung in dem vorresezierten Areal und dann konsekutiv zur perinephritischen Infektion und/oder Abszedierung mit Stenosierung des subpelvinen Harnleiters. Dies hätte vielleicht durch Versorgung der Exzisionsfläche mit resorbierbaren monofilen Parenchymnähten verhindert werden können.

Der Autor managt die beschriebene Komplikation korrekt mit primärer Ableitung über einen Doppel-J-Stent bei liegendem suprapubischem Katheter sowie spätere Umwandlung des Doppel-J-Stents in eine perkutane Nephrostomie. Nach Erholung der Nierenfunktion auf 45% der Gesamtfunktion wurde dann eine Nierenbeckenplastik durchgeführt, die sich erwartungsgemäß bei starker perirenaler Vernarbung schwierig gestaltete.

So selten die Komplikation einer sekundären Ureterabgangsstenose nach Nierenteilresektion ist, so entscheidend ist allerdings das Früherkennen einer Urinfistelung und eines Urinoms, weil nur ein schnelles adäquates Handeln (intra- und perirenale Urindrainage) größere Komplikationen bis hin zur sekundären Nephrektomie verhindern kann. Deshalb sollte sowohl unmittelbar postoperativ als auch in den ersten Wochen nach stationärer Entlassung die sonografische Kontrolle der Niere in kurzen Intervallen durchgeführt werden.

Literatur

1. Campbell SC, NOoick AC, Streem SB, Klein E, Licht M (1994) Complications of nephron sparing surgery for renal tumors. J Urol 151:1177–1180
2. Lerner SE, Hawkins CA, Blute ML, Grabner A, Wollan PC, Eickholt JT, Zincke H (2002) Disease outcome in patients with low stage renal cell carcinoma treated with nephron sparing or radical surgery. J Urol 167:884–889
3. Ophoven A van, Senge T (2000) Die Nierenteilresektion beim Nierenzellcarcinom. Prinzipien und Kontroversen. Akt Urol 31:200–207
4. Uzzo RG, Novick AC (2001) Nephron sparing surgery for renal tumors: indications, techniques and outcomes. J Urol 166:6–18

Anastomosenruptur nach Nierenbeckenplastik

W. Ebert und P.H. Walz

Einleitung

Die intravenöse Gabe von Kontrastmittel zur Anfertigung eines Pyelogrammes induziert eine erhöhte Diurese. Dies führt bei einer Abflussbehinderung zu akuter Drucksteigerung im Nierenbeckenkelchsystem. Es kann daraus die so genannte Fornixruptur resultieren, ein Einriss des Nierenbeckens am Übergang zum Parenchym mit Urinextravasation [1, 3]. Wir beobachteten 3,5 Monate nach einer Rezidivnierenbeckenplastik nach Anderson-Hynes die Ruptur der pyeloureteralen Anastomose mit Kontrastmittelextravasatation bei Nephrolithiasis.

Kasuistik

Im Alter von 13 Jahren war bei dem Patienten eine Nierenbeckenplastik rechts bei subpelviner Stenose durchgeführt worden. Im Alter von 22 Jahren wurde er mit seit einigen Tagen aufgetretenen Flankenschmerzen rechts vorgestellt. Bei der Aufnahmeuntersuchung war das rechte Nierenlager klopfschmerzhaft, es bestand eine reizlose Lumbotomienarbe. Sonografisch sahen wir eine ausgeprägte Nierenbeckenkelchdilatation rechts ohne Darstellung des proximalen Harnleiters. Links bestand eine normale Niere. Nach Abklingen der akuten Symptomatik wurde ein Ausscheidungsurogramm durchgeführt. Hier zeigte sich links eine normale Niere mit freiem Abfluss. Rechts fand sich ein erheblich dilatiertes Nierenbeckenkelchsystem mit Kalibersprung am Übergang zum Harnleiter ohne Konkrementnachweis. Die retrograde Ureteropyelografie zeigte ein narbiges Harnleitersegment am pyeloureteralen Übergang. Die Nierenszintigrafie ergab rechts einen deutlich verzögerten Abfluss, nach Lasixgabe eine Kletterkurve. Wir stellten somit die Diagnose einer narbigen Nierenbeckenabgangsstenose und führten nach spasmoanalgetischer Therapie und antibiotischer Abschirmung im beschwerdefreien Intervall eine Rezidiv-Nierenbeckenplastik nach Anderson-Hynes durch [4]. Der postoperative Verlauf war komplikationslos, Drainage, Harnleiterschiene und Pyelostomie wurden zeitgerecht entfernt, die postoperative Kontrolle ergab freie Abflussverhältnisse und regelrechte Anastomosenverhältnisse. Der Patient konnte in beschwerdefreiem Zustand entlassen werden.

3,5 Monate danach stellte sich der Patient mit rechtsseitigen Koliken, Übelkeit und Erbrechen erneut bei uns vor. Sonografisch fand sich eine Dilatation des rechten Nierenbeckenkelchsystems. Unter spasmo-analgetischer Behandlung trat rasch Beschwerdefreiheit ein. Im daraufhin angefertigten Ausscheidungsurogramm zeigte sich bei stark dilatiertem Nierenbeckenkelchsystem eine Extravasation im Bereich des pyeloureteralen Übergangs (Abb. 1). Der distale Harnlei-

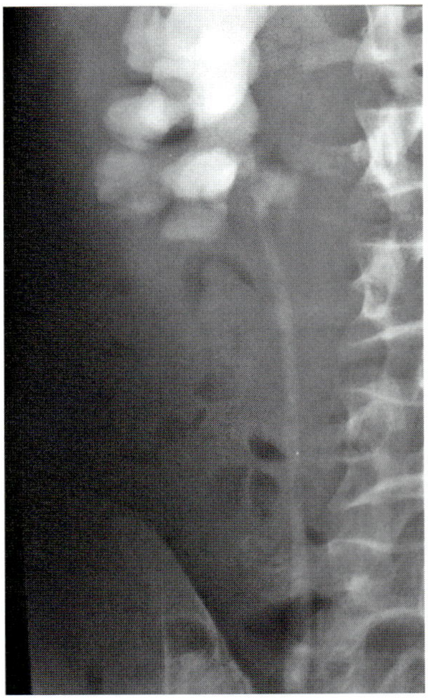

Abb. 1. Ausscheidungsurogramm mit dilatiertem Nierenbeckenkelchsystem, Extravasation im pyeloureteralen Übergang und durchgezeichnetem Ureter.

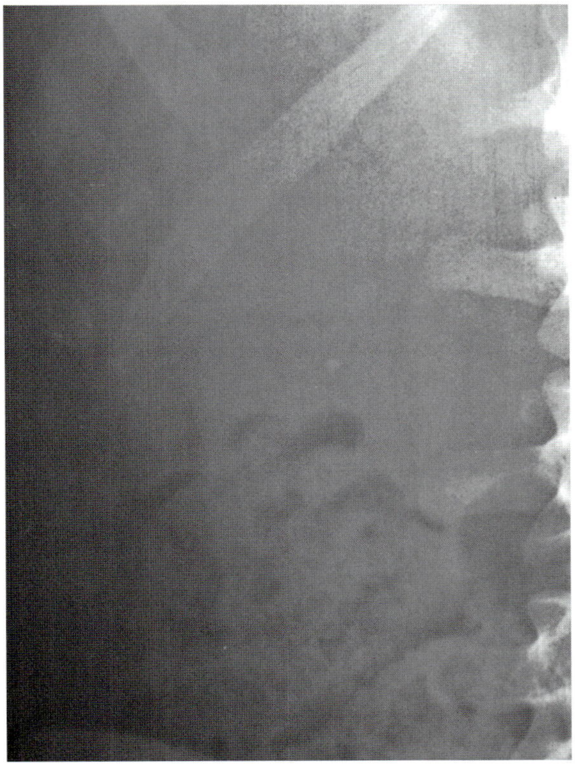

Abb. 2. Glasstecknadelkopfgroßes Konkrement in Projektion auf die untere Kelchgruppe rechts.

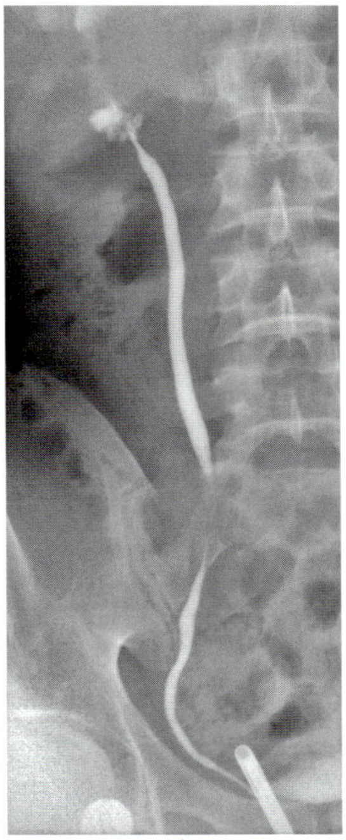

Abb. 3. Retrograde Darstellung rechts mit Kontrastmittel-Extravasat im Bereich der pyeloureteralen Anastomose.

ter war zart bis zur Blase dargestellt. Im Bereich des Nierenbeckens zeigte sich sonografisch wie radiologisch eine gut glasstecknadelkopfgroße konkrementverdächtige Struktur (Abb. 2).

In der umgehend durchgeführten retrograden Ureteropyelografie konnte die Extravasation im Bereich der Anastomose belegt werden (Abb. 3). Wir legten daraufhin einen Doppel-J-Katheter und für drei Tage auch einen offen abgeleiteten Blasen-Katheter [3]. Die Harnleiterschiene wurde für 4 Wochen belassen. Vor der Entfernung der Harnleiterschiene war das anfänglich gesehene Konkrement nicht mehr nachweisbar, es dürfte unbemerkt neben der Schiene abgegangen sein.

Problemanalyse

Im Status colicus darf generell kein intravenöses Kontrastmittel gegeben werden, da die akute Drucksteigerung zur Fornixruptur führen kann. Aber auch, wenn zunächst Beschwerdefreiheit z.B. nach Gabe von Spasmolytica abgewartet wird, kommt es gelegentlich zum Kontrastmittel-Extravasat. Typischerweise entstehen Rupturen an Stellen mit schwachem Bindegewebe wie in den Fornices (Grenzzone des Überganges von den Kelchen zum Nierenparenchym). Bei unserem Patienten war der Locus minoris resistentiae die pyeloureterale Anastomose. Das Extravasat beinhaltet das Risiko einer perirenalen Abszedierung, chronischer Urinombildung oder Harnleiternekrose. Es ist eine umgehende Harnableitung durch Anlage einer Harnleiterschiene oder perkutane Nephrostomie erforderlich. Ist nach einigen Tagen der Nulldruck-Ableitung die Rupturstelle „verklebt", muss als nächstes die Abflussbehinderung (z.B. durch Steinentfernung) behoben werden. In unserem Fall war das kleine Konkrement bei liegender Harnleiterschiene anscheinend spontan abgegangen.

Schlussfolgerung

Generell muss bei der Durchführung eines Ausscheidungsurogramms bei bestehender Abflussbehinderung mit Rupturen des Nierenbeckenkelchsystems gerechnet werden. Sollte der Verdacht auf eine Extravasation, sei es im Fornixbereich oder wie in diesem Fall im Anastomosenbereich, entstehen, muss dieser Befund durch Spätaufnahmen oder retrograde Ureteropyelografie verifiziert werden. Eine bestehende Extravasation fordert umgehende Druckentlastung der Niere durch Harnleiterschienung oder perkutane Nephrostomie, da nicht erkannte und korrekt behandelte Rupturen zu ernsthaften Komplikationen führen können. Auch wegen der Notwendigkeit der umgehenden instrumentellen Interventionen sollte daher das Ausscheidungsurogramm unbedingt und ausschließlich von erfahrenen Urologen durchgeführt werden.

Literatur

1. Becht EW, Hutschenreiter G, Walz PH, Klose K (1988) Spezielle Diagnostik. In: Becht EW, Hutschenreiter G, Klose K (Hrsg) Urologische Diagnostik mit bildgebenden Verfahren. Thieme, Stuttgart
2. Hofmockel G, Frohmüller H (2002) Ausgewählte urologische Notfälle. Dt Ärzteblatt 99(42):A 2780/B 2367/C 2221
3. Papadopoulos I, Ebert W (1984) Spontane Nierenruptur mit Extravasatbildung nach Infusionsurographie. Urologe B 24:23–25
4. Psoog K et al (2003) Longterm follow up of pediatric dismembered pyeloplasty: How long is long enough? J Urol 169:1809–1812

KOMMENTAR R. Hohenfellner

Die Kasuistik ist in Hinblick auf Diagnostik und Therapie als auch die Problemanalyse und die daraus abgeleiteten Schlussfolgerungen von den Autoren im Detail beschrieben und selbstkritisch beleuchtet und lässt somit für einen Kommentar nur wenig Spielraum, der darüber hinaus außerhalb der angesprochenen Problematik im Spekulativen liegt.

Ein langes beschwerdefreies Intervall

Neun beschwerdefreie Jahre nach erfolgreicher rechtsseitiger Nierenbeckenplastik führen akute Flankenschmerzen zur erneuten Einweisung des nunmehr 22-jährigen Patienten.

Dieser zeitliche Abstand ist ungewöhnlich. Missglückt eine Nierenbeckenplastik, so deutet sich dies postoperativ im Allgemeinen bereits nach Entfernung der Harnleiterschiene an und der Patient wird mit offener Pyelostomie, in der Hoffnung das Ödem an der Anastomose würde abklingen, für drei Wochen nach Hause entlassen.

Bei dem geschilderten Fall jedoch deutete nichts in diese Richtung, ansonsten wäre es zweifellos erwähnt worden. Ebenso ungewöhnlich ist die akute Symptomatik, unter der der Patient nach neun Jahren eingewiesen wird. Unspezifische Entzündungsparameter fehlen ebenso wie spezifische, die bei wieder zunehmender Uro-Tuberkulose unter veränderter Symptomatik offenbar ausgeschlossen wurden. Das Gleiche gilt für den seltenen, übersehenen vesikorenalen Reflux mit sekundärer subpelviner Stenose und die noch seltenere infravesikale Obstruktion. Letztere führen bei Patienten mit kompensierter ureter-pelvinen Abgangsenge im weiter fortgeschrittenen Lebensalter gelegentlich zu einer sekundären Ureterabgangsstenose.

All dies wurde offenbar ausgeschlossen und scheidet hier ebenso aus wie ein Trauma. Somit bleibt nach einem langen asymptomatischen Intervall die eher seltene, ungewöhnliche akute Symptomatik ohne „Vorwarnung", unter der der Patient erneut zur Aufnahme gelangt.

Ein Konkrementnachweis konnte nicht erbracht werden

In dieser nicht gerade alltäglichen Situation sei hier die Frage nach einem so genannten *„Ghoststone"* erlaubt. Ausgeschlossen könnte er – so fern im Ultraschall nicht erkannt – nur durch eine CT werden. Andererseits würden die Vorerkrankung und das Alter, in dem erste und oft auch einmalige „Steinereignisse" nicht gerade selten sind, auch nicht dagegen sprechen.

Ghoststones bezeichnete man in der „Vor-CT- und Ultraschall-Ära" nicht Schatten gebende, kleine Steine, die zu rezidivierenden Koliken bzw. unklaren Hämaturien führten und schließlich nach Größenzunahme von dem letzten konsultierten Urologen entdeckt wurden. Dieser ging im differenzialdiagnostischen Wettstreit als Sieger hervor.

Sekundäre Nierenbeckenplastik

Um im Spekulativen zu bleiben: In der Kasuistik wird auf den operativen Situs der radiologisch gefundenen rezidivierten Ureterabgangsstenose nicht näher eingegangen. Nicht selten bleibt das „kosmetisch radiologische" Ergebnis nach Nierenbeckenplastiken oft hinter den tatsächlich erreichten mit freien Abflussverhältnissen zurück. Das Szintigramm zeigt eine Abflussstörung. Aber könnte nicht eine temporäre Steineinklemmung mit Ödembildung eine sekundäre Obstruktion vortäuschen? Derartige Eingriffe sind bekanntermaßen schwierig, gleichgültig ob es sich lediglich um eine Bridenbildung, um ein übersehenes aberrantes Gefäß oder eine intrinsische Stenose handelt. Und um beim Ghoststone zu bleiben: Wer jemals in einer voroperierten Niere vergeblich nach einem kleinen Kelchstein suchte kennt die Problematik. Somit hätte sich auch ein solcher im Rahmen der sekundären Nierenbeckenplastik dem Operateur entziehen können.

Steinbildung nach Nierenbeckenplastik

Bei den modernen, resorbierbaren Nahtmaterialien mit rund drei Wochen bis zu halben Reißfestigkeit ist dennoch immer wieder mit verzögerten Resorptionszellen zu rechnen. Somit ist die Annahme einer Fadensteinbildung im Rahmen der sekundären Nierenbeckenplastik zweifellos gerechtfertigt.

Leider bleibt sie rein akademisch, da der Nachweis eines appositionellen Wachstums um Fremdmaterial nicht erbracht werden konnte, da der Stein nicht analysiert werden konnte.

Ruptur nur im Bereich des Fornix?

Wie lange ist eine sekundäre Nierenbeckenanastomose rupturgefährdet? Offenbar wesentlich länger als angenommen! Es sei denn an der Stelle der Anastomose – von den Autoren mit Recht als Locus minoris resistentiae bezeichnet – hätte sich der Stein tatsächlich durch appositionelles Wachstum an einem Fadenrest entwickelt und zur Obstruktion mit Drucknekrose geführt. (Spontanrupturen nach Augmentation oder im Rahmen eines CIC meist bei neurogenen Blasen finden sich nahezu ausschließlich an der Anastomose von Darmsegment und Blase und sind im Gegensatz dazu bei Pouchpatienten extrem selten. Ursache ist, wie von den Autoren zurecht angenommen, wahrscheinlich die Ischämie und diese dürfte auch hier im Vordergrund gestanden haben.)

Zusammenfassung

Der in vieler Hinsicht ungewöhnliche Fallbericht einer späten Spontanruptur nach sekundärer Nierenbeckenplastik kann hinsichtlich des therapeutischen Vorgehens wie gezeigt als erfolgreiches Standardverfahren für vergleichbare schwierige Situationen empfohlen werden.

Allein aus Kostengründen wird auch die Frage, ob im Zweifelsfalle einer Steinbildung – hier 9 Jahre nach Nierenbeckenplastik – eine CT Untersuchung angezeigt ist, offen bleiben. Auch nach einer orientierenden Ultraschalluntersuchung ein MRT anzuschließen, dürfte wenngleich von radiologischer Seite als Methode der Wahl empfohlen noch für viele Jahre ein Wunschtraum bleiben.

Perkutan austragende Tumor-Nekrose-Fistel nach perkutaner Radiofrequenzablation

D. Rohde und J. Tacke

Einleitung

Thermoablative Verfahren gelten zunehmend als alternativ machbare In-situ-Verfahren zur Tumornephrektomie oder Nierenteilresektion [4] bzw. zur operativen Resektion von Metastasen oder Lokalrezidiven von Nierentumoren [3]. Die Komplikationsrate ist niedrig, das interventionelle und postinterventionelle Trauma gering und die Anwendung (abhängig vom verwendeten Verfahren) einfach und kostengünstig. Zur Übersicht empfehlen sich: Huppert und Trübenbach [2] sowie Zelkovic und Resnick [5].

Tumorablationen durch trockene Radiofrequenzverfahren werden seit einiger Zeit am Universitätsklinikum Aachen und auch am Klinikum Darmstadt interdisziplinär durchgeführt. Verwendet wird entweder eine Array-Sonde (A) oder eine Stabelektrode (D).

Wir berichten über eine Kasuistik aus dem Aachener Krankengut, bei der es infolge RF-Ablation von Metastasen eines Nierenzellkarzinoms (NZK) zu einer Neuropathie und Etablierung einer perkutanen Fistel gekommen ist.

Kasuistik

Bei einem männlichen Patienten wurde im Alter von 62 Jahren (03/2001) ein rechtsseitiges Nierenzellkarzinom von 6,5 cm Durchmesser entdeckt. Die Staging-Untersuchungen ergaben ein primär metastasiertes Stadium mit Tumormanifestationen in der kontralateralen Nebenniere, der Leber (Segment VII), sowie multiplen ossären Herden (u.a. Os occipitale rechts, BWK-10, LWK-3/4, rechter Schambeinast). Zusätzlich bestand eine große Knochenmetastase im rechten Os ilium, von der ausgehend ein großer Weichteiltumor in die Glutealmuskulatur, den rechten M. iliacus und die autochtone Rückenmuskulatur infiltrierte. Aufgrund des vergleichsweise guten Performancestatus des Patienten (ECOG 1) strebten wir eine rechtsseitige Tumornephrektomie und konsekutive Immun(chemo)therapie(n) an. Die tumoröse Destruktion der kontralateralen Nebenniere veranlasste uns wegen der geplanten Folgetherapien dazu, eine rechtsseitige Tumornephrektomie *mit* Erhalt der ipsilateralen Nebenniere durchzuführen (pT1 G2 N0 M1; UICC 1997).

Drei Wochen nach der Operation begann der Patient eine achtwöchige Immuntherapie mit Interferon-α2a und Interleukin-2 in mittlerer Dosierung (entsprechend Therapiearm B des Nationalen Tumorprojektes Nierenzellkarzinom; NTP-N); im gleichen Zeitraum (03–05/2001) wurde eine perkutane Strahlenbehandlung (LWK-2 bis Os sacrum; 30 Gy Gesamtdosis) appliziert. Leider konnte ebensowenig durch diese kombinierte Radio-Immuntherapie wie durch eine anschließende systemische Immunchemotherapie mit Interferon-α2a und Gemcitabin (4 Wochen), oder durch weitere 3 Zyklen Immunchemotherapie mit Interferon-α2a und Vinblastin (08 bis 10/2001) der Tumorprogress verhindert werden.

Insbesondere die progrediente Metastasierung am Beckenkamm (aktuell: 6,5×6,5×8 cm) und eine neu aufgetretene ossäre Metastase mit einem ebenfalls großen Weichteilanteil, ausgehend vom Manubrium sterni/Sternoklavikulargelenk links (4,5×7×6 cm), verursachten dem Patienten zunehmend Schmerzen und lokale Probleme. In dieser Situation hielten wir es angesichts positiver Vorerfahrungen in anderen Fällen für eine gute Option zur Schmerzreduktion und Tumorkontrolle eine lokale Tumordestruktion durch Radiofrequenzablationen (RFA) an beiden Stellen durchzuführen. Das schriftliche Einverständnis des Patienten wurde nach sorgsamer Erörterung eingeholt.

Vor den eigentlichen RF-Ablationen erfolgte (11/2001) zunächst im Sternalbereich eine selektive radiologische Darstellung der rechten A. mammaria interna, die über einen sternalen Ast eine kräftige Tumorvaskularisation zeigte. Mit einem 3F-Mikroferret-Katheter gelang die Sondierung des zuführenden arteriellen Gefäßes und die Embolisation des darstellbaren Tumoranteils mit Okklusionspartikeln (500–700 μ). Die geschätzte Perfusionsminderung in der sternalen Metastase betrug danach etwa 50%.

Anschließend erfolgte in derselben Sitzung die selektive Sondierung der Segmentarterien L4, L5 und der rechten A. iliaca interna. Auch hier gelang es superselektiv, die großen, den Tumor versorgenden Gefäßäste mit Okklusionspartikeln (500–700 μ) zu embolisieren, bis eine Stase in den zuführenden Gefäßen erreicht war. Ein kräftiger, die ausgedehnte Weichteilmetastase mitversorgender Internaast wurde zusätzlich distal mit drei Platin-Mikrospiralen (3 mm Durchmesser) okkludiert. Die so durch das Manöver erzielte Perfusionsminderung in der Beckenmetastase betrug etwa 70%.

Am 3. Tag nach der Embolisation erfolgten in Intubationsnarkose RF-Ablationen an beiden Metastasierungsorten. Zunächst wurde unter sterilen Kautelen in Rückenlagerung die Raumforderung im Manubrium sterni mit einer 7F-Le Veen^{TM}-Nadel (Schirmdurchmesser 4 cm, Abb. 1) punktiert. Anfangs wurde der dorsale, mediastinumseitige Tumoranteil über 48 min mit maximal 200 W abladiert. Danach wurde die Array-Sonde retrahiert und der ventrale Tumoranteil mit ebenfalls 200 W Generatorleistung (RF 3000^{TM}, Radiotherapeutics) über 43 min verkocht. Nach Entfernung der Sonde unter Koagulation des Punktionskanals wurde der Patient in Bauchlage verbracht und die rechtsseitige Beckenkammmetastase über einen rechts dorsalen Zugang ebenso mit einer 7F-Le Veen^{TM}-Sonde (zunächst in den anteromedialen, dann in den dorsolateralen und schließlich in den anterolateralen Tumoranteilen über je 20 min mit maximal 200 W Leistung) behandelt. Die Entfernung der Sonde erfolgte auch hier unter Koagulation des Punktionskanals (30 W).

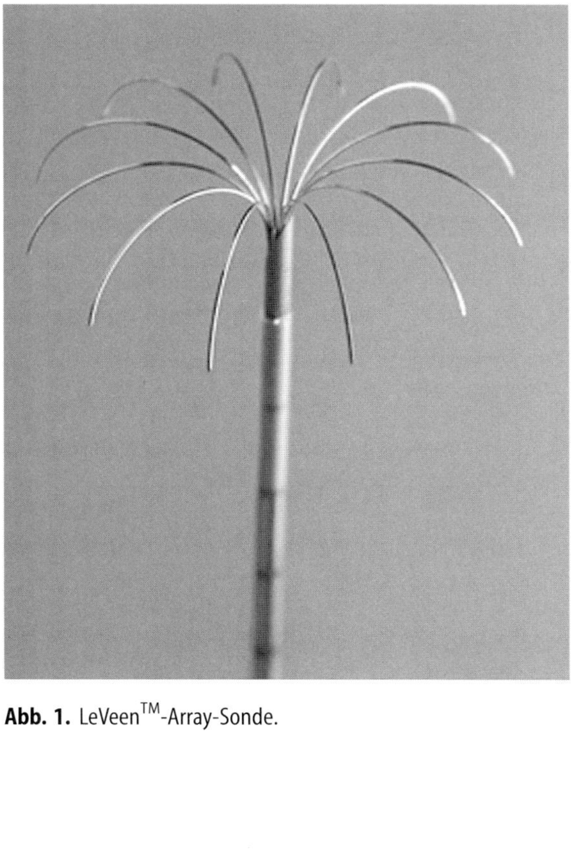

Abb. 1. LeVeen^{TM}-Array-Sonde.

Bereits unmittelbar nach den technisch einwandfrei erfolgten Radiofrequenzablationen wurde ein unerwartet starker post-interventioneller Schmerz im LWS-Bereich beobachtet, der eine sofortige intensivierte analgetische Behandlung notwendig machte.

Hinsichtlich des erzielten Behandlungsergebnisses konnte bereits am nächsten Tag in einer Kontroll-CT eine ausgedehnte Metastasendestruktion beobachtet werden. Bis auf einen dünnen, KM-aufnehmenden Gewebesaum (10% der Gesamtmasse) nach ventrolateral wurde im Sternalbereich kein vitales Gewebe mehr gesehen. Auch an der Beckenkammmetastase zeigte sich nur noch im kaudo-dorsalen Anteil sowie im kranialen Anteil ein jeweils maximal 8 mm messender vitaler Tumorrandsaum; insgesamt lag damit eine Destruktion von 80% dieser behandelten Metastase vor.

Im Gegensatz zu der beeindruckenden Tumordestruktion konnte jedoch im weiteren Verlauf die beabsichtigte Symptomminderung nicht erzielt werden; im Gegenteil persistierte die heftige post-interventionelle Schmerzsymptomatik, die den Patienten wesentlich mehr beeinträchtigte als zuvor. Selbst unter Dosiseskalation der Morphine (Durogesic®-Pflaster bis zu 350 μg/3 die, Sevredol® 20 mg 2×1 Tbl/die p.o.) und dem schrittweisen, zusätzlichen Einsatz von Diclophenac, Novaminsulfon, Antidepressiva (Amitryptilin u. Ä.) und Kortisonderivaten konnte nur schwer und langwierig ein symptomarmer, niemals jedoch symptomfreier, Zustand erreicht werden.

Darüber hinaus eröffnete sich 4 Wochen nach den RF-Ablationen bei subfebrilen Temperaturen und einer Rötung im Hautniveau zunächst eine Hautfistel im Sternalbereich, über die sich sterile, schwärzliche, stinkende Tumornekrosen entleerten. Knapp eine Woche später bildete

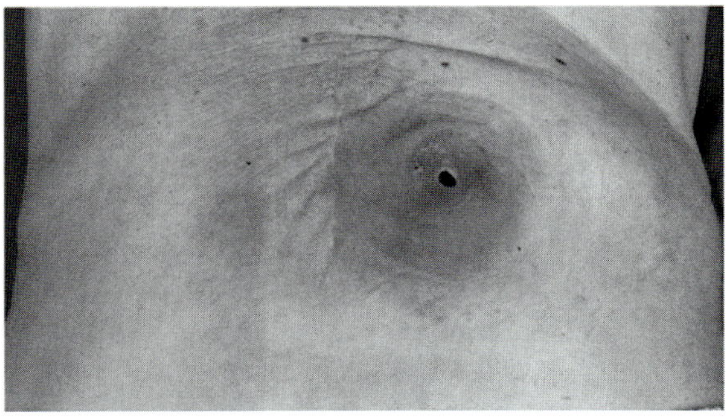

Abb. 2. Perkutane Fistel rechts paravertebral nach Radiofrequenzablation einer Weichteilmetastase eines Nierenzellkarzinoms am Beckenkamm.

sich in gleicher Weise rechtsseitig am dorsolateralen Integument eine noch größere (1,5 cm Durchmesser) Fistelöffnung (Abb. 2), über die sich ab dann kontinuierlich nekrotisches Material mit stark fötidem Geruch entleerte (eine Darmfistel oder andere Fistelung zu inneren Organen lag nicht vor). Die Fistel produzierte unablässig, so dass eine Beutelversorgung notwendig wurde. Plastisch-operative Strategien wurden diskutiert, erschienen aber aussichtslos.

Schließlich verstarb der Patient bei unaufhaltbarem Tumorprogress 3 Monate nach den RFA, und wir mussten erkennen, dass unsere in bester Absicht eingeschlagene thermoablative Strategie für diesen Patienten nicht nur den erhofften Zugewinn an Lebensqualität verfehlt hatte, sondern subjektiv nachteilig gewesen war.

Problemanalyse und Schlussfolgerung

Gravierende Komplikationen nach Anwendung einer RF-Ablation von Tumorgewebe sind selten. Es existiert ein einziger weiterer Bericht darüber, dass durch eine RF-Ablation eine Nervenschädigung verursacht wurde [1], wobei die dort beschriebene radikuläre Axonopathie allerdings reversibel war. Die Ausbildung von Hautfisteln im Punktionskanal, über die sich nekrotisches Tumormaterial entleert, wurde bisher nach unserem Wissen nicht beschrieben.

Der geschilderte Fall verdeutlicht nachhaltig, dass jedes Verfahren seine Grenzen besitzt und eine anfänglich genuine Euphorie bei den Behandlern jeden anderen als den erwünschten Effekt verursachen kann.

Aufgrund unserer Erfahrung raten wir daher momentan davon ab Tumormassen eines Nierenzellkarzinoms mit der RF-Ablation zu destruieren, die

- einen Durchmesser von etwa 5–6 cm überschreiten,
- sich in die muskuläre Rumpfwand oder sogar bis ins Perkutangewebe erstrecken,
- nah an den paravertebralen Nervenaustrittsstellen liegen und/oder
- in Beziehung zu einer vorbestrahlten Lokalisation stehen.

Außerdem sollte sorgsam abgewogen werden, ob das Konzept einer Koagulation des Punktionskanals (in der Absicht eine Risikoreduktion für die Induktion von Impfmetastasen auszuüben) bei manchen Befunden nicht angewendet werden sollte, um die Ausbildung eines Fistelkanals durch zusätzliche Nekrotisierung an den Rändern des Punktionskanals nicht weiter zu triggern.

Literatur

1. Coskun DJ, Gilchrist J, Dupuy D (2003) Lumbosacral radiculopathy following radiofrequency ablation therapy. Muscle Nerve 28:754–756
2. Huppert P, Trübenbach J (2003) Radiofrequenzablation. In: Boese-Landgraf, Gallkowski, Layer, Schalhorn (Hrsg) Regionale Tumortherapie. Springer Verlag, Berlin Heidelberg, S 193–209
3. Rohde D, Albers C, Mahnken A, Tacke J (2003) Regional thermoablation of local or metastatic renal cell carcinoma (RCC). Oncol Rep 10:753–757
4. Tacke J, Mahnken A, Bücker A, Rohde D, Günther RW (2001) Nephron-sparing percutaneous ablation of a 5 cm large renal cell carcinoma by superselective embolization and percutaneous RF-ablation. Fortschr Röntgenstr 173:980–983
5. Zelkovic PF, Resnick MI (2003) Renal radiofrequency ablation: clinical status 2003. Curr Opin Urol 13:199–202

KOMMENTAR R. Hofmann

Die Autoren beschreiben einen 62-jährigen Patienten mit einem metastasierten Nierenzellkarzinom. Der rechtsseitig gelegene Tumor war relativ klein (6,5 cm) mit Metastasen in der kontralateralen Nebenniere, der Leber sowie multiplen ossären Herden und einer Knochenmetastase, die in die Glutealmuskulatur einwuchs. Zunächst erfolgte eine Tumornephrektomie mit anschließender Immuntherapie, Radioimmuntherapie sowie weitere Immuntherapiezyklen mit verschiedenen Substanzen. Die progrediente Metastasierung war nicht aufzuhalten, so dass bei zunehmenden Schmerzen der Metastasen am Sternoklavikulargelenk und im Beckenbereich eine Embolisierung und anschließend Radiofrequenzablation erfolgte.

Die Autoren beschreiben sehr eindrücklich die Folgen der Radiofrequenzablation mit unmittelbar nach der Wärmeapplikation auftretenden massiven Schmerzen des Patienten sowie eine Fistelbildung zur Haut. Trotz einer erheblichen Nekrosebildung im Tumor war die Erkrankung nicht ganz unerwartet weiter progredient. Die Autoren schildern in ihrem Bericht sehr kritisch, dass der Versuch einer palliativen Verbesserung des Patienten den Zugewinn an Lebensqualität komplett verfehlt hat und erhebliche Nachteile für den Patienten erbracht hat.

Klinisch bisher eingesetzte ablative Techniken in der Nierenchirurgie sind die Kryotherapie und die Radiofrequenzablation (RFA). High-intensity fokussierter Ultraschall (HIFU), Mikrowellenthermotherapie und interstitielle Laserthermotherapie wurden hauptsächlich nur in tierexperimentellen Studien untersucht.

Die Kryotherapie resultiert in Sofortwirkungen und verzögerter Gewebedestruktion. Durch Frieren werden Eiskristalle im extrazellulären Raum und im mikrovaskulären Bett erzeugt. Hierdurch entsteht ein Verlust der Zellmembran. Langfristige Effekte sind deshalb eine koagulative Nekrose und schließlich eine Fibrose. Durch wiederholte Einfrier- und Auftauzyklen wird der ablative Schaden größer, jedoch auch die Zytotoxizität, besonders bei der Prostata und beim hepatozellulären Karzinom.

Die RFA wirkt, indem Radiofrequenzwellen in Hitze umgewandelt werden und ein thermischer Schaden am Tumor oder Parenchym erzeugt wird. Die RF-Elektroden werden entweder perkutan mit Ultraschall, CT oder Kernspin oder laparoskopisch in die Läsion einführt. Üblicherweise beträgt die Energie 5–120 W mit einem Wechselstrom (450–1200 kHz). Ein Wechselstrom wird von der Elektrode in das umgebende Gewebe eingeleitet, wobei molekulare Erregung im Gewebe erzeugt wird und hierdurch eine Reibungshitze entsteht. Die intraläsionale Temperatur beträgt meistens über 70° C, wobei zytologische Gewebeveränderungen auftreten. Durch die Hitze jedoch folgt eine Desikkation des Gewebes, wobei eine weitere Energieapplikation über die bereits zerstörte Region hinaus kaum mehr möglich ist.

Es gibt grundsätzlich zwei Möglichkeiten der Energieapplikation:

1. Eine so genannte trockene Elektrode, wobei ein steiler Temperaturanstieg und eine Gewebedesikkation um die Elektrodenspitze herum auftritt. Hierbei wird das Gebiet der Gewebezerstörung selbst limitiert.
2. Bei einer nassen Radiofrequenzablation erfolgt Infusion des Gewebes mit Flüssigkeit, so dass eine elektrische Leitfähigkeit dauerhaft gegeben ist. Dadurch lassen sich höhere Energien in das Gewebe applizieren und damit auch größere Läsionen erzeugen. Problematisch bei der lokalen Radiofrequenzablation und auch der Kryoablation erscheinen nicht zerstörte Tumorareale, die Ausbreitung der Energie über die Läsion und damit Zerstörung von Nachbarstrukturen sowie das ungenügende Monitoring mit Ultraschall, CT und MR während der Gewebezerstörung. Eine rein perkutane Applikation der Radiofrequenzenergie in Tumoren erscheint ungenügend, da die komplette Läsion meist thermisch nicht vollständig zerstört wird. Schwieriger zu erreichende Läsionen der Niere, wie zentral oder medial gelegene Tumoren, sollten am besten laparoskopisch freigelegt werden und einer Kryoablation oder Radiofrequenzablation unterzogen werden, um benachbarte Organe zu schonen.

Lokale ablative Techniken wie Kryotherapie oder Radiofrequenzablation haben bisher nicht die onkologischen Ergebnisse der Nierenteilresektion oder Tumornephrektomie erreichen können, da vitales Gewebe in einer großen Zahl der Patienten vorhanden bleibt.

Die Autoren beschreiben die Radiofrequenzablation in palliativer Absicht bei sehr großen Metastasen. Obwohl ein Nekrosefeld von etwa 80% des Tumors erreicht wurde, kam es bei dem beschriebenen Patienten zu einer thermalen Schädigung von Nerven unmittelbar während und nach der Radiofrequenzablation. Die Metastase unmittelbar subkutan entwickelte eine Fistel zur Haut aufgrund der entstandenen Nekrose.

Bei einem Patienten mit ausgeprägten Metastasen bei insgesamt sehr kleinem Tumor empfiehlt sich derzeit lediglich eine Immun- oder Immunchemotherapie bzw. der Einschluss in eine Studie, z. B. zur Angiogeneseinhibition ohne Tumornephrektomie. Eine perkutane Radiatio der Metastasen ist bei Schmerzen oder Instabilität des Knochens indiziert.

Literatur

1. Anderson CJ, Havranek EG (2004) Minimally invasive ablative techniques in renal cancer. BJU Int 93:707–709
2. Desai MM, Gill IS (2002) Current status of cryoablation and radiofrequency ablation in the management of renal tumors. Curr Opin Urol 12: 387–393
3. Gervais DA, McGovern FJ, Arellano RS et al (2003) Renal cell carcinoma. Clinical experience and technical success with radio-frequency ablation of 42 tumors. Radiology 226:417–424
4. Gill IS, Novick AC, Meraney AM et al (2000) Laparoscopic renal cryoablation in 32 patients. Urology 56:748–753
5. Hoey MF, Mulier PM, Leveillee RJ et al (1997) Transurethral prostate ablation with saline electrode allows controlled production of larger lesions than conventional methods. J Endourol 11:279–284
6. Michaels MJ, Silverman M, Libertino JA, Burlington MA (2001) Absence of total tumor necrosis in radiofrequency ablated renal tumors. J Urol 165 (Suppl):21 (Abs)
7. Pavlovich CP, Walther MM, Choyke PL et al (2002) Percutaneous radio frequency ablation of small renal tumors: Initial results. J Urol 167:10–15
8. Su LM, Jarrett TW, Chan DY et al (2003) Percutaneous computed tomography-guided radiofrequency ablation of renal masses in high surgical risk patients: preliminary results. Urology 61:26–33
9. Sung G, Meraney AM, Schweizer DK, Novick AC, Gill IS (2001) Laparoscopic renal cryoablation in 50 patients: immediate follow-up. J Urol 165:158 (Abs)

Fehlbehandlungen einer asymptomatischen Subpelvinstenose

A. Pycha

Einleitung

Am Ende einer Verkettung unglücklicher Umstände steht oft ein „Unglück". Die Protagonisten wissen oft selbst nicht warum solche Entscheidungen getroffen wurden und wie dies passieren konnte. Verständnislosigkeit liegt oft bei den Betroffenen wie bei den Urhebern gleichermaßen vor, da die Nachvollziehbarkeit fehlt. Manchmal bleibt Fassungslosigkeit, immer aber Betroffenheit.

Kasuistik

Eine rüstige 63-jährige Patientin, die seit vielen Jahren ein leichtes Druckgefühl in der rechten Flanke beklagt, erleidet 1993 einen Ictus cerebri mit konsekutiver rechtsseitiger Hemiplegie und Aphasie. Bei der nachfolgenden Abklärung wird ein Vorhofflimmern bei ischämischer Kardiopathie diagnostiziert ebenso wie eine II–III-gradige Hydronephrose rechts. Die urologische Abklärung weist eine Ureterabgangsstenose rechts nach. Da die Patientin zwischenzeitlich antikoaguliert wurde, entschließt man sich, einen DJ-Katheter zu legen und zunächst die Rehabilitation abzuwarten um dann unter Berücksichtigung der Gesamtprognose ein definitives therapeutisches Procedere einzuleiten.

Nach der Rehabilitation verbleibt die Hemiparese, die Aphasie ist auch nur partiell rückläufig, neu aufgetreten sind Grand-mal-Anfälle, die medikamentös gut beherrscht werden können, und die Patientin sitzt im Rollstuhl. Sozial ist sie bestens betreut. Die DJ werden anfänglich 3-monatlich, später 6-monatlich und zuletzt jährlich gewechselt. Letztmals wurde der DJ-Katheter im Juni 2001 gewechselt.

Im August 2004 erfolgte wegen eines protrahierten febrilen Zustandsbildes die notfallmäßige Aufnahme in die Urologie. Bei der ersten Abklärung fällt sonografisch ein dilatiertes rechtes Hohlsystem mit liegendem und verkalktem DJ auf (Abb. 1). Das Leer-Röntgen bestätigt diesen Befund. Die Leukozyten betragen 9100, Hämoglobin 10,7 g%, Kreatinin 1,2 mg% und CRP 12,20 mg%. Ein erster Extraktionsversuch des DJ scheitert. Die Patientin wird antibiotisch abgeschirmt und entfiebert darauf.

Nach drei Tagen und Umstellung von Coumarin auf Heparin und mit normalen Koagulationsparametern wird in Narkose der DJ-Katheter entfernt. Dabei wird nach verschiedenen vergeblichen „Zugversuchen" mit dem Ureterorenoskop neben dem DJ eingegangen und mit dem

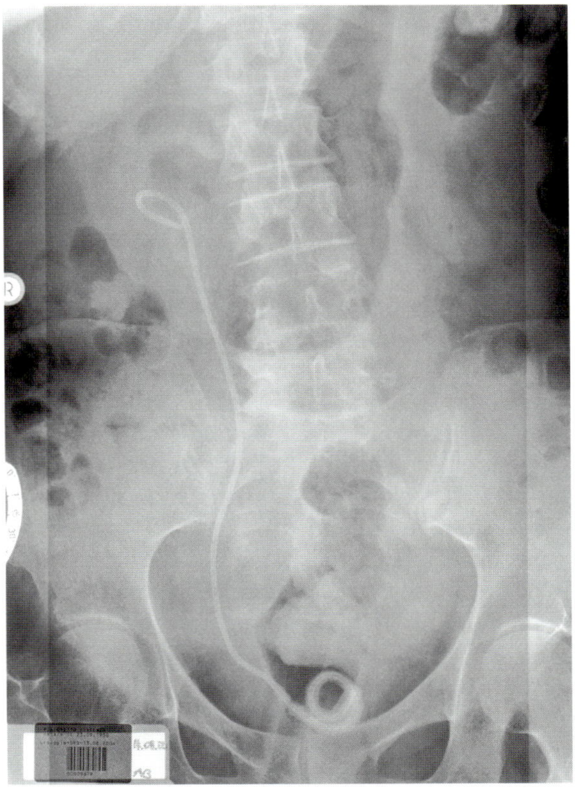

Abb. 1. Die Abdomen-Übersichtsaufnahme zeigt den verkalkten DJ-Katheter.

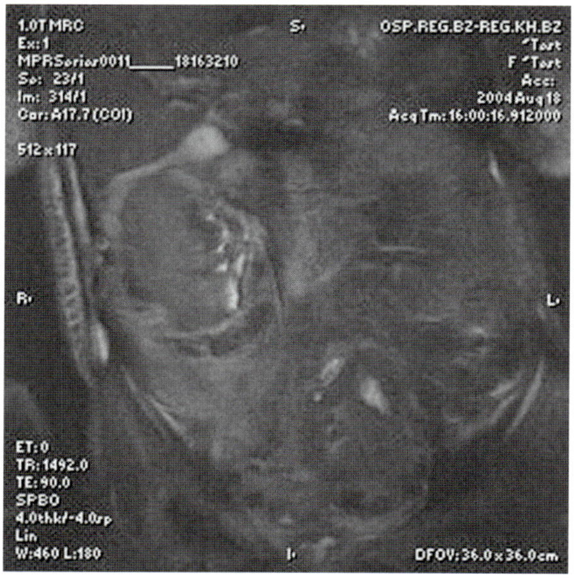

Abb. 2. In der T2-gewichteten MR-Tomografie zeigt sich ein großes rechtsseitiges retroperitoneales Hämatom, eine nach medial gedrängte, parenchymreduzierte Niere mit liegendem DJ-Katheter.

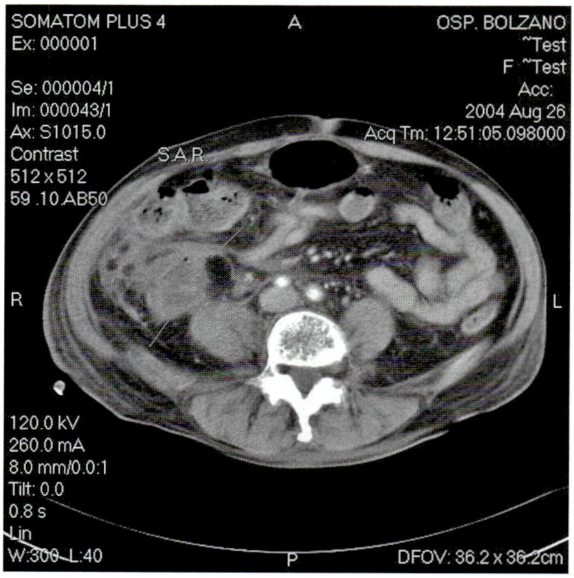

Abb. 3. Nach durchgeführter Nephrektomie und Verschlechterung der Sepsis wird ein CT gefahren. Der zentrale Sequester im Retroperitoneum wird als Abszess missdeutet.

Lithoklast die Verkalkungen zertrümmert und dieser schlussendlich gänzlich befreit und extrahiert. Bei der Entfernung des DJ ergießt sich reichlich Pus in die Blase. Daraufhin wird eine Ureterorenoskopie angeschlossen und aus dem Nierenbecken rahmiger Eiter aspiriert. Abschließend wird eine retrograde Darstellung des Hohlsystems angeschlossen und ein neuer DJ gelegt. Die Blase wird mittels Katheter drainiert.

Nach Beendigung des Eingriffes fiebert die Patientin septisch, Leukozyten 44 000, Hämoglobin 7,1 mg%, Krea 2,5 mg%, CRP 17,7. Die Sättigung ist trotz hoher Sauerstoffassistenz unter 80%, der Blutdruck gibt stetig nach. Die Patientin wird unter dem Bild einer massiven Sepsis intensiv- und katecholaminpflichtig. Eine Magnetresonanz zeigt eine Nierenzerreißung mit großem retroperitonealem Hämatom (Abb. 2). Die Patientin erhält 6 Blutkonserven. Jedes operative Vorgehen ist zu diesem Zeitpunkt wegen der instabilen Kreislaufsituation unmöglich.

Nach 7 Tagen Intensivtherapie und Fortbestehen des septischen Zustandsbildes entschließt man sich zur retroperitonealen Nephrektomie über einen Flankenschnitt. Bei diesem Eingriff wird die Niere entfernt und das große Hämatom ausgeräumt und drainiert. Die Histologie bestätigt die Nierenzerreißung bei einer massiv pyelonephritisch geschädigten Niere.

Die Patientin erholt sich trotz des Eingriffes nicht. Die Sepsisparameter steigen im Gegenteil weiter an und zwingen zur Revision unter dem Verdacht eines retroperitonealen Abszesses (Abb. 3).

Bei der Revision wird kein Abszess gefunden, lediglich ein 5×3 cm haltendes gelbliches Gewebsstück entfernt. Das Retroperitoneum wird lavagiert und drainiert.

Die Histologie erbrachte den Nachweis eines avitalen Nierensequesters.

Zunächst erholt sich die Patientin rasch, erleidet dann aber einen Einbruch durch eine doppelseitige Pneumonie mit wechselnden Keimen (Enterokokkus faecalis, Candida, Proteus und MRSA). Die respiratorische Situation macht eine Tracheotomie und Langzeitbeatmung notwendig. Die assistierte Beatmung konnte erst im November 2004 entfernt werden. Als Residualzustand bleibt, zusätzlich zur Hemiparese, ein kognitives Defizit und Schluckschwierigkeiten zurück. Die Ernährung erfolgt über eine PEG-Sonde, auch, weil sie kaum kontaktierbar ist. Die Patientin ist ein Pflegefall und wurde Anfang 2005 in ein Pflegeheim überstellt.

Problemanalyse

Eine Abfolge von Fehlern kennzeichnet diesen Verlauf, die auf ganz unterschiedlichen Ebenen lokalisiert sind. Taktische Fehler ziehen oft technische nach sich und führen zu einer Verkettung von Fehlleistungen.

- Es muss gut überlegt sein ob ein virginelles oberes Hohlsystem manipuliert wird, wenn asymptomatisch, zumal es dann oft kein „Zurück“ gibt. Die Patientin war zum Zeitpunkt der primären Stentlegung beschwerdefrei und die Hydronephrose war ein Zufallsbefund, die Manipulation nicht zwingend notwendig.
- Um Zeit zu gewinnen wurde ein Stent gelegt, zwecks späterer Entscheidung. Offensichtlich wurde aber über 11 Jahre nie eine therapeutische Entscheidung getroffen. Der Entschluss zur Nierenbeckenplastik hätte die späteren Komplikationen mit aller Wahrscheinlichkeit vermieden.
- Es fehlte an einem Sicherheitssystem für Prothesenträger, die nicht zur fälligen Substitution vorstellig werden. Offensichtlich ist das „Vergessen“ häufiger als angenommen [1, 3].
- Ein nicht entfernbarer, inkrustierter DJ-Katheter sollte mittels ESWL „freigeschossen“ werden. Eine Entfernung mittels Brachialgewalt verbietet sich. Auch die URS, um den DJ-Katheter zu befreien, ist nicht erste therapeutische Wahl [2].
- Es ist äußerst gefährlich, ein infiziertes Hohlsystem zu manipulieren. Weniger ist oft mehr. Die ureterorenoskopische Inspektion des Hohlsystems nach DJ-Entfernung ist völlig überflüssig, nutzlos und leistet der Sepsis Vorschub.
- Die Lavage des mit Pus gefüllten Hohlsystems hat zu unterbleiben, die septische Komplikation ist vorprogrammiert.
- Die durch die URS verursachte Nierenruptur zeigt, wie delikat vorgeschädigte Nieren sind. Was eine gesunde Niere aushält, kann bei einer parenchymreduzierten katastrophal enden [1, 3].
- Bei der Nephrektomie hat es der Chirurg verabsäumt, das OP-Präparat auf seine Vollständigkeit zu überprüfen. Nur so ist es erklärbar, dass ein Nierensequester unerkannt zurückbleibt, obschon durch das präoperative MRI eine Nierenzerreißung bekannt war. Selbst beim Zweiteingriff wird der avitale Nierensequester als Fett missdeutet und eher zufallsmäßig entfernt.

Schlussfolgerung

Ob ohne Manipulation oder mit einer frühzeitigen Nierenbeckenplastik die Komplikationen hätten vermieden werden können, bleibt Spekulation. Es gilt aber, Nutzen gegen Risiko abzuwägen, wenn ein virginelles Hohlsystem manipuliert wird. In diesem Fall war eine Intervention nicht zwingend notwendig.

Man kann Entscheidungen vertagen, aber innerhalb einer vernünftigen Zeitspanne gehören sie getroffen, sonst verwässern Zuständigkeiten und Verantwortlichkeiten. Oft wird bei langen Abläufen eine Option auch nicht mehr kritisch hinterfragt, weil man auch nicht mehr weiß, wer sie getroffen hat und warum.

Ein infizierter oberer Harntrakt sollte entlastet werden, aber auf jeden Fall muss eine längere Manipulation vermieden werden [4, 5], wie dieses Beispiel zeigt.

Inkrustierte endoluminale Katheter sind sehr gut mit ESWL behandelbar und stellen die erste Therapieoption dar [2].

Nicht zuletzt gehört es zur Sorgfaltspflicht eines Chirurgen, das OP-Präparat zu inspizieren um die Vollständigkeit zu garantieren. In diesem Falle hätte man mit Sicherheit den Zweiteingriff und eine prolongierte Sepsis vermeiden können.

Literatur

1. Ather MH, Talati J, Biyabani R (2000) Physician responsability for removal of implants: the case for a computerized program for trucking overdue double-J-stens. Techniques Urol 6:189–192
2. Mohan-Pillai K, Keeley FX, Moussa SA, Smith G, Tolley DA (1999) Endourological management of severely encrusted ureteral stents. J Endourol 13:377–379
3. Monga M, Kleine E, Castaneda-Zuniga WR, Thomas R (1995) The forgotten indwelling ureteral stent: a urological dilemma. J Urol 153:1817–1819
4. Schuster TG, Hollenbeck BK, Faerber GJ, Wolf JS (2001) Complications of ureteroscopy: Analysis of predictive factors. J Urol 166:538–540
5. Weinberg JJ, Ansorg K, Smith AD (1987) Complications of ureteroscopy in relation to experience: report of survey and author experience. J Urol 137:384–385

KOMMENTAR P.H. Walz

Der tragisch zu nennende Fall wurde vom Autor hinsichtlich Primärindikation, primärem Verlauf, Komplikation, sekundärer Indikation und sekundärem Verlauf sehr umfassend, offen und kritisch dargestellt. Für einen Kommentar bleiben daher hauptsächlich Aspekte, die über diesen Einzelfall hinausgehen und vor allem im organisatorischen Ablauf des täglichen Handelns liegen.

Die Lektüre dieses Fallberichtes hinterlässt beim Leser ein Gefühl der Unsicherheit darüber, was initial die Ursache dieses unglücklichen Verlaufs war.

Unbehagen bleibt auch, weil wir wohl alle befürchten müssen, in der täglichen Hektik einen Patienten über längere Zeit aus den Augen zu verlieren.

Viele Patienten beurteilen mangels anderer Kriterien die Schwierigkeit eines Eingriffes nach seiner zeitlichen Dauer, der Schmerzhaftigkeit und den möglicherweise erlittenen Komplikationen. So wird „minimal invasiv" meist mit minimal gefährlich gleichgesetzt. Daran ändert auch eine noch so ausgefeilte und offene Aufklärung nichts. Aber auch der mit der täglichen praktischen Urologie befasste Arzt ist leicht geneigt, eine über lange Zeiträume nicht eingetretene Komplikation gleichzusetzen mit der „eigentlich" nicht existenten Möglichkeit dieser Komplikation. Diese Fehleinschätzung ihrerseits verführt dann leicht dazu, bei grenzwertiger oder gar fehlender „harter" Indikation diese scheinbar kleinen, die Patienten nicht belastenden oder praktisch komplikationslosen (die Aufzählung ließe sich ad libitum fortsetzen) Eingriffe durchzuführen.

Ein Satz zu Beginn der Kasuistik führt uns auf fast entlarvende Weise die Problematik einer unnötig verschobenen Entscheidung vor Augen: „...um dann unter Berücksichtigung der Gesamtprognose ein definitives therapeutisches Procedere einzuleiten." Ist die Indikation zur Durchführung eines Eingriffes eindeutig, so gibt es keinen Grund zum Abwarten. Umgekehrt gilt jedoch ebenso: Liegt keine eindeutige Indikation vor, so wird jeder Eingriff mehr schaden als nützen.

Bis zum Beweis des Gegenteils ist eine Subpelvinstenose kongenital. Selbst bei einer eingeschränkten oder fast aufgehobenen Funktion dieser Niere ist ein invasives Procedere nicht zwingend, da diese Funktionsminderung seit Jahren bestehen kann. Komplizierende Faktoren, wie rezidivierende Infekte oder Steine, werden nicht berichtet. Die leichten Flankenschmerzen: waren sie vielleicht vertebragen? Im Übrigen fehlen Aussagen zur Nierenfunktion und zur Abflusssituation.

Ist bereits die Einlage eines Doppel-J-Katheters ein „unproblematischer, kleiner Eingriff", so trifft dies um so mehr noch für den regelmäßigen Wechsel dieses Katheters zu. Dabei werden jedoch oft wichtige Aspekte ignoriert:

- Wird regelmäßig die Indikation überprüft? – Meist nein.
- Wird regelmäßig in der Klinikbesprechung darüber berichtet? – Meist nein.
- Führt regelmäßig der Erfahrenste diesen Eingriff durch oder ist zumindest anwesend? – Meist nein.
- Existiert ein Warnsystem, um zu lange Katheterliegezeiten zu vermeiden? – Meist nein.
- Kennt der den Wechsel vornehmende Arzt die Vorgeschichte? – Meist nein.
- Gibt es eine gleichbleibende Bezugsperson für den Patienten? – Meist nein.

Die Liste ließe sich nach Belieben fortsetzen. Sie ist keine Anklage, sondern ein Hinweis darauf, mit welchen organisatorischen Problemen und Defiziten wohl jeder Medizinbetrieb täglich zu leben hat.

Wenn auch nur eine dieser Anworten mit nein beantwortet wird, sind Probleme vorgebahnt und werden gemäß dem altbekannten Murphy's Law („Kann eine Sache schiefgehen, so wird sie irgendwann auch schiefgehen") eintreten.

Verschärft wird die Situation dadurch, dass sich im vergangenen Jahrzehnt die zeitliche Anwesenheit der einzelnen Ärzte durch Freizeitausgleich für Nachtdienste und Überstunden, Teilzeitarbeit sowie die Gesamtdauer der Anwesenheit durch befristete Verträge drastisch veränderte.

In der Akutsituation nach 11 Jahren ist die Patientin 74 Jahre alt und rollstuhlpflichtig. Der seit drei Jahren nicht mehr gewechselte Doppel-J-Katheter ist verkalkt. Spätestens jetzt muss vor jedem erneuten Manipulationsversuch die Frage nach der Nierenfunktion gestellt werden. Bei weitgehendem Funktionsverlust ist die Entfernung der betroffenen Niere nicht der größere, sondern der kleinere Eingriff. Eine längere Zeit bestehende Pyonephrose verursacht bei älteren Patienten oft keine Leukozytose, das erhöhte CRP ist deutlicher Hinweis auf einen bestehenden Infekt. Der weitere Verlauf dieser akuten Situation zeigt, dass die so genannten „minimal invasiven" Maßnahmen wie retrograde Manipulation, URS etc. nicht per se geringfügig invasiv sind, sondern allenfalls in der Gesamtschau des Zustandes eines Patienten so genannt werden dürfen.

Zu der vom Autor zu Beginn genannten Betroffenheit über diesen Verlauf gesellt sich, wahrscheinlich nicht nur beim Kommentator, die Befürchtung, ob manch einer der eigenen Patienten aus der Erinnerung verschwand und damit die Basis für einen ähnlich katastrophalen Verlauf gelegt wurde.

2 Blasenchirurgie

Komplikationen bei der transurethralen und offen-operativen Blasentumorchirurgie

G. Lümmen und H. Rübben

Einleitung

Das Blasenkarzinom ist der fünfthäufigste Tumor des Mannes mit steigender Inzidenz in den letzten Jahrzehnten. 80% aller Blasentumoren wachsen oberflächlich, die endoskopisch transurethral reseziert und so vollständig entfernt werden (TUR-B). Die technische Entwicklung und Verbesserung der endoskopischen Geräte ist ein kontinuierlicher Prozess und ermöglicht mit Hilfe der Videoresektion und der erst kürzlich eingeführten bipolaren Resektionstechnik ein hohes Maß an Sicherheit. Trotz optimalem Equipment sind intra- und postoperative Komplikationen bei der transurethralen Elektroresektion von Blasentumoren möglich.

Bei muskelinvasiven Harnblasenkarzinomen ist die akzeptierte Behandlung die radikale Zystektomie mit pelviner Lymphadenektomie und kontinenter oder inkontinenter Harnableitung; dabei handelt es sich um standardisierte Operationsabläufe mit einer gut beschriebenen Komplikationsrate.

Komplikationen der transurethralen Elektroresektion von Blasentumoren

■ **Blasenperforation.** Die Blasenperforation ist eine ernste Komplikation der TUR-B und entsteht in der Regel durch eine durch alle Blasenwandschichten zu tief durchgeführten Resektion, seltener beim Einführen des Resektoskopes oder im Rahmen der Ausspülung einer Blasentamponade mit Hilfe der Blasenspritze. Zeichen einer Perforation sind die Unfähigkeit, die Blase ausreichend mit Spülflüssigkeit zu füllen, der inadäquate Rückfluss der Spülflüssigkeit, eine Umfangszunahme des Abdomens und eine Tachykardie. Die endoskopischen Hinweise sind der Blick auf perivesikales Fettgewebe, ein schwarzer Raum zwischen bzw. hinter den Muskelfasern oder der Blick auf Dünndarmschlingen.

Die Inzidenz der Blasenperforation im Rahmen der TUR-B wird in der Literatur mit 0,9–5% angegeben [1, 3]. Bei Vorliegen einer Blasenperforation steigt die Inzidenz postoperativer Harnwegsinfekte, das Auftreten von Fieber und Septikämien, sowie die Rate der Transfusionen ist bei Blasenperforation erhöht. Die Häufigkeit einer Perforation korreliert mit Größe und Anzahl der Tumoren, weniger mit Tumorstadium, Grad oder der Lokalisation des Tumors. Ca. 10–20% der Perforationen erfolgen intraperitoneal [8].

Bei Verdacht auf eine Perforation sollte diese intraoperativ durch ein Zystogramm verifiziert werden. Bei extraperitonealen und kleinen intraperitoenalen Perforationen reicht in der Regel eine konservative Therapie mit Einlage eines Dauerkatheters und Gabe eines Breitspektrumantibiotikums aus; es sollte auf eine suffiziente Blutstillung geachtet werden, so dass die postoperative Spülung reduziert werden kann bzw. nicht notwendig ist. Bei größeren intra- oder extraperitonealen Perforationen empfiehlt sich die offene Revision mit Verschluss des Blasendefektes und Einlage einer perivesikalen Drainage.

Bei Perforation kann es zu einer Tumoraussaat in den Extra- und Intraperitonealraum kommen. Insgesamt sind nur wenige Fälle einer Metastasierung durch eine Blasenperforation beschrieben und ein positiver Effekt einer prophylaktischen Chemotherapie bisher nicht bewiesen [5]. In unserer Klinik haben wir in den letzten 15 Jahren bei zwei Patienten mit Perforation nach intraperitoneal postoperativ zwei Zyklen einer Polychemotherapie (MVAC) verabreicht. Diese beiden Patienten haben im weiteren Verlauf keine Metastasierung entwickelt.

Zur Vermeidung einer Blasenperforation empfiehlt sich die Resektion von Blasentumoren bei geringer Füllung der Blase. Bei Tumoren am Blasendach können diese durch Druck auf den

Unterbauch besser erreicht und kontrolliert abgetragen werden. Eine hohe Gefahr der Perforation besteht bei Tumoren in Blasendivertikeln; die Indikation zur offenen Divertikelektomie oder Blasenteilreduktion sollte großzügig gestellt werden. Diese sollten möglichst nur koaguliert werden oder bei Unsicherheit einer offenen Operation im Sinne einer Resektion des Blasendivertikels bzw. einer Blasenteilresektion durchgeführt werden.

■ Bei Verdacht: Intraoperatives Zystogramm

■ Inadäquate Absorption von Spülflüssigkeit. Eine inadäquate Absorption der hypotonen natriumfreien Flüssigkeit ist selten und in der Regel mit einer Blasenperforation assoziiert. Dabei kann es zu einem TUR-Syndrom kommen mit einer Hypervolämie, Elektrolytentgleisung und hämodynamischer Instabilität; die Hyponatriämie führt im Extremfall zum intrazerebralen Ödem, das zum Tod führen kann. Die Therapie besteht in einer forcierten Diurese mit Furosemid unter Flüssigkeitsrestriktion; bei stärkerer Hyponatriämie empfiehlt sich die zusätzliche Infusion einer 3%igen NaCl-Lösung. Im eigenen Krankengut haben wir die Erfahrung eines TUR-Syndroms in der Behandlung von Blasentumorpatienten nicht gemacht.

■ Blutung. Die Häufigkeit einer intraoperativen oder postoperativen Blutung korreliert mit der Größe des Blasentumors; sie wird mit 1–13% angegeben. Das Risiko einer Bluttransfusion am Operationstag liegt zwischen 0% und maximal 6%, 0–7% erhalten postoperativ eine Transfusion. Eine Blasenperforation erhöht die Notwendigkeit einer Transfusion auf bis zu 24% [8].

Zur Verhinderung einer postoperativen Blutung empfiehlt sich die subtile Blutstillung und die Einlage eines großlumigen Spülkatheters (18–22 Charr.) zur Vermeidung einer Blasentamponade. Ist die Spülung nach Evakuierung der Blasentamponade nicht ausreichend klar, sollte die Entscheidung zur Nachkoagulation früh gestellt werden. Eine routinemäßig präoperative Bereitstellung von Blutkonserven erfolgt in unserer Klinik nicht.

■ Harnwegsinfekt. Die Inzidenz der postoperativen Harnwegsinfekte variiert in der Literatur von 2–40%. Bei präoperativ sterilem Urin liegt die Infektrate für Männer bei 3% und für Frauen bei ca. 25% [8]. Unter der perioperativen Gabe von z.B. Cotrimoxazol sehen wir keine fieberhaften Harnwegsinfekte. Ein signifikanter Harnwegsinfekt sollte vor geplanter transurethraler Elektroresektion eines Blasentumors mit einem resistenzgerechten Antibiotikum behandelt sein. Bei unauffälligem Sediment präoperativ wird die Notwendigkeit einer perioperativen antibiotischen Prophylaxe kontrovers diskutiert.

■ Stimulation des Nervus obturatorius. Bei Resektion von Blasentumoren der Blasenseitenwand kann der N. obturatorius gereizt werden und die Adduktorenkontraktionen zu einer Blasenperforation führen. Dies wird bei etwa 5% der Patienten beobachtet. Zur Vermeidung sollte die Resektion in diesem Bereich bei möglichst leerer Blase erfolgen und die Resektionsschlinge nur minimal aus dem Resektoskopschaft ausgefahren werden. Bei dieser Resektionstechnik sehen wir bei einer Stimulation des Nervus obturatorius keine Perforationen. Bei unerfahrenen Operateuren besteht die Möglichkeit einer lokalen Blockade des N. obturatorius mit Hilfe eines Lokalanästhetikums. Bipolare Resektionsschlingen haben den Vorteil einer direkten Stromableitung, so dass eine Nervenstimulation bislang nicht beobachtet wurde.

■ Resektion bei geringer Blasenfüllung, Resektionsschlinge nur gering ausfahren

■ Verletzung des Harnleiterostiums. Die Resektion von Blasentumoren im Bereich des Harnleiterostiums können zu einem vesikoureteralen Reflux auf dieser Seite in 20–80% der Fälle führen; theoretisch ist damit eine erhöhte Rate an Urothelkarzinomen im oberen Harntrakt verbunden. Derartige Erfahrungen können wir aus dem praktischen Alltag nicht ableiten. Es kommt auch nicht zu vermehrten fieberhaften Harnwegsinfekten. Wegen des Risikos einer narbigen Striktur des Ostiums ist eine kurzfristige sonografische Kontrolle angezeigt.

■ Postoperative Sonografie der Niere

■ Periphere Neuropathie. Aufgrund der intraoperativen Steinschnittlagerung sind eine Peroneusläsion und Neuropathie des Nervus femoralis durch eine Abduktion der Hüftgelenke beschrieben. Zur Vermeidung derartiger meist reversibler Komplikationen empfiehlt sich eine gute Abpolsterung des Kniegelenkes und des Nervus peroneus durch die Verwendung von

Gelkissen sowie die Vermeidung einer extremen Abduktion des Hüftgelenkes.

■ Physiologische Lagerung, Polsterung

Komplikationen im Rahmen der Zystektomie

■ **Vorbereitung.** Zur Reduktion einer postoperativen Pneumonie sollte in der Operationsvorbereitung eine Lungenfunktionsuntersuchung und falls notwendig eine Optimierung der pulmonalen Leistungen durchgeführt werden: Hierzu gehören Atemgymnastik, Nikotinkarenz, ggf. Sanierung des Zahnstatus, Sputumkultur, Korrektur einer Anämie sowie einer negativen Stickstoffbilanz.

Eine Darmvorbereitung erstreckt sich über 2 Tage mit flüssiger Nahrung; am ersten Tag nimmt der Patient zusätzlich 100 ml Xprep ein und trinkt am zweiten Tag ca. 4–6 l Golitely (Glaubersalz), bis die Darmentleerung nahezu klar ist. Sollte der Patient dazu nicht in der Lage sein, kann diese mit Apfelsaft oder Tee geschmacklich verbessert oder über eine Magensonde verabreicht werden. Neuere Untersuchungen belegen, dass eine eintägige auch ambulante Darmvorbereitung ausreichend ist.

Bei Patienten mit einer Komorbidität und einem ASA-Score >2 ist mit einer erhöhten intra- und perioperativen Komplikationsrate zu rechnen. Bei diesen Patienten kann ein zweizeitiges Vorgehen in Betracht gezogen werden, wobei die Harnableitung zuerst erfolgt [4].

■ Pulmonale Vorbereitung, Darmvorbereitung, Einschätzen der Komorbidität

■ **Lagerung.** Der Patient liegt in Rücklage mit abduzierten Beinen und leichter Beugung im Knie- und Hüftgelenk, gehalten durch Beinauflagen. Hierbei ist auf eine gute Abpolsterung im Knie- und Fersenbereich zu achten, um eine Peroneusläsion zu vermeiden; dies ist mit Hilfe von Gelmatten bzw. -kissen sowie Umwickelung der Beine mit Watte möglich. Bei einer zu erwartenden Operationsdauer von über 4 Stunden kann die intermittierende pneumatische Kompression der Beine die Inzidenz der intra- und postoperativen Lungenembolien reduzieren. Die Arme des Patienten sollten möglichst bds. an den Körper angelegt sein, so dass Plexusläsionen im Schulter-Arm-Bereich nicht auftreten.

■ Periphere Neuropathie: Gelmatten, Gelkissen, physiologische Lagerung; Schutz vor Lungenembolie: intermittierende pneumatische Kompression der Beine

■ **Pelvine Lymphadenektomie.** Bei der pelvinen Lymphadenektomie wird das Lymph- und Bindegewebe, von der Bifurkation der A. ilica communis, entlang der Arteria iliaca externa bis zum Ligamentum inguinale entfernt; der Nervus genitofemoralis gilt als anterolaterale Grenze. Nachfolgend erfolgt die Ausräumung der Fossa obturatoria unter Schonung des Nervus obturatorius, des Zustromgebiets der Arteria iliaca interna sowie die ventralen Anteile der Vena iliaca interna. Um postoperative Lymphozelen zu vermeiden, sollten die Lymphgefäße ligiert oder Titanclips abgesetzt werden.

Bei Ausbildung einer symptomatischen Lymphozele kann diese sonografisch dargestellt, der Inhalt aspiriert und eine Verklebung mit einer Tetracyclininjektion versucht werden. Eine offene Drainage ist selten notwendig, es sei denn, die Lymphozelenflüssigkeit ist infiziert oder der venöse Rückfluss aus dem Bein gestört.

Postoperative Lymphödeme der Beine entstehen meist durch eine ausgedehnte Präparation lateral der Iliakalgefäße und/oder durch eine vorbestehende pelvine Strahlenbehandlung.

Eine postoperative Blutung im Bereich der pelvinen Lymphadenektomieregion ist selten und gewöhnlich durch eine unzureichende Präparation und Ligatur der pelvinen Gefäße bedingt. Verletzungen des Nervus obturatorius treten dann ein, wenn dieser an sich auffällige Nerv in der Fossa obturatoria nicht sicher identifiziert und vom Lymphknotengewebe getrennt werden kann, z. B. bei Resektion großer fixierter Tumormassen. Zur Vermeidung einer Nervenverletzung sollte die Fossa obturatoria von kranial präpariert und das Lympknoten-Fettgewebe mit der Schere gespreizt werden.

Die Durchtrennung des N. obturatorius kann zu einer ausgeprägten Adduktorenschwäche führen. Bei Verletzungen des N. femoralis cutaneus lateralis oder N. genitofemoralis kommt es zu Parästhesien im Bereich der Lenden, der Skrotalhaut bzw. der Labien und dem anterioren Oberschenkelbereich.

■ Pelvine Lymphadenektomie: minutiöse Ligatur oder Clippung der Lymphgefäße, sichere Darstellung des N. obturatorius

Präparation der Harnleiter. Bei der Präparation der Harnleiter ist insbesondere darauf zu achten, dass der Harnleiter mit anhängender Adventitia mobilisiert und möglichst distal der Gefäßkreuzung abgesetzt wird. Ein Erhalt der Adventitia und Gefäßversorgung des Harnleiters beugt distale Harnleiternekrosen bzw. Anastomosenstrikturen vor. Durch eine orthotope Harnleiterimplantation in die Ileumneoblase ist die Mobilisation des Harnleiters nur in geringem Umfang notwendig, so dass Harnleiternekrosen vermieden werden können. Wir implantieren die Harnleiter verkürzt in ein nicht detubularisiertes Ileumsegment der Neoblase, das als Steigrohr dient.

Zur Vorbereitung eines Ileumconduits wird gewöhnlich der linke Harnleiter nach stumpfer Präparation eines Tunnels unter dem Mesosigma auf die rechte Seite gezogen. Bei der Präparation des Tunnels sollte man auf Gefäße im Mesosigma achten und den Harnleiter in der Regel unterhalb der A. mesenterica inferior durchziehen. Nach Durchzug des Harnleiters sollte dieser nicht torquiert und ohne Knick verlaufen. Zur Sicherheit sollte dieses durch Einführen einer Harnleiterschiene, die ohne Widerstand in das Nierenbecken hochzuschieben ist, überprüft werden. Die Durchgängigkeit des rechten Harnleiters sollte in gleicher Weise überprüft werden. Ist ein Hochführen der Harnleiterschienen nicht möglich, so sollten die Harnleiter exploriert werden. Einen Ureter duplex und Tumoren im oberen Harntrakt sind durch ein präoperatives i.v.-Pyelogramm auszuschließen.

■ Harnleitermobilisation: Erhalt der Adventitia. Cave: Torquierung des Harnleiters

Zystektomie. Bei der Durchtrennung des vorderen Blasenpfeilers ist darauf zu achten, dass die Ligatur der Arteria iliaca interna distal des Abganges des Glutealastes (A. gluteria superior) erfolgt, so dass Muskelnekrosen der Glutealmuskulatur vermieden werden. Bei einer unkontrollierten Blutung aus dem Versorgungsgebiet der A. iliaca interna sollten deren Äste dargestellt und ligiert werden. Ist dies nicht möglich, wird der Hauptstamm der A. ilica interna am Abgang aus der A. iliaca communis ligiert.

Weitere Blutungskomplikationen bestehen beim Mann im Bereich des Plexus santorini. Dieser kann, in Analogie zur radikalen Prostatektomie, nach Eröffnung der endopelvinen Faszie mit Hilfe einer Babcockklemme gerafft und ligiert werden. In unserer Klink wird der Plexus santorini koaguliert. Sollte es nach Durchtrennung des Plexus santorini bluten, kann nach Durchtrennung der Harnröhre durch Einlage eines Dauerkatheters, der unter Zug gehalten wird, eine Kontrolle der venösen Blutung erfolgen. Ansonsten erfolgt eine Umstechung des Plexus tangential zum Verlauf der Harnröhre. Bei der Frau kann es zur Blutung aus paravaginalen Gefäßen kommen; diese können in der Regel koaguliert, oder durch paravaginale Umstechungen versorgt werden [2, 7].

Beim Mann besteht nach Eröffnung des vorderen Blattes der Denonvillierschen Faszie oberhalb des Rektums und stumpfer Präparation zwischen Rektum und Blase zur Darstellung des hinteren Blasenpfeilers die Möglichkeit einer Rektumläsion. Auch bei der apexnahen Durchtrennung der hinteren Zirkumferenz der Harnröhre nach Durchtrennung des Plexus santorini kann es zu einer Rektumläsion kommen. Eine Rektumläsion bei der Frau ist extrem selten und nur nach Voroperation im kleinen Becken bzw. nach Bestrahlung wahrscheinlicher [6]. Bei Verdacht auf eine Rektumläsion sollte nach erfolgter Zystektomie die Läsion dargestellt, eine ausgiebige lokale Spülung mit Betaisodonalösung durchgeführt und der Defekt zweischichtig verschlossen werden. Erscheint die Versorgung nicht suffizient bzw. bei Vorliegen größerer Defekte erfolgt eine doppelläufige Kolostomie für 12 Wochen. Zur Abdeckung und Sicherung einer Rektumläsion empfiehlt sich zum Ende der Operation die Mobilisation eines Netzlappens, der meist links gestiehlt zur Deckung des Defektes lateral des Rektums fixiert wird.

■ Blutung der A. iliaca interna: Darstellung der Äste; Rektumläsion: primärer Verschluss, nur bei größeren Defekten Anuspraeter-Anlage, Netzlappenplastik

Postoperative Komplikationen. Zu den häufigsten postoperativen Komplikationen zählt der Ileus, der in bis zu 18% der Fälle auftritt. Die Patienten sollten möglichst am 3. Tag abgeführt werden: durch die Gabe von Laxans-Tabletten. Alternativ kann eine NaCl-Infusion mit jeweils 2–3 Ampullen Prostigmin, Paspertin und Magnesium gegeben werden. Die Magensonde sollte erst nach dem Abführen entfernt werden. Zusätzlich unterstützend wirkt ein präoperativ eingelegter Periduralkatheter zur Reduktion des

Sympathikotonus. Untersuchungen zur so genannten „Fast track“ -Behandlung belegen einen günstigen Verlauf bei frühzeitigem Abführen und Beginn der oralen Nahrungsaufnahme in flüssiger Form ab dem 2. Tag. Auch die frühe Entfernung der Magensonde hatte keinen negativen Effekt.

- Frühzeitiges Abführen ab dem 2. postoperativen Tag

Literatur

1. Chepurov AK, Nemenova AA (1996) The complications of transurethral resection of the bladder for tumor. Urol Nefrol (Mosk) (2):21–23
2. Cookson MS, Chang SS, Wells N, Parekh DJ, Smith JA Jr (2003) Complications of radical cystectomy for nonmuscle invasive disease: comparison with muscle invasive disease. J Urol 169(1):101–104
3. Kondas J, Szentgyorgyi E (1992) Transurethral resection of 1250 bladder tumors. Int Urol Nephrol 24(1):35–42
4. Miller DC, Taub DA, Dunn RL, Montie JE, Wei JT (2003) The impact of co-morbid disease on cancer control and survival following radical cystectomy. J Urol 169(1):105–109
5. Mydlo JH, Weinstein R, Shah S, Solliday M, Macchia RJ (1999) Long-term consequences from bladder perforation and/or violation in the presence of transitional cell carcinoma: results of a small series and a review of the literature. J Urol 161:1128–1132
6. Stein JP, Lieskovsky G, Cote R, Groshen S, Feng AC, Boyd S, Skinner E, Bochner B, Thangathurai D, Mikhail M, Raghavan D, Skinner DG (2001) Radical cystectomy in the treatment of invasive bladder cancer: long-term results in 1054 patients. J Clin Oncol 19(3):666–675
7. Stenzl A, Jarolim L, Coloby P, Golia S, Bartsch G, Babjuk M, Kakizoe T, Robertson C (2001) Urethra-sparing cystectomy and orthotopic urinary diversion in women with malignant pelvic tumors. Cancer 92(7):1864–1871
8. Traxer O, Pasqui F, Gattegno B, Pearle MS (2004) Technique and complications of transurethral surgery for bladder tumors. BJU Int 94(4):492–496 (Review)

Blasenhals-Scheiden-Fistel nach Blasenhalsinzision

M. Westenfelder

Einleitung

Der Harntrakt transportiert, speichert und entleert den Urin und besitzt multiple Abwehrmechanismen, die die Keimaszension und Besiedelung des Urogenitaltraktes und damit eine Infektion verhindern. Sind diese Mechanismen gestört, kommt es zu Harnwegsinfektionen (HWI) bzw. rezidivierenden HWI.

Bis in die 70er Jahre waren funktionelle Blasenentleerungsstörungen (FBES) wenig bekannt und wurden als organische Engen fehlinterpretiert. Jahrzehntelang wurden diese vermeintlichen Engen auf die verschiedensten Arten „beseitigt", was mit einem erheblichen Komplikationspotenzial verbunden war. Z.B. wurden in den 30er bis in die 60er Jahren Blasenhalsengen postuliert, die sog. *Marion'sche Erkrankung* [7] und mit verschiedenen, auch Y-V-Plastiken am Blasenhals „behandelt". Dabei entstanden häufig Läsionen der Sphinktermechanismen, auch Scheidenfisteln, mit konsekutiver Inkontinenz, die dann wieder mit einem Ileumconduit versorgt wurden (kein Ruhmesblatt der Urologie!). Durch diese Fälle kam die spätere Welle der Rückwandlungsoperationen (Undiversion) mit zustande.

Nachdem die Marion'sche Erkrankung nicht mehr aktuell war, wurden als Ursachen der rezidivierenden HWI Urethralklappen und bulbäre Ringe postuliert, die mit echten, Youg'schen Klappen allerdings nicht identisch waren und deren Schlitzung bei Knaben immer wieder zur Inkontinenz führte. In den 60er Jahren „entdeckten/erfanden" dann Lyon und Smith [4] die Meatusstenose des Mädchens und der Frau als Ursache der rezidivierenden HWI. Dies führte über Jahrzehnte hinweg dazu, dass Otis-Urethrotomien und Meatotomien zu den häufigsten von Urologen durchgeführten Eingriffen zählten, ohne dass dafür jemals eine relevante klinische Studie durchgeführt worden wäre, die den Nutzen dieser Eingriffe belegt hätte. Ganz im Gegenteil wiesen bald Untersuchungsserien mit Bougie à Boule darauf hin, dass eine echte Meatusstenose (als embryologisches Korrelat zur Urethralklappe des Knaben) außerordentlich selten angeboren und noch seltener erworben vorkommt. Alle Daten wiesen eher darauf hin, dass die Harnröhren von Mädchen mit rezidivierenden HWI durchschnittlich weiter als normal waren [1, 6].

Lyon propagierte in Folge zwar weiterhin die Meatotomie, bezeichnete aber im Weiteren den verdächtigten Meatus als „symptomatischen Ring" [5].

Unsinnige Narkoseeingriffe, Krankenhausaufenthalte, Kosten, aber auch immer wieder schlimmste Fälle von Inkontinenz waren die Folgen, bis sich langsam die vor allem durch J. Lapides untersuchte funktionelle BES (FBES) mit instabilem Detrusor, Detrusor-Sphinkter-Dyskoordination, lazy bladder, okkulte NBE und habituelles Fehlverhalten als Ursachen dieser FBES herausstellten und sich dann adäquat behandeln ließen [2, 3].

Dieses Wissen fand in Deutschland erst langsam in den 80er Jahren Eingang in die klinische Urologie, und an vielen Orten hielt sich die Praxis des Schlitzens und Urethrotomierens bis heute, ohne sich der daraus resultierenden Konsequenzen bewusst zu sein.

Kasuistik

Eine 19-jährige, sehr sensible, adipöse Patientin, die Jahre zuvor sexuell missbraucht worden war, litt seit ihrem 18. Lebensjahr an schwer therapierbaren, schmerzhaften rezidivierenden HWI. Die urologische Abklärung ergab Restharnbildung und den Verdacht auf eine nicht weiter abgeklärte infravesikale Obstruktion. Dies führte zur bilateralen Blasenhalsinzision (Turner

Warwick) und zur plastischen Meatotomie. Im Anschluss daran kam es zur heftigen Nachblutung und einer Koagulation in der linken Blasenhalsinzisionskerbe. Nach Katheterentfernung trat eine ständige Inkontinenz auf. Dabei war die Patientin bei starkem Harndrang nicht mehr in der Lage den Urin zurückzuhalten und schon kurz nach der Blasenentleerung hatte sie wieder das Gefühl nass zu werden. Zusätzlich stellten sich erneut unkontrollierbare HWI und ständige Schmerzen ein. Die Patientin wurde erneut aufgenommen und untersucht, ohne dass dabei eine weitere Erklärung für die Inkontinenz und Infektionen zu finden gewesen wäre. Sie wurde parenteral antimikrobiell therapiert und zusätzlich mit Blaseninstillationen behandelt. Im Entlassungsbrief wurde eine deutliche Besserung der Beschwerdesymptomatik hervorgehoben, die die Patientin allerdings nicht verspürte. Sie war weiterhin inkontinent und hatte Schmerzen.

In Folge wurde die Patientin zu uns eingewiesen und auch wir waren zunächst nicht in der Lage, die Ursache des ständigen Harnträufelns zu klären. Die Einkerbungen des Blasenhalses bei 5 und 7 Uhr waren endoskopisch als auch radiologisch als plausible Ursache der Urge-Inkontinenz auszumachen, nicht aber als Ursache des permanenten Tröpfelns, welches auch im Liegen und auch wieder kurze Zeit nach Blasenentleerung auftrat.

Das MCU war wegen der erheblichen Adipositas nicht leicht zu interpretieren (Abb. 1). Scheinbar konnte sie die mit 250 ml gefüllte Blase halten, bei Hustenstößen ging Urin ab. Eine Kontrastmittelspur die nach links abzog ließ sich von den sonstigen Konturen schlecht abgrenzen, so dass es unklar blieb, ob die Blasenhalsinsuffizienz auch für das permanente Tröpfeln verantwortlich war oder nicht.

Eine Zystoskopie ohne Narkose war unmöglich. In Analgosedierung fand sich dann in der linken Blasenhalskerbe eine punktförmige Struktur, die als noch nicht abgeheilte Region interpretiert wurde. Durch weitere Beobachtung bestand bald kein Zweifel an der echten Inkontinenz mehr, und es wurde erneut eine Zystoskopie durchgeführt, diesmal mit einem flexiblen Instrument. Damit ließ sich bei retrograder Sicht zweifelsfrei eine „Gangstruktur" nachweisen, die von der linken Blasenhalskerbe abging und sich dann auch im zweiten MCU als nach dorsolateral abziehender „Gang" darstellte (Abb. 2). Beim Vergleich und digitaler Bearbeitung der Bilder zeigte sich eindeutig der identische Befund einer unklaren gangartigen mit Kontrastmittel gefüllten Struktur.

Bei der vaginalen Inspektion fand sich eine stark entzündete Scheide, die allerdings nicht voll einsehbar war. Im AUR (Abb. 3) ergab sich kein Hinweis auf eine Anomalie des oberen Harntraktes wie z. B. eine Doppelniere.

Damit stand zunächst fest, dass bei der Blasenhalsinzision eine unklare „Gangstruktur" getroffen worden war, die eine Verbindung zur

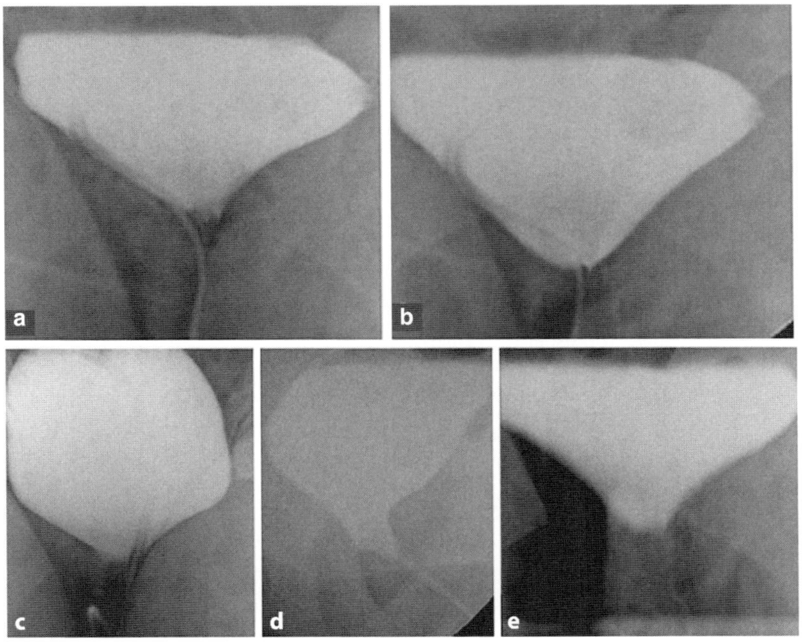

Abb. 1 a–e. Erstes, als unauffällig beurteiltes MCU.

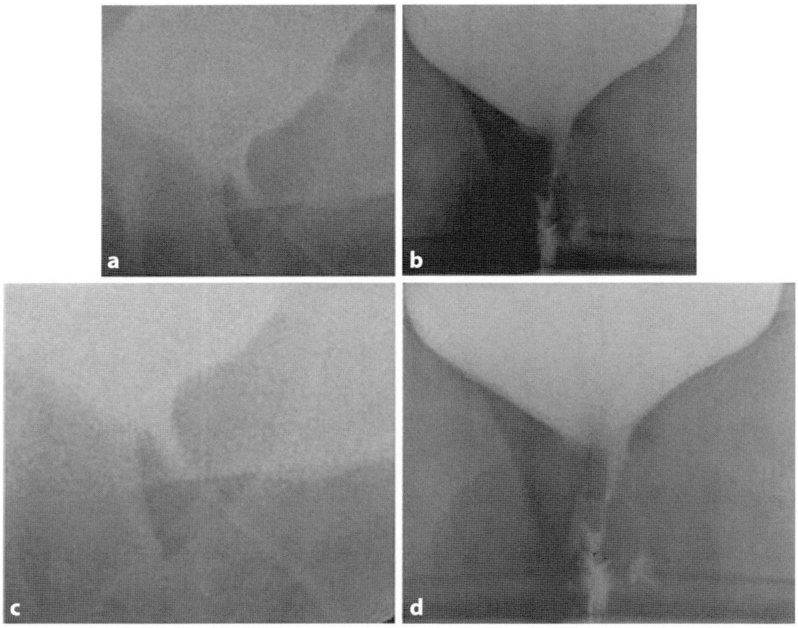

Abb. 2a–d. Zweites MCU, vor und nach digitaler Bearbeitung.

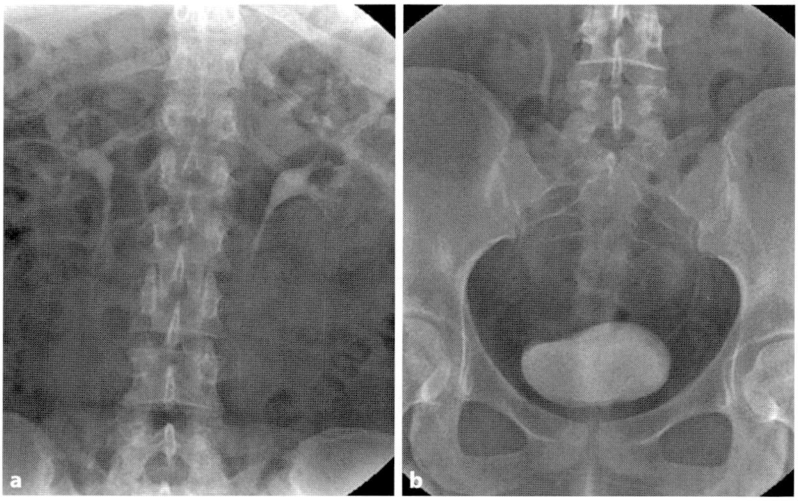

Abb. 3a, b. Unauffälliges AUR.

Scheide haben musste, und es wurde der Patientin die Blasenhalsrekonstruktion einerseits und die „Exzision dieser Gangstruktur" andererseits vorgeschlagen, worin sie einwilligte.

Die Blase wurde freigelegt, eröffnet, der „Gang" in der Blasenhalskerbe links dargestellt. Er wies eine sehr hohe Verbindung zur Vagina auf und war eher kurz, wurde exzidiert und dann der Blasenhals rekonstruiert, in dem die tiefen Kerben angefrischt und verschlossen wurden. Operationstechnisch erwies sich die Korrektur wegen der tiefen Lage der Fistel am Blasenhals als sehr mühsam.

Histologisch handelte es sich ganz eindeutig um eine Fistel zwischen Blasenhals und Scheide. Die Patientin war danach trocken und kontinent, bekam aber eine MRSA-Infektion, welche den Krankenhausaufenthalt hinauszögerte und nach Entlassung ein MRSA-Rezidiv, welches erneut zur stationären Behandlung zwang. Insgesamt war die Patientin dadurch für 4 Wochen stationär diagnostiziert und behandelt worden, fast zwei Wochen davon in einem Isolationszimmer. Aufgrund der langen Krankheit war ihr Ausbildungsplatz gefährdet, was für sie eine erhebliche zusätzliche Belastung darstellte.

Problemanalyse

Dies ist der dritte mir bekannte Fall, bei dem das unüberlegte Schlitzen der weiblichen Harnröhre in die Katastrophe führte.

Beim ersten Fall, einem 7-jährigen Mädchen ließ sich nach Schlitzung der 10-Charr.-Ballonkatheter nicht entblocken. Beim Versuch, ihn mit Äther zu sprengen, gelangte versehentlich 30 ml in die Blase. Bei bilateralem Reflux und einem Druckanstieg auf ca. 1,3 atü kam es zur Zerreißung und Drucknekrose des Harntraktes und der rechten Niere. Die Folge war ein ans Nierenbecken angeschlossenes Kolonconduit, später die Niereninsuffizienz und Dialyse.

Beim zweiten Fall war bei einer adipösen, aber nur 152 cm großen Patientin die Urethra 3× bei 12 Uhr bis auf 48 Charr.(!) mit dem Otis-Instrument geschlitzt worden. Danach war sie komplett inkontinent, obwohl dies nach Ansicht der ausführenden und verantwortlichen Urologen niemals hätte sein können.

Auch beim geschilderten Fall war die Möglichkeit einer Komplikation für die beteiligten Urologen jenseits ihrer Vorstellung. Ob dabei die primäre Blasenhalsinzision oder aber die sekundäre Nachkoagulation für die Fistel bzw. Inkontinenz verantwortlich war, ist letztendlich unbedeutend. Bedeutend ist vielmehr die Tatsache der völlig sinnlosen Blasenhalsinzision und zweitens das Ausmaß dieses Eingriffes, bei dem mit großer Wahrscheinlichkeit die Adipositas über die kleinen inneren Verhältnisse hinwegtäuschte. Die Adipositas und extreme Empfindlichkeit kompliziert die Situation in der Tat erheblich. So erschwerte sie die Röntgendiagnostik, endoskopische Abklärung und Inspektion der Scheide und die enorme Sensibilität und psychische Instabilität der Patientin ließ an Aggravation und Simulation denken. Die Tatsache, dass sie sexuell missbraucht worden war, erfuhren auch wir erst beim zweiten Krankenhausaufenthalt. Entschuldigt hätte dies aber keinesfalls dürfen, denn auch scheinbar psychisch Kranke haben ein Anrecht darauf, zunächst einmal ernst genommen und exakt abgeklärt zu werden.

Insgesamt forderte der Zustand aber eine gewisse „diagnostische Beharrlichkeit" und den Druck, zu einer plausiblen Erklärung und eine therapeutische Option für den ungewöhnlichen Zustand zu finden, der ohne Sanierung für das Leben dieser jungen Patientin einen extremen Einschnitt bedeutet hätte.

Schlussfolgerung

1. Es gibt keine harmlosen und risikofreien Eingriffe.
2. Aus „Nichts" können Katastrophen entstehen.
3. Plausible realistische Erklärungen und nicht Wunschdenken sind immer dann gefordert, wenn die therapeutischen Bemühungen nicht erfolgreich sind.

Literatur

1. Arnold SJ, Ginsberg A (1973) Enuresis, incidence and pertinence of genitourinary disease in healthy enuretic children. Urology 2:437
2. Lapides J, Sweet RB, Lewis LW (1957) Role of striated muscle in urination. J Urol 77:247
3. Lapides J, Diokno AC (1969) Persistence of the infant bladder as a cause for urinary infection in girls. Trans Am Assoc Genitourin Surg 61:51
4. Lyon RP, Smith DR (1963) Distal urethral stenosis. J Urol 89:414–421
5. Lyon RP (1974) Distal urethral stenosis. In: Reviews in Pediatric Urology. American Elsevier Pub Co, New York, pp 1–8
6. Mahony DT (1971) Studies of enuresis: I. Incidence of obstructive lesions and pathophysiology of enuresis. J Urol 106:951
7. Marion G (1933) Surgery of the bladder neck. Br J Urol 5:351–356

KOMMENTAR T. Lindenmeir und E.P. Allhoff

Die Diagnose und Therapie von Harnröhren- bzw. Blasenhalsstenosen bei Frauen oder Mädchen ist eines der am hitzigsten diskutierten Themen in der Urologie. Während einige Kollegen die Existenz solcher mechanischer Obstruktionen generell ablehnen, werden auch in der internationalen Literatur regelmäßig, wenn auch kleine, Serien publiziert, in denen eine Blasenhalsinzision als effektive Therapie einer mechanischen Blasenhalsobstruktion angepriesen wird [4]. In allen aktuelleren Arbeiten wird jedoch stets auf die dringend notwendige, suffiziente Diagnostik (v.a. mittels Video-Urodynamik einschl. Beckenboden-EMG) hingewiesen, um sicher eine funktionelle Störung ausschließen zu können [3, 4].

Wenn uns selbst auch kein einziger Fall einer Patientin mit einer nachgewiesenen Blasenhalsstenose bekannt ist, so finden sich in unserem Patientengut jedoch regelmäßig Frauen oder Mädchen, bei denen eine Meatusstenose mechanischen Ursprungs vorliegt. Mit einer plastischen Meatotomie sind die Probleme (v.a. rezidivierende Harnwegsinfekte) meist gut behebbar. Voraussetzung ist aber auf jeden Fall eine ausführliche Abklärung und der Ausschluss einer funktionellen Störung.

Die Durchführung der Meatotomie mit dem Bougie à Boule und einem Messer ist weitläufig beschrieben [1, 5]. Von der Otis-Urethrotomie wird wegen der, wenn auch seltenen, Gefahr einer postoperativen Harninkontinenz häufig abgeraten. Man sollte bei der Durchführung aber auf jeden Fall die altersabhängige, physiologische Weite der Harnröhre beachten. Dazu kann man sich auch heute noch auf die Formel von Immergut und Wahmann aus dem Jahre 1968 stützen: Weite in Charr. = Lebensalter + 10 [2]. Bei erwachsenen Frauen sollten 30 Charr. nicht überschritten werden.

Die beschriebenen Fälle zeigen eindrücklich, wie es auch bei vermeintlich kleinen Eingriffen zu desaströsen Komplikationen kommen kann. Deshalb ist neben einer suffizienten Diagnostik und einer korrekten Aufklärung auch die Durchführung des Eingriffes lege artis entscheidend.

In den ersten beiden genannten Fällen liegt das Problem aber nicht an dem Eingriff selbst, sondern an der fehlerhaften Durchführung bzw. an sonstigem Fehlverhalten: Manipulationen mit Äther bei nicht entblockbaren Katheterballons sind mittlerweile obsolet. Im zweiten Beispiel war der „kleine" Eingriff einer Otis-Meatotomie nicht lege artis durchgeführt. Das Aufdehnen des Meatotoms bis 48 Charr. und dann noch das dreimalige Durchziehen des Messers lässt es dem Leser eiskalt den Rücken herunterlaufen. Leider kommen durch solche Handlungsweisen ungerechtfertigterweise die Methoden selbst in Verruf.

In dem eigentlich dargestellten Fall kommen dann sehr viele Faktoren zusammen, welche letztendlich das Ganze so katastrophal verlaufen lassen. Anscheinend erfolgte zunächst keine suffiziente Diagnostik, so dass primär schon die Diagnose „Blasenhalsstenose" angezweifelt werden muss. Eine heftige Nachblutung machte eine Nachkoagulation notwendig. Bekanntermaßen findet man dabei meist sehr unübersichtliche Verhältnisse vor, so dass oftmals weitere Probleme vorprogrammiert sind.

Aufgrund der psycho-sozialen Situation der Patientin wurden ihre Beschwerden von den primär behandelnden Ärzten, dann aber wohl auch zunächst von den nachfolgenden Kollegen, nicht ganz ernst genommen. Erst die dann folgende beharrliche weitere Abklärung führte zu der korrekten Diagnose und schließlich auch zu einer erfolgreichen Therapie.

Schlussfolgerung

1. Da auch kleinere Eingriffe weitgreifende Komplikationen haben können, muss eine suffiziente Diagnostik und kritische Indikationsstellung vor jeder Therapie stehen. Weiterhin muss neben einer korrekten Aufklärung der Eingriff selbst, sei er noch so klein, mit der nötigen Sorgfalt durchgeführt werden.
2. Gerade bei psychisch auffälligen Patienten ist man oft verleitet, deren Probleme abzutun. Häufig wird dabei auch sonst routinemäßig angewandte Diagnostik nicht durchgeführt. Grundsätzlich müssen gerade bei solchen Patienten alle diagnostischen Möglichkeiten ausgeschöpft werden, um organische Ursachen sicher ausschließen zu können. Erst dann darf man auf die „Psycho"-Schiene fahren.

Literatur

1. Fritz TH, Müller SC, Hohenfellner R (1994) Operationen an der weiblichen Harnröhre: Meatusstenose, Urethralfurunkel, Harnröhrenprolaps und Urethraldivertikel. In: Hohenfellner R (Hrsg) Ausgewählte urologische OP-Techniken, 4.2–4.11. Georg Thieme Verlag, Stuttgart New York
2. Immergut MA, Wahmann GE (1968) The urethral caliber of female children with recurrent urinary tract infections. J Urol 99:189–192
3. Klijer R, Krzystof B, Bialek W (2004) Bladder Outlet Obstruction in Women: Difficulties in the Diagnosis. Urol Int 73:6–10
4. Peng CH, Kuo HC (2005) Transurethral incision of the bladder neck in treatment of bladder neck obstruction in women. Urology 65(2):275–278
5. Steffens J (2000) Weibliche Harnröhrenstenose. In: Thüroff JW, Schulte-Wissermann H (Hrsg) Kinderurologie in Klinik und Praxis. Georg Thieme Verlag, Stuttgart New York, S 352–356

Milzabszess nach radikaler Zystektomie

M. Roos und K. Weingärtner

Einleitung

Der Milzabszess nach hämatogener Infektion im Rahmen einer Bakteriämie oder Sepsis ist ein seltenes Krankheitsbild. Verminderte Immunkompetenz, Diabetes mellitus und kardiale Erkrankungen stellen prädisponierende Faktoren dar. Klinische Symptome sind Schmerzen im Bereich des linken Oberbauches, linksseitiger Pleuraerguss, Fieber und Leukozytose. Die Splenektomie war bis vor wenigen Jahren die Therapie der Wahl. Eine perkutane Abszessdrainage ist jedoch insbesondere bei multimorbiden Patienten mit einem hohen operativen Risiko eine sichere und effektive Behandlungsalternative.

Kasuistik

Herr H., ein 82-jähriger Patient in gutem Allgemeinzustand und ohne Vorerkrankungen, unterzog sich aufgrund eines myoinvasiven Urothelkarzinoms der Blase einer radikalen Zystektomie und Anlage eines Ileocoecal-Pouches mit Appendix-Nabel-Stoma. Der Eingriff verlief komplikationslos. Als perioperative Antibiotikaprophylaxe erhielt der Patient Mezlocillin und Metronidazol. Postoperativ wurde Herr H. zwei Tage intensivmedizinisch betreut.

Am 6. postoperativen Tag entwickelte der Patient Fieber bis 38,9 °C. Die Laborkontrolle erbrachte eine Leukozytose von 16400 Leukozyten/µl, der Serumblutzucker war auf über 400 mg/dl erhöht und eine Glucosurie nachweisbar. Die Blutkultur erbrachte keinen Keimnachweis. Auch eine Abdomensonografie und eine radiologische Kontrolle des Thorax waren unauffällig, die Wundverhältnisse reizlos.

Da Herr H. auch am 8. postoperativen Tag nicht fieberfrei war, wurde die bisherige Antibiose durch Ciprofloxacin ersetzt und eine Computertomografie des Abdomens zur Fokussuche durchgeführt. Eine Ursache des persistierenden Fiebers fand sich jedoch nicht.

Unter der geänderten Antibiose entfieberte der Patient zwar kurzzeitig, laborchemisch zeigte sich jedoch eine Leukozytose von 25100 Leukozyten/µl. Im Urinsediment waren nun Bakterien und Hefepilze zahlreich nachweisbar. Da die abermalige radiologische Kontrolle des Thorax nun eine linke basale Dystelektase zeigte, wurde neben einer antimykotischen Therapie mit Fluconazol die Antibiotikatherapie durch Erythromycin ergänzt.

Nach abermaligem Temperaturanstieg demarkierte sich radiologisch ein peribronchiales Infiltrat des linken Unterlappens. In der Keimdifferenzierung des Urins wurde Klebsiella pneumoniae, resistent auf Mezlocillin und Ciprofloxacin, und Candida glabrata nachgewiesen.

Trotz testgerechter Antibiose mit Imipenem und antimykotischer Therapie mit Fluconazol waren Fieber und Entzündungsparameter nicht rückläufig. In der Abdomensonografie war nun eine neu aufgetretene subkapsuläre liquide Raumforderung im Bereich der Milz nachweisbar (Abb. 1).

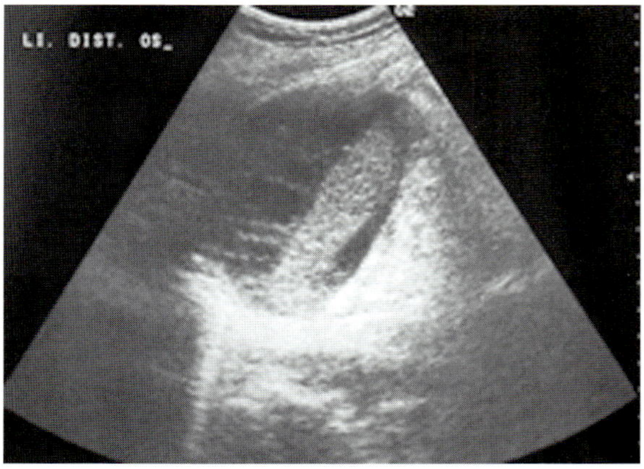

Abb. 1. Sonografischer Nachweis einer abszessverdächtigen Flüssigkeitsansammlung um die Milz.

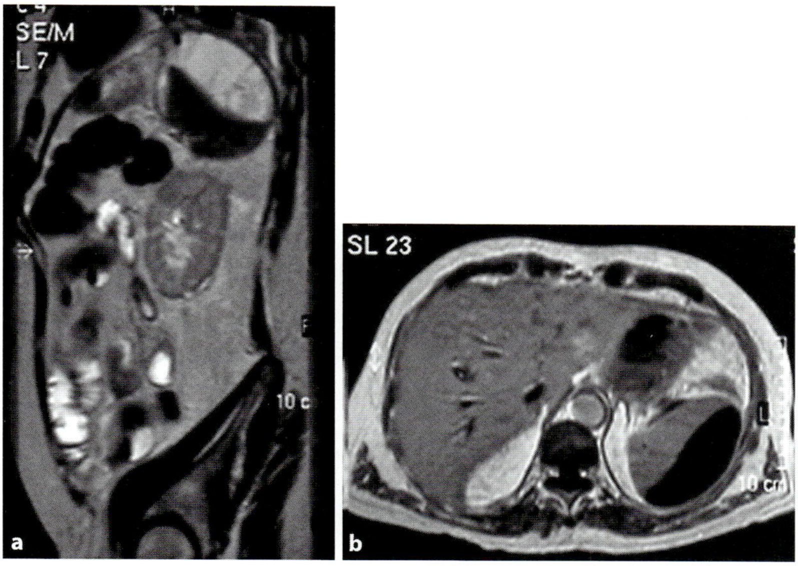

Abb. 2 a, b. MRT des Abdomens mit Nachweis eines perisplenischen Abszesses.

Ein Magnetresonanztomogramm des Abdomens bestätigte den Verdacht auf einen subkapsulären Milzabszess von 6×10×10 cm Größe mit reaktiver Pleuropneumonie links basal (Abb. 2).

Der Abszess wurde perkutan unter sonografischer Kontrolle mittels einer van-Sonnenberg-Drainage entlastet. Das Abszesspunktat bestätigte den Verdacht einer hämatogenen Milzinfektion durch Klebsiella pneumoniae und Candida glabrata.

Unter medikamentöser Therapie mit Imipenem, Amphotericin B und täglicher Spülung der Abszesshöhle mit Povidon-Iod war deren Größe in einem Kontroll-MRT nach 8 Tagen deutlich rückläufig (Abb. 3). Bei einer Fördermenge von unter 10 ml/24 h und sonografisch nicht mehr nachweisbarer Abszessformation wurde die van-Sonnenberg-Drainage nach 11 Tagen entfernt.

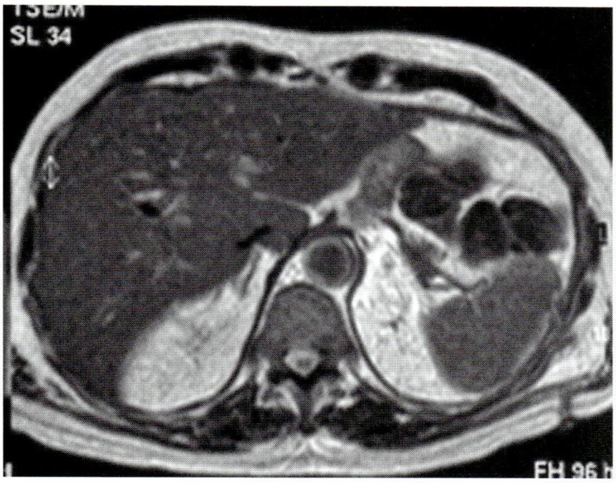

Abb. 3. Kontroll-MRT des Abdomens nach perkutaner Abszessdrainage.

Problemanalyse

Der Milzabszess stellt eine seltene Erkrankung dar, die bei verzögerter Diagnose und Therapie eine hohe Mortalitätsrate zwischen 14 und 60% hat [2, 6]. Die klinische Manifestation mit Fieber und Leukozytose ist relativ unspezifisch, typischere Symptome wie Schmerzen im Bereich des linken Oberbauches und linksseitiger Pleuraerguss können fehlen [7]. Prädisponierende Faktoren sind verminderte Immunkompetenz, Diabetes mellitus und kardiale Erkrankungen.

Milztrauma, gastrointestinaler Eingriff, Urosepsis, nekrotisierende Pankreatitis aber auch lediglich eine Zahnextraktion kann bei Risikopatienten die hämatogene Milzinfektion auslösen [2].

In der vorgestellten Kasuistik ist der Milzabszess auf eine postoperative Urosepsis mit Klebsiella pneumoniae und Candida glabrata zurückzuführen. Escherichia coli, Staphylokokken, Streptokokken, Bacteroides und Peptostreptokokken zählen in der Literatur zu den häufig im Abszesspunktat nachweisbaren bakteriellen Erregern [1, 2]. Klebsiella pneumoniae ist bei ca. 10% der Normalbevölkerung im Gastrointestinaltrakt vorhanden. Insbesondere unter einer Therapie mit Aminopenizillinen können Klebsiellen in der Darmflora selektioniert werden und oft schwer verlaufende nosokomiale Infektionen hervorrufen [9]. Auch der Nachweis von Pilzen im Abszesspunktat ist selten. In den letzten zwei Jahrzehnten ist jedoch die Zahl der durch Candida verursachten Milzinfektionen deutlich angestiegen [2, 4]. Ursächlich hierfür ist eine aggressivere Chemo- und Antibiotikatherapie sowie eine Zunahme immunosupprimierter Patienten.

Etwa 80% der Candida-Mykosen werden durch Candida albicans verursacht.

Eine weitere Candidaart, Candida glabrata, ist ein nosokomialer Krankheitserreger, der bevorzugt die ableitenden Harnwege besiedelt.

Infektionen mit Candida glabrata treten gehäuft bei Patienten auf, die mit Chinolonen und Fluconazol behandelt werden [3]. Dies ist durch die relativ breite antibiotische Aktivität der Chinolone und der nur schwachen Wirksamkeit von Fluconazol gegen Candida glabrata zu erklären.

Der durch die nosokomiale Infektion mit Klebsiella pneumoniae und Candida glabrata verursachte Milzabszess wurde perkutan unter sonografischer Kontrolle mittels einer van-Sonnenberg-Drainage entlastet. Diese Vorgehensweise war effektiv und komplikationslos.

Schlussfolgerung

Der Milzabszess ist eine seltene Erkrankung, die sich oft mit relativ unspezifischen Symptomen wie Fieber und Leukozytose manifestiert und bei verzögerter Diagnose und Therapie eine hohe Mortalitätsrate hat.

Während bis vor wenigen Jahren die Splenektomie die Therapie der Wahl darstellte, ist die perkutane Abszessdrainage insbesondere für Abszesse von über 4 cm Durchmesser eine sinnvolle Alternative [5]. Die in der Literatur genannten Vorteile der perkutanen Abszessdrainage gegenüber der konventionellen Splenektomie sind neben der Organerhaltung der Verzicht auf eine Allgemeinnarkose und Laparatomie und somit auch die Durchführbarkeit bei kritisch kranken Patienten mit hohem Operationsrisiko. Die perkutane Abszessdrainage ist ein kostengünstiges und zeitsparendes Verfahren mit geringer Morbiditäts- und Letalitätsrate. Komplikationen durch punktionsbedingte Blutungen und Verletzung von Nachbarorganen wie Pleura, Lunge, Magen, linke Kolonflexur oder Niere sind selten.

Multilokuläre Abszesse, mangelhafte Abszessdrainage und Abszessrupturen mit Blutungen sind jedoch der konventionellen Splenektomie vorbehalten.

Literatur

1. Brook I, Frazier EH (1998) Microbiology of liver and spleen abscesses. J Med Microbiol 47(12): 1075–1080
2. Green BT (2001) Splenic abscess: Report of six cases and review of literature. The American Surgeon 67(1):80–85
3. Harris A, Castro J, Sheppard DC, Carmeli Y, Samore MH (1999) Risk factors for nosocomial Candiduria due to Candida glabrata and Candida albicans. Clin Infect Dis 29(4):926–928
4. Kapur A, Vasudeva R, Howden CW (1997) Candida splenic abscess in the absence of obvious immunodeficiency. Am J Gastroenterol 92(3):509–512
5. Liu KY, Shyr YM, Su CH, Wu CW, Lee LY, Lui WY (2000) Splenic abscess – a changing trend in treatment. S Afr J Surg 38(3):55–57
6. Ng KK, Lee TY, Wan YL, Tan CF, Lui KW, Cheung YC, Cheng YF (2002) Splenic abscess: diagnosis and management. Hepatogastroenterology 49(44): 567–571
7. Schäberle W, Eisele R (1997) Perkutane sonografisch gesteuerte Drainage großer Milzabszesse. Chirurg 68(7):744–748
8. Thanos L, Dailiana T, Papaioannou G, Nikita A, Koutrouvelis H, Kelekis DA (2002) Percutaneous CT-guided drainage of splenic abscess. AJR 179 (3):629–632
9. Ullmann U (1994) Die Gattungen Escherichia, Citrobacter, Enterobacter, Klebsiella, Serratia, Proteus, Providencia, Morganella, Hafnia und Edwardsiella. In: Brandis H, Eggers HJ, Köhler W, Pulverer G (Hrsg) Lehrbuch der medizinischen Mikrobiologie, 7. Aufl. Fischer Verlag, Stuttgart

KOMMENTAR H. Sperling und H. Rübben

Milzabszesse, wie der hier vorgestellte Fall, sind ein sehr seltenes Krankheitsbild, das aber mit einer hohen Letalität einhergeht.

Intraabdominelle Abszesse sind in ihrer Entstehung in erster Linie von der Grunderkrankung abhängig, z. B. lavierte Appendizitis, Divertikulitis u. a.. Hierbei sind dann jedoch zunächst das Peritoneum, die Nachbarorgane und das Omentum majus beteiligt und bilden die Abszessmembran.

In Milz oder Leber auftretende Abszesse sind, wie auch hier, hämatogen übertragen. Weiterhin kann es nach jeder bakteriellen Besiedelung des Abdomens zu einem Abszess kommen, wobei die Entstehung dieser Abszesse durch vom Initialbefund unabhängige Faktoren (Immunschwäche, Alter, Stoffwechselkrankheit) begünstigt werden kann.

Das Keimspektrum im Abszess entspricht dem einer Peritonitis (Anaerobier, Enterobakterien und Bacteroides-Arten). Der Verlauf des Abszesses, d. h. ob es zu einer Perforation mit konsekutiver, diffuser Peritonitis kommt oder nicht, ist von der Virulenz der Erreger, dem Immunstatus des Patienten und der anatomischen Lokalisation des Befundes abhängig.

Als wesentliches, klinisches Differenzierungskriterium zur diffusen Peritonitis fehlt die sehr schnell vital gefährdende Symptomatik.

Bei bauchwandnahen Befunden kann eine schmerzhafte Abwehrspannung eventuell mit Ausstrahlung in die linke Schulter und Affektion der Haut vorliegen.

Leitsymptome sind die zunehmende Verschlechterung des Allgemeinzustandes und der Nachweis laborchemischer Entzündungsparameter (Leukozytose, CRP-Erhöhung).

In der von Roos und Weingärtner dargestellten Kasuistik zeigen sich die oben beschriebenen Leitsymptome mit dem Nachweis laborchemischer Entzündungsparameter, der Stoffwechselentgleisung und dem dann folgenden Nachweis einer liquiden Raumforderung in der Milz.

Therapeutisch ist ein Stufenschema angeraten, das bei Befunden bis 4 cm Durchmesser eine konservative Therapie favorisiert; größere Befunde, wie auch im vorliegenden Fall, sollten perkutan drainiert werden.

Bei größeren Abszessen können sonografisch auch 2 Drainagen zur Spülbehandlung platziert werden, wobei bei einem missglückten Drainageversuch die offen operative Platzierung der Drainage respektive die Splenektomie erfolgen muss. Nicht vergessen werden darf, dass nach der Splenektomie zur Vermeidung einer Overwhelming-Post-Splenectomy-Infection (OPSI), das bei Erwachsenen in $< 1\%$ auftritt, aber mit einer Letalität von bis zu 50% einhergeht, die Pneumokokkenvakzinierung erfolgen sollte.

Literatur

1. Chang KW, Chiu CH, Jaing TH, Wong HF (2003) Splenic abscess caused by group A β-haemolytic streptococcus. Acta Paediatr 92:510–511
2. Leitlinien für radiologische Interventionen (1997) RöFo, Bd 165. Georg Thieme-Verlag, Stuttgart – AWMF online

Gedeckte Dünndarmperforation nach suprapubischer Blasenfistelung

A. Wiedemann und C. Ender-Sperling

Einleitung

Die Anlage eines suprapubischen Blasenfistelkatheters gehört zu den urologischen Routinemaßnahmen, die nahezu täglich in urologischen Praxen und Kliniken und auch in vielen chirurgischen, internistischen, neurologischen und geriatrischen Krankenhausabteilungen durchgeführt werden dürfen. Obwohl die speziellen Risiken und Kontraindikationen bekannt sind, fehlen jedoch – wie bei vielen „selbstverständlichen" Maßnahmen – systematische und prospektive Untersuchungen. Die vorhandenen Literaturdaten weisen als häufigste Komplikation die Makrohämaturie aus; besonders die Fehlpunktion mit Verletzung von Bauchorganen stellt jedoch eine u. U. lebensbedrohende Gefährdung für den Patienten dar.

So wird die Rate an transfusionspflichtigen Makrohämaturien von Ringert mit bis zu 4%, die der Fehlpunktion mit Perforation von Nachbarorganen mit 0,3% angegeben [3]. Felber zählt 4 schwerwiegende Komplikationen bei 249 Neuanlagen eines suprapubischen Blasenkatheters (SBK) (Fehlpunktion eines Prostataadenoms mit Interventionspflichtigkeit, 2 Peritonealverletzungen und eine Verletzung der hinteren Blasenwand) auf [1]. Eine retrospektive Analyse von 800 SBK-Neuanlagen ergab in 4% Komplikationen, von denen 8 Fälle (1%) mit einem letalen Ausgang behaftet waren. Alle verstorbenen Patienten waren über 80 Jahre alt und multimorbid [4]. In einer Literaturübersicht geben Piechota et al. die Komplikationsrate der suprapubischen Katheterdrainage wie folgt an: Punktionsbedingte Makrohämaturie bis 63%, interventionsbedürftige Makrohämaturie 2–4%, Katheterobstruktion 0,8–12,2%, Katheterdislokation 0,7–8%, Fistelkanalinfektion 0,2–5,3%, Fehlpunktion benachbarter Organe 0–3%, Blasenperforation 0,3%, paravesikales Hämatom/Urinom 0,3% [2].

Die folgende Kasuistik beschreibt eine protrahiert verlaufende, gedeckte Dünndarmperforation nach Anlage eines suprapubischen Katheters, die minimal-invasiv durch eine Laparoskopie und laparoskopische Klammernahtversorgung der Dünndarmläsion erfolgreich bewältigt werden konnte.

Kasuistik

Zur Aufnahme kam notfallmäßig eine 80-jährige Patientin, nachdem ein niedergelassener Urologe im Rahmen eines unauffällig verlaufenen ersten Wechsels eines suprapubischen Katheters über Draht den Austritt von Dünndarmsekret aus dem Katheter bemerkt und diesen mit einem „Zystogramm", das den Übertritt des Kontrastmittels in eine Dünndarmschlinge, nicht jedoch in die Harnblase zeigte, verifiziert hatte (Abb. 1). Vorangegangen war die Anlage des Blasenfistelkatheters (BFK) in einer auswärtigen urologischen Klinik 6 Wochen vor dem ersten Wechsel. Bis dahin war der Verlauf völlig regelrecht gewesen, der Katheter hatte Urin gefördert. Die Indikation zur Anlage des suprapubischen Blasenfistelkatheters hatte in einer chronischen Blasenentleerungsstörung mit Detrusorhypertrophie und konsekutiver obstruktiver Pyelonephritis bei Stauungsnieren beiderseits bestanden. Als Erstmaßnahme war eine beidseitige perkutane Nephrostomie, Blasenfistelung und anschließend eine antegrade Harnleiterschienung durchgeführt worden. Ursprünglich vorgesehen war die Wiederaufnahme der Patientin nach definitiver Abheilung der Pyelonephritis zur Abklärung der zugrunde liegenden Blasenentleerungsstörung und Festlegung des weiteren Procederes.

In Abwesenheit von abdominellen Beschwerden, Fieber oder laborchemischen Entzündungszeichen wurde unter dem Verdacht auf eine ge-

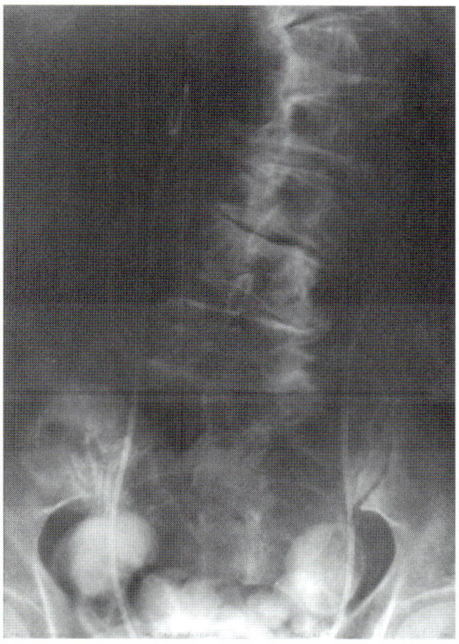

Abb. 1. „Zystogramm" über BFK mit Darstellung einer Dünndarmschlinge, nebenbefundlich liegende Doppel-J-Katheter beidseitig.

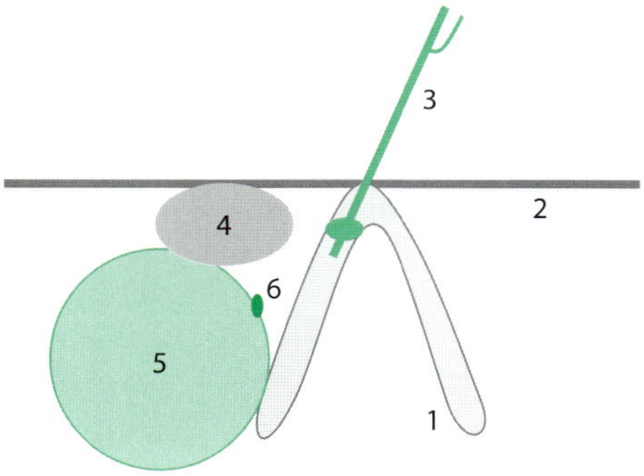

Abb. 2. Skizze des intraoperativen Situs (*1* Dünndarmschlinge, *2* Bauchdecke, *3* Blasenfistelkatheter, *4* Symphyse, *5* aufgefüllte Harnblase, *6* mutmaßliche ursprüngliche Eintrittsstelle des Blasenfistelkatheters).

deckte Dünndarmperforation der Entschluss zu einer zunächst diagnostischen Laparoskopie gefällt. Hierbei zeigte sich eine singuläre Dünndarmschlinge an die Bauchdecke im Unterbauch herangezogen, in die der noch liegende Blasenfistelkatheter verschwand. Eine in Abheilung begriffene, gerade noch zu erkennende Punktionsstelle am Blasendach entsprach offenbar der ursprünglichen Lage des Punktionskanales tangential durch den Dünndarm in die Blase (Abb. 2).

Es gelang intraoperativ, den Blasenfistelkatheter vorsichtig aus dem Dünndarm herauszuziehen und die Perforationsstelle mit einer tangentialen, d.h. das Lumen nicht einengenden Endo-Klammernaht laparoskopisch zu verschließen und von der Bauchdecke abzutrennen. Der Eingriff wurde mit der erneuten Anlage eines Blasenfistelkatheters unter endoskopischer Sicht – in einem ungewöhnlich flachen Winkel unter der Symphyse entlang – abgeschlossen. Der weitere Verlauf war unter 5-tägiger Nahrungskarenz, antibiotischer Behandlung mit einem Cephalosporin und anschließendem Kostaufbau unproblematisch, die Patientin konnte am 10. postoperativen Tag entlassen werden.

Problemanalyse

Die Ursache für die Fehlpunktion tangential durch den Dünndarm in die Blase dürfte die Grunderkrankung der Patientin sein: offenbar hatte die chronische Harnwegsinfektion in Kombination mit einer Blasenentleerungsstörung zu einem fibrotischen Wandumbau der Harnblase geführt, der ein korrektes Auffüllen der Blase unmöglich machte. Obwohl die initiale Blasenkapazität bei der Erstanlage des Blasenfistelkatheters unbekannt ist, war selbst die Zweitanlage des Katheters nach Auffüllen der Blase mit 250 ml Flüssigkeit in Narkose im Rahmen der Laparoskopie schwierig und nur unter endoskopischer Sicht in einem abnorm flachen Winkel unter der Symphyse entlang möglich. Dies weist auf die dringende Notwendigkeit der richtigen Indikationsstellung und der Einhaltung der imperativen Vorbedingungen für eine sichere Punktion – und hier besonders der Auffüllbarkeit der Blase auf ein Mindestvolumen von 250 bis 300 ml – hin.

Schlussfolgerung

Im vorliegenden Fall konnte eine gedeckte Dünndarmverletzung nach Blasenfistelkatheteranlage laparoskopisch verifiziert und minimalinvasiv beherrscht werden. Dieser besondere Verlauf sollte jedoch nicht dazu verleiten, von dem für den Patienten sichersten Weg einer sofortigen explorativen Laparatomie bei dem geringsten Verdacht auf das Vorliegen einer Peritonitis abzuweichen.

Literatur

1. Felber H (1982) Die suprapubische Harnableitung mittels Cystofix-Katheter. Risiken und Komplikationen. Helv chir Acta 49:477–479
2. Piechota HJ, Meessen S, Brühl P (1992) Punktionssets zur suprapubischen Katheterdrainage der Harnblase. Anästhesie Intensivmed Notfallmed Schmerzther 27:171–180
3. Ringert RH, Gross AJ (1996) Bladder catheter or suprapubic fistula? Indications and contraindications. Langenbecks Arch Chir Suppl Kongressbd 113:713–717
4. Spangehl-Meridjen P, Mangelmann C, Lehmann HG, Schindler E (1995) Die suprapubische Harnableitung. Verlauf und Komplikationen bei 800 Patienten. Urologe B 35:419–420

KOMMENTAR R. Vorreuther

Die Anlage einer suprapubischen Harnblasenfistel gehört zu den häufigsten urologischen Eingriffen. Aufgrund der Verkaufszahlen ist in der Bundesrepublik Deutschland mit einer jährlichen Häufigkeit von ca. 200 000 Anlagen suprapubischer Harnableitungen in Form eines Ballonkatheters zu rechnen. Hinzu kommt eine wahrscheinlich höhere Zahl suprapubischer Fistelungen mittels einfachen Pigtail-Katheters, wie er häufiger in anderen operativen Fächern zum Einsatz kommt.

Auch bei einer relativ geringen Rate schwerer Komplikationen von etwa 1% ist die Bedeutung dieses Routineeingriffs hinsichtlich der absoluten Zahl iatrogener Schädigungen daher erheblich. Andererseits liegt häufig nur eine relative Indikation für diesen Eingriff vor. Oft ist für den durchführenden Urologen die von anderen Disziplinen gestellte Indikation „aus pflegerischen Gründen“ kaum überprüfbar.

Für die Fehlanlage einer suprapubischen Blasenfistel sind neben dem von den Autoren aufgeführten Grund einer zu kleinen Blasenkapazität andere Ursachen möglich. Auch bei richtiger Indikationsstellung ist immer eine Risiko-Nutzen-Abwägung zu treffen. Zu erwartende Schwierigkeiten wie die genannte kleine Blasenkapazität, Adipositas, Voroperationen, ein nicht kooperationsfähiger Patient oder erschwerte Lagerungsbedingungen sind in die Überlegungen einzubeziehen.

Im Einzelfall kann dies bedeuten, auf die Anlage einer suprapubischen zugunsten der transurethralen Harnableitung auch bei schlechteren pflegerischen Bedingungen zu verzichten.

Entschließt man sich dennoch zur Anlage einer suprapubischen Blasenfistel, so sind Ultraschallkontrolle und gegebenenfalls Narkose mit Relaxation z. B. bei neurologischen Patienten zur besseren Blasenfüllung erforderlich. In Einzelfällen sollte man auch an die Möglichkeit der sicheren Punktion unter CT-Kontrolle denken.

Im vorliegenden Fall war durch den Austritt von Darmsekret neben dem Führungsmandrin eine Darmläsion praktisch gesichert, und durch Kontrastmittelgabe wurde der betroffene Darmabschnitt dargestellt. In aller Regel ist aber im Falle unklarer Symptomatik nach Katheteranlage und vor einer Revision eine Computertomografie als adäquate bildgebende Diagnostik indiziert.

Der laparoskopische Zugang zur Läsion kann im Einzelfall gerechtfertigt sein, stellt jedoch, wie die Autoren zu Recht betonen, keinesfalls den Regelfall dar. Bestehende Adhäsionen, eine lokale Peritonitis und die meist nicht so gut wie im vorliegenden Fall zu bewerkstelligende Versorgung der Verletzung – sichere tangentiale Endo-Klammernaht ohne Lumeneinengung – lassen die offene Revision als das geeignetere Verfahren erscheinen.

3 Prostatachirurgie

Vermeidung von Komplikationen bei der radikalen Prostatektomie

R. Gillitzer und J.W. Thüroff

Radikale retropubische Prostatektomie

Einführung

Die radikale retropubische Prostatektomie kann entweder in aszendierender oder deszendierender Technik durchgeführt werden. Wesentlicher Unterschied beider Vorgehensweisen ist der Zeitpunkt der apikalen Präparation, welcher für den funktionellen Erfolg des Eingriffes entscheidend ist. Während beim aszendierenden Vorgehen die Durchtrennung des dorsalen Venenplexus und die Apexpräparation früh im Ablauf der Operation erfolgen, werden bei der deszendierenden Technik zuerst der Blasenhals und die Prostatapfeiler abgesetzt, und die Präparation schreitet dann „deszendierend" Richtung Apex fort.

Vorteile der deszendierenden Technik

- Geringer Blutverlust, da die Präparation am Apex bei bereits gut mobiler Prostata durchgeführt wird.
- Größere Mobilität der Prostata während der Apexpräparation vereinfacht die Dissektion und erleichtert die Hämostase im Fall einer Blutung aus dem dorsalen Venenplexus.
- Blutungsrisiko aus dem Plexus Santorini erst gegen Ende der Operation.

Vorteile der aszendierenden Technik

- Anatomisch gerechte Darstellung der Erektionsnerven zum frühen Zeitpunkt erlaubt deren Präparation und Schonung bevor die Prostatapfeiler durchtrennt werden.
- Blasenhalserhaltung möglich.

Falls die Schonung der erektilen Nerven angestrebt werden soll, favorisieren wir ein aszendierendes Vorgehen. Der deszendierenden Prostatektomie wird bei lokal fortgeschrittenen Tumoren, bei denen weiträumig das Gefäßnervenbündel mitexzidiert wird, der Vorrang gegeben.

Im folgenden wird unser Vorgehen bei der nervenschonenden radikalen, retropubischen Prostatektomie erläutert.

Spezielle Instrumente

Für die Durchführung einer radikalen retropubischen Prostatektomie sind keine speziellen Instrumente notwendig. Trotzdem können einige wenige Spezialinstrumente verschiedene Manöver erleichtern.

Für sinnvoll halten wir die Benutzung einer Lupenbrille (2,5×–5,0×; 50 cm Fokuslänge), v.a. bei der nervenerhaltenden radikalen Prostatektomie. Eine Xenon- oder Halogenkopflampe garantiert gute Lichtverhältnisse, vor allem bei der Apexpräparation und Anastomosennahtplatzierung am Harnröhrenstumpf.

Wir verwenden eine Babcockklemme zum Fassen des dorsalen Venenplexus.

Für die „nerve-sparing" radikale Prostatektomie sind außerdem eine lange bipolare Pinzette und Gefäßclips unerlässlich.

Eine lange, rechtwinklige Overholtklemme mit kurzen Branchen und eine gebogene Overholtklemme mit langen Branchen vereinfachen die Nervenpräparation (Abb. 1).

Für die vesikourethrale Anastomose sind monofile, mit überbogenen Nadeln (5/8 Nadel) doppelarmierte Fäden vorteilhaft. Wir benutzen

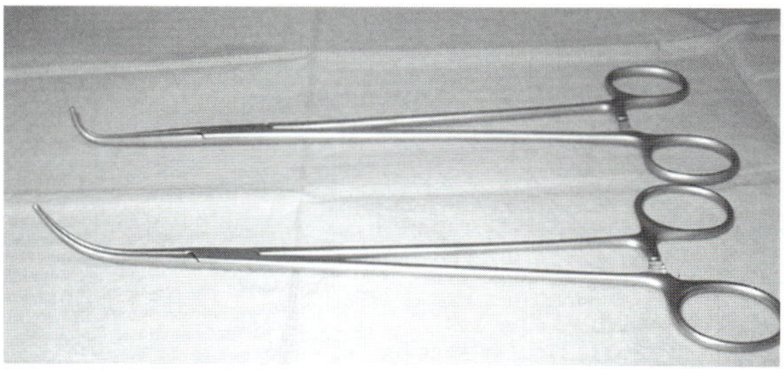

Abb. 1. Lange, rechtwinklige Overholtklemme mit kurzen Branchen (oben) und gebogene Overholtklemme mit langen Branchen (unten).

4×0 Nahtmaterial (Monosyn, Fa. Braun Melsungen), welches sich durch hohe Reißfestigkeit und beim Knoten geringe Adhäsion am umliegenden Bindegewebe auszeichnet.

➡ Empfohlene zusätzliche Instrumente:

- Lupenbrille (2,5×–5,0×; 50 cm Fokuslänge)
- Xenonkopflicht
- Babcockklemme
- Duvalklemme
- Bipolare Pinzette
- Spezielle Overholtklemmen (s. Abb. 1)
- 4/0 monofiles Nahtmaterial doppelarmiert mit überbogenen (5/8) Nadeln (z. B. Monosyn)

■ Patientenlagerung, Zugang und Sperrer

Der Patient wird in Rückenlage mit leichter Hyperextension gelagert. Während der Apexdissektion ist eine Tischkippung in die Anti-Trendelenburg-Position sinnvoll, um eine bessere Visualisierung des Operationsfeldes zu ermöglichen, zudem trägt die Schwerkraft zur verminderten venösen Blutung aus dem Bereich des dorsalen Venenplexus bei.

Die Verwendung eines Ringsperrers (Turner-Warwick, Siegel) oder Balfoursperrers ist ausreichend.

➡ Tischmontierte Sperrer (Bookwalter, Omnitract; Abb. 2) sind vorteilhafter, weil die Notwendigkeit eines 2. Assistenten entfällt. Das Einsetzen der biegbaren Haken in diversen Positionen lässt eine optimale Exposition zu, wobei dann diese Stellung unverändert eingehalten werden kann.

■ Inzision und Exposition

In Abhängigkeit vom Körperhabitus des Patienten ist die Länge der Hautinzision in der Regel kleiner als 15 cm bzw. endet kurz vor dem Nabel.

Die Rektusfaszie wird eröffnet, wobei diese im Bereich der Linea alba einige cm über der oberen Symphysenkante nach kaudal hinaus inzidiert wird, um ein ausreichendes Auseinanderdrängen der Rektusmuskelbäuche zu gewährleisten.

Der M. pyramidalis kann zur Orientierung dienen, für den Fall, dass die Mittellinie nicht sofort erkennbar ist. Die Fascia transversalis wird im Bereich der Linea arcuata inzidiert, bis das Auseinanderspreizen der Wunde eine adäquate Exposition erlaubt. Wir schonen die Faszie im Bereich der Rektusbäuche, um die epigastrischen Gefäße vor den Sperrerhaken zu schützen.

■ *Cave:* Die kaudalen seitlichen Haken sollten nicht im Verlauf der Nervii femorales in der Leistenregion platziert werden, da es sonst zu druckbedingten nervalen Ausfällen kommen kann.

In seltenen Fällen kann ein Symphysenknochensporn vorliegen. Dieser kann zur besseren Visualisierung und ohne Stabilitätsverlust tangential von der Symphyse mit einem Osteotom und Rongeurs abgetragen werden (Abb. 3).

■ „Nerve-sparing" radikale Prostatektomie

Für diese Technik favorisieren wir ein aszendierendes Vorgehen, da die „Achillessehne" der Prozedur im Bereich des Apex liegt, und eine

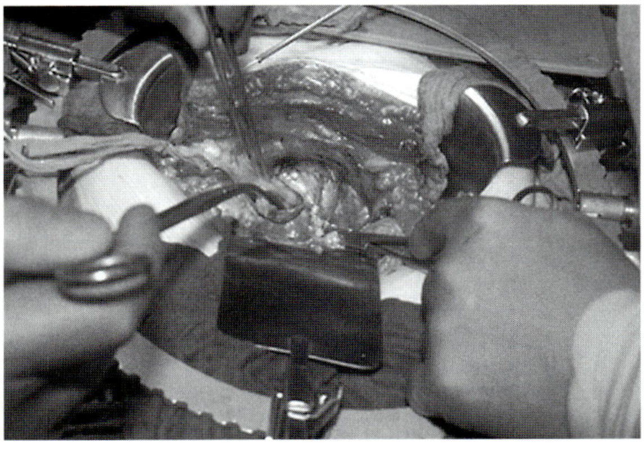

Abb. 2. Bookwalter-Selbsthaltesperrer.

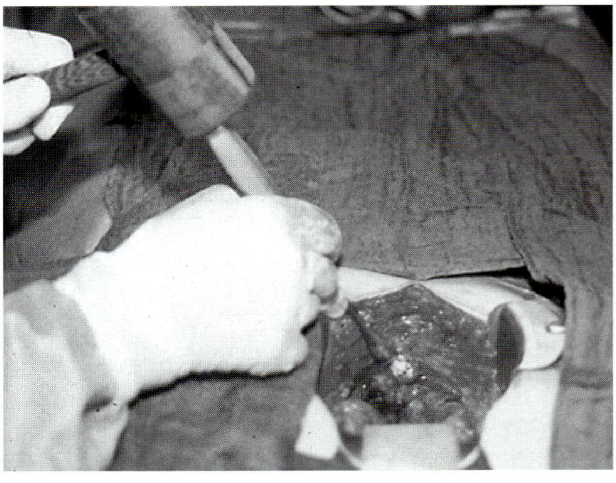

Abb. 3. Abtragung eines Symphysensporns zur Optimierung der Sichtverhältnisse im kleinen Becken.

primäre Darstellung und Freipräparation der Nerven über die aszendierende Technik besser gelingt. Die neurovaskulären Bündel können über den gesamten paraprostatischen Verlauf komplett freipräpariert werden, bevor diese den ventral gerichteten Zugkräften an der Prostata, welche beim Absetzen der Prostatapfeiler entstehen, ausgesetzt werden.

■ *Cave:* Ein nervenprotektives Vorgehen kann bei Patienten nach neoadjuvanter Hormonblockade oder nach vorausgegangener TURP deutlich diffiziler sein.

➡ Wichtigste Voraussetzung für die Präparation im kleinen Becken sind optimale Sichtverhältnisse. Um diese zu erreichen, wird das ventral auf der Prostata liegende Fettgewebe mit der Pinzette weggezupft. Somit werden die oberflächliche dorsale Vene und die puboprostatischen Bänder gut sichtbar. Die in diese Aktion investierte Zeit zahlt sich später bei der weiteren Präparation aus!

Die oberflächliche Dorsalvene entspringt dem Plexus Santorini zwischen den puboprostatischen Bändern, um sich dann auf der ventralen Prostatafläche V-förmig zu teilen und in Richtung Blasenhals zu verlaufen. Diese Vene wird symphysennah versorgt. Am besten gelingt die Kontrolle mittels bipolarer Pinzette. Alternativ kann diese mit feinem Nahtmaterial ligiert oder umstochen werden.

■ *Cave:* Große Sorgfalt ist bei diesem Schritt geboten, da sich der Venenstumpf leicht zwischen den puboprostatischen Bändern retrahieren und eine nur schwer beherrschbare Blutung erzeugen kann.

Die Beckenbodenfaszie wird auf beiden Seiten parallel zur Prostata einige mm von dieser entfernt und in Richtung der puboprostatischen Ligamente inzidiert. Der Ansatz der Levator ani Muskulatur an der periprostatischen Faszie (i.e. Levatorfaszie; peripelvine Faszie) wird teilweise stumpf mit einem Stieltupfer und auch scharf gelöst, und nach lateral weggeschoben. Diese Präparation setzt sich bis zum Apex der Prostata fort. Somit kommen die neurovaskulären Bündel zur Darstellung, die laterodorsal am Übergang der Prostata zur Rektumoberfläche verlaufen. Weiter nach kranial wird das prostatische Blatt der Endopelvinfaszie mit der Satinskyschere in Richtung Blasenhals eingeschnitten.

Der Vorteil dieser Vorgehensweise liegt in der genauen Darstellung des Nervenbündelverlaufs. Die Nerven verlaufen in der Schicht zwischen der eigentlichen Prostatakapsel und der Levatorfaszie (i.e. periprostatische Faszie, peripelvine Faszie).

Alternativ zum o.g. Vorgehen können zunächst die puboprostatischen Ligamente durchtrennt werden und die Endopelvinfaszie ohne weitere Inzision stumpf von der Prostata abgeschoben werden. Somit verbleiben die Nervenbündel im Verbund der daraufliegenden endopelvinen Faszie und der lateral ansetzenden Levatorfaszie. Der Nachteil dieser Vorgehensweise liegt in der frühzeitigen Blutungsgefahr aus dem paraprostatischen Venengeflecht.

■ *Cave:* Im apikalen Bereich verlaufen manchmal von lateral her kommend Gefäße, die den Pudendagefäßen entstammen und in den Apex der Prostata eindringen. Diese sollten mit Clips versorgt und durchtrennt werden.

Nach dieser Präparation kann die ungefähre Prostatagröße und genaue topografische Beziehung zum Blasenhals durch Palpation geschätzt werden. Zudem kann bei Vorhandensein einer lokalisierten Induration oder einer fibrotischen Gewebefixierung beurteilt werden, ob ein organüberschreitendes Tumorwachstum wahrscheinlich ist. Der in der Blase mit 20–30 ml NaCl blockierte Blasenkatheter ermöglicht wiederum die genaue Lokalisation des Blasenauslasses.

➡ Um ein venöses „backbleeding“ aus dem paravesikalen Venenplexus zu minimieren, platzieren wir zirkumferenzielle Umstechungen am Blasenhals. Dabei muss beim nervenschonenden Eingriff berücksichtigt werden, dass diese Nähte nicht zu weit nach lateral und kaudal gesetzt werden, um das Gefäßnervenbündel im paravesikalen Bereich nicht zu kompromittieren.

■ Die Apexdissektion

■ *Durchtrennung der puboprostatischen Ligamente*

Die parallel angelegten, jeweils V-förmig mit einen Ursprung an der Symphyse und zwei Ansätzen an der Prostatavorderfläche inserierenden puboprostatischen Ligamente werden schrittweise symphysennah durchtrennt. Ein unkontrolliertes und zu tiefes Schneiden sollte jedoch vermieden werden, da im „V" jedes Ligamentes jeweils Venen des dorsalen Venenplexus in der periprostatischen Faszie eingekesselt laufen. Während der Inzision der puboprostatischen Bänder sollte der Assistent mit einem breiten Haken oder Stiel einen nach kranial und dorsal gerichteten Zug auf die Prostata ausüben, um den Bandapparat anzuspannen. Mit der Durchtrennung dieser Ligamente kommt der darunterliegende, breit verlaufende dorsale Venenplexus zur Darstellung.

■ *Kontrolle des dorsalen Venenplexus*

Der Operateur setzt mit der linken Hand die Branchen einer langen anatomischen Pinzette weit geöffnet links und rechts des dorsalen Venenplexus am distalen Apex der Prostata an. Durch Abstützen der Pinzette an der Symphyse kann nun leicht ein nach kranial gerichteter Druck auf die Prostata ausgeübt werden, der den dorsalen Venenplexus und die membranöse Harnröhre anspannt, so dass nun mit der rechten Hand eine Babcockklemme auf den gesamten dorsalen Venenplexus ventral der Harnröhre gesetzt werden kann. Somit wird der Venenplexus in der Mittellinie zusammengerafft (Abb. 4). Jetzt kann der gesamte dorsale Venenplexus leicht umstochen werden. Wir verwenden dafür einen geflochtenen Faden (Safil 2×0; FR36). Die Nadelkontur sollte durch Aufbiegen an die Breite des gerafften Venenplexus angepasst werden, damit die Spitze exakt an der gegenüberliegenden Seite des dorsalen Venenplexus herausgestochen und gefasst werden kann. Der dorsale Venenplexus wird von links nach rechts direkt distal und dorsal der angesetzten Babcockklemme umstochen (d.h. distal des Apex). Dafür stellt sich der Operateur mit dem Oberkörper zum Patientenkopf/Anästhesist hin. In der Regel umstechen wir den Plexus nur einmal. Wichtig ist jedoch, dass man während dieser Aktion die Nadel nicht durch die quergestreifte Muskulatur der membranösen Harnröhre sticht.

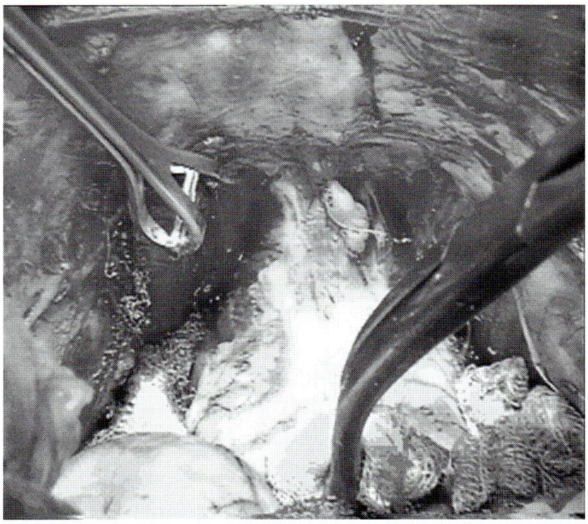

Abb. 4. Nach Durchtrennung der puboprostatischen Ligamente wird der dorsale Venenplexus mit einer Babcockklemme gefasst und umstochen.

Falls es sich nach der Harnröhrenabsetzung am Apex herausstellen sollte, dass die membranöse Harnröhre mit der Umstechungsnaht des dorsalen Venenplexus mitgefasst wurde, genügt die Durchtrennung und Entfernung der Umstechungsnaht. Anschließend kann der dorsale Venenplexus im Sinne einer Bördelungsnaht (z.B. 3×0 Safil mit 5/8 Nadel) umstochen werden.

Manche Autoren verankern die Umstechungsnaht des dorsalen Venenplexus am Periost der Rückseite der Symphyse. Bei Erzeugung von gegensinnigem Druck auf die Prostata während der Durchtrennung des dorsalen Venenplexus soll so die richtige Schicht oberhalb der Prostatakapsel besser dargestellt werden können. Dadurch soll das Einschneiden in den Prostataapex mit resultierender R1-Resektion vermieden werden.

Für die Durchtrennung des dorsalen Venenplexus können wiederum die Branchen der langen Pinzette am Apex der Prostata eingesetzt werden und gegen das Widerlager der Symphyse nach kranial gehebelt werden, um einen nach kranial gerichteten Druck auf die Prostata auszuüben. Alternativ können die Schnittränder der periprostatischen Faszie auf der ventralen Prostataoberfläche und der dorsale Venenplexus mit der Babcockzange gefasst werden, die dann ebenfalls einen nach kranial und dorsal gerichteten Zug erlaubt. Der dorsale Venenplexus wird mit der Schere durchtrennt, wobei die Scherenbranchen nach kaudal und dorsal gerichtet sind, um ein Einschneiden der Prostata zu verhindern. Das Durchtrennen des venösen Plexus passt sich der ventralen Prostatakontur an. Falls es nach Durchtrennen des dorsalen Venenkomplexes trotz vorausgegangener Ligatur blutet, kann der distale Stumpf des venösen Plexus mit einer 3×0 geflochtenen Naht mit 5/8-Nadel fortlaufend umstochen werden.

➡ Wichtig ist, den dorsalen Venenplexus zügig zu durchtrennen und sich nicht zwischendurch mit einer meist unzureichenden und wenig gezielten Blutstillung zu befassen. Die Blutstillung kann desto effektiver erfolgen, wenn der prostatische Apex und die Harnröhre dargestellt worden sind.

■ *Präparation der Gefäßnervenbündel*
Der Zeitpunkt der Dissektion der erektilen Nerven kann, je nach Präferenz des Operateurs, unterschiedlich gewählt werden:

- Präparation der Nerven vor Durchtrennung des dorsalen Venenplexus.
- Durchtrennung des dorsalen Venenplexus, nicht aber der Urethra, vor der Nervenpräparation.
- Durchtrennung des dorsalen Venenplexus, Eröffnen der ventralen Harnröhrenzirkumferenz und Platzierung der vorderen Anastomosennähte vor der Nervenpräparation.
- Absetzen der Urethra vor der Nervenpräparation.

Zur Nervendissektion wird die Prostata mit einem breiten Haken oder Stiel zuerst nach links oder rechts gedreht gehalten, um die jeweiligen Nervenbündel zu präparieren.

■ *Cave:* Die Nervenanteile können auch auf der seitlichen Prostatafläche, und nicht nur strikt im dorsolateralen Bereich verlaufen (d.h., das Einschneiden bzw. Abschieben der periprostatischen Faszie sollte ausreichend weit ventral erfolgen).

Mit einem langen, runden Skalpell (Nr. 10) wird das äußere Blatt der Prostatafaszie parallel zum Verlauf der Nervenbündel, aber deutlich ventral davon, bei ca. 3 Uhr und 9 Uhr inzidiert. Der Rand der Faszie wird mit einer chirurgischen Pinzette gefasst, um die Präpartion zu erleichtern. Diese verläuft teils stumpf und teils scharf. Die zu schonende, eigentliche Prostatakapsel hat eine glänzende, glatte Oberfläche. Wenn man diese Schicht erreicht hat, ist die stumpfe Dissektion deutlich einfacher. Jetzt können situationsbedingt die Metzenbaumschere, der rechtwinklige und der schwach gebogene Präparieroverholt für die Dissektion angewandt werden. Kleine, in die Prostata perforierende Gefäße, werden mit kleinen Clips versorgt. Solange die Sichtverhältnisse ungestört bleiben, wird die Blutstillung auf später verschoben. Nachdem die Gefäßnervenbündel breitflächig von der Prostata freipräpariert wurden, können gezielt blutende Gefäße tangential zum Verlauf der Gefäßnervenbündel mit Clips versorgt werden. Koagulierende Maßnahmen sollten im Bereich der neurovaskulären Bündel gänzlich unterbleiben.

➡ Manchmal ist der paraprostatische Venenplexus sehr stark ausgebildet mit deutlich dilatierten Venen. In einem solchen Fall sollte das Kaliber der Venen ignoriert werden. Die Inzision der periprostatischen Faszie erfolgt unter Inkaufnahme einer gleichzeitigen Längsinzision und weiten Eröffnung dieser Venen, die erstaunlicherweise kaum zur Blutung neigen. Die Präparation entlang der Venenhinterwand kann sogar als Schutzschicht vor einer akzidentellen Läsion der Prostatakapsel genutzt werden.

Begrenzungs-Schnellschnitt-Biopsien werden entlang des Nervenbündels entnommen, um eine detaillierte intraoperative Beurteilung der Radikalität zu ermöglichen. Alternativ wird nach Entfernung des Operationspräparates die posterolaterale Region entlang des Nervenverlaufs auf der Prostata mit Tusche markiert und separat im Schnellschnittverfahren histologisch untersucht.

■ *Cave:* Am Dreieck zwischen prostatischem Apex, Harnröhre und Gefäßnervenbündel muss die Präparation sehr sorgfältig fortschreiten. Das Nervenbündel wird beiderseits lateral der Harnröhre einige mm nach distal verfolgt, um die Nerven beim Legen der Anastomosennähte nicht zu verletzen. Die lateralen und dorsalen Anastomosennähte sollten strikt *nur* die Harnröhre erfassen.

Der Beginn der Nervenpräparation in der Prostatamitte mit Fortschreiten nach distal erlaubt eine bessere Darstellung der topografischen Beziehung von Nerven zu Harnröhre und Prostataapex.

Am Ende der Präparation ist es durchaus möglich, digital die Prostatarückfläche bis zur Gegenseite im Bereich des Apex zu unterfahren.

Nach proximal wird die Präparation bis in den Bereich des Ansatzes der Denonvillierfaszie bzw. der Prostatapfeiler verfolgt.

➡ Auf das Raffen der endopelvinen Faszie auf der Prostata (so genannte „Package-Nähte") haben wir insgesamt verzichtet. Einerseits wird der Verlauf der erektilen Nerven durch diese Nähte nach ventral verzogen, andererseits wird die Apexpräparation erschwert, weil die apikale Grenze der Prostata sich dadurch schwer darstellen lässt.

■ *Inzision der Urethra, Vorlegen der Anastomosennähte*

Die vordere Zirkumferenz der bis intraprostatisch dargestellten Urethra wird mit einem langen, runden Skalpell (Nr. 10) 1 mm distal des Apex durchtrennt. Nach Entnahme von Schnellschnitt-Biopsien können die ersten 4 Anastomosennähte schrittweise bei 12 und 1 Uhr, 10 und 3 Uhr gesetzt werden. Durch Zug an der Prostata, die mit der dorsalen Urethra noch verbunden ist, wird der Urethrastumpf besser sichtbar. Um die Nähte zu stabilisieren, vor allem bei kurzem Urethrastumpf, kann zusätzlich der ligierte Stumpf des dorsalen Venenplexus mitgestochen werden.

Der transurethrale Ballonkatheter wird jetzt entblockt und die Spitze durch die Urethrotomie hervorluxiert. Durch gegensinnige Traktion am Ballonkatheter lässt sich der Harnröhrenstumpf im Bereich der zu platzierenden Anastomosennaht gut visualisieren. Nach Durchtrennung der hinteren Harnröhrenzirkumferenz werden die letzten 4 Anastomosennähte bei 9 und 4 Uhr und bei 7 und 6 Uhr vorgelegt.

Dadurch, dass der Ansatz der Denonvillierfaszie am M. rectourethralis, der auch am dorsalen Apex der Prostata inseriert, noch nicht durchtrennt wurde, führt kranial gerichteter Zug an der Prostata zu einer Luxierung des Harnröhrenstumpfes aus dem Beckenboden.

■ *Cave:* Zu keinem Zeitpunkt wird die Urethra mit einer Klemme unterfahren.

➡ Die vorgelegten Anastomosennähte werden am Sperrerring so angeklemmt, dass jeweils das durch die Urethra von innen nach außen gestochene Ende des doppelarmierten Fadens unterhalb des Ringes, und das noch armierte, am Blasenhals zu stechende Ende des Fadens oberhalb des Ringes geführt wird. Zusätzlich verwenden wir nummerierte Moskitoklemmchen und eine Magnetplatte, um eine Verwirrung oder Verwechslung der Anastomosenfäden zu vermeiden.

Nach Vorlegen aller Anastomosennähte wird ein Tuch auf die Nähte gelegt und bis zur Vollendung der Anasatomose belassen, um die Nähte vor einer weiteren Manipulation zu schützen.

Nach Durchtrennung der am Apex der Prostata inserierenden Fasern des Musculus rectourethralis (manchmal reicht die Denonvillierschicht bis in diesen Bereich als einige mm dicke Platte; so genannte „perineal body“) wird die Rektumvorderwand sichtbar.

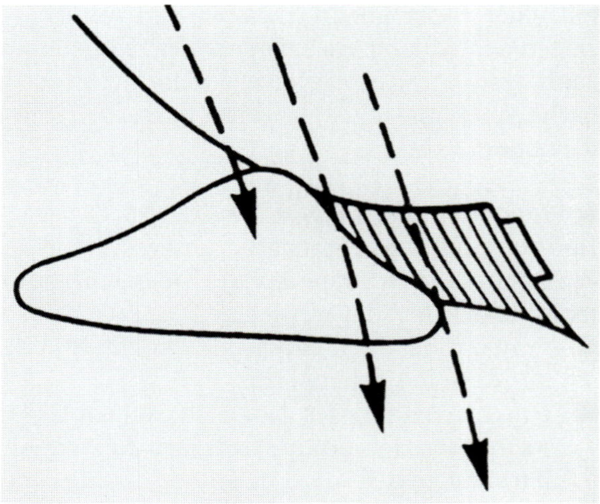

Abb. 5. Eine senkrecht geführte Präparation des Prostataapex ohne Respektierung der Prostataform kann zu einer iatrogenen Prostataläsion führen.

■ *Cave:* Wie von Myers beschrieben, reichen manchmal die apikalen Prostatabäckchen dorsal der Harnröhre weiter nach distal (Abb. 5). Dieses muss beachtet werden, um bei der Präparation des Prostataapex nicht senkrecht in die Prostata zu schneiden.

■ *Retroprostatische Präparation, Samenblasenpräparation*

Die retroprostatische Präparation nach kranial wird vereinfacht, indem die Prostata mittels eines neu eingesetzten Blasenkatheters deckenwärts retrahiert wird. *Cave:* Dieses Manöver kann zur Traktionsläsion der Erektionsnerven führen, falls diese vorher noch nicht weitgehend von der Prostataoberfläche freipräpariert wurden.

Vorausgesetzt, es liegt kein kapselüberschreitender Tumor vor, kann die Prostata sehr leicht digital von der Rektumvorderwand separiert werden. Dabei kann sich der Operateur an dem präoperativ eingelegten Darmrohr orientieren.

■ *Cave:* Falls das Rektum durch die Präparation eröffnet wurde, erfolgt nach Reinigung des Defektes, z. B. mit Braunovidon, die zweischichtige Rektumnaht. Das Darmrohr sollte für 5 Tage verbleiben, der antibiotische Schutz wird für 5 Tage um Metronidazol (2×0,5 g/die) erweitert und der Patient bleibt für diese Zeit parenteral ernährt.

Noch vor Durchtrennung der Prostatapfeiler hält der Assistent mit einem breiten Haken die Prostata hoch, damit das dorsale Blatt der Denonvillierfaszie eröffnet werden kann und die Samenblasen dargestellt und freipräpariert werden können. Nach lateral wird die Denonvillierfaszie nur begrenzt eröffnet, um diese Schicht als Schutz für die weiter lateral verlaufenden Gefäßnervenbündel zu belassen. Die Samenblasen werden mit einer Babcockklemme gefasst und freipräpariert. Die Samenblasenpräparation, aber auch die Präparation der Samenblasenpitzen, muss dicht an diesen Strukturen erfolgen, um die Erektionsnerven bei der Präparation nicht zu verletzen. In diesem Bereich ist auch die Verwendung von Koagulationsstrom nicht ratsam, die Samenblasengefäße und auch die Samenleiter sollten stattdessen mit Clips oder Ligaturen versorgt werden.

Nachdem die Samenblasen bilateral mobilisiert und die Samenleiter durchtrennt wurden, werden diese Gebilde mit einer dreieckigen Duvalklemme gemeinsam hochgehalten und der dorsale Blasenhalsbereich wird präpariert.

Durch Anspannung der Prostata und gleichzeitigem Druck mit einem Stieltupfer auf das Rektum werden die Prostatapfeiler angespannt, die jetzt mittels rechtwinkliger Overholtklemmen gezielt prostatanahe abgesetzt werden können. Dazu werden die Branchen der Overholtklemmen seitlich in die Schicht zwischen dorsal bereits dargestelltem Blasenhals und Prostatabasis eingeführt. Für das Absetzen ist eine Satinskyschere hilfreich, Ligaturen sind nur nach peripher erforderlich.

Danach wird das Präparat nach dorsal reponiert und die Prostata vom ventralen Blasenhals separiert. Die zirkuläre Detrusormuskulatur am Blasenhals dient dabei zur Orientierung. Der Blasenhals kann bei dieser Vorgehensweise erhalten bleiben, allerdings bevorzugen wir an dieser Stelle die weite Resektion, um R+-Situationen zu vermeiden. Nach Durchtrennung der letzten Verbindungen wird das Präparat abgesetzt.

■ Vesikourethrale Anastomose

Je nach Weite der verbliebenen Blasenhalsöffnung kann die Rekonstruktion entweder in Tennisschlägerform erfolgen (bei kleinem Durchmesser) oder in umgekehrter Y-Form (Abb. 6). Wir rekonstruieren den Blasenhals mit 3×0 geflochtenem Nahtmaterial in fortlaufender Technik. Zuvor wird die Blasenmukosa mit 4×0 Naht evertiert. Die Öffnung des Neoblasenhalses sollte nicht kleiner als 22 Charr. sein, da ein zu eng rekonstruierter Blasenhals die Kontinenzraten nicht verbessert, aber das Risiko einer späteren Blasenhalsstriktur erhöht.

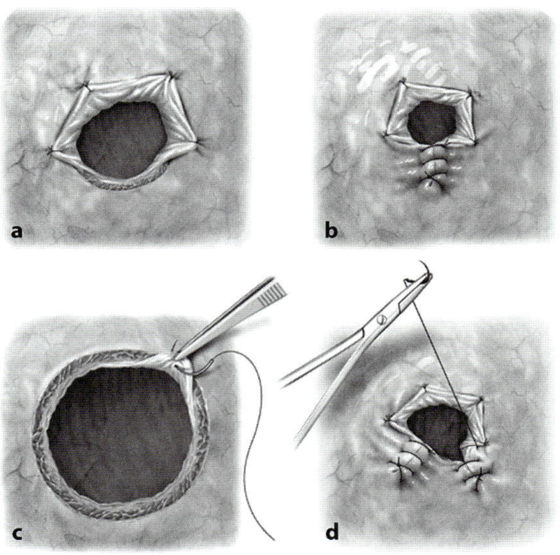

Abb. 6 a–d. Blasenhalsrekonstruktion in Tennisschlägerform **a, b**) oder umgekehrter Y-Form (**c, d**).

➡ Vor der Blasenhalsrekonstruktion legen wir eine suprapubische Ballonzystostomie ein, die durch die Blasenvorderwand ausgeleitet wird. Darüber kann postoperativ – falls notwendig – eine Blasendauerspülung angelegt werden, und der Patient kann zusätzlich nach Blasenkatheterentfernung ein Restharnprotokoll führen.

Bevor die Anastomosennähte am Blasenhals gestochen werden, wird der freie Rand der Denonvillierfaszie mit dem Rand des M. rectourethralis readaptiert (2 3×0 Z-Nähte). Damit wird durch Vorspannung des Harnröhrenstumpfes die Urethrasphinkterfunktion optimiert.

Zum Knoten der Anastomosennähte werden die Haken am Sperrer gelöst und die überstreckte Lagerung des Patienten aufgehoben. Unter gleichzeitigem Zug am mit 30 ml Aquadest geblockten Silikonkatheter (20 Charr.) wird der rekonstruierte Blasenhals manuell hinter die Symphyse geführt. Während die Anastomosennähte geknüpft werden (in der Reihenfolge von dorsal nach ventral), retrahiert der Assistent die Blase gleichzeitig nach kontralateral und zieht mit der anderen Hand am Blasenkatheter.

Vor Wundverschluss wird die Blase über die Zystostomie aufgefüllt und die Dichtigkeit der Anastomose geprüft. Die Suffizienz der Anastomose kann auch manuell durch vorsichtiges Tasten der vesikourethralen Anastomose entlang des Katheters kontrolliert werden. Gegebenfalls kann jetzt noch eine zusätzliche Anastomosennaht gestochen werden.

Vor Wundverschluss werden 2 18-Charr.-Langrohrdrainagen im Bereich der Fossa obturatoria gelegt. Diese sollten durch die mittleren 2/3 der Rektusmuskulatur ausgeleitet werden, um das Blutungsrisiko zu minimieren und weniger postoperative Schmerzen zu verursachen.

Beachte folgende Grundsätze:

- Dissektion im Apexbereich auf ein Minimum beschränken!
- Dorsalen Venenplexus nicht mit einer Klemme unterfahren!
- Urethra nicht mit einer Klemme unterfahren!
- Vorsichtige Blutstillung im Bereich der neurovaskulären Bündel!

Postoperatives Management

Das Darmrohr kann direkt postoperativ entfernt werden (falls keine Rektumverletzung stattgefunden hat). Eine ausreichende Analgesie wird durch eine PCA-Pumpe oder einen Periduralkatheter gewährleistet. Die Patienten werden am 1. postoperativen Tag mobilisiert, der Nahrungsaufbau erfolgt ab dem 2. postoperativen Tag, nachdem als Abführmaßnahme ein Dulcolaxzäpfchen verabreicht wurde.

Die Drainagen werden bei Fördermengen unter 50 ml gezogen. Der Patient kann auch bei liegender Drainage entlassen werden, falls die Fördermengen noch signifikant sind.

Thromboseprophylaxe mit s.c. Heparinapplikation (*Cave:* Injektion am Oberarm, um eine Lymphozelenbildung zu vermeiden!) solange der Blasenkatheter (BK) liegt. Der Blasenkatheter verbleibt für 7 Tage in situ. Bei unauffäligem Zystogramm (200 ml Füllmenge) wird der BK entfernt, ansonsten wird der BK – in Abhängigkeit vom Extravasationsausmaß – für mindestens eine weitere Woche belassen.

Bei großer Drainagefördermenge sollte diese auf Kreatinin geprüft werden. Wenn es sich um Lymphe handelt, kann Tetracyclin als Verödungsmittel in die Drainage instilliert werden.

Radikale perineale Prostatektomie

Einführung

Die radikale perineale Prostatektomie stellt eine ausgezeichnete Alternative zum retropubischen Zugangsweg bei der Therapie des lokoregionären Prostatakarzinoms dar. Da jedoch zum einen eine pelvine Lymphadenektomie über den selben Zugangsweg nicht möglich, und zum anderen der Operationssitus räumlich beengt ist, sollte die Patientenselektion für diesen Eingriff sehr sorgfältig erfolgen. Patienten mit einer höheren Wahrscheinlichkeit einer Lymphknotenbeteiligung (PSA $>$10 ng/ml; Gleason score $\geq$7) sollten einer retropubischen Prostatektomie zugeführt werden. Bei stark vergrößerten Prostatadrüsen ($>$100 g) sollte der Eingriff durch einen in der perinealen Prostatektomie erfahrenen Operateur durchgeführt werden.

Spezielle Instrumente

Einige Instrumente sind speziell für diesen Eingriff konzipiert worden und sollten stets vorhanden sein (s. Instrumentenliste*). Die Operation kann durch wenige andere Instrumente vereinfacht werden. Die knöcherne OP-Feldbegrenzung durch die Sitzbeinhöcker erschwert das Auseinanderhalten des Operationssitus. Deswegen empfehlen wir grundsätzlich die Verwendung eines Selbsthaltesperrers, welcher am Operationstisch montiert werden kann.

Empfohlene Instrumente:

- Selbsthaltesperrer (Bookwalter, Omnitract)
- Gebogener und gerader Lowsley Retraktor (*)
- Young Harnröhrenretraktor (*)
- Lange rechtwinklige Overholtklemmen mit kurzen Branchen
- Xenonkopflicht
- Lupenbrille (2,5×–5,0×; 50 cm Fokuslänge)
- Babcockklemme
- Duvalklemme
- Gebogene Satinskyschere
- 4×0 monofiles Nahtmaterial, doppelarmiert mit überbogenen (5/8) Nadeln (z.B. Monosyn)
- Harmonisches Skalpell (optional)

Patientenlagerung, Zugang und Sperrer

Der Patient wird in extremer Steinschnittlagerung positioniert. Wir benutzen keine Unterschenkelschalen sondern Halteschlaufen für die

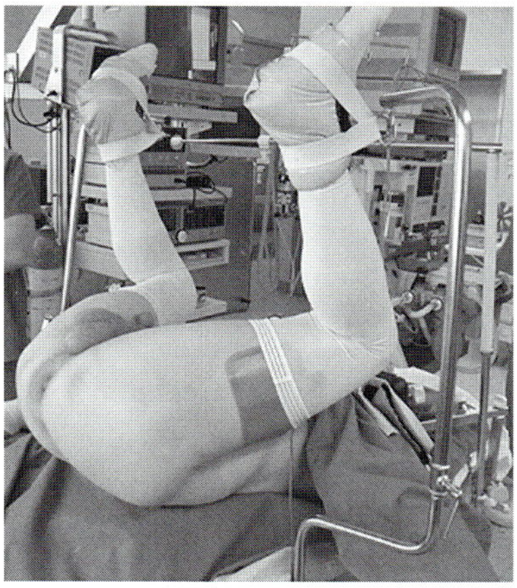

Abb. 7. Patientenlagerung in extremer Steinschnittlage. Das Perineum steht im ca. 45° Winkel zum Boden.

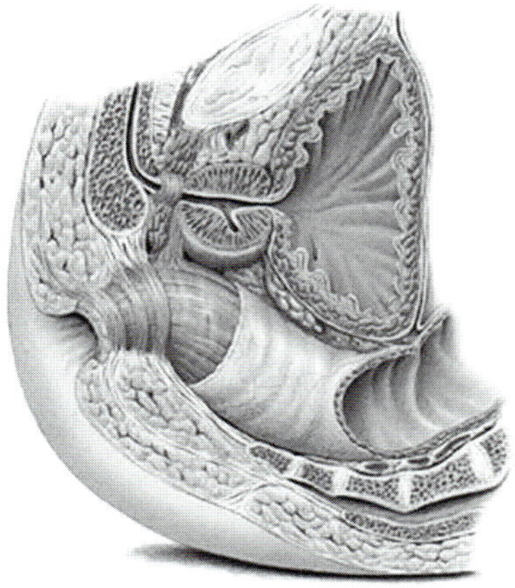

Abb. 8. Zugang nach Young zur Prostata oberhalb des M. sphincter ani externus durch das Centrum tendineum. (Aus: Gillitzer R, Melchior SW, Hampel C et al. (2004) Surgical atlas: Radical perineal prostatectomy. BJU Int 93:427–455).

Füße, um ein Kompartmentsyndrom zu vermeiden. Die Sprunggelenke werden ausreichend gepolstert. Das Gesäß wird zusätzlich eleviert und sollte über den kaudalen Operationstischrand hinausragen, um einen ungehinderten Sperreraufbau zu erlauben (Abb. 7). Besonders ist zu beachten, dass keine Druckstellen am Knie im Bereich der Fibulaköpfchen entstehen. Während des Eingriffs kann der Sichtwinkel des Operateurs durch Tischkippung in der Trendelenburg- und Anti-Trendelenburg-Position optimiert werden.

Das sterile Abdeckfeld reicht bis zum Unterbauch, falls eine suprapubische Zystostomie gelegt werden soll. Ein steriles Rektalschild ermöglicht den intraoperativen digitalen Zugang zum Rektum. Die Einlage einer Ballon-Punktions-Zystostomie sollte zu Beginn des Eingriffes erfolgen, nachdem die Blase über einen transurethralen Katheter aufgefüllt wurde.

Anschließend wird der gebogene Lowsleyretraktor blind eingeführt.

➡ Wir empfehlen die präoperative Durchführung eines retrograden Urethrogrammes oder einer Urethrozystoskopie, um eine präexistente Harnröhrenstriktur auszuschließen. Diese kann gegebenenfalls durch Sachse-Urethrotomie in gleicher Sitzung therapiert werden.

Falls der Lowsleyretraktor nicht in die Blase eingeführt werden kann, kann dieser mit dem Zeigefinger rektal dirigiert werden. Gegebenenfalls muss ein durch die extreme Steinschnittlagerung bedingter zu steiler Winkel in die Blase vorübergehend etwas aufgehoben werden.

➡ Falls der Lowsleyretraktor trotz dieser Maßnahmen nicht eingeführt werden könnte, kann der Eingriff auch über einen eingelegten Ballonkatheter erfolgen.

■ Inzision und Exposition

Die Inzision verläuft semizirkulär ca. 2 cm oberhalb des Anus und medial der Sitzbeinhöcker. Eine weiter nach lateral ausgeführte Inzision ist nicht sinnvoll, da die Ausdehnung des OP-Felds durch die knöcherne Begrenzung bestimmt wird. Unser bevorzugter Zugang zur Prostata verläuft zur Schonung des Sphincter ani externus ventral desselben (Zugang nach Young) (Abb. 8).

Nach Durchtrennung des Subkutangewebes wird am unteren Wundrand in Höhe der perinealen Raphe eine Haltenaht platziert. Durch Zug an dieser Haltenaht spannt sich ein subkutaner Hautmuskel an, der teilweise nur schemenhaft existent ist und häufig fälschlich als „Centrum tendineum" bezeichnet wird.

Dieser wird mit dem Elektrokauter durchtrennt. Darunter findet sich das eigentliche „Centrum tendineum" als Kreuzung/Insertion der sagittalen Raphe des M. bulbospongiosus, der horizontalen Verbindung beider Mm. transversi perinei und dorsal des M. sphincter ani externus.

➡ Falls die Schicht zwischen dem externen Analsphinkter und den M. bulbospongiosus nicht deutlich zu definieren ist, sollte zuerst die Fossa ischiorectalis dorsal des M. transversus perinei profundus mit dem Zeigefinger stumpf eröffnet werden. Dafür wird die oberflächliche Fettfaszie eröffnet und der Zeigefinger in die Fossa ischiorectalis bis lateral der Prostata eingeführt. Durch Eingreifen mit dem Zeige- und Mittelfinger der linken Hand beide Fossae ischiorectales, und Anspannen des Gewebes nach dorsal wird das Centrum tendineum deutlicher sichtbar und kann durchtrennt werden.

■ *Durchtrennung des M. rectourethralis*
Nachdem das Centrum tendineum durchtrennt wurde, hilft das Einsetzen des Harnröhrenhakens nach Young unter den M. bulbospongiosus, die Fasern des M. rectourethralis und die Rektummuskulatur besser zu definieren. Dabei ist wichtig, dass stets gegensinniger Zug aufrechterhalten wird. Jetzt kann der paraprostatische Raum links und rechts entwickelt werden, indem eine Schere parallel zum Apex eingeführt und gespreizt wird. Die Levator-ani-Muskulatur wird so ohne Gefahr einer Rektumverletzung nach lateral weggeschoben. Das Rektum bleibt in der Mittellinie durch den M. rectourethralis, welcher das Rektum am Prostataapex anheftet, zeltförmig angespannt.

Der M. rectourethralis wird schrittweise mit der Schere quer durchtrennt, teilweise erfolgt die Präparation stumpf mit einem Stielchen.

■ *Cave:* Beim Durchtrennen des M. rectourethralis sollte die Schere horizontal geführt werden, um das Risiko einer Inzision in das Rektum zu minimieren.

Die Durchtrennung des M. rectourethralis sollte sehr sorgfältig und streng in der Mittellinie erfolgen, um die lateral verlaufenden Gefäßnervenbündel nicht zu gefährden. Die meisten Verletzungen der Rektumwand entstehen beim Durchtrennen des M. rectourethralis.

➡ Durch wiederholte rektale Palpation mit Darstellung der genauen Beziehung vom Rektum zum Prostataapex mit dem Zeigefinger kann der M. rectourethralis gezielt inzidiert werden.

Nach Durchtrennung des M. rectourethralis kann die Rektumvorderfläche von der Prostata separiert und nach dorsal weggeschoben werden.

■ *Einsetzen des Selbsthaltesperrers*
Nachdem die Levatormuskulatur von der Prostatafläche abgeschoben und das Rektum nach dorsal weggeschoben wurde, kann der Selbsthaltesperrer (Bookwalter, Omnitract) eingebracht werden. Dabei ist darauf zu achten, dass der Rektalhaken mit einer Kompresse unterpolstert ist.

Durch Positionierung der seitlichen Haken bei etwa 2 und 10 Uhr und des Rektalhakens bei 6 Uhr erreicht man einen umgekehrt mercedessternartigen Zugwinkel. Somit braucht vorerst der Harnröhrenhaken nicht eingesetzt zu werden, welcher die M. transversi perinei prof. und superficiales retrahiert.

Mit dem Fortschreiten der dorsalen Präparation in Richtung Samenblasen können längere Blätter des Rektalhalters eingesetzt werden.

■ Präparation der Gefäßnervenbündel

Falls ein nervenschonender Eingriff praktiziert werden soll, kann zu diesem Zeitpunkt das posteriore Blatt der Denonvillierfaszie auf der Prostatarückfläche mit einem Skalpell senkrecht eröffnet werden. Im Bereich der Samenblasen wird auch das ventrale Blatt der Denonvillierfaszie dann horizontal zu beiden Seiten inzidiert, ohne lateral die Region des Nervenbündelverlaufs zu erreichen. Nun kann die Faszie, die nach lateral in die periprostatische Faszie übergeht, mit den darunterliegenden neurovaskulären Bündeln von der Prostatakapsel freipräpariert werden (Abb. 9). Ähnlich zum retropubischen Vorgehen werden perforierende Gefäße mit Clips versorgt. Die Verwendung von Koagulationsstrom sollte in diesem Bereich gänzlich unterbleiben.

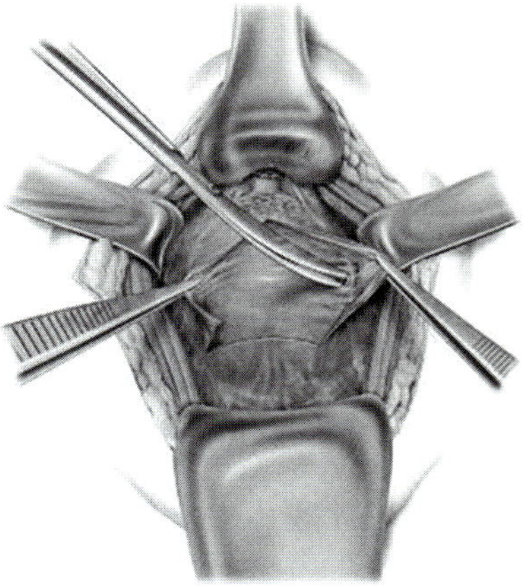

Abb. 9. Senkrechte Eröffnung des posterioren Blattes der Denonvillierfaszie und Präparation des neurovaskulären Bündels zwischen Prostatakapsel und anteriorem Blatt der Denonvillierfaszie. (Aus: Gillitzer R, Melchior SW, Hampel C et al. (2004) Surgical atlas: Radical perineal prostatectomy. BJU Int 93:427–455).

Die Dissektion der neurovaskulären Bündel schreitet nach ventral in Richtung Prostataapex und nach kaudal in Richtung Prostatabasis und Samenblasenregion fort. Im Bereich der Samenblasenspitzen wird die Denonvillierfaszie als Schutz auf dem Gefäßnervenbündel belassen.

■ *Cave:* Jegliche Traktion am neurovaskulären Bündel sollte vermieden werden!

Im Bereich des Prostataapex werden die Gefäßnervenbündel einige mm über die prostatourethrale Grenze hinaus nach distal freipräpariert, um eine sichere vesikourethrale Anastomose der Urethra ohne Verletzung der Nerven zu gewährleisten.

Nun erfolgt die Präparation der Samenblasen und Samenleiter ähnlich zur retropubischen Prostatektomie. Zum Greifen der Samenblasen hat sich eine atraumatische Babcockzange bewährt. Durch ventral gerichteten Zug am gebogenen Lowsleyretrator können Prostatabasis und Samenblasen besser identifiziert werden. Danach werden schrittweise die lateralen Prostatapfeiler von basal nach apikal durchtrennt.

Nach der dorsalen Prostata- und Samenblasenpräparation bevorzugen wir die Darstellung des dorsalen Blasenhalses, bevor der Apex präpariert wird („deszendierendes" Vorgehen). Die gesamte retroprostatische Präparation ist zu diesem Zeitpunkt leichter und unter besserer Visualisierung als später von ventral möglich, wenn die Urethra und die ventrale Harnblasenzirkumferenz abgesetzt wurden. Die freipräparierten Samenblasen und abgesetzten Samenleiter werden mit einer Duvalklemme gemeinsam hochgehalten, während der dorsale Blasenhals mit einer Satinskyschere präpariert wird.

Alternativ kann das harmonische Skalpell zur besonders blutarmen Blasenhalsdissektion benutzt werden.

Nachdem der dorsale Blasenhals freipräpariert wurde, werden die Samenblasen nach dorsal reponiert.

■ Die Apexdissektion

Nach Einsetzen des Young-Harnröhrenhakens zur Retraktion des M. bulbospongiosus und der Mm. transversi perinei und Darstellung der Urethra wird der Prostataapex zwischen den Branchen einer breiten Pinzette gehalten und dorsalwärts retrahiert. Dabei verlaufen die zuvor freipräparierten neurovaskulären Bündel beiderseits lateral der Pinzette. Mit teils stumpfer, teils scharfer Präparation wird die Harnröhre am Apex dargestellt. Die posteriore Urethrazirkumferenz wird 1 mm distal des Apex eröffnet. Der gebogene Lowsleyretraktor wird entfernt und der gerade Lowsleyretraktor wird durch die Urethrotomie bis in die Blase eingeführt und geöffnet. Über den Meatus urethrae wird retrograd eine weiche Absaugsonde (Charr. 14) eingelegt und über die Urethrotomie ausgeleitet. Durch gleichzeitigen kranialen Zug an der Absaugsonde und Dorsalretraktion am geraden Lowsley spannt sich die vordere Harnröhrenzirkumferenz aus und kann durchtrennt werden. Begrenzungsschnitte von den distalen urethralen Absetzungsrändern werden zur Schnellschnittuntersuchung entnommen. Das Vorlegen von Anastomosennähten ist bei der perinealen Prostatektomie nicht erforderlich, weil der Harnröhrenstumpf jederzeit gut zu erkennen ist.

Nach komplettem Absetzen der Harnröhre können, unter dorsaler Retraktion am Lowsleyretraktor, die puboprostatischen Ligamente selektiv durchtrennt werden. Bei der perinealen Prostatektomie bereitet die Kontrolle des dorsalen Venenplexus in der Regel keine Schwierigkeiten. Dieser kann mit einem Stieltupfer oder digital nach kranial weggeschoben werden. Bei venöser Blutung aus dem Plexus Santorini benutzen wir eine 3×0 Umstechung mit überbogener 5/8 Nadel.

Durch senkrechte Stellung der Branchen des geraden Lowsleyretraktors kann der Blasenhals palpiert werden. Die Präparation der ventralen Anteile von Prostata und Blasenhals erfolgt entweder mit der Satinskyschere oder mit dem harmonischen Skalpell. Die zirkuläre Blasenhalsmuskulatur dient zur Orientierung. Die Dissektion erfolgt zirkulär, wobei der Blasenhals erhalten werden kann. Allerdings bevorzugen wir die weite Exzision, um an dieser Stelle R+-Resektionen zu vermeiden. Nachdem die Prostata nur noch am Blasenhals fixiert ist, wird dieser im ventralen Bereich eröffnet und der gerade Lowsleyretraktor entfernt. Über eine Overholtklemme kann eine Absaugsonde durch die prostatische Urethra geführt werden, die zur Traktion des Präparates dient. Ein Blasenkatheter wird durch die ventrale Blasenhalsinzision in die Blase eingeführt und mit 30 ml geblockt.

Da der dorsale Bereich bereits freipräpariert wurde, kann nun nach Transsektion des Blasenhalses mit der Satinskyschere von ventral nach dorsal fortschreitend das Präparat geborgen werden.

Bei ostiumnaher Blasenhalsdurchtrennung erfolgt die Identifizierung der Ostien und Einlage von Ureterschienen, die durch die Blasenwand ausgeleitet werden.

Eine Mukosaevertierung ist meist nicht erforderlich. Ansonsten wird der Blasenhals analog zur retropubischen Prostatektomie mit fortlaufender Naht in Tennischlägerform oder umgekehrter Y-Form rekonstruiert.

➡ Die geknotete Blasenhalsrekonstruktionsnaht sollte lang belassen werden. Beim späteren Knoten der dorsalen Anastomosennähte kann durch kranial gerichteten Zug an diesem Faden der rekonstruierte Blasenhals an die Urethra approximiert werden, um ein spannungsfreies Knoten zu ermöglichen.

Jetzt wird die ventrale vesikourethrale Anastomosenhälfte durch insgesamt 4 Anastomosennähte (4×0 Monosyn) bei 10, 11, 1 und 2 Uhr durchgeführt. Die Nähte können gleich geknotet werden, wobei die Knoten außen liegen sollten.

■ *Cave:* Der kraniale Young-Retraktor muss beim Knoten der Anastomosennähte entspannt werden.

Nach retrograder Einlage des 20-Charr.-Silikonkatheters in die Blase wird die dorsale Anastomosenzirkumferenz mit 4 weiteren Nähten bei 4, 8, 5, und 7 Uhr komplettiert. Diese werden in der Regel vorgelegt.

➡ Früher haben wir die dorsale Anastomosenzirkumferenz fortlaufend genäht. Da wir damit eine höhere Inzidenz von akuten Harnverhalten nach BK-Entfernung beobachtet haben, legen wir derzeit insgesamt 8 Anastomosennähte in Einzelknopftechnik wie beim retropubischen Vorgehen an.

Nach Fertigstellung der Anastomose wird die Dichtigkeit durch Instillation von 200–300 ml NaCl über den Blasenkatheter überprüft.

Das Rektum wird ausgiebig inspiziert und rektal palpiert, um eine unerkannte Rektumläsion nicht zu übersehen. Bei Vorliegen einer Läsion wird nach Reinigung mit z. B. Betaisodonalösung das Rektum zweischichtig verschlossen. Ein Darmrohr wird unter digitaler Kontrolle eingelegt und angenäht. Eine Antibiose mit Metronidazol 2× 0,5 g i.v. erfolgt über 5 Tage, währenddessen der Patient parenteral ernährt wird.

■ *Cave:* Eine adäquate präoperative Darmreinigung ist essenziell für die Vermeidung von Wundinfektionen und Komplikationen, falls das Rektum intraoperativ eröffnet wird. Abführmaßnahmen beinhalten Dulcolaxtropfen am Vorabend der Operation und ein Klysma am Operationstag.

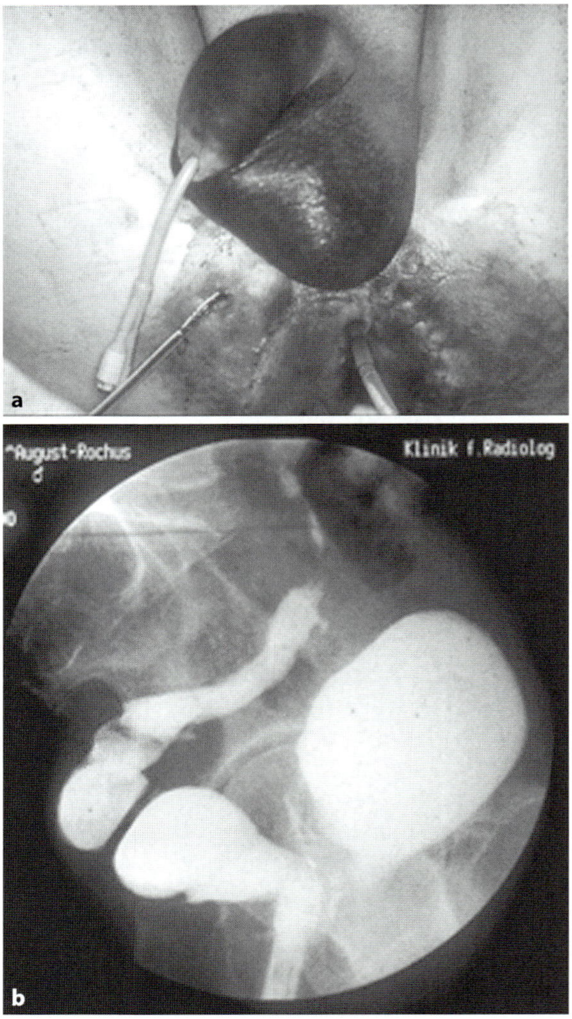

Abb. 10 a, b. Rektovesikale Fistel nach vorausgegangener intraoperativ versorgter Rektumläsion bei postoperativ expandierendem subvesikalen Hämatom (**a** Operationssitus, **b** Radiologische Fisteldarstellung).

Vor Wundverschluss sollte eine adäquate Blutstillung erfolgen. Insbesondere muss die Region der Samenblasenspitzen inspiziert werden. Die Ausbildung eines Hämatoms kann bei der perinealen Prostatektomie schwerwiegende Folgen haben, insbesondere bei gleichzeitiger Rektumläsion (Abb. 10).

Analog zur retropubischen Prostatektomie wird der M. rectourethralis mit dem freien Ende der Denonvillierfaszie mit zwei 3×0 Z-Nähten adaptiert, um die funktionelle Urethralänge zu steigern.

Eine 16-Charr.-Robinsondrainage wird eingelegt und die Wunde mehrschichtig verschlossen.

■ Postoperatives Management

Eine ausreichende postoperative Analgesie wird meist mit Metamizol i.v. gewährleistet. Wir empfehlen eine antibiotische Prophylaxe etwa durch Gabe eines Oral-Cephalosporins bis zur BK-Entfernung. Der Kostaufbau beginnt am 1. postoperativen Tag. Die Patienten können sofort mobilisiert werden. Die Drainage wird zwischen dem 2. und 4. Tag entfernt, wenn die Fördermenge unter 50 ml liegt.

Der Silikonkatheter kann in über 90% der Fälle am 7. postoperativen Tag bei fehlendem zystografischen Nachweis einer Leckage entfernt werden. Vor Entlassung erfolgt die sonografische Kontrolle der restharnfreien Miktion und der Ausschluss eines größeren subvesikalen Hämatoms.

Postoperative, sich ausdehnende Hämatome sollten frühzeitig entweder perkutan oder chirurgisch drainiert werden, um die Anastomose sowie eine evtl. aufgetretene und intraoperativ versorgte Rektumläsion nicht zu gefährden.

Literatur

1. Fichtner J, Franzaring L, Gillitzer R, Hohenfellner R (1997) Deszendierende, radikale retropubische Prostatektomie. In: Hohenfellner R (Hrsg) Ausgewählte urologische OP-Techniken. Thieme Verlag, Stuttgart, S 4.43–4.55
2. Fichtner J, Gillitzer R, Stackl W, Hohenfellner R, Thüroff JW (1999) Radikale perineale Prostatektomie. Akt Urol 30:361–376
3. Gillitzer R, Thüroff JW (2002) Relative advantages and disadvantages of radical perineal prostatectomy versus radical retropubic prostatectomy. Crit Rev Oncol Hematol 43:167–190
4. Gillitzer R, Thüroff JW (2003) Technical advances in radical retropubic prostatectomy techniques for avoiding complications. Part I: apical dissection. BJU International 92:172–177
5. Gillitzer R, Thüroff JW (2003) Technical advances in radical retropubic prostatectomy techniques for avoiding complications. Part II: vesicourethral anastomosis and nerve-sparing prostatectomy. BJU International 92:178–184
6. Gillitzer R, Melchior SW, Hampel C, Pahernik S, Fichtner J, Thüroff JW (2004) Surgical Atlas: Radical perineal prostatectomy. BJU Int 93:427–455
7. Graefen M, Huland H (2004) Technik der nervenerhaltenden radikalen retropubischen Prostatektomie. Urologe (A) 43:156–159
8. Niesel T, Partin AW, Walsh PC (1996) Anatomic approach for placement of surgical drains after radical retropubic prostatectomy: long-term effects on postoperative pain. J Urol pp 98–101
9. Schreiter F (1997) Aszendierende retropubische radikale Prostatektomie. In: Hohenfellner R (Hrsg) Ausgewählte urologische OP-Techniken. Thieme Verlag, Stuttgart, S 4.27–4.42
10. Walsh PC, Garcia Jr JR (2003) Radical retropubic prostatectomy. A detailed description of the surgical technique (105 minute DVD). Brady Urological Institute
11. Wimpissinger TF, Tschabitscher M, Feichtinger H, Stackl W (2003) Surgical anatomy of the puboprostatic complex with special reference to radical perineal prostatectomy. BJU Int 92:681–684

3.2

Senkungsabszess nach Prostatabiopsie

W. Höppner

Einleitung

Nach transrektaler Prostatastanzbiopsie treten signifikante Infektionen trotz Antibiotikaabschirmung in 0,5–5,6% der Fälle [4, 6] auf. Dabei handelt es sich meist um fieberhafte Harnwegsinfekte/Prostatitis oder selten um einen septischen Verlauf [1, 6]. Paraprostatische Abszessbildungen sind sehr selten [3]. Eine solche Abszessfortschreitung bis in den Oberschenkel wie im vorliegenden Fall ist nach unserem Wissen noch nicht beschrieben worden.

Kasuistik

Bei dem 68-jährigen Patient ohne Vorerkrankungen und bis auf Tamsulosin ohne vorherige Medikation war bei unauffälligem rektalen Tastbefund ein Prostataabszess (PSA) von 6,8 ng/ml festgestellt worden. Daraufhin wurde eine zweifache transrektale Biopsie der Prostata ohne Ultraschallunterstützung durchgeführt, wovon eine für den Patienten sehr schmerzhaft war. Die Antibiotikaprophylaxe erfolgte mit Ciprofloxacin (2× 250 mg/die am Vor- und OP-Tag). Histologie: kein Karzinomnachweis.

Am Folgetag war ein Fieberanstieg auf 40° C zu verzeichnen, daraufhin Wiederaufnahme der Therapie mit Ciprofloxacin. Darunter gingen die Temperaturen auf ein subfebriles Niveau zurück, der Patient hatte aber zunehmend Unwohlsein und Nachtschweiß, so dass eine Antibiose stationär über 5 Tage mit Gentamicin und Ampicillin/Sulbactam verabreicht wurde.

Nach Entlassung traten wieder zunehmende Beschwerden, Hinfälligkeit und nun auch Unterbauch- und rechtsseitige Hüftschmerzen mit ondulierendem Fieber auf, worauf 10 Tage später schließlich die Einweisung in die hiesige Klinik erfolgte. Wir sahen einen Patienten in reduziertem Allgemeinzustand mit 38,8 °C Temperatur.

Beim klinischen Befund ergab sich ein leichter Druckschmerz im Perineum, die Prostata war rektal-digital ohne Druckschmerz, Apex induriert, zudem Druckschmerz direkt unter dem rechten Leistenband. Im Aufnahmelabor Leukozyten 9,5/nl, Hb 11,6 g/dl, CRP mit 9,04 mg/dl erhöht, übrige Blutchemie in der Norm. Urinkultur: Enterococcus sp., E. coli sowie Candida sp. Im Antibiogramm waren die Enterokokken auf Ampicillin gut und auf Ciprofloxacin mäßig sensibel, E. coli war auf Ciprofloxacin, Gentamicin und Cephalosporine gut sensibel. Im TRUS war von der rechten Prostatakapsel ausgehend übergangslos eine teils echoarme, teils echoreiche, nicht liquide Raumforderung in Richtung Plexus Santorini zu detektieren. Im Becken-CT stellte sich ein paraprostatischer Abszess dar (Abb. 1), der die Symphyse erreicht und die Symphysenfuge wie auch den rechten M. obturatorius externus infiltriert hatte. Knöcherne Strukturen waren noch nicht arrodiert.

Einer operativen Maßnahme standen Patient und Ehefrau ablehnend gegenüber. In Unkenntnis von Keim und Resistenzlage behandelten wir daraufhin mit Cefotaxim, Refobacin und Metro-

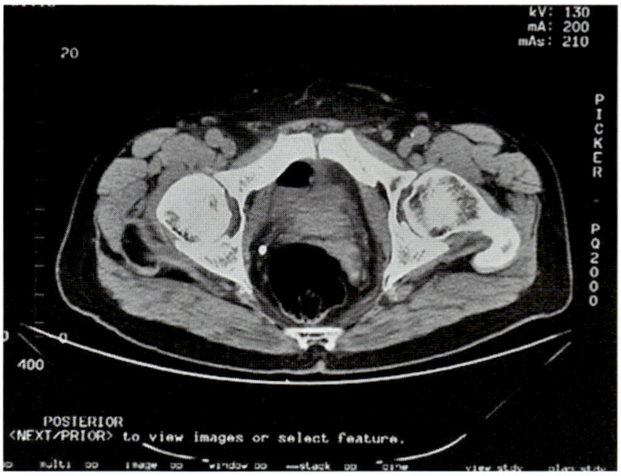

Abb. 1. CT-Becken bei Klinikaufnahme: Rechtsseitig periprostatische Abszessbildung mit Luft unterhalb der Symphyse.

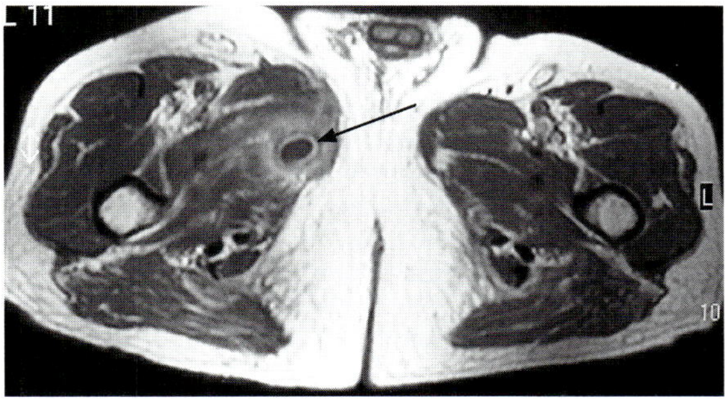

Abb. 2. Kernspintomografie, T1-Wichtung: Abszessstraße (Pfeil) zur Adduktorenmuskulatur.

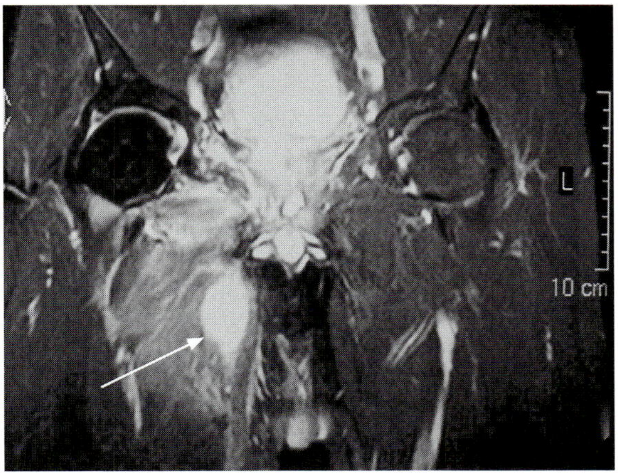

Abb. 3. Kernspintomografie a.-p., T1-Wichtung: Abszessbildung im Oberschenkel rechts (Pfeil), in der Umgebung ödematös aufgetriebene Adduktorenmuskulatur.

nidazol. Klinisch keine Besserung. In einer Kernspintomografie (MR) nach 3 Tagen sah man nun auch ein Einschmelzen der Obturatoriusmuskulatur sowie eine ödematöse Auftreibung der proximalen Adduktorenmuskelgruppe. Nachdem sich in einem weiteren MR 4 Tage später keine Befundbesserung gezeigt hatte, war der Patient nun doch mit einer OP einverstanden. Mit retropubischem Zugang fand sich schnell die rechtsseitige, paraprostatische Eiteransammlung. Weitere, aber geringere Abszessanteile entleerten sich nach Inzision der Beckenbodenfaszie. Nach Spülung und Drainage wurde der Eingriff beendet. Der Wundabstrich ergab: jeweils mäßiges Wachstum von Enterococcus faecium und nicht-hämolysierenden Streptokokken. Während die Streptokokken sensibel auf eine Vielzahl von Antibiotika reagierten, waren die Enterokokken hochresistent und einzig auf Vancomycin sensibel.

Zunächst förderten die Drainagen wenig Eiter, 4 Tage nach dem Eingriff stellten wir die Antibiose gemäß Antibiogramm auf Vancomycin um, das für 10 Tage gegeben wurde. Nur geringe Besserung des Allgemeinzustands, dann stellten sich stärkere Schmerzen im Verlauf des Adduktorenkanals des rechten Oberschenkels ein. Im MR fand sich eine Abszessstraße im Bereich der Adduktorengruppe (Abb. 2 und 3), so dass hier 5 Tage nach Erst-OP zwei tiefe Abszessinzisionen mit Einlage einer Durchzugsspüldrainage erfolgen mussten. Im Abstrich jetzt kein Nachweis des hochresistenten Enterokokkenstammes oder der Streptokokken, sondern Anzüchtung zweier Anaerobier: Bacteroides und Peptostreptococcus sp., sensibel auf Trimethoprim+SMZ, Metronidazol und Ampicillin/Sulbactam. Post-OP Entfieberung und Erholung, am Oberschenkel offene Wundbehandlung. Im Kontroll-MR nach 14 Tagen war kein Restabszess mehr erkennbar, Entlassung.

2 Wochen später eneut Fieberanstieg und Leistungsknick: Nach MR und TRUS hatten sich 2 Rezidivabszesse unterhalb des Leistenbandes und periprostatisch rechts ausgebildet. Diese wurden von perineal aus inzidiert und drainiert. Im Abstrich ließen sich in geringer Zahl der selbe Enterokokken-sp.-Stamm nachweisen wie in der vorigen Oberschenkel-OP, wir behandelten noch für 10 Tage oral mit Trimethoprim+SMZ. Die offene Wundbehandlung schritt nun zügig voran, so dass der Patient nach weiteren 14 Tagen entlassen werden konnte. Dieser Zeitpunkt lag drei Monate nach der Prostatabiopsie.

Problemanalyse

Die Rate septischer oder schwerwiegender Komplikationen nach transrektaler Prostatastanzbiopsie liegt deutlich unter 1% [2, 7]. In einer jüngeren Untersuchung von Peters und Breitling ist bei 198 Stanzbiopsien in keinem Fall eine stationäre Nachbehandlung erforderlich gewesen [5].

Im vorliegenden Fall ist aus jedem Prostatalappen nur eine Biopsie entnommen worden. Die Antibiotikaprophylaxe begann am Tage vor der Biopsie rechtzeitig, möglicherweise bei einem Patienten mit 85 kg zu gering dosiert. Bahnende Vorerkrankungen lagen nicht vor, unter Tamsulosin konnte der Patient die Blase stets restharnfrei entleeren. Ob sich besonders nach der sehr schmerzhaften Stanze ein periprostatisches Hämatom, das sich dann infizierte, bildete, lässt sich retrospektiv nicht feststellen, ist aber denkbar.

Der primäre postoperative fieberhafte Verlauf wurde antibiotisch nicht beherrscht. Der periprostatische Abszess wurde erst in unserer Klinik (4 Wochen nach Biopsie) durch bildgebende Verfahren dargestellt, bei persistierenden Infektzeichen wäre eine frühere Diagnostik notwendig gewesen. Der prolongierte Verlauf mit einer Abszessstraße bis in die Mitte des Oberschenkels hätte durch deutlich frühere operative Intervention verkürzt oder vermieden werden können.

Eine sofortige Abszessdrainage war nach Klinikaufnahme bei uns indiziert. Da der Patient zunächst eine Operation ablehnte, erfolgte der antibiotische Therapieversuch, der im Grunde nicht erfolgreich sein konnte (Lufteinschlüsse, Einschmelzungen im CT). Auch operativ war die Infektion nur durch mehrere Eingriffe zu beherrschen. Offen bleibt, ob die spätere Abszedierung in den Oberschenkelbereich durch eine zusätzliche perineale Drainage beim suprasymphysären Ersteingriff hätte vermieden werden können.

Schlussfolgerung

Stellen sich nach Prostatabiopsie Zeichen einer Infektion ein, erscheint eine antibiotische Behandlung notwendig. Hält der fieberhafte Zustand an, sollte sich frühzeitig eine entsprechende Diagnostik anschließen (TRUS, Schnittbildverfahren). Bei Abszessnachweis ist eine operative Intervention ohne großen Zeitverzug angezeigt.

Literatur

1. Aus G, Ahlgren G, Bergdahl S, Hugosson J (1996) Infection after transrectal core biopsies of the prostate: risk factors and antibiotic prophylaxis. Br J Urol 77:851–855
2. Carey JM, Korman HJ (2001) Transrectal ultrasound guided biopsy of the prostate. Do enemas decrease clinically significant complications? J Urol 166:82–85
3. Daum H, Oesterwitz H (2002) Hämatom/Abszess im kleinen Becken nach transrektaler Prostatapunktion. In: Steffens J, Langen P-H (Hrsg) Komplikationen in der Urologie. Steinkopff Verlag, Darmstadt, S 191–193
4. Lindert KA, Kabalin JN, Terris MK (2000) Bacteremia and bacteriuria after transrectal ultrasound guided prostate biopsy. J Urol 164:76–80
5. Peters HJ, Breitling P (2003) Antibiotikaprophylaxe bei transrektalen Prostatabiopsien. Urologe 42 (Bd 1):91–94
6. Sieber PR, Rommel FM, Agusta VE, Breslin JA, Huffnagle HW, Harpster LE (1997) Antibiotic prophylaxis in ultrasound guided transrectal prostate biopsy. J Urol 157:2199–2200
7. Terris MK (2002) Ultrasonography and biopsy of the prostate. In: Walsh PC et al (eds) Campbell's Urology, 8th edn. Saunders, Philadelphia, pp 3038–3054

KOMMENTAR W. Wagner

Die transrektale Probeexzision der Prostata ist ein unverzichtbarer Schritt im Rahmen der Diagnostik und Früherkennung des Prostatakarzinoms. Als invasives diagnostisches Verfahren sind leichte Komplikationen nicht selten. Die Autoren der „European Randomized Study of Screening for Prostate Cancer" kamen nach Auswertung von 5802 transrektalen ultraschallgesteuerten Sextantenbiopsien u.a. zu der Schlussfolgerung, dass leichte Komplikationen sehr häufig (Hämaturie, Hämospermie und rektale Blutung), schwere Komplikationen wie Fieber, Sepsis und Harnverhalten jedoch selten auftreten [2]. In der Literatur wird über sechs Todesfälle nach transrektaler Prostatabiopsie berichtet [1].

Besondere Bedeutung kommt der Sepsis mit anaeroben Bakterien zu, wenn das Antibiotikum, das zur Infektprophylaxe gegeben wurde, diese Keime nicht abdeckt. Besondere Vorsicht ist bei Patienten geboten, die längere Zeit mit Antikoagulanzien behandelt wurden, auch wenn die gängigen Gerinnungsparameter wie Quick, Thrombozytenzahl und PTT zum Zeitpunkt der Biopsie im Normbereich liegen ebenso bei Diabetikern und Patienten unter Kortisontherapie.

Die Ausbildung eines paraprostatischen Abszesses mit Progredienz zu einem Senkungsabszess in den Oberschenkel ist eine ungewöhnliche Verlaufsform einer septischen Komplikation. Persistierende therapieresistente Temperaturen, Schmerzen und ein zunehmend reduzierter Allgemeinzustand hätten schon frühzeitig und nach wenigen Tagen eine sorgfältige körperliche Untersuchung und eine weitere Abklärung durch bildgebende Verfahren erfordert. Bei Verifizierung einer Abszedierung ist die großzügige Drainierung logische Konsequenz grundlegenden chirurgischen Handelns. Verspätetes Eingreifen in allen Phasen dieser schwerwiegenden Komplikation führten im beschriebenen Fall zu einem dreimonatigen Krankheitsverlauf als Folge einer nur zweifachen Nadelbiopsie der Prostata. Ob diese Komplikation durch eine sonografisch assistierte transrektale Probeexzision hätte verhindert werden können, ist möglich, doch nicht sicher. Allerdings ist diese Technik heute Standard, da so die Biopsienadel gezielt platziert werden kann. Der vorliegende Bericht ist interessant und mit praktischen Forderungen und einem „Caveat" für die Praxis.

Literatur

1. Hasegawa T, Shimomura T, Yamada H, Ito H, Kato N, Hasegawa N, Asano K, Kiyoto H, Ikemoto I, Onodera S, Oishi Y (2002) Kansenshogaku Zasshi 76(10):893–897
2. Raaijmakers R, Kirkels WJ, Roobol MJ, Wildhagen MF, Schroeder F (2002) Urology 60(5): 826–830

Anastomosenruptur und Nachblutung nach radikaler Prostatektomie

H.-D. Adolphs

Einleitung

Die heparininduzierte Thrombozytopenie mit einem Abfall der Thrombozytenwerte um mehr als 50% ist ein seltenes Ereignis; in 0,5–5% aller mit unfraktionierten Heparinen behandelten Patienten muss mit dieser Komplikation gerechnet werden [1]. Im Folgenden wird über einen Krankheitsverlauf berichtet, bei dem dieser Zustand zunächst nicht erkannt wurde und die daraus resultierende Blutung im kleinen Becken zu erheblichen postoperativen Komplikationen geführt hat.

Kasuistik

In 8/94 wurde ein 64-jähriger Patient wegen eines pT3c-pN0M0-Prostatakarzinoms (Gleason Grad 3+3=6) radikal prostatektomiert. Bis auf eine kurz zuvor diagnostizierte Arteriitis temporalis, die mit abfallenden Kortikosteroiddosen behandelt wurde, war der Patient völlig gesund. Zur Anwendung kam eine Standardoperationstechnik, wobei zu dieser Zeit noch die Blasenhalsmodellage nach Bressel durchgeführt wurde; die Schleimhaut wurde evertiert, die Weite des Blasenhalses betrug 22 Charr. Die Anastomose erfolgte mit 4 2×0 Vicrylfäden und weitgehender Schonung der Muskularis und Mitnahme einer kräftigen Gewebsschicht paraurethral, z.B. Anteile des ligierten tiefen Dorsalvenenplexus und der Denonvillierfaszie zusätzliche suprapubische Katheterdrainage. Ein Redondrain wurde beidseitig in der Weise bogenförmig angelegt, dass sowohl die kontralaterale Obturatoriusregion als auch die suprapubisch gelegene Anastomose drainiert wurden. Neben einer Standardantibiotikaprophylaxe mit Ciprofloxacin wurde zur Vermeidung thromboembolischer Komplikationen 3×5000 Calciparin subkutan injiziert. Der postoperative Verlauf war zunächst völlig komplikationslos. Am 9. postoperativen Tag kam es zu einem deutlichen Sturz der Thrombozyten, der sich am nächsten Tag noch bis auf einen Wert von 22000 fortsetzte. Gleichzeitig traten Blutungen aus der noch liegenden rechtsseitigen Drainage, der linken Drainageöffnung sowie neben dem suprapubischen Katheter auf. Sonografisch bestätigte sich der Verdacht auf ein Hämatom im kleinen Becken. Zur Abklärung der Thrombozytopenie wurde eine Verlegung auf die hämatologische Abteilung einer Universitätsklinik vereinbart. Entgegen dieser Absprache wurde der Patient in der urologischen Universitätsklinik aufgenommen und dort weiter mit Calciparin behandelt. Nach 1 Tag erfolgte die Rückverlegung auf unsere Abteilung. Unter dem Verdacht eine heparininduzierten Thrombozytopenie setzten wird das Calciparin ab und die Thrombozytenwerte normalisierten sich sehr schnell. Als Folge des Hämatoms entwickelte sich trotz antibiotischer Therapie und persistierender Drainage über das rechte Redon ein Abszess, der computertomografisch bestätigt wurde. Eine Zystografie über den suprapubischen Katheter zeigte eine ausgedehnte Kontrastmittelextravasation im Anastomosenbereich (Abb. 1).

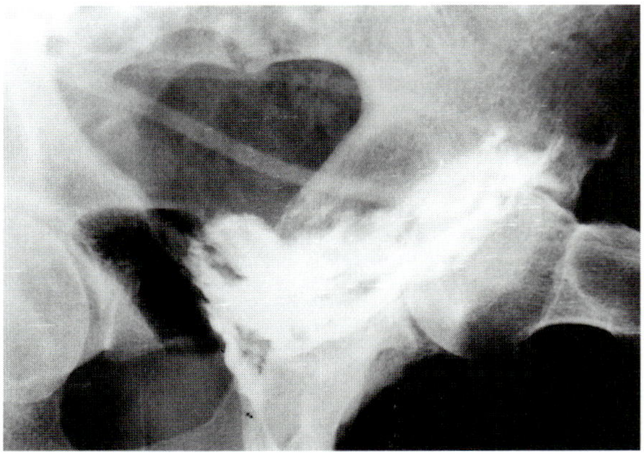

Abb. 1. Zystografie über suprapubischen Katheter: Ausgedehnte Kontrastmittelextravasation im Anastomosenbereich.

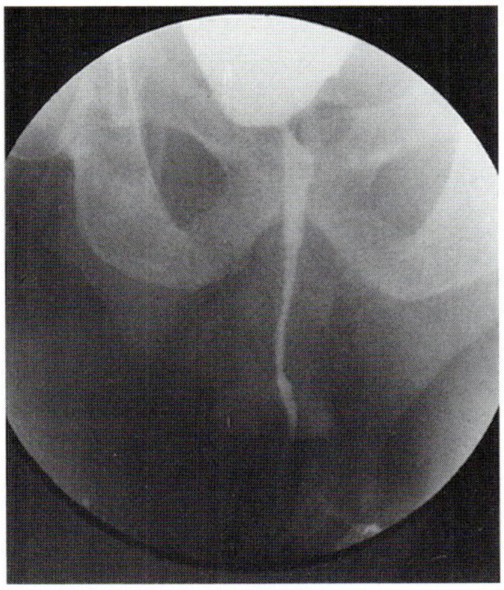

Abb. 2. Miktionszystourethrogramm: 8 Wochen nach dem Ersteingriff weitgehend normaler Befund nach radikaler Prostatektomie.

Vier Wochen nach der radikalen Prostatektomie erfolgte eine Revisionsoperation mit Abszessausräumung. Intraoperativ wurde die vollständige Dehiszenz der Anastomose bestätigt. Harnröhrenstumpf und Blasenhals wurden lediglich durch Vestnähte adaptiert; diese wurden perineal beiderseits über einen Tupfer geknotet. Der weitere Heilverlauf war jetzt ohne Komplikationen. Vier Wochen nach dem Revisionseingriff wurde der transurethrale Katheter entfernt, nachdem eine Kontrastmittelgabe kein Extravasat mehr gezeigt hatte; das Miktionszystourethrogramm (Abb. 2) bestätigte einen weitgehend normalen Befund, der Patient war erstgradig stressinkontinent. Nach 4–6-wöchiger konservativer Behandlung durch Gymnastik und Elektrotherapie konnte vollständige Kontinenz erzielt werden. Einen Monat später wurde im Bereich der Anastomose eine kurzstreckige Striktur gespalten, seitdem ist der Patient hinsichtlich seine Miktion frei von Problemen, es besteht eine vollständige Kontinenz. $7\frac{1}{2}$ Jahre postoperativ ist der PSA-Wert weiterhin nicht messbar.

Problemanalyse

Aufgrund der Gesamtumstände dieser postoperativen Komplikation gehen wir von einer heparininduzierten Thrombozytopenie mit nachfolgender Blutung und Abszessbildung aus. Eine exakte gerinnungsphysiologische Bestätigung erfolgte leider nicht und wurde von uns auch zu einem späteren Zeitpunkt nicht mehr versucht, zumal der Patient einer erneuten Überweisung ablehnend gegenüber stand. Das Auftreten einer heparininduzierten Thrombozytopenie ist bei Verwendung von niedermolekularen Heparinen deutlich seltener geworden [3].

Schlussfolgerung

Trotz der bedauerlichen Komplikation gibt uns der Verlauf dieses Falles einige wichtige Hinweise bezüglich des operativen Vorgehens im Bereich des Harnröhrenstumpfes und Blasenhalses. Diese Erkenntnisse sind teilweise seit Jahren bekannt, finden jedoch nicht immer Beachtung:

1. Die Erzielung einer vollständigen postoperativen Kontinenz nach radikaler Prostatektomie ist weitgehend abhängig von der schonenden Behandlung des Harnröhrenstumpfes mit seinem urethralen Sphinkter. Dieser wurde von Myers [2] histologisch nachgewiesen.
2. Eine wie auch immer durchgeführte spezielle Präparation des Blasenhalses ist für die Kontinenz völlig bedeutungslos. Beispielhaft hierfür kann die Kontinenz nach Schaffung einer Ileum-Neoblase angeführt werden.
3. Nach unserer Überzeugung spielt die Weite des Blasenhalses, die Dicke des verwendeten intraoperativen Katheters sowie Art und Anzahl der Anastomosennähte keine Rolle.
4. Anastomosennähte mit tiefem Durchstich der Muskularis können unter Umständen zu einer Zerstörung des urethralen Sphinkterapparates führen, insbesondere dann, wenn deren Anzahl groß ist.
5. Bei exakter Operationstechnik befindet sich der urethrale Sphinkter stets distal der Anastomose. Aus diesem Grunde ist eine postoperative Anastomosenstriktur durch Sichturethrotomie gut behandelbar, ohne dass es zu einer Sphinkterschädigung kommt.

Literatur

1. Chong BH (1995) Heparin-induced thrombocytopenia. Brit J Haematol 89:431–439
2. Myers RP, Goellner JR, Cahill DR (1987) Prostate shape external striated urethral sphincter and radical prostatectomy: The apical dissection. J Urol 138:543–550

3. Warkentin TE, Levine MN, Hirsh J, Horsewood P, Roberts RS, Gent M, Kelton JG (1995) Heparin-induced thrombocytopenia in patients treated with low-molecular-weight heparin or unfractionated heparin. New Engl J Med 332:1330–1335

KOMMENTAR R. Hofmann

In dem Artikel von Adolphs wird als Komplikation in der Folge einer Prostatektomie das Auftreten einer heparininduzierten Thrombozytopenie (HIT II) beschrieben, mit einem Thrombozytenabfall am 9. postoperativen Tag auf Werte bis 22 000/µl. Der Autor sieht hier einen engen Zusammenhang mit einer parallel auftretenden Blutung aus den Drainagen sowie einem entsprechenden Hämatom, in dessen Folge es zu einer Abszessbildung kam, welche operativ ausgeräumt wurde.

Eine heparininduzierte Thrombozytopenie (HIT II) beruht auf einer Bildung von Antikörpern, die in Anwesenheit von Heparin Thrombozyten aktivieren. Diese binden an Endothelzellen und führen zu einer massiven Thrombinbildung mit Induktion paradoxer Thrombosen und Embolien. Blutungen entstehen bei der heparininduzierten Thrombozytopenie nicht. Neben thromboembolischen Komplikationen kommt es zu entzündlichen Hautreaktionen an den Heparininjektionsstellen. Im dargestellten Fall muss davon ausgegangen werden, dass es aufgrund einer postoperativen Nachblutung zu einem Thrombozytenabfall gekommen ist, diese Blutung jedoch erst realisiert wurde, als sich diese über die liegenden Drainagen bemerkbar machte.

Alternativ könnte es sich auch um ein septisches Geschehen bei infiziertem Hämatom und Thrombozytopenie sepsisbedingt handeln. Durch ein infiziertes Hämatom kann es auch zu einer sekundären Nachblutung mit einer Arrosion von Gefäßen oder Aufgehen der Anastomosennähte gekommen sein.

Literatur

1. Greinacher A (1999) Heparin-induced thrombocytopenia – pathogenesis and treatment. Thromb Haemost (Suppl 1) 82:148–156 Review

3.4

Anastomosenruptur nach radikaler Prostatektomie

D. Kröpfl, V. Klevecka und M. Musch

Einleitung

Die Anastomosenruptur nach radikaler Prostatektomie ist eine gefürchtete Komplikation, weil sie, neben der schwierigen Versorgung, häufig als Folge eine Anastomosenstriktur nach sich zieht. Die Inzidenz dieser seltenen Komplikation wird in klassischen Lehrbüchern nicht beschrieben und die Kasuistikstatistiken dazu sind spärlich [2–4].

Nachfolgend wird die Diagnostik und Behandlung einer spät erkannten und praktisch asymptomatisch verlaufenen, kompletten Anastomosenruptur nach radikaler Prostatektomie beschrieben.

Kasuistik

Ein 63-jähriger Patient wurde wegen eines Prostatakarzinoms im klinischen Stadium T1c mit einer PSA von 5,36 ng/ml, einer radikalen Prostatektomie unterzogen. 2 von 6 transrektal entnommenen Proben (jeweils links und rechts apikal) wiesen eine Karzinomdurchsetzung von 15–30% auf, wobei der Gleason-Score 6 betrug. Es wurde eine radikale retropubische, aszendierende, bilateral Nerven sparende Prostatektomie und bilaterale pelvine Lymphadenektomie durchgeführt. Wegen der positiven Biopsie im apikalen Bereich wurden bilateral, entlang der Verläufe der Nervengefäßbündel, Schnellschnitte entnommen. Da die farbmarkierten Außenränder keinen Tumor aufwiesen, konnte die Nervensparung sicher durchgeführt werden. Die Anastomose zwischen dem rekonstruierten Blasenhals und dem Harnröhrenstumpf erfolgte mit insgesamt 7 3/0-Monocrylnähten. Sie war intraoperativ palpatorisch und unter Auffüllung der Blase mit NaCl dicht. Die Blase wurde mit einem 20 Charr-Silikonkatheter versorgt. Dieser war mit einer Prolenenaht armiert, die vor der Bauchdecke geknotet wurde. Der intraoperative Blutverlust betrug insgesamt 600 ml. Der postoperative Verlauf gestaltete sich primär vollkommen komplikationsfrei, so dass, wie damals noch üblich, am 10. postoperativen Tag ein Zystogramm durchgeführt wurde, in dem sich eine glatt berandete Harnblase ohne Hinweis auf Extravasation zeigte. Daraufhin wurde der intraoperativ eingelegte Silikonkatheter entfernt (Abb. 1).

Der Patient war primär kontinent und konnte die Blase kontrolliert in Portionen bis 300 ml entleeren. 48 h nach Entfernung des Katheters berichtete der Patient über eine 2–3-malige Nykturie, wobei er einen imperativen Harn-

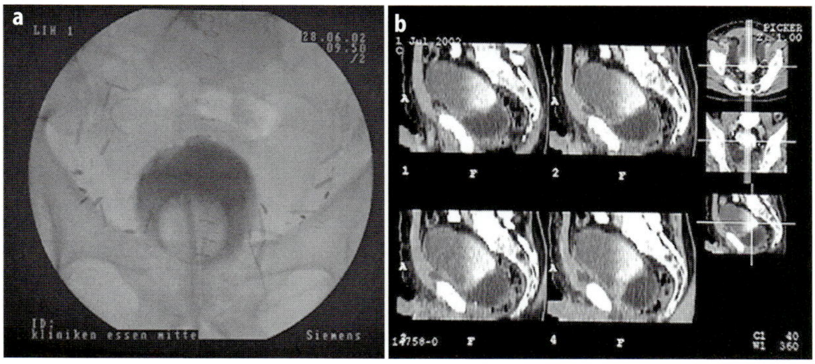

Abb. 1 a, b. Zystogramm am 10. postoperativen Tag (**a**); CT-Darstellung des infravesikalen Urinoms nach radikaler Prostatektomie (**b**).

drang empfand und subjektiv das Empfinden hatte, die Harnblase nicht entleeren zu können.

Die sonografische Darstellung zeigte eine Flüssigkeitsansammlung im Bereich des Unterbauches, die einer gefüllten Blase entsprach. Es wurde die erneute Anlage eines transurethralen Katheters diskutiert. Der Patient berichtete dann jedoch über eine normale Spontanmiktion von 300 ml, weshalb zunächst auf die Anlage eines Katheters verzichtet wurde. Da im sonografischen Befund allerdings auch eine mögliche Extralumination bzw. eine Lymphozele paravesikal vermutet wurde, erfolgte die Durchführung einer Computertomografie des Abdomens, in der sich eine umschriebene Flüssigkeitsansammlung des kleinen Beckens fand, welche die Harnblase von beiden Seiten komprimierte und den Blasenboden anhob. So wurde der Verdacht auf eine komplette Anastomosenruptur geäußert und am Folgetag eine Zystoskopie in Narkose durchgeführt, die diesen Verdacht erhärtet. Bei der darauf folgenden Relaparotomie, die durch den gleichen medianen Zugang erfolgte wie der Ersteingriff, wurde der Befund schließlich bestätigt. Es zeigte sich ein fast faustgroßes Urinom zwischen dem Beckenboden und der angehobenen Harnblase. Der Harnröhrenstumpf bzw. der Musculus sphincter externus ragte von unten in dieses Urinom ein. Der Blasenhals wurde angefrischt und erneut 7 3/0-Monocryl-Anastomosennähte vorgelegt. Um die bereits mit der Umgebung verwachsene, kranial positionierte Harnblase bis zum Beckenboden zu bringen bzw. eine spannungsfreie Anastomose zu gewährleisten, wurden links und rechts des Blasenhalses 2 Prolenenähte positioniert und die distalen Enden mit Nadeln, die man früher für die Nadelsuspensionsplastik benutzte, durch die Fossa ischiorectalis am Perineum ausgeleitet, wo sie links und rechts der Mittellinie über je einen Tupfer geknotet wurden [1]. Anschließend konnten die vorgelegten Anastomosennähte ohne Spannung geknotet werden. Der postoperative Verlauf gestaltete sich nunmehr komplikationslos und der transurethrale Katheter wurde nach weiteren 10 Tagen, nach vorheriger radiologischer Kontrolle, entfernt. Der Patient war wiederum primär kontinent und konnte die Blase sonografisch restharnfrei entleeren. Die endgültige Histologie ergab ein Prostatakarzinom im Stadium pT2b pN0 mit einem Gleason-Score von 6 und R1-Resektion im Bereich des Apex prostatae linksseitig.

Die letzte Kontrolle beim einweisenden Urologen erfolgte im März 2003. Der Patient berichtete über eine komplette Harnkontinenz und eine exzellente Potenz nach Einnahme von Tadalafil.

Problemanalyse

Zum Zeitpunkt der beschriebenen Anastomosenruptur waren wir noch nie mit einem solchen Problem konfrontiert worden. Spezielle Empfehlungen zur Behandlung einer solchen Komplikation, die man den klassischen Lehrbüchern hätte entnehmen können, fehlten, und die Medline-Literaturrecherche war äußerst spärlich [1, 3]. Das Repositionieren eines Harnröhrenkatheters endoskopisch oder offen-chirurgisch wäre sicherlich problemlos möglich, aber in diesem Fall, nach unserer Meinung, eine inadäquate Maßnahme gewesen, weil dabei aufgrund der zu erwartenden Fibrose im Anastomosenbereich, ein deutlich erhöhtes Risiko für eine Anastomosenstriktur bestanden hätte. Daher wurde die Entscheidung zur Reanastomosierung getroffen. Diese wäre aber ohne Traktionsnähte nicht möglich gewesen, da die Blase durch das bestehende Urinom weit kranial positioniert war. Die Prolenenähte ermöglichten eine spannungsfreie Anastomose, bei der der Sphincter externus erneut nur sehr spärlich gefasst werden musste.

Die in beiden Operationen gewählte Anastomosentechnik, die wir seit Anfang 2002 anwenden, wurde seinerzeit von Prof. Huland übernommen und verbesserte die primäre Kontinenzrate der so operierten Patienten drastisch. Der zugrunde liegende Gedanke, den Sphinkter so wenig wie möglich mit der Naht zu fassen und somit zu schonen, führte in diesem Falle dazu, dass es zu einem kompletten Anastomosenausriss kam.

Sehr bemerkenswert ist die Tatsache, dass der Patient über mehrere Tage durch eine kontrollierte Miktion sein Urinom entleerte. Seit dem oben beschriebenen Eingriff hatten wir die Gelegenheit, bei 2 weiteren Patienten die oben beschriebene operative Technik anzuwenden, die auch in diesen Fällen zu einem guten Ergebnis führte.

Schlussfolgerung

Der gute endgültige Behandlungserfolg rechtfertigt die operative Reintervention trotz der geringen Symptomatik des Patienten. Die Rarität dieses Falles erforderte ein individuelles Vorgehen, welches sich an der persönlichen Einschätzung des Operateurs orientierte. Die Traktionsnähte zur spannungsfreien Readaptation von Harnröhrenstumpf und Blasenhals sollten bei komplizierten Anastomosenrevisionen bei Bedarf Anwendung finden.

Literatur

1. Chute R (1954) Radical retropubic prostatectomy for cancer. J Urol 71:347–372
2. Dall'oglio M, Srougi M, Pereira D, Nesrallah A, Andreoni C, Kauffmann JR et al (2003) Rupture of vesicourethral anastomosis following radical retropubic prostatectomy. Int Braz J Urol 29:221–227
3. Fisher RE, Koch MO (1992) Recognition and management of delayed disruption vesicourethral anastomosis in radical prostatectomy. J Urol 147:1579–1581
4. Walsh PC (2002) Anatomic radical retropubic prostatectomy. In: Walsh PC, Retik AB, Vaughan ED Jr, Wein AJ (eds) Campbell's Urology, 8th ed. WB Saunders Co, Philadelphia, pp 3107–3130

KOMMENTAR M. Schostak und K. Miller

Die Kasuistik beschreibt den sehr seltenen Fall einer sekundär aufgetretenen, vollständigen Anastomosenruptur, ca. 12 Tage nach potenzerhaltender retropubischer Prostatektomie. Der betroffene, offenbar wenig symptomatische Patient (primäre Kontinenz, starkes Restharngefühl, Nykturie und Harndrang) miktionierte anschließend via naturalis das Extravasat. Der Füllungszustand der Harnblase in dieser Situation bleibt unklar. Nach offener Revision und Neuanlage der Anastomose ca. am 14. Tag zeigte sich ein unkomplizierter Verlauf mit sehr guten funktionellen Ergebnissen.

Die Literatur berichtet – wie von den Autoren beschrieben – nur von Einzelfällen dieser Komplikation. Die größte „Serie" stammt aus Brasilien. In einem Kollektiv von 1600 konsekutiven Operationen trat der Fall 5-mal auf (0,3%). Vier dieser Patienten wurden konservativ, d.h. ohne offen-operative Revision behandelt. Nur einer davon entwickelte die oben bechriebene, befürchtete Striktur der Anastomose. Bei 2 der Fälle lag als Ursache ein Hämatom vor [1].

Für ein primär konservatives Verfahren sprechen folgende Punkte: Der Patient berichtet über eine geringe Symptomatik. Nach 14–21 Tagen befindet sich die Wundheilung zudem in einem Stadium, welches besonders schlecht für eine Revision geeignet ist. Die Wahrscheinlichkeit für schwere Sekundärverläufe oder erneute Nahtinsuffizienzen aller Schichten ist bei Revisionen nach dieser Zeit am größten.

Eine flexible Zystoskopie ist Voraussetzung zur Beurteilung der Verhältnisse. Ein Zystogramm sollte ebenfalls in jedem Fall durchgeführt werden. Im vorliegenden Fall lag offenbar keine richtungweisende Symptomatik vor, so dass vor der Zystoskopie zusätzlich eine Computertomografie erfolgte. Zeigt sich ein ausgedehntes Hämatom oder ein Abszess als Ursache des Geschehens, so profitiert der Patient wahrscheinlich von einem offenen Eingriff, wie im Bericht beschrieben. Hat sich die Naht der Blasenhalsrekonstruktion gelöst oder wurde z.B. durch einen zuvor fehlgeblockten Katheter gesprengt, so dürfte es in den meisten Fällen wohl nicht möglich sein, durch einfache Blockung und Zug am Katheter eine ausreichende Redaptation der Ränder von Harnblase und Harnröhre zu erreichen. Eine allein (zystoskopisch assistierte) transurethrale Kathetereinlage überbrückt hingegen nicht die Distanz. In der Tat erscheint so die Wahrscheinlichkeit einer Striktur groß. Eventuell wäre dieses Vorgehen jedoch gar nicht nötig gewesen. Durch die Dislokation der Harnblase bildet sich im kleinen Becken eine Art „Vorblase", welche der Patient aber offenbar symptomarm entleeren konnte. Eine zusätzliche suprapubische Ableitung hätte die Symptomatik möglicherweise vollständig beendet.

Gerade der gering symptomatische Verlauf der sekundären Anastomosenruptur erst nach ca. 14 Tagen wäre aus unserer Sicht ein Argument gegen die im vorliegenden Fall durchgeführte Revision gewesen. Ein hochakutes Geschehen innerhalb der allerersten Tage nach dem Radikaleingriff, z.B. in Folge einer Blutung hätte hingegen die offene Operation leichter gerechtfertigt.

Weitere Argumente, ob eher ein endoskopisch-konservatives oder ein offenes Vorgehen am sinnvollsten ist, lassen sich aus der ebenfalls kontrovers geführten Diskussion um die Versorgung einer traumatischen, supradiaphragmalen Harnröhrenruptur ableiten. Die offene Operation wird einheitlich nur dann propagiert, wenn sie sofort durchgeführt werden kann [2–5]. Das Argument gegen die offene OP ist hier jedoch vor allem eine mögliche Gefährdung der Gefäß/Nervenbündel, die an einer subtotal abgerissenen Harnröhre noch adherent sind und bei einer offenen Manipulation zusätzlichen Schaden nehmen können. Diese Gefahr ist im vorliegenden Fall sicher deutlich kleiner, da die Bündel ja bereits abpräpariert sind und auch beim zweiten Eingriff geschont werden können. Stattdessen ist aber die bereits erzielte gute Kontinenz gefährdet. Die Annahme, dass ein operativ angefrischter Blasenhals nach der Anlage einer zweiten Naht eine geringere Neigung zur Sklerosierung zeigen könnte, bleibt Spekulation. Bei der weniger seltenen Komplikation, wenn intraoperativ die Anasomose neu angelegt werden muss, zeigen sich stets schlechtere Bedingungen, vor allem am Harnröhrenstumpf, als bei der ersten Nahtanlage.

Der günstige Verlauf des Patienten zeigt, dass das hier durchgeführte Verfahren erfolgreich sein kann. Das seltene Auftreten dieser schweren Komplikation erlaubt nicht die Aufstellung eines konsequenten Behandlungsalgorithmus.

Literatur

1. Dall'Oglio M, Srougi M, Pereira D, Nesrallah A, Andreoni C, Kauffmann JR, Nesrallah L (2003) Rupture of vesicourethral anastomosis following radical retropubic prostatectomy. Int Braz J Urol 29:221–227 (discussion 227)
2. Dobrowolski ZF, Weglarz W, Jakubik P, Lipczynski W, Dobrowolska B (2002) Treatment of posterior and anterior urethral trauma. BJU Int 89:752–754
3. Kotkin L, Koch MO (1996) Impotence and incontinence after immediate realignment of posterior urethral trauma: result of injury or management? J Urol 155:1600–1603
4. Ku JH, Jeon YS, Kim ME, Lee NK, Park YH (2002) Comparison of long-term results according to the primary mode of management and type of injury for posterior urethral injuries. Uro Int 69:227–232
5. Levine J, Wessells H (2001) Comparison of open and endoscopic treatment of posttraumatic posterior urethral strictures. World J Surg 25:1597–1601

Fulminante Lungenembolie nach radikaler Prostatektomie – Erfolg und Folgen einer systemischen Thrombolyse

M. Schostak und K. Miller

Einleitung

Eine tiefe Beinvenenthrombose oder sogar eine Lungenarterienembolie (LAE) nach einer radikalen Prostatektomie gilt als seltene Komplikation [1]. Eine fulminante LAE ist jedoch primär akut lebensbedrohlich. Nur 40% der betroffenen Patienten überleben die ersten 30–60 min. 20% aller postoperativen Todesfälle werden durch dieses Krankheitsbild verursacht [4]. Der vorliegende Fallbericht beschreibt den Verlauf eines Patienten, welcher am ersten postoperativen Tag nach erfolgter retropubischer Radikaloperation eine reanimationspflichtige fulminante Lungenarterienembolie erlitt und eine systemische Thrombolyse verabreicht bekam.

Kasuistik

Ein 58-jähriger Patient mit einem Prostatakarzinom im klinischen Stadium T1c, einem Gleason-Score von 6 und einem präoperativen PSA von 4,2 ng/ml stellte sich zur Durchführung einer beidseitig nerverhaltenden retropubischen radikalen Prostatektomie vor. Anamnestisch lag bei dem asymptomatischen Patient eine koronare Herzerkrankung vor. 6 Monate vor der aktuellen Aufnahme war deshalb eine PTCA durchgeführt worden. Die Dauermedikation mit Azetylsalizylsäure war zwei Wochen vor dem Eingriff abgesetzt worden.

Die Operation erfolgte absolut komplikationslos (Operationsdauer 132 min, Hb postoperativ 13,9 g/dl). Der Patient konnte bereits am Abend auf die periphere Station verlegt werden. Histologisch handelte es sich um ein Adenokarzinom pT2a pN0 R0 G2, Gleason-Score 7 (3+4).

24 h nach dem Eingriff kam es schlagartig zu einem reanimationspflichtigen Kreislaufstillstand. Der Verlauf der Reanimation ließ eine fulminante Lungenarterienembolie als wahrscheinlichste Ursache vermuten. Dies wurde im Anschluss durch eine Spiralcomputertomografie bestätigt. Es erfolgte eine sofortige systemische Thrombolyse mit Alteplase. Es gelang, den Kreislauf wieder herzustellen. Eine Kontrollcomputertomografie zeigte, dass die Thromben vollständig aufgelöst worden waren. Es entwickelte sich nunmehr eine Harnblasentamponade und wenig später zusätzlich ein ausgeprägtes Hämatom im kleinen Becken (Abb. 1). In Anbetracht des höchst kritischen Gesamtzustandes des Patienten konnte zunächst lediglich eine Substitution, jedoch keine Ausräumung des Hämatoms erfolgen. Die Kreislaufsituation führte zur Ausbildung einer akuten Niereninsuffizienz. Ein Harnstau bestand dabei nicht. Insgesamt wurden im Verlauf 60 Erythrozytenkonzentrate verabreicht.

Nach 14 Tagen erlaubte der kardiopulmonale Zustand eine Operation. Geplant war eine Hämatom- und Tamponadenausräumung. Bereits zu diesem Zeitpunkt zeigte sich, dass die kaudale Harnblase nekrotisch geworden war. Der transurethrale Dauerkatheter lag jetzt extravesi-

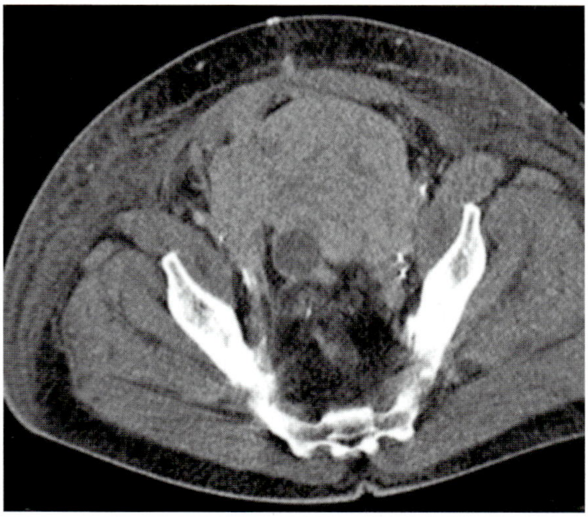

Abb. 1. Computertomografie des Beckens: Harnblasentamponade und perivesikales Hämatom.

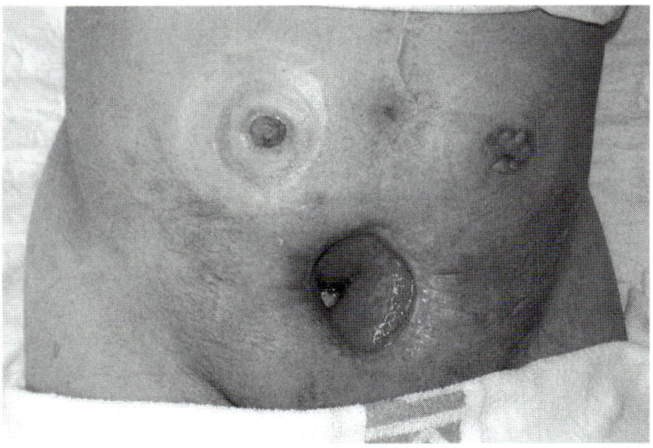

Abb. 2. Befund bei Entlassung.

kal. Der Blasenhals wurde rekonstruiert und die Verbindung zur Harnröhre über einen Katheter geschient. Der Urin wurde über Mono-J-Schienen ausgeleitet. Nun kam es zu einer Rückbildung der Niereninsuffizienz, die Hämodialyse konnte ausgesetzt werden. Leider zeigte sich in weiterer Folge, dass die Nekrose im kleinen Becken rasch fortschritt und nun auch das Rektum betraf. In diesem Zusammenhang musste eine Hartmann-Situation mit doppelläufigen Kolon-deszendens-AP angelegt werden. Der stetig weiter progrediente Prozess machte über zwei Monate nahezu tägliche operative Eingriffe im Sinne einer chirurgischen Wundtoilette bzw. Spülung des OP-Gebietes notwendig. Schließlich stabilisierte sich die lokale Situation. Als letzter Eingriff wurde ein Ileum conduit angelegt. Intraperitoneal zeigten sich dabei unauffällige Verhältnisse. Die Nekrose hatte nur den Extraperitonealraum betroffen.

Der Patient verließ die Klinik nach 4 Monaten mit noch bestehendem Restdefekt des Unterbauchs (Abb. 2) in eine neurologisch/urologische Rehabilitation. Es bestand zu diesem Zeitpunkt als klinisches Hauptproblem eine „Critical-illness-Polyneuropathie der unteren Extremitäten“ mit schlaffer Paraparese. Selbstständiges Laufen war daher noch nicht möglich.

Problemanalyse

In den letzten Jahren wurde vermehrt propagiert, im Rahmen einer Reanimation bei klinischem Verdacht auf eine vorliegende fulminante LAE eine primäre Thrombolyse durchzuführen. Trotz des erheblichen Blutungsrisikos durch die Reanimation selbst verbesserte sich die Überlebenswahrscheinlichkeit deutlich. Diese Aussage beschränkt sich jedoch auf rein internistisch bedingte Kreislaufstillstände [2] und wird in einer anderen Metaanalyse generell in Frage gestellt [5]. Urologische Fallberichte beschreiben eine erfolgreiche Thrombolyse im Rahmen einer intraoperativen Reanimation mit offener Herzdruckmassage wegen akutem Herzkreislaufstillstand auf der Basis einer LAE. In diesen Fällen sei anschließend ein kontrollierter Wundverschluss möglich [3]. Aussagen über Auswirkungen einer Thrombolyse unmittelbar nach sehr großen Eingriffen gibt es bislang jedoch nicht. Im Gegensatz zu der intraoperativ angewandten Thrombolyse entfällt hier die Möglichkeit der offenen Inspektion des OP-Gebietes und damit die Möglichkeit, die Blutungsfolgen von Anbeginn zu begrenzen. Wie der vorliegende Fall zeigt, ist – wahrscheinlich ausgelöst durch Störungen der Mikrozirkulation im frisch operierten Gewebe – mit ausgedehnten Nekrosen und konsekutiven Defekten im OP-Gebiet zu rechnen. Da eine kardiopulmonale Reanimation im Falle einer fulminanten Lungenarterienembolie ohne sofortige operative Entfernung des Thrombus oder systemische Thrombolyse in den meisten Fällen frustran verläuft, muss ein derartiges Vorgehen als Ultima ratio in jedem Fall erörtert werden.

Schlussfolgerung

Eine sofortige Thrombolyse kann im Falle einer Reanimation unter dem klinischen Verdacht auf eine fulminante Lungenarterienembolie unmittelbar nach einer radikalen Prostatektomie zwar lebensrettend sein, jedoch ist einerseits mit einer massiven Blutung und andererseits schweren konsekutiven Defekten im OP-Gebiet zu rechnen.

Literatur

1. Lepor H, Kaci L (2003) Contemporary evaluation of operative parameters and complications related to open radical retropubic prostatectomy. Urology 62:702–706
2. Padosch SA, Motsch J, Bottiger BW (2002) Thrombolysis during cardiopulmonary resuscitation. Anaesthesist 51:516–532
3. Rudolf HW, Frohlich H, Schick V (1998) Acute heart arrest during urologic routine interventions

in 2 cases. Interdisciplinary crisis management assures tumor-free survival despite fulminant lung embolism with acute heart arrest during thoracoabdominal tumor nephrectomy and radical cystoprostatovesiculectomy. Urologe A 37:66–69
4. Stein PD, Huang H, Afzal A, Noor HA (1999) Incidence of acute pulmonary embolism in a general hospital: relation to age, sex, and race. Chest 116:909–913
5. Thabut G, Thabut D, Myers RP, Bernard-Chabert B, Marrash-Chahla R, Mal H, Fournier M (2002) Thrombolytic therapy of pulmonary embolism: a meta-analysis. J Am Coll Cardiol 40:1660–1667

KOMMENTAR M. Roos und K. Weingärtner

Die fulminante Lungenembolie ist ein akut lebensbedrohliches Ereignis, das ein sofortiges Handeln erfordert. Als Therapiestrategien stehen abhängig vom Schweregrad der Embolie eine alleinige intravenöse Heparingabe, eine systemische Thrombolyse, interventionelle Methoden mit mechanischer und thrombolytischer Rekanalisation sowie eine operative Embolektomie zur Verfügung. Während die alleinige Heparinisierung bei leichteren Formen der Lungenembolie die Therapie der Wahl ist, stellt die massive Lungenembolie eine Indikation zur Fibrinolyse und interventionellen Therapie dar. Die pulmonale Embolektomie ist mit einer hohen Letalität zwischen 30 und 50% verbunden und nur bei Versagen aller konservativen Maßnahmen indiziert [1, 4].

Eine besondere Situation stellt die Lungenembolie nach größeren Operationen in der frühen postoperativen Phase dar. Aufgrund möglicher Blutungskomplikationen gelten größere Operationen innerhalb der letzten 10 Tage als Kontraindikation gegen eine Lysetherapie [1, 4].

In der vorliegenden Kasuistik erlitt ein 58-jähriger Patient einen Tag nach radikaler Prostatektomie eine fulminante Lungenembolie mit reanimationspflichtigem Kreislaufstillstand. Die sofortige systemische Thrombolyse führte zwar zur schnellen Wiedereröffnung der pulmonalarteriellen Strombahn, verursachte jedoch auch eine massive Blutung im Operationsgebiet. Der Patient entwickelte ein akutes Nierenversagen, eine schlaffe Parese der unteren Extremität sowie eine Nekrose von Blase und Rektum mit notwendiger Anlage eines Anus praeters und Ileum conduits. Wie in der Problemanalyse erörtert, war die sofortige Lysetherapie sicherlich für den Patienten lebensrettend, sie hatte jedoch auch erhebliche Folgen.

Eine mögliche Behandlungsalternative der massiven Lungenembolie in der frühen postoperativen Phase stellt die lokale Lyse via Pulmonaliskatheter dar. Molina [2] berichtet über 13 Patienten mit postoperativen Lungenembolien nach großen abdominalchirurgischen Eingriffen (u. a. nach Zystektomie), die erfolgreich und ohne Blutungskomplikationen mittels einer lokalen Lyse behandelt werden konnten. Obermaier [3] schildert eine erfolgreiche lokale Thrombolyse in Kombination mit Katheterfragmentation einer am 4. postoperativen Tag diagnostizierten massiven beidseitigen Lungenembolie nach pyloruserhaltender partieller Duodeno-Pankreatektomie mit Lymphadenektomie bei distalem Choledochuskarzinom. Nach Darstellung der beidseitigen zentralen Thrombembolie mittels seitengetrennter Pulmonalisangiografie wurde zunächst eine Grobfragmentation und anschließend mit druckluftgesteuerter Ansaugung eine Zerkleinerung der Thrombusmassen in winzige Fragmente vorgenommen. Zur Lyse kleinerer in die Peripherie abgeschwemmter Thrombusteile wurde ergänzend eine niedrig dosierte lokale Thrombolyse mit rt-PA (recombinant tissue-type plasminogen activator, Actilyse) über 8 h durchgeführt. Zusätzlich erhielt der Patient eine Heparinisierung mit angestrebter PTT-Erhöhung um 20 s. Im Verlauf zeigte sich keine Blutungskomplikation, ebenfalls kam es zu keiner Störung der Anastomosenheilung. Laut Obermaier stellt die schonende lokale Lyse in Kombination mit der kathetergestützten Thrombusfragmentation eine mögliche Therapieoption der Lungenembolie in der frühen postoperativen Phase mit großer Wundfläche und gefährdeten Anastomosen dar. Eine allgemeine Indikation für diese Methode zur Therapie der massiven Lungenembolie in der frühen postoperativen Phase kann jedoch nicht gestellt werden. Ebenso kann nicht beurteilt werden, ob in der hier vorgestellten Kasuistik mit fulminanter Lungenembolie und reanimationspflichtigem Kreislaufstillstand eine mechanische und lokalthrombolytische Therapie die selbe rasche und somit lebensrettende pulmonale Reperfusion erreicht hätte.

Literatur

1. Herold G (1995) Innere Medizin. 631:312–313
2. Molina JE, Hunter DW, Yedlicka JW, Cerra FB (1992) Thrombolytic therapy for postoperative pulmonary embolism. Am J Surg 163:375–380
3. Obermaier R, Kröger JC, Benz S, Makowiec F, Schareck W, Adam U, Hopt UT (2002) Erfolgreiche lokale Katheterfragmentation und Thrombolyse bei akuter Lungenembolie in der frühen postoperativen Phase nach Pankreaskopfresektion. Chirurg 73:945–949
4. Thomas MD, Chauhan A, More RS (2000) Pulmonary embolism – an update on thrombolytic therapy. QJ Med 93:261

3.6

Radikale perineale Prostatektomie: postoperative Urinextravasation bei großer Prostata

J. Fichtner

Einleitung

Die radikale perineale Prostatektomie stellt ein offen-operatives Alternativverfahren zur retropubischen Prostatektomie dar. Vorteile ergeben sich durch geringen Blutverlust (2,3% Transfusionsbedarf im eigenen Patientengut), eine primär wasserdichte vesiko-urethrale Anastomosennaht unter Sicht mit konsekutiv frühzeitiger Katheterentfernung (91% nach 7 Tagen) sowie einer kurzen OP-Zeit mit der Möglichkeit der Durchführung des Eingriffes in Spinalanästhesie.

Die onkologischen Parameter der Häufigkeit der positiven Absetzungsränder und des PSA-Rezidives nach perinealer Prostatektomie zeigen keine Unterschiede zur retropubischen Prostatektomie. Spezielle Indikationen zur perinealen Prostatektomie können sich aus abdominalen Voroperationen (z. B. Rektumamputation, Sigmaresektion) oder Leistenhernienoperation mit Netzeinlage sowie ausgeprägter Adipositas ergeben, die einen retropubischen Zugang schwierig oder unmöglich machen.

Kasuistik

Ein 69-jähriger Patient mit einem T1c-Prostatakarzinom (15% rechts, Gleason-Score 6, 3+3) und einem PSA von 6,2 ng/ml wird zur radikalen Prostatektomie zugewiesen. In der Vorgeschichte sind beidseitige Leistenhernienoperationen mit Netzeinlage sowie eine Sigmaresektion nach Sigmadivertikulitis erwähnenswert. Die präoperative transrektale Sonografie ergab ein Prostatavolumen von 120 ml.

Wenngleich in unserer Klinik ab einem Prostatavolumen von 80–100 ml in Abhängigkeit des Abstandes der Sitzbeinhöcker eine retropubische Prostatektomie durchgeführt wird, wurde in diesem Fall aufgrund der abdominalen Voroperationen die Indikation zur perinealen Prostatektomie gestellt.

Im Rahmen der unmittelbar präoperativ erfolgten Urethrozystoskopie zeigte sich eine große Prostata mit endovesikalen Mittellappen bei allerdings gut separierter Ureterenleiste.

Die perineale Prostatektomie war durch die Prostatagröße bereits im Rahmen der lateralen Präparation rechts und links aufgrund des eingeschränkten Raumes deutlich erschwert. Nach Präparation des Apex und folgendem Absetzen der Harnröhre war insbesondere die anteriore Präparation durch Obstruktion des Sichtfeldes bei großer Prostata mühsam. Nach Darstellung und Eröffnung des Blasenhalses zeigte sich der walnussgroße Mittellappen, der mit dem Präparat und den anhängenden Samenblasen in toto entfernt wurde.

Die Inspektion des weit klaffenden Blasenhalses und der Blase zeigte Urin produzierende Ostien beidseits ca. 1,0 cm vom Blasenhals entfernt. Der Blasenhals wurde von 6 Uhr ausgehend in „Tennisschlägerart“ bis auf 20 Charr. rekonstruiert und die Anastomose mit 7 Fäden (3/0 Moncryl) geknüpft. Die intraoperative Prüfung mit 200 ml Blasenfüllung zeigte eine wasserdichte Anastomose.

Der postoperative Verlauf war bis zum 2. Tag unauffällig (keine Blutkonserven, reizlose Wundverhältnisse). Die perineale Wunddrainage wurde am 2. Tag entfernt und am folgenden Tag zeigte sich eine blutig tingierte Flüssigkeitsdrainage über dem rechten lateralen Wundwinkel. Unter der Annahme eines sich entleerenden Resthämatoms erfolgte eine sonografische Untersuchung, die einen unauffälligen lokalen Befund zeigte. Der Flüssigkeitsverlust nahm am 3. und 4. Tag mit zunehmender Aufhellung zu und erwies sich nach laborchemischer Analyse als perineale Urinfistel. Unter der Annahme eines Anastomosendefektes wurde die suprapubische 10 Charr.-Zystostomie in einen 16-Charr.-Katheter zur besseren Drainage gewechselt. In den folgenden Tagen zeigte sich jedoch ein konstanter perinealer Urinverlust von ca. 450 ml. Ein durchgeführtes i.v.-Urogramm zeigte einen nicht gestauten oberen Harntrakt mit promptem extravesikalen Übertritt des Kontrastmittels im Bereich des rechten Ostiums.

Deshalb erfolgte am 7. Tag die Urethrozystoskopie in Narkose mit Nachweis einer semizirkulären Anastomoseninsuffizienz im Bereich der rechten Zirkumferenz. Das rechte Ostium mündete unmittelbar am Rand dieser Öffnung und entleerte sich durch den Defekt nach extravesikal, während das linke Ostium nicht tangiert war. Daraufhin wurden beidseits 7-Charr.-Ureterkatheter eingelegt und mit Blasenkatheter und Zystostomie für 2 weitere Wochen belassen. Unmittelbar nach diesem Eingriff sistierte die perineale Urindrainage.

Das nach 2 Wochen durchgeführte Zystogramm zeigte eine intakte Anastomose, so dass der transurethrale Katheter und die Ureterkatheter entfernt wurden. Bei restharnfreier Blase wurde am folgenden Tag auch die Zystostomie gezogen. Der weitere Verlauf war bei einem pT2b, R0-Karzinom unauffällig.

Problemanalyse

Die perineale Prostatektomie stellt ein aus unserer Sicht gering invasives Alternativverfahren zur retropubischen Prostatektomie dar.

Die Indikationsstellung insbesondere unter Betrachtung der präoperativ durch TRUS bestimmten Prostatagröße hat sorgfältig zu erfolgen und sollte nach unserer Ansicht ab einer Prostatagröße von 80–100 g nicht erfolgen.

In diesem Fall einer „imperativen Indikation" zum perinealen Zugangsweg, trotz eines Prostatavolumens von 120 ml, ergab sich die geschilderte Problematik durch den weit klaffenden Blasenhals nach Exzision der großen Prostata und Fehleinschätzung der Nähe der Ureterenleiste.

Wenngleich es im Rahmen der Blasenhalsrekonstruktion und folgender Anastomose nicht zu einer Obstruktion der Ostien kam, ergab sich die Problematik aus dem postoperativen Ausreißen des Blasenhalses (intraoperative Prüfung mit wasserdichter Anastomose) und folgendem Urinverlust über das nahe am Resektionsrand gelegene rechte Ostium nach extravesikal.

Eine bereits intraoperativ erfolgte und problemlos mögliche UK-Schienung beider Harnleiter mit Ausleitung durch den rekonstruierten Blasenhals und das Perineum hätte die beschriebene Problematik verhindert.

Schlussfolgerung

Im Rahmen der radikalen Prostatektomie (retropubisch und perineal) sollte die Indikation zur intraoperativen Schienung der Harnleiter sowohl bei nahe an der Resektionslinie liegenden Ostien als auch weit klaffendem Blasenhals großzügig gestellt werden. Zu beachten ist, dass es bei nur intraoperativer Schienung und unmittelbarer Entfernung der UKs zu einer Obstruktion (reflektorisch?, ödembedingt?) kommen kann, so dass bei uns die einmal gelegte Schiene für 7 Tage belassen wird.

KOMMENTAR W. Stackl

Die Größe der Prostata stellt aus unserer Sicht eine relative Kontraindikation für die perineale radikale Prostatektomie dar. Bei ausreichender chirurgischer Erfahrung in dieser Operationstechnik können allerdings auch Organe mit über 100 ml entfernt werden.

Wir konnten bei mehr als 500 perinealen radikalen Prostatektomien keine Kriterien erarbeiten, mit denen die Schwierigkeit der Operation präoperativ vorhergesagt werden konnte. Dies gilt auch für die Prostatagröße.

Bezüglich der Position der Ureterostien in Relation zum Blasenhals haben auch wir die Erfahrung gemacht, dass bei großem Mittellappen, aber auch besonders nach vorangegangener transurethraler Resektion der Prostata, das Ostium zumindest passager vor allem durch ein Schleimhautödem obstruiert sein kann. Wir empfehlen die Schienung des Harnleiters nicht routinemäßig, würden aber im Zweifelsfall einen Uretenkatheter Charr. 6–7 oder einen single J-Katheter für eine Woche einlegen.

Chronisches Schmerzsyndrom nach TUR-P

E. Comploj und A. Pycha

Einleitung

Die transurethrale Elektroresektion der Prostata (TUR-P) ist ein Standardeingriff in jeder urologischen Klinik. Indikation, Eingriff und Nachsorge sind standardisiert. Die Operation selbst ist mit geringen Komplikationen behaftet [1, 2] dies beweisen große Statistiken [3]. Dass das Individualschicksal darin unberücksichtigt bleibt zeigt folgendes Beispiel.

Kasuistik

Ein heute 69-jähriger Patient wurde am 3. 4. 1999 wegen einer obstruktiven Prostatahyperplasie mit irritativer Begleitsymptomatik einer TUR-P unterzogen (Resektionsmaterial: 6 g). Die maximale Flussrate postoperativ betrug 9,5 ml/s. Die erste Nachsorgeuntersuchung erfolgte 4 Monate später wobei der Patient über abdominelle Schmerzen und Miktionsbeschwerden klagte. Er hatte zum damaligen Zeitpunkt geringe Restharnmengen. Eine urodynamische Abklärung legte den Verdacht einer Rezidivobstruktion nahe, zystoskopisch wurde die Diagnose einer Blasenhalssklerose gestellt. Es erfolgte daraufhin am 28. 10. 1999 eine Inzision des Blasenhalses.

Wegen neuerlicher obstruktiver und irritativer Symptomatik entschloss man sich im Februar 2000 zur Reintervention. Beim entrieren mit dem Resektoskop wurde die Harnröhre bulbär perforiert. Der beigezogene Oberarzt überwand die Urethra-Perforation unterfuhr aber danach subtrigonal die Blase.

Der Eingriff wurde trotz dieser Komplikationen fortgesetzt und es erfolgte die neuerliche Resektion des Blasenhalses. Am Ende der Operation wurde ein Dreiweg-Spülkatheter eingelegt und die Blase gespült. Da sich noch am selben Tag eine akute Verschlechterung des Patienten mit Hämoglobin- und Druckabfall und akutem Abdomen zeigte, wurde eine offene Revision mit einer Unterbauchlaparotomie notwendig. Diese zeigte eine intraperitoneale Blasenwandperforation, die zuvor nicht erkannt wurde. Es erfolgte eine Blasenhalsrekonstruktion, Austamponade des Retzius mit Hämostyptika-Vliesen, intra- und extraperitonealer Drainage, sowie Polytransfusion. Der Patient war zwischenzeitlich intensivpflichtig. Der postoperative Verlauf gestaltete sich nunmehr komplikationslos, einzig beklagte er eine Harnstressinkontinenz mäßigen Grades. Diese wurde mit Anticholinergika behandelt.

Im Juli 2000 zwangen starke Abdominalschmerzen zur weiteren Abklärung. Die Zystografie war unauffällig, unter Valsalva verlor der Patient Harn. Auch die Flussometrie lag im Normbereich.

Im August 2000 gelangte der Patient wegen einer erneuten zystoskopisch diagnostizierten Blasenhalssklerose zur Aufnahme. Es erfolgte neuerlich ein Blasenhalsinzision. Diesmal war der postoperative Verlauf komplikationslos. Bei der Kontrolle im Oktober 2000 klagte der Patient aber wiederum über 3–4-malige Nykturie und eine subjektiv sehr störende Drangsymptomatik. Urodynamisch konnte eine Detrusorinstabilität nachgewiesen werden, welche mit Ditropan therapiert wurde.

Die Zystoskopie im März 2001 zeigte eine neuerliche Blasenhalssklerose mit Fremdgewebe am Verumontanum. Bei der Rektaluntersuchung war eine kleine, nicht druckdolente Drüse tastbar, die nicht suspekt war. Im April 2001 wurde neuerlich der Blasenhals inzidiert und der Apex ausreseziert. Die histologisch Aufarbeitung zeigte lediglich benignes Prostatagewebe.

Weiterhin blieb die abdominelle und pelvine Schmerzsymptomatik führend und wurde zunehmend schwieriger therapierbar. Es erfolgte die Abklärung für ein Pelvicpain-Syndrome. Blasenbiopsien waren ebenso negativ wie MR und CT des Abdomens und des Beckens. Die Darmabklärung blieb ebenso ergebnislos.

Es wurde nun eine Neuromodulation mittels SANS versucht, die ebenso frustran verlief wie ein Akupunkturversuch.

Der Patient wird nun durch die Schmerzambulanz betreut und ist mittlerweile ein Versicherungsfall.

Problemanalyse

Die Ursachen für diesen unglücklichen Verlauf sind vielschichtig.

Retrospektiv muss man die Diagnose kritisch hinterfragen:

- War die Indikation richtig gestellt und die präoperative Abklärung vollständig durchgeführt worden? Zum Zeitpunkt der Operation waren weder der IPSS-Score noch die Restharnmengen bestimmt. Auf eine urodynamische Abklärung war verzichtet worden, ja nicht einmal eine Flussometrie wurde für notwendig erachtet.
- Eine sorgfältig und technisch saubere TUR-P ist die beste Prävention von Komplikationen. Beim Ersteingriff wurden lediglich 6 g reseziert und der Apex in situ belassen.
- Mangelndes Komplikationsmanagment:
  - Eine komplett perforierte Harnröhre sollte zum Abbruch des Eingriffes und zum Legen eines Dauerkatheters (alternativ suprapubische Fistel) führen. Die Blasenhalsunterfahrung hätte somit verhindert werden können.
  - Eine Komplikation zieht oft die nächste nach sich: die Blasenhalsrekonstruktion ist Keim und Ursache für die nachfolgenden Stenosen.
  - Eine intraperitoneale Perforation, die nicht erkannt wird, führt unweigerlich bei laufender Rundspülung zu einem akuten Abdomen. Spätestens hier hätte die Operation abgebrochen gehört.
- Die multiplen Rezidiveingriffe führten zu einer neurogenen Schädigung der Blase mit nachfolgender Detrusorinstabilität, quälender Drangsymptomatik und sehr schwierig zu beherrschenden Schmerzen.
- Beim blinden Eingehen wurde eine Sphinkterläsion gesetzt, die zu II-gradiger Harnstressinkontinenz führte, gepaart mit der Drangsymptomatik ist das ein therapeutisches Dilemma.

Schlussfolgerung

Die Abfolge von falschen, nicht lege artis und überhastet durchgeführten Eingriffen bei gleichzeitigem Nichterkennen von Komplikationen führten zu einer Schädigung wo die Schwelle der Rehabilitierbarkeit überschritten wurde. Als Endpunkt dieser unheilvollen Kette steht ein iatrogenes Pelvic-pain-Syndrom, das nunmehr die Schmerztherapeuten, wie die Justiz gleichermaßen beschäftigt. Zurück bleibt ein unzufriedener, frustrierter und geplagter Mensch.

Literatur

1. Barba M, Leyh H, Hartung R (1998) Perioperative Morbidität der transurethralen Elektroresektion der Prostata (TUR-P). Urologe A (Suppl 1):20
2. Mauermayer W (1985) Operative complications in transurethral operations: causes and prevention. Urologe A24(4):180–183
3. Mebust WK, Holtgrewe HL, Cockett AT, Peters PC (1989) Transurethral prostectomy: immediate postoperative complications. A kooperative study of particpating institutions evaluating 3885 patients. J Urol 141:243

KOMMENTAR H. Sperling und H. Rübben

Der dargestellte Fall, mit seinen aufeinander folgenden operativen Komplikationen ist als äußerst unglücklicher Verlauf zu werten, der die Wertigkeit der Indikationsstellung unterstreicht.

Indikationen zur transurethralen Elektroresektion der Prostata (TUR-P) sind

- rezidivierender Harnverhalt,
- rezidivierende Harnwegsinfektionen,
- rezidivierende Hämaturien und
- Niereninsuffizienz und Blasensteine als Folge der LUTS (lower urinary tract symptoms)-Symptomatik [1, 2, 5].

Die Bewertung der Schwere der Miktionssymptomatik wird durch die Verwendung von Symptomenscore, wie dem IPSS (International Prostate Symptom Score), erleichtert und empfohlen [4].

Erhöhter Restharn hingegen ist kein sinnvolles Kriterium, da eine große intraindividuelle Variabilität vorliegt. Aufgrund der Invasivität sind routinemäßige Zystoskopien und Harnröhrendarstellungen präoperativ nicht indiziert. Blasendruckmessungen zum Nachweis der Obstruktion sind Patienten mit Verdacht auf eine neurogene Blasenentleerungsstörung oder nach vorheriger operativer Therapie vorbehalten [3].

Komplikationen und Risiken der TUR-P sind

- Harnröhrenstriktur (1,8–12%),
- Blasenhalssklerose (0,9–3,2%),
- Inkontinenz (–1,2%),
- TUR-Syndrom (–2,0%) und
- Transfusion (–20%),
  wobei die perioperative Mortalität zwischen 1962 und 2004 von 2,5% auf 0,25% gesenkt werden konnte [3, 5].

Sollte es trotz der verbesserten Instrumente und Resektionstechniken dennoch zu einer Perforation kommen, sollte der transurethrale Eingriff abgebrochen und ein Dauerkatheter eingelegt werden.

Harnröhrenstrikturen sind meist durch mechanische oder elektrothermische Schädigung der Harnröhrenschleimhaut bedingt, d.h. ein forciertes Einführen des Instrumentes ist unbedingt zu vermeiden. In diesem Zusammenhang ist auch die Inkontinenz des Patienten zu sehen, eine postoperative Drangsymptomatik ist für einige Tage bis wenige Wochen häufig und resektionsbedingt, eine Sphinkterläsion hingegen ist ein sehr seltenes Ereignis (<1%) und bedarf der Versorgung mit einem artifiziellen Schließmuskel [3, 5].

Comploj und Pycha konstatieren richtig, dass dieser Verlauf hätte verhindert werden können, wenn Diagnostik und Indikationsstellung der BPH-Symptomatik konsequent und korrekt erfolgt wären. Die TUR-P ist der operative Standardeingriff zur Behandlung der BPH-Symptomatik, da schnell gute Ergebnisse erzielt werden, es darf aber nicht vergessen werden, dass 10% der Patienten innerhalb von 5 Jahren erneut behandelt werden müssen und die Komplikationen zwar selten, aber für den Einzelnen einschneidend sind [4].

Bei gegebener Indikation könnte zur Aufhebung der Schmerzsymptomatik auch eine temporäre oder permanente extravesikale Harnableitung diskutiert werden.

Literatur

1. AUA Practice Guidelines Committee. AUA guideline on management of benign prostatic hyperplasia (2003). Chapter 1: Diagnosis and treatment recommendations. J Urol 170:530–547
2. De la Rossette JJ, Alivizatos G, Madersbacher S et al (2001) European Association of Urology: EAU Guidelines on benign prostatic hyperplasia (BPH). Eur Urol 40:256–263
3. May F, Hartung R (2004) Surgical treatment of BPH: Technique and Results. EAU Update Series 2:15–23
4. Perachino M (2004) Information to the patient: what must be said concerning the natural history and treatment of BPH. EAU Update Series 2:34–39
5. Zwergel U (2001) Benignes Prostatahyperplasie-(BPH)-Syndrom. Urologe A40:319–329

4 Hodentumorchirurgie

Komplikationen der Residualtumorresektion bei Hodentumoren

P. Albers

Einleitung

Im Unterschied zu rekonstruktiven Eingriffen kann der Erfolg einer Tumoroperation erst langfristig beurteilt werden. Dies spielt für komplexe Eingriffe wie retroperitoneale Residualtumorresektionen nach Chemotherapie auch in Hinblick auf die Komplikationshäufigkeit eine wichtige Rolle, denn sie korreliert mit der Ausdehnung und Radikalität der Resektion. Von Letzterer jedoch ist die langfristige Rezidivfreiheit abhängig.

In der weiteren Beurteilung von Komplikationen spielt die Komplexität der Operation eine bedeutende Rolle. Unter dem Begriff Residualtumorresektion werden Eingriffe völlig verschiedener Qualität subsumiert. Die Resektion einer isolierten, geringvolumigen Teratomraumforderung paraaortal unterscheidet sich grundlegend von der Komplettresektion gemischt nekrotisch-vitaler großvolumiger Residuen mit V.-cava-Obliteration und Kollateralkreisläufen. In beiden Fällen muss eine vollständige Resektion erreicht werden, die Komplikationsdichte hingegen ist sehr different. Um beiden Extremen gerecht zu werden, ist es am sinnvollsten, den Eingriff Schritt für Schritt zu verfolgen und die möglichen Komplikationen des jeweiligen Teilschritts zu beschreiben. Es soll nicht zwischen Früh- und Langzeitkomplikationen unterschieden werden, denn die Langzeitkomplikationen resultieren aus intraoperativen Problemen. Zudem ist es sinnvoll, die Komplikationen auf die retroperitoneale Chirurgie nach Chemotherapie zu beschränken, denn dies inkludiert die selten gewordenen Fälle der primären retroperitonealen Lymphadenektomie.

Mögliche Komplikationen im chronologischen Verlauf der Operationsschritte

Anästhesieeinleitung

Nach Bleomycinapplikation in einer kumulativen Dosis von über 300 mg (mehr als zwei Zyklen BEP) ist mit alveolären Diffusionsstörungen zu rechnen. Die resultierenden pulmonalen Komplikationen können sowohl intraoperativ aber besonders postoperativ auftreten (interstitielles Ödem mit konsekutiver Nachbeatmung, ARDS). Vermeidbar sind sie durch eine strenge Flüssigkeitsrestriktion und eine Reduktion der inhalatorischen Sauerstoffsättigung auf einen Prozentsatz zwischen 21 und 25% (toxische Alveolarwandschädigung ab 25%). Bei großen Eingriffen mit Blutverlust kann dies schwierig werden, so dass ein gutes Volumenmonitoring (zentral, ggf. arterielle Sättigung) obligat ist. Prophylaktisch ist es sinnvoll, den postchemotherapeutischen Hämoglobinwert auf über 12 g% anzuheben (Erythropoetingabe). Bei simultanen pulmonalen Eingriffen ist ein Doppellumentubus unabdingbar.

■ *Cave:* Interstitielles Ödem nach Bleomycin: $FiO_2 < 25\%$, Volumenrestriktion

Lagerung

Die meisten Patienten werden in leicht überstreckter Rückenlage operiert, da über eine Medianlaparatomie oder eine Chevroninzision meist die beste Exposition der großen Gefäße erreichbar ist.

Bei oft längeren Operationszeiten sind Gelunterlagen (Ganzkörper oder zumindest unter den Füßen, Schultern und dem Gesäß der meist schlanken und geschwächten Patienten nach Chemotherapie) notwendig, um Drucknekrosen zu vermeiden. Bei spitz zulaufenden Rippenbögen sollte die Überstreckung ausgeprägter sein, um die Nierengefäße besser exponieren zu können.

Bei thorakoabdominellem Zugang wird eine 30°-Anhebung der ipsilateralen Thoraxhälfte durch z. B. ein Keilkissen angestrebt. Der ipsilaterale Arm wird wie bei der Flankenlagerung an einem Bügel befestigt (z. B. Klebeverband). Hier muss auf eine ausreichende Polsterung und das Vermeiden der Überstreckung um >90° im Schultergelenk in allen Richtungen geachtet werden, um Plexusschäden zu vermeiden.

■ Drucknekrosen, Plexusschäden: Gelmatten, physiologische Lagerung

■ Inzision

Besonders bei der thorakoabdominellen Inzision ist die Schnittführung exakt in den entsprechenden Interkostalraum (meist 6. oder 7. ICR) zu legen, um am Ende der Operation genügend Interkostalmuskulatur für einen möglichst luftdichten Verschluss zu erhalten. Eine unachtsame Schnittführung resultiert in verlängerter Thoraxdrainageliegezeit mit entsprechenden pulmonalen Komplikationen. Gleiches gilt für die Medianlaparatomie exakt in den Medianen ohne Verletzung der Rektusbäuche, denn auch hier resultieren aus einer ungenauen Schnittführung oder groben Präparation unnötige Wundheilungsstörungen, von denen die immungeschwächten Patienten besonders betroffen sind. Bei der Chevroninzision muss peinlich darauf geachtet werden, die Rektusbäuche mit exakter Blutstillung der epigastrischen Gefäße zu durchtrennen. Auch hier ist am Ende der Operation eine minutiöse Adaptation der Rektusbäuche durch gesonderte U-Nähte (z. B. 0 Vicryl) notwendig. Hiermit vermeidet man langfristige Bewegungsprobleme der Patienten. Ein ähnliches Problem besteht in der exakten Readaptation der Rippenknorpelverbindung bei der thorakoabdominellen Inzision. Bewährt haben sich z. B. starke Polyglaktinnähte oder nichtresorbierbare U-Nähte (z. B. 2 Vicryl oder 2 Ethibond), um Instabilitäten zu vermeiden.

■ Wundheilungsstörungen, Instabilitäten: exakte Schnittführung und Rekonstruktion

■ Selbsthaltende Retraktoren

Aufgrund der oft längeren Operationszeiten und der notwendigen exakten Exposition sind diese Operationen ohne Selbsthalter kaum suffizient durchführbar. Allerdings müssen die Selbsthalter korrekt appliziert werden, um langfristige z. B. neurologische Komplikationen auszuschließen. Zur Vorbereitung des Einsatzes der starren und flexiblen Haken besonders auch unter den Rippenbögen empfiehlt sich grundsätzlich die Durchtrennung des Ligamentum falciforme hepatis und die vollständige ventrale Mobilisierung der Leber auch bei kleineren Eingriffen. Nach einer guten Polsterung der Wundränder muss dann besonders bei der Applikation der kaudalen Haken darauf geachtet werden, dass nicht durch zu groß gewählte Haken ein Druck auf den M. psoas der oft schlanken Patienten erfolgt. Hieraus resultierende N.-femoralis-Druckschäden führen zu nur mittelfristig reversiblen sensomotorischen Ausfällen (Gehunfähigkeit, Arbeitsunfähigkeit). Um dies zu vermeiden, wird der Retraktorring z. B. des Bookwalter Retraktors (Johnson & Johnson, Fa. Codman) etwa 5 cm oberhalb der Inzisionsebene angebracht. Damit elevieren die eingesetzten Haken die Bauchwand. Es resultiert eine bessere Exposition und eine Vermeidung von Druckschäden.

Zur Vermeidung von Darmdurchblutungsstörungen und nachfolgenden Subileuszuständen muss peinlich darauf geachtet werden, dass der Dünndarm gut gepolstert nur abgedrängt und wenig komprimiert wird. Ein komplettes Auslagern des Darms ist nur bei simultan notwendiger Nephrektomie, Splenektomie oder Mesenterialeinbruch notwendig und damit kann die Mobilisation der rechten oder linken Flexur meist verhindert werden. Dies führt üblicherweise zu einer rascheren Aufnahme der Darmtätigkeit postoperativ und reduziert die Wundfläche bei möglichen Gerinnungsstörungen erheblich.

■ Druckschäden durch Selbsthalter: korrekte Positionierung, korrekte Hakengröße
Drucknekrosen des Darms: Verdrängen statt Auslagern

■ Intraoperative Komplikationen

1. Blutung

Die häufigste Komplikation bei der Resektion größerer Tumormassen im Retroperitoneum ist die Blutung. Massive Blutungen und unkontrollierbare Situationen können verlässlich vermieden werden, wenn eine geeignete Operationsstrategie vorliegt. Das wichtigste Prinzip lautet: „vessels first". Es ist in jedem Fall zu vermeiden, ohne vorherige komplette Isolation und Sicherung der großen Gefäße, primär die Tumormasse zu präparieren. Die Residualtumorresektion folgt einer strengen strategischen Reihenfolge operativer Schritte:

- Abpräparieren des Dünndarms und des Duodenums (Duodenalläsion s. u.)
- Darstellung der linken Nierenvene und gute Exposition, ggf. Ligatur der V. mes. inferior
- Sicherung und Lateralisieren der Ureteren
- Präparation der V. cava und der Iliakalarterien sowie der Aorta
- Ligatur der Lumbalvenen zur vollständigen Mobilisation der V. cava
- Ligatur von meist 2–4 Lumbalarterien zur guten Mobilisation der Aorta
- Präparation der A. mes. inferior
- Darstellung der Nierenarterien
- Ggf. Darstellung der präsynaptischen sympathischen Nerven
- Kontrolle der proximalen Aorta oberhalb der linken Nierenvene und beider Iliakalarterien im Bereich der A. iliaca communis

Erst wenn diese Schritte erfolgreich durchgeführt wurden (und dies umfasst meist 80% der Operationszeit), werden dann relativ gefahrlos die Residualtumoren vom M. psoas und der Wirbelsäule entfernt. Hier sind dann nur noch die Intervertebralgefäße zu kontrollieren, wenn nicht schon die primäre Versorgung bei Ligatur auf der Wirbelsäule stattgefunden hat.

Mit dieser systematischen Operationstaktik können in den meisten Fällen größere Blutungen vermieden werden. Ausnahmen hiervon stellen Sondersituationen dar, in denen z. B. die V. cava obliteriert ist, ausgiebige Kollateralkreisläufe existieren oder die Aortenwand mit vitalem Tumor infiltriert ist. Nur diese Situationen rechtfertigen das Abweichen von der oben genannten Strategie.

Technische Details zur Blutungskontrolle:

- Ligatur der Lumbalvenen- und Lumbalarterienabgänge mit z. B. 3-0 Vicryl nach vorangegangener Präparation von mindestens 3–4 mm Gefäß. Clips sind möglich, dislozieren jedoch häufig bei der Entfernung der Residualtumoren am Ende der Operation (besser als Titanclips sind selbstarretierende Hemolocclips aus Kunststoff, aber auch teurer).
- Läsionen der Aorta sollten sofort mit z. B. 5-0 oder 4-0 Prolene (TF-Nadel) umstochen werden, der Blutverlust ist hier auch bei kleinen Läsionen (z. B. A.-testicularis-Abgang) relativ stark.
- Läsionen der Vena cava werden meist auch umstochen, kleinere Läsionen obliterieren hier jedoch häufig besser durch Kompression als durch mehrfache Naht.
- Venöse Blutungen aus den Foramina intervertebralia bei abgerutschten Ligaturen können gefahrlos koaguliert werden (im Foramen), bei Misserfolg Adaptieren der diaphragmalen Crura oder des M. psoas an das Periost der Wirbelkörper.
- Zur Kontrolle größerer Gefäßverletzungen eignen sich bei der V. cava Gefäß-Tourniquets oder Mersilenebänder. Die Aorta wird besser mit geraden Aortenklemmen gesichert.
- Bei der Präparation der Aorta ist es oft schwierig, die Adventitia zu erhalten. All diese Präparationen sollten erst nach proximaler und distaler Sicherung des Gefäßes durchgeführt werden. Bei großflächigen Adhäsionen und vitalem Tumor muss vor Beginn der Operation proximal und distal der Anschluss eines Gefäßersatzes geprüft und auch präpariert werden.
- V.-cava-Adhäsionen können bis zu einem Erhalt von etwa 30% des ursprünglichen Kavalumens gefahrlos über einer Satinskyklemme reseziert werden. Ein Kavaersatz ist meist nicht sinnvoll (thrombogen). In ausgiebigeren Fällen mit komplettem oder fast komplettem Verschluss bestehen meist bereits Kollateralen, die ein komplettes Resezieren der V. cava gefahrlos erlauben. Am gefährlichsten sind Tumoren mit Infiltration der V.-cava-Bifurkation. In diesem Bereich befinden sich großlumige Lumbalvenen. Ein Abheben der Kava von der Wirbelsäule und dem Tumor sollte nur dann erfolgen, wenn eine proximale und distale Kontrolle möglich ist. Dies sind bei vitalem Tumor Situationen, in denen präoperativ ein venovenöser Bypass geplant werden muss. Die Blutungskontrolle in diesem Bereich ist ausgesprochen diffizil und kann rasch zu einer unkontrollierbaren Situation führen.
- Vor einer ausgiebigen Präparation der Nierengefäße aus dem Tumor soll gewarnt sein. In Abhängigkeit von der Nierenfunktion, der Histologie des Tumors und der Gesamtoperationszeit ist eine Nephrektomie meist sinnvoller, tumorchirurgisch radikaler und sicherer. Viele Rezidive entstehen in nicht

sauber resezierten Arealen des Nierenhilus und retrokaval.

- Bei absehbar größeren Gefäßmanipulationen sollte genug Fremdblut gekreuzt sein (>8 Konserven), parallel muss von Beginn der Operation an ausreichend „fresh frozen plasma" zur Vermeidung von Gerinnungsstörungen appliziert werden.

2. Duodenalläsion
Häufig besteht bereits zu Beginn der Operation eine tumoröse Infiltration des Duodenums. Eine unsaubere Mobilisation oder schlechte Versorgung kann hier zu lebensbedrohlichen Komplikationen führen. Die Duodenalanteile müssen komplett reseziert werden, bis gut durchblutete Duodenalwandanteile erreicht werden. Dann ist ggf. ein mehrschichtiger Verschluss denkbar, am besten jedoch mit Interposition des Omentum majus am Ende der Operation, um das rekonstruierte Duodenum von den großen Gefäßen zu isolieren. Ist dies nicht möglich, dann ist ein Absetzen des Duodenums mit Jejunogastrostomie unumgänglich, stellt jedoch in der Situation nach Chemotherapie die Ultima ratio dar.

3. Ureterläsion
Im Sinne der Radikalität muss oft der Ureter reseziert werden. Hier gelten die Grundsätze der Ureterchirurgie. Aufwändige Rekonstruktionen sind in der Gesamtsituation häufig nicht sinnvoll (am ehesten Psoas-Hitch oder Pyelonplastik, jedoch kein Ureterersatz) und bedingen meist eine Nephrektomie. Ein Schienen des Ureters in nicht gut durchbluteten Arealen bei erfolgter Läsion und Re-Adaptation sollte vermieden werden, denn postoperative Urinome sind bei diesen immuninkompetenten Patienten häufig mit lebensbedrohlichen Infektionen verbunden.

4. Läsion der präsynaptisch sympathischen Nerven
Eine einseitige Läsion ist folgenlos. Ein Nervenerhalt ist nur dann zu verantworten, wenn die Radikalität nicht beeinträchtigt ist (z.B. bei nekrotischem Gewebe, bei gutem Auslösen aus einem Teratom).

5. Wundverschluss
Wichtig ist eine subtile Blutstillung, besonders im paravertebralen Bereich. Bei ausgiebigen Resektionen ist eine Drainage unvermeidbar, ansonsten sollte sie zurückhaltend eingesetzt werden, um einen persistierenden Lymphfluss zu vermeiden.

Entscheidend zur Vermeidung von intestinoarteriellen Fisteln ist am Ende der Operation zum Repositionieren des Darms der Verschluss des rückwärtigen Peritoneums vom zu rekonstruierenden Treitz'schen Band bis zur Fixation des Zökalpols. Auch eine laterokolische Peritonealinzision sollte readaptiert werden. Durch peritoneale Lücken bei diesem Verschluss erreicht man eine Drainage des Lymphflusses nach intraperitoneal, verhindert aber gleichzeitig die Adhärenz des Darms an die frisch präparierten Gefäße.

Der Bauchdeckenverschluss muss lückenlos, kann aber fortlaufend erfolgen (z.B. 0 PDS und 2 Vicryl für Peritoneum bzw. Faszie).

Ein rascher Kostaufbau ab dem 1. postoperativen Tag und eine patientengesteuerte postoperative Analgesie zur schnellen Mobilisierung verhindern häufig protrahierte Darmtätigkeit und Subileus.

Zusammenfassung

Die Komplikationshäufigkeit der Residualtumorresektion hängt unmittelbar mit der Tumorausdehnung, der Radikalität der Resektion und der operativen Strategie zusammen. Nicht selten werden mehrere Organsysteme vom Residualtumor betroffen und erfordern eine umfassende präoperative Planung, häufig gemeinsam mit anderen Fachdisziplinen. Intraoperativ muss streng systematisch operiert werden, um vor allem Blutungskomplikationen zu vermeiden. Residualtumorchirurgie ist vor allem Gefäßchirurgie. Nicht alle intraoperativen Situationen sind präoperativ prognostizierbar, daher können solche Operationen nur in einem technisch, apparativ und personell optimal versorgten Zentrum durchgeführt werden.

Literatur

1. Albers P (2001) Retroperitoneale Residualtumorresektion nach Chemotherapie maligner Hodentumoren. Akt Urol 32:147–154
2. Albers P, Melchior D, Müller SC (2003) Surgery in advanced testis cancer. Eur Urol 44:233–244
3. Baniel J, Foster RS, Rowland RG, Bihrle R, Donohue JP (1995) Complications of post-chemotherapy

retroperitoneal lymph node dissection. J Urol 153: 976–980
4. Donohue JP, Thornhill JA, Foster RS, Bihrle R (1994) Vascular considerations in postchemotherapy. Retroperitoneal lymph-node dissection: Part II. World J Urol 12:187–189
5. Heidenreich A, Albers P, Hartmann M, Kliesch S, Köhrmann KU, Krege S, Weißbach L for the German Testicular Cancer Study Group (2003) Complications of primary nerve-sparing retroperitoneal lymph node dissection on clinical stage I nonseminomatous germ cell tumors of the testis. J Urol 169:1710–1714
6. Leibovitch I, Nash PA, Little JS Jr, Foster RS, Donohue JP (1996) Spinal cord ischemia after postchemotherapy retroperitoneal lymph node dissection for nonseminomatous germ cell cancer. J Urol 155:947–951
7. Nash PA, Leibovitch I, Foster RS, Bihrle R, Rowland RG, Donohue JP (1998) En bloc nephrectomy in patients undergoing post-chemotherapy retroperitoneal lymph node dissection for nonseminomatous testis cancer: indications, implications and outcomes. J Urol 159:707–710

Chylöser Aszites nach retroperitonealer Residualtumorresektion

A. Heidenreich und C.H. Ohlmann

Einleitung

Die Entwicklung eines postoperativen chylösen Aszites ist eine seltene Komplikation der retroperitonealen Chirurgie, die im Wesentlichen auf eine akzidentelle Läsion der Cysterna chyli oder prominenter abdomineller Lymphgefäße mit Ausbildung einer lymphoperitonealen Fistel zurückgeführt werden kann. Eine übermäßige Lymphproduktion sowie eine Obstruktion der retroperitonealen Lymphdrainage, beispielsweise durch Lymphknotenmetastasen oder primäre Malignome, tragen zu der Pathogenese wesentlich bei [9]. Unter den operativen Eingriffen ist die Ausbildung des chylösen Aszites am häufigsten mit der Versorgung des infrarenalen Aortenaneurysmas assoziiert; ca. 80% aller chylösen Komplikationen werden auf die Aneurysmachirurgie zurückgeführt [5]. Unter den operativen urologischen Eingriffen ist die retroperitoneale Residualtumorresektion nach induktiver Chemotherapie bei fortgeschrittenem Keimzelltumor mit der Entwicklung eines chylösen Aszites in ca. 2% der Fälle vergesellschaftet [3, 8]; bis dato wurden insgesamt 42 Kasuistiken eines chylösen Aszites nach RTR beschrieben. Die Resektion bzw. der thrombotisch bedingte Verschluss der V. cava inferior scheint einen signifikanten Risikofaktor darzustellen, nachdem ca. ein Drittel dieser Patienten einen chylösen Aszites im postoperativen Verlauf entwickelte.

Die vorgestellte Kasuistik soll die seltene Komplikation des chylösen Aszites nach retroperitonealer Residualtumorresektion bezüglich Ätiologie, frühzeitiger Diagnostik und adäquater Problemlösung beschreiben.

Kasuistik

Ein 32-jähriger Patient wurde uns nach induktiver Chemotherapie mittels 4 Zyklen PEI und großem retrokruralem als auch retroperitonealem Residualtumor zur weiteren Therapie zugewiesen.

Ca. 4 Monate zuvor war eine rechtsseitige inguinale Ablatio testis bei nicht seminomatösem Keimzelltumor (embryonales Karzinom, Dottersacktumor, matures Teratom) erfolgt. Die Tumormarker AFP, β-hCG und LDH waren nach Ablatio testis mit 7349 ng/ml, 11 378 U/l und 2456 U/l signifikant erhöht, so dass ein Keimzelltumor mit schlechter Prognose nach IGCCCG-Klassifikation vorlag. Bildgebend zeigte sich eine ausgedehnte, rechts- und linksseitige retroperitoneale Metastasierung von retrokrural bis iliakal mit Ummauerung der großen Gefäße, so dass die Indikation zur systemischen Chemotherpaie nach dem PEI-Schema gestellt wurde.

Nach 4 Zyklen PEI hatten sich die Tumormarker normalisiert, bildgebend kam ein großer retroperitonealer Residualtumor von ca. 15×9 cm Durchmesser zur Darstellung, der die Nierenarterien sowie den Truncus coeliacus komplett ummauerte (Abb. 1). Zudem zeigten

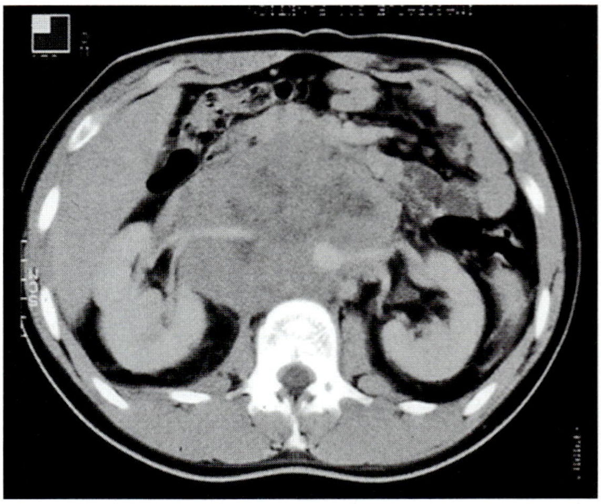

Abb. 1. Darstellung eines großen retroperitonealen Residualtumors mit Einschneidung der Nierenarterien, der V. cava inferior und der Aorta abdominalis.

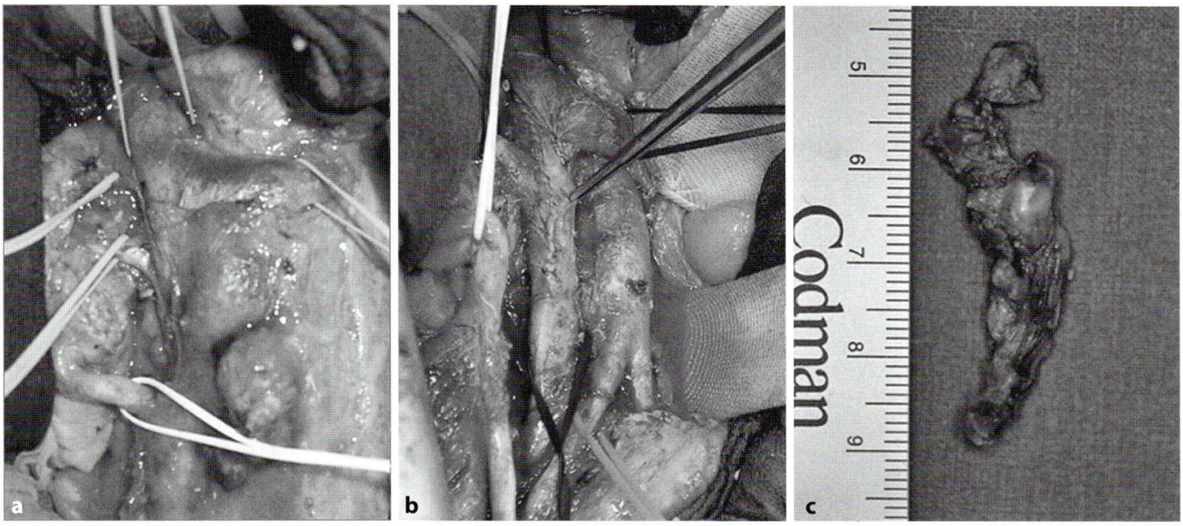

Abb. 2 a–c. Anzügeln und Darstellen der großen Gefäße vor Residualtumorresektion (**a**). Situs nach Residualtumorresektion (**b**). Kavathrombus, der histologisch als matures Teratom imponierte (**c**).

sich multiple residuelle Läsionen im Bereich des perirenalen Fettgewebes sowie para- und retrokaval. Nachdem der Residualtumor auswärts für inoperabel erachtet wurde, erfolgte die Zuweisung an unsere Institution ca. 6 Wochen nach Abschluss der primären Chemotherapie. Aufgrund der Größenausdehnung des Residualtumors wurde die Indikation zur RTR über einen thorako-abdominellen Zugang gestellt. Die RTR erfolgte trotz der ausgedehnten Tumormassen radikal, der Truncus coeliacus konnte sauber auspräpariert werden (Abb. 2 a–c). Die parakavalen Lymphome wurden komplett reseziert, bei intrakavalem Tumorthrombus erfolgte die Kavotomie mit Thrombektomie; pathohistologisch zeigte sich matures Teratom im Thrombus. Der postoperative Verlauf war zunächst komplikationslos, der Patient wurde am 8. postoperativen Tag aus der stationären Behandlung entlassen. Am 14. postoperativen Tag erfolgte die stationäre Wiederaufnahme wegen Übelkeit, abdomineller Schmerzsymptomatik und einem massiv distendierten Abdomen. Die klinische Diagnose eines chylösen Aszites wurde bildgebend mittels Sonografie und CT sowie nachfolgender Punktion und Nachweis von 3500 ml milchig-trüber Flüssigkeit gestellt. Zur Diagnosesicherung wurde nachfolgend ein oraler „Sahne-Belastungstest" mit Nachweis signifikant erhöhter Triglyzeridkonzentrationen im Punktat durchgeführt. Es erfolgte die diätetische Umstellung auf eine proteinreiche, fettarme Kost mit mittelkettigen Fettsäuren über 3 Wochen, die zu keiner Verbesserung der Sekretionsmengen führte, so dass mehrfache Punktionen der Peritonelahöhle notwendig waren. Es erfolgte die Umstellung auf eine parenterale Ernährung sowie die Einlage einer perkutanen Drainage. Nachdem sich auch nach weiteren 2 Wochen keine Befundbesserung einstellte, wurde vor operativer Intervention ein Therapieversuch mit Octreotid 3×100 µg/die gestartet. Bereits 3 Tage nach Therapiebeginn reduzierte sich die Drainagemenge auf 200 ml/die, so dass eine erneute Ernährungsumstellung auf die oben genannte orale Diät unter Beibehaltung der Octreotidtherapie durchgeführt wurde. Nach weiteren 14 Tagen konnte die medikamentöse Therapie beendet werden, die Diät wurde nach insgesamt 4 Wochen auf Normalkost umgestellt.

Problemanalyse

Die Genese des chylösen Aszites im Rahmen der komplexen Residualtumorresektion kann auf verschiedene Ursachen zurückgeführt werden:

- Läsion der posteromedial der Aorta abdominalis in Höhe des 1./2. Lendenwirbelkörpers gelegenen Cisterna chyli
- Venöse Druckerhöhung durch Resektion der Vena cava und fehlende Kollateralenbildung mit venolymphathischem Reflux.

Um eine Läsion der Cisterna chyli vermeiden zu können, muss die Anatomie der retroperitonealen Lymphabflusswege rekapituliert werden: rechts, links und vor der Aorta bzw. der V. cava inferior liegt eine Kette von Lymphknoten, die Nodi lymphatici lumbales, die die Lymphe von den Keimdrüsen, Nieren, Nebennieren sowie den Beckenorganen aufnehmen. Diese Lymphknoten konvergieren in 2 neben der Wirbelsäule retrokaval und -aortal gelegene Längsstämme, den so genannten Truncus lumbales, die in äußerst variabler Form und Lage zusammen mit dem Truncus intestinalis in Höhe des 1./2. Lendenwirbelkörpers in die Cisterna chyli münden. Diese zieht dorsal der Aorta durch das Zwerchfell und geht rechts von ihr in den Ductus thoracicus über. Es muss jedoch betont werden, dass eine klassische Zysterne nur bei ca. der Hälfte der Patienten nachweisbar ist, während bei der anderen Hälfte ein mehr oder weniger ausgeprägter lymphatischer Plexus bei übersichtlichen anatomischen Verhältnissen darstellbar ist.

■ Präventionsstrategien

Gerade bei der komplexen RTR sind häufig distinkte anatomische lympathische Strukturen nicht darstellbar, so dass besonders im suprahilären, retroaortalen und retrokavalen Bereich großzügig Clips und Ligaturen zum Einsatz kommen sollten, um die Gefahr einer Lymphorrhoe zu minimieren. Dabei ist darauf zu achten, dass die Gewebestrukturen nicht zu nahe an den Clips und Ligaturen durchtrennt werden, um ein späteres Abrutschen zu vermeiden. Intraoperativ sollte insbesondere auf milchigtrübes Sekret als Indikator der Läsion des Truncus lumbalis intestinalis oder der Cisterna chyli geachtet werden. Eine selektive Ligatur oder der Einsatz von Fibrinkleber bzw. gerinnungsaktivierenden Vliesen ist empfehlenswert.

■ Diagnose des chylösen Aszites

Die Verdachtsdiagnose wird klinisch gestellt, mittels Punktion und serologischer Analyse der Peritonealflüssigkeit bestätigt: typischerweise findet sich eine gegenüber dem Serum 2–8fach erhöhte Konzentration an Triglyzeriden, ein Proteingehalt >3 g/dl und ein höheres spezifisches Gewicht [2]. Bildgebende Verfahren zum Nachweis der anatomischen Lokalisation der Leckage werden in der Literatur zwar mannigfaltig beschrieben, aufgrund der geringen „Treffsicherheit" hat sich jedoch kein spezielles Verfahren als Standard durchsetzen können [6, 11].

■ Therapieoptionen

Die überwiegende Mehrzahl der Patienten kann durch konservative Therapiemaßnahmen erfolgreich behandelt werden, während bei nur ca. einem Drittel operative Verfahren notwendig werden [1]. Die Punktion der Peritonealhöhle stellt dabei eine pallitative, symptomorientierte Maßnahme dar; eine kontinuierliche perkutane Drainage sollte möglichst aufgrund der Prolongation der Leackage, der Verschlechterung des Ernährungs- und Immunstatus wegen kontinuierlichem Verlustes eiweißreicher Flüssigkeit und der Infektionsgefahr vermieden werden [12]. Nachdem die Menge der produzierten Lymphflüssigkeit durch den Fettgehalt der Nahrung bestimmt wird, stellt die diätetische Umstellung einen Eckpfeiler der konservativen Therapie dar. Mittelkettige Fettsäuren werden im Gegensatz zu den langkettigen Fetten nicht über das Lymphsystem absorbiert, sondern direkt in den portalvenösen Kreislauf absorbiert, so dass eine proteinreiche und fettarme Diät bestehend aus mittelkettigen Fettsäuren die Primärtherapie der Wahl darstellt [7]. Diese Diät resultiert in einer signifikanten Abnahme des intestinalen Lymphflusses und einer Erfolgsrate von ca. 50%. Bei Therapierefraktärität kann eine totale parenterale Ernährung in Kombination mit oben genannter Diät bei 60 bis 100% der Patienten erfolgreich eingesetzt werden [11]. Somatostatin führt wahrscheinlich über die Reduktion des intestinalen Lymphflusses sowie die Reduktion der Triglyzeridkonzentration in der Lymphe zu einem Fistelverschluss und kann begleitend zu diätetischen Maßnahmen eingesetzt werden [10]. Chirurgische Maßnahmen im Sinne des primären Fistelverschlusses [4] oder der Anlage eines peritoneovenösen Shunts [13] sind aufgrund der potenziellen begleitenden Komplikationen erst bei Versagen der konservativen Maßnahmen indiziert.

Schlussfolgerung

Der chylöse Aszites stellt eine seltene Komplikation komplexer retroperitonealer tumorchirurgischer Resektionen dar. Wenn auch nicht in jedem Falle vermeidbar, sollte intraoperativ bei der Resektion des retroperitonealen Lymphknotengewebes auf eine sorgfältige Ligatur geachtet werden. Milchig-trübe Sekretionen sollten sorgfältig durch Ligatur der Lymphgefäße oder Einsatz von gerinnungsaktivierenden Vliesen versorgt werden.

Literatur

1. Aalami OO, Allen DB, Organ CH Jr (2000) Chylous ascites: a collective review. Surgery 128:761
2. Ablan CJ, Lottooy FN, Freeark RJ (1990) Postoperative chylous ascites: diagnosis and treatment. A series report and literature review. Arch Surg 125:270
3. Baniel J, Foster RS, Rowland RG, et al (1995) Complications of post-chemotherapy retroperitoneal lymph node dissection. J Urol 153:976
4. Carones S, Caprorossi M, DiPaola S, et al (1996) Postoperative chylous ascites: its etiology and treatment. G Chir 17:586
5. Combe J, Buniet JM, Douge C et al (1992) Chylothorax and chylous ascites following surgery of an inflammatory aortic aneurysm. Case report with review of the literature. J Mal Vas 17:151
6. DeHart MM, Lauerman WC, Cnely AH et al (1994) Management of retroperitoneal chylous leackage. Spine 19:716
7. Hashim SA, Roholt HB, Babayan VK et al (1964) Treatment of chyluria and chylothorax with medium chain triglyceride. N Engl J Med 270:756
8. Heidenreich A, Seger M, Schrader AJ, et al (2004) Surgical considerations in residual tumor resection following chemotherapy for advanced testicular cancer. Eur Urol (Suppl 3) 2:161(#632)
9. Kaas R, Rustman LD, Zoetmulder FA (2001) Chylous ascites after oncological abdominal surgery: incidence and treatment. Eur J Surg Oncol 27:187
10. Laterre PF, Dugernier T, Reynaert MS (2000) Chylous ascites: diagnosis, causes and treatment. Acta Gastroenterol Belg 63:260
11. Leibovitch I, Mor Y, Golomb J, Ramon J (2002) The diagnosis and management of postoperative chylous ascites. J Urol 167:449
12. Pabst TS III, McIntyre KE, Schilling JD (1993) Management of chyloperitoneum after abdominal aortic surgery. Am J Surg 166:194
13. Silk YN, Goumas WM, Douglass HO Jr, Huben RP (1991) Chylous ascites and lymphocyst management by peritoneovenous shunt. Surgery 110:561

KOMMENTAR P. Albers

Aufgrund der wenigen publizierten Fälle dieser Komplikation bleibt nach wie vor unklar, welche Therapie des chylösen Aszites tatsächlich effektiv ist. Die Autoren deuten bereits an, dass die Indikation zur Therapie mit Octreotid nur gestellt wurde, um möglicherweise einen Revisionseingriff vermeiden zu können, der in dieser relativ frühen postoperativen Phase, verkompliziert durch die anhaltende Lymphsekretion, sicher mit einer relativ hohen Morbidität behaftet ist. Die orale Therapie mit einer Diät, basierend auf mittelkettigen Fettsäuren, ist theoretisch naheliegend, führt aber erstaunlicherweise nur in wenigen Fällen tatsächlich zum Erfolg (und in diesen Fällen ist unklar, ob die Sekretion nicht auch spontan persistiert hätte). Gleiches gilt für die parenterale Ernährung. Diese Stufentherapie ist sicher richtig, doch die Schwierigkeiten beginnen eigentlich danach. Auch das zeitliche Ausmaß der jeweiligen Therapieform ist empirisch und wird meist durch die Geduld der Patienten limitiert. In diesem Fall war die Geduld der Therapeuten und des Patienten nach mehr als 5 Wochen Nahrungsmodifikation am Ende. Die meisten hätten zu diesem Zeitpunkt bereits operativ revidiert, denn die Bedingungen der Revision werden auch mit längerem Abwarten nicht besser. Erwähnenswert ist in diesem Zusammenhang noch, dass eine Bestrahlung der betroffenen Region, die in der Vergangenheit postuliert wurde, sicher nicht empfohlen werden kann. Didaktisch richtig verweisen die Autoren auf die prophylaktische Ligatur und Präparation der Cisterna chyli, doch der Situs eines retroperitoneal bis zum Truncus coeliacus metastasierten Patienten lässt eine differenzierte Präparation der Lymphbahnen nur theoretisch zu. Die Verwendung gerinnungsaktivierter Kollagenvliese mag generell umstritten sein, doch da die Region der Cisterna chyli trotz ausgiebiger Residualtumorresektion bekannt und immer identifizierbar ist (kranial des Abgangs der A. renalis dextra aus der Aorta dorsal der V. cava), sei auf diese Möglichkeit verwiesen. Aus meiner persönlichen Erfahrung vermeide ich in den meisten Fällen die postoperative Einlage einer Drainage nach guter Blutstillung und punktiere Lymphozelen nur in bedrohlich symptomatischen Fällen, um den intraabdominellen Druck auf die Lymphgefäße zu erhöhen und damit möglicherweise einen Spontanverschluss zu ermöglichen. Zugegebenermaßen ist auch dies ähnlich empirisch wie der Einsatz des Octreotids.

Lokalrezidiv nach organerhaltender Hodentumoroperation

A. Heidenreich und C.H. Ohlmann

Einleitung

Die radikale inguinale Ablatio testis stellt entsprechend den Leitlinien der Europäischen Konsensuskonferenz die Therapie der Wahl des unilateralen testikulären Keimzelltumors dar [10]. Bei Patienten mit einem synchron oder metachron auftretenden bilateralen Hodentumor oder einem Tumor in einem Einzelhoden führt diese operative Strategie unweigerlich zu irreversibler Infertilität, lebenslanger Notwendigkeit der Androgensubstitution und psychischer Problematik, aufgrund der Kastration im jungen Alter. Die organerhaltende Enukleationsresektion testikulärer Keimzelltumoren stellt unter Berücksichtigung bestimmter Selektionskriterien eine therapeutische Alternative dar, die zu onkologisch gleichwertigen Resultaten wie die Ablatio testis führt [4]. Allerdings kann bei ca. 85% der Patienten die endogene Testosteronsynthese aufrechterhalten werden, ein Kinderwunsch kann bei 10% der Patienten realisiert werden [4]. Allerdings sind an die Durchführung des operationstechnisch nicht komplexen Eingriffs bestimmte Voraussetzungen, wie z.B. eine große Erfahrung in der Therapie testikulärer Keimzelltumoren, zu knüpfen, um lokoregionäre Komplikationen zu vermeiden.

Die vorliegende Kasuistik soll die Diagnostik, die Therapie sowie die Vermeidung möglicher Komplikationen in der Therapie komplexer Hodentumoren anhand der Leitlinien zur Diagnose und Therapie testikulärer Keimzelltumoren beschreiben und dazu beitragen, die in Deutschland hohe Mortalität weiterhin zu reduzieren.

Kasuistik

Ein 29-jähriger Patient mit einem linksseitigen Hodentumor wurde uns zur weiteren Therapie vorgestellt.

Bei einem Einzelhoden war bereits 19 Monate zuvor eine Organ erhaltende Tumorresektion eines 1,5 cm durchmessenden, nicht seminomatösen Keimzelltumors (65% embryonales Karzinom, 25% Dottersacktumor und 10% matures Teratom mit atypischen Spermatogonien im Resektionsrand) durchgeführt worden; eine lokale Radiatio des Hodens unterblieb. Die Tumormarker lagen im Normbereich, das mittels Computertomografie durchgeführte retroperitoneale und abdominelle Staging zeigte präaortal mehrere ca. 1 cm durchmessende Lymphknoten, im CT des Thorax fanden sich kleinste, ca. 0,5 cm durchmessende Rundherde in beiden Unterlappen, die als Metastasen gedeutet wurden. Es erfolgte die Indikation zur Einleitung einer induktiven Chemotherapie mit 2 Zyklen PEB. Nachdem der 1. Zyklus unproblematisch durchgeführt worden war, zeigte sich in der Lungenfunktionsprüfung zu Beginn des 2. Zyklus eine geringgradige Einschränkung der Vitalkapazität und eine leichte Restriktion ohne klinisches Korrelat. Es wurde die Entscheidung getroffen, den 2. Kurs der Therapie ohne Bleomycin durchzuführen.

Palpatorisch und sonografisch fand sich im Bereich des linken Hodenunterpols eine ca. 1,5 cm durchmessende, gegenüber dem Parenchym hypodense und glatt begrenzte, solide Raumforderung. Das retroperitoneale und thorakale Staging dokumentierte ein ca. 3 cm großes, paraaortales Lymphom sowie multiple pulmonale Rundherde in beiden Unterlappen. Die Tumormarker AFP, β-hCG und LDH waren 65 ng/ml, 32 U/l und 245 U/l erhöht.

Es erfolgte die Indikation zur inguinalen Ablatio testis mit nachfolgender Testosteronsubstitution. Histologisch fand sich ein nicht seminomatöser Mischtumor sowie eine ausgeprägte testikuläre intraepitheliale Neoplasie in dem benachbarten Hodenparenchym. Aufgrund der retroperitonealen und thorakalen Metastasen und der vorausgegangenen PEB-Chemotherapie wurden 4 Zyklen Polychemotherapie nach dem PEI-Schema appliziert. Ein computertomografisches Re-Staging 6 Wochen nach Abschluss der zytotoxischen Therapie zeigte eine komplette Remission der pulmonalen Herde sowie einen ca. 0,9×0,5 cm großen Residualtumor paraaortal unmittelbar kaudal der A. renalis. Die nachfolgende Residualtumorresektion erfolgte Nerven schonend und modifiziert; histologisch stellte sich matures Teratom dar. Nach nunmehr 15 Monaten Follow-up ist der Patient weiterhin rezidivfrei, der Testosteronserumspiegel liegt unter Substitution im Normbereich.

Problemanalyse

Die Kasuistik dokumentiert in eindrucksvoller Weise eine Vielzahl therapeutischer Probleme, die zu dem ungünstigen Krankheitsverlauf beigetragen haben und die nachfolgend kritisch diskutiert werden sollen.

1. *Organerhaltende Enukleationsresektion testikulärer Keimzelltumoren:* Entsprechend der Leitlinien der European Germ Cell Cancer Consensus Group [10] ist die Enukleationsresektion maligner Hodentumoren unter folgenden Voraussetzungen indiziert: Einzelhoden, Tumordurchmesser <2 cm, LH und Testosteron präoperativ im Normbereich, fakultative lokale Radiatio mit 18 Gy bei begleitender TIN, engmaschiges Follow-up und ausreichende Erfahrung in der Therapie testikulärer Keimzelltumoren. Unter Berücksichtigung dieser Kautelen ist mit einer lokalen Rezidivrate bei ca. 4% der Patienten zu rechnen [4]. In dem beschriebenen Fall ist das Lokalrezidiv ganz eindeutig auf die im Resektionsrand beschriebenen „atypischen Spermatogonien" zurückzuführen, die somit als R1-Resektion zu bewerten sind. Eine adäquate Aufarbeitung des Tumors mit einer PLAP-Färbung hätte die TIN-Zellen identifiziert; eine genaue Kenntnis der besonderen Pathologie testikulärer Keimzelltumoren hätte auch den Operateur auf die signifikante Bedeutung des Befundes aufmerksam machen müssen. Eine lokale Radiatio ist unter diesen Umständen indiziert und das Lokalrezidiv hätte vermieden werden können.
2. *Problematik der induktiven Chemotherapie:* Aufgrund der retroperitonealen und pulmonalen Befunde, die bei normaler Tumormarkersituation als Metastasen gedeutet wurden, lag bei dem Patienten ein fortgeschrittener Keimzelltumor günstiger Prognose nach der IGCCCG-Klassifikation vor [7], der eine Polychemotherapie mit 3 Zyklen PEB nach sich ziehen muss [10]. Wird auf die Gabe von Bleomycin verzichtet, müssen 4 Zyklen PE appliziert werden, um ein onkologisch äquieffektives Resultat zu erzielen [2, 6]. Die Gabe von lediglich 2 Kursen PEB bzw. das Auslassen von Bleomycin stellt einen signifikanten Behandlungsfehler im Sinne einer inadäquaten Therapie dar.
3. *Salvage – Chemotherapie:* Die adäquate systemische Therapie eines nicht seminomatösen Keimzelltumorrezidivs nach primärer Chemotherapie besteht in der Applikation von 4 Zyklen PEI, VIP, VeIP oder TIP [3, 10]. Die kurative Langzeitremission wird allerdings nur bei 15–40% der Patienten erzielt, so dass der adäquaten Primärtherapie die größte Chance auf Kuration zukommt. Alle nachfolgenden Therapieoptionen können die Fehler der Primärtherapie nicht mehr ausgleichen und resultieren in einer signifikanten Reduktion der Überlebenswahrscheinlichkeit der jungen Hodentumorpatienten.
4. *Residualtumorresektion:* Die Residualtumorresektion stellt einen integralen Bestandteil der multimodalen Therapie fortgeschrittener Keimzelltumoren dar. Während in früheren Jahren eine RTR bei nicht seminomatösem Primärtumor nur bei Residualtumoren >1 cm Durchmesser indiziert erschien, hat sich die Indikation auf dem Boden aktueller Daten entscheidend geändert. Selbst Residuen mit einem Durchmesser <1 cm weisen bei ca. 40% bzw. 15% der Patienten matures Teratom bzw. vitales Karzinom auf und bedürfen somit einer chirurgischen Resektion [9] im modifizierten Feld, eine einfache Resektion allein nur der Residuen ist therapeutisch nicht ausreichend. Auch unter den Bedingungen der RTR nach Chemotherapie kann prinzipiell eine Nerven schonende Operationstechnik erfolgen [5].

Schlussfolgerung

Der Hodentumor gilt als das Paradebeispiel einer heilbaren bösartigen soliden Tumorerkrankung, nachdem interdisziplinäre, konsensusfähige Behandlungsregime von allen in die Therapie involvierten Fachdisziplinen, wie Urologen, Strahlentherapeuten und internistische Onkologen, entwickelt und europaweit etabliert worden sind [8, 10]. Hierdurch wird eine weitere Standardisierung der Behandlung gewährleistet, die möglicherweise dazu beitragen kann, die nationalen als auch die internationalen Differenzen der Mortalitätszahlen weiterhin zu senken.

Trotz der hohen Heilungsraten von 95 bis annähernd 100% in den niedrigen Stadien und von immerhin 50% in den Tumorstadien mit schlechter Prognose, dürfen diese Zahlen nicht darüber hinwegtäuschen, dass die Hodentumortherapie in Deutschland weiter optimierbar ist, wie die geschilderte Kasuistik eindrucksvoll belegt. Im Vergleich zu anderen westeuropäischen Nationen nimmt Deutschland eine führende Rolle in der Mortalitätsstatistik ein, im Vergleich mit den USA oder Australien/Neuseeland liegt die Mortalitätsrate 3fach höher. Anstelle der zu erwartenden ca. 180 Todesfälle werden in Deutschland derzeit knapp 300 Todesfälle dokumentiert.

Diese Zahlen müssen zum Nachdenken anregen, Ursachenforschung mit dem Ziel der Prozessoptimierung muss betrieben werden. Eine Zusammenfassung aller Studien, die sich mit der Problematik der hodentumorspezifischen Mortalität befasst haben, macht deutlich, dass eine inadäquate Chemotherapie, gekennzeichnet durch Modifikationen des Standardschemas PEB, einer Zykluslänge >21 Tage, einer zu hohen Anzahl konventioneller Zyklen und einem zu spät nach Abschluss der Primärtherapie durchgeführten Re-Staging als auch die verspätet oder gar nicht durchgeführte Residualtumorresektion die wesentlichen Risikofaktoren für eine erhöhte Mortalitätsrate darstellen [11].

Zielsetzung der Kasuistik ist es jedoch auch, aufzuzeigen, welche Patienten aufgrund der Komplexizität ihrer Erkrankung von Beginn an in einem interdisziplinär ausgerichteten Zentrum mit allen Optionen der multimodalen Therapie therapiert werden sollten. Untersuchungen zur Qualitätssicherung der Therapie testikulärer Keimzelltumoren haben eindrucksvoll darlegen können, dass die Qualität der Behandlung, gemessen an der Mortalitätsrate, abhängig ist von der fachlichen Spezialisierung der behandelnden Ärzte, der durch suffiziente Fall- bzw. Behandlungszahlen ermöglichten Versorgungskompetenz, der Standardisierung von Diagnostik, Therapie und Nachsorge auf dem Boden valider Leitlinien sowie der regelmäßigen Aktualisierung der Leitlinien. Die fallzahlabhängige Erfahrung der an der Versorgung der Hodentumorpatienten Beteiligten verdeutlicht, dass gerade die Therapie der Patienten mit intermediärer oder schlechter Prognose in ein Zentrum gehört, das die aufwendigen und komplexen Behandlungen (Hochdosischemotherapie mit autologer Stammzelltransplantation, Residualtumorresektion, klinische Studienprotokolle) in hoher Frequenz durchführt. So konnte in einer retrospektiven Datenerfassung der EORTC dokumentiert werden, dass Patienten mit einem fortgeschrittenen Hodentumor eine signifikant schlechtere Überlebensrate haben, wenn sie in Kliniken behandelt werden, die maximal 5 Fälle dieser Patientengruppe jährlich therapieren [1].

Literatur

1. Colette L, Sylvester RJ, Stenning SP et al (1999) Impact of the treating institution on survival of patients with poor-prognostic metastatic nonseminoma. European Organization for Research and Treatment of Cancer Genito-Urinary Tract Cancer Collaborative Group and the Medical Research Council Testicular Cancer Working Party. J Natl Cancer Inst 91:839
2. DeWit R, Stoter G, Kaye SB et al (1997) Importance of bleomycin in combination chemotherapy for good-prognosis testicular nonseminoma: a randomized study of the European Organization for Research and Treatment of Cancer Genitourinary Tract Cancer Cooperative Group. J Clin Oncol 15:1837
3. Fossa SD, Stenning SP, Gerl A et al (1999) Prognostic factors in patients progressing after cisplatin-based chemotherapy for malignant non-seminomatous germ cell tumors. Br J Cancer 80:1392
4. Heidenreich A, Weissbach L, Höltl W et al (2001) Organ sparing surgery for malignant germ cell tumors of the testis. J Urol 166:2161
5. Heidenreich A, Ohlmann C, Hegele A, Beyer J (2005) Repeat retroperitoneal lymphadenectomy in advanced testicular cancer. Eur Urol 47:64
6. Horwich A, Sleijfer DT, Fossa SD et al (1997) Randomized trial of bleomycine, etoposide and carboplatin in good-prognosis metastatic nonseminomatous germ cell cancer: a multiinstitutional Medical Research Council/European Organization for Research and Treatment of Cancer trial. J Clin Oncol 15:1844
7. International Germ Cell Cancer Collaborative Group (IGCCCG) (1997) The International Germ Cell Consensus Classification: a prognostic factor based staging system for metastatic germ cell cancer. J Clin Oncol 15:594

8. Krege S, Schmoll HJ, Souchon R (2001) Interdisciplinary consensus on diagnosis and treatment of testicular germ cell tumors: results of an update conference on evidence based medicine. Eur Urol 40:372
9. Oldenburg J, Alfsen GC, Lien HH et al (2003) Postchemotherapy retroperitoneal surgery remains necessary in patients with nonseminomatous testicular cancer and minimal residual tumor masses. J Clin Oncol 21:3310
10. Schmoll HJ, Souchon R, Krege S et al (2004) European Consensus on diagnosis and treatment of germ cell cancer: a report of the European Germ Cell Cancer Consensus Group (EGCCCG). Ann Oncol 15:1377
11. Schrader AJ, Rossmanith S, von Knobloch R, Varga Z, Hofmann R, Heidenreich A (2004) Do evidence-based guidelines influence the individual therapeutic approach in patients with testicular cancer? Eur Urol (Suppl 3) 2:165 (#649)

KOMMENTAR P. Albers

Zu Recht weisen die Autoren auf die konsensusgerechte Therapie von Hodentumorpatienten hin, insbesondere wenn es sich um besondere Therapieformen handelt. Die Organ erhaltende Operationstechnik stellt zwar technisch keine besondere Herausforderung dar, aber diese Form der Therapiereduktion bedarf der exakten Einschätzung der Verlässlichkeit des Patienten und des nachbetreuenden Arztes. Eine weitere Voraussetzung ist eine herausragende pathohistologische Bewertung des Tumors und der Tumorgrundbiopsien. Zu bemerken bleibt, dass nach den ausgiebigen Untersuchungen der skandinavischen Kollegen um N. Skakkebaek nun davon ausgegangen werden kann, dass bei allen tumorbefallenen Hoden die testikuläre intraepitheliale Neoplasie im vermeintlich gesunden Nachbargewebe des Tumors vorliegt, auch wenn sie im Einzelfall an den Biopsien nicht nachweisbar sein sollte (was zu Ende gedacht die Sinnhaftigkeit der Biopsien bei der Organ erhaltenden Chirurgie in Frage stellt). Daraus folgt, dass alle Patienten nachbestrahlt werden müssen und dies nicht fakultativ erfolgen darf. Ein schleichender Verlust der Leydigzellfunktion bis hin zur Testosteronsubstitution, wie von Petersen beschrieben, muss dem Patienten klar sein [1]. Ein weiterer Punkt scheint erwähnenswert: präaortale Lymphknoten im Grenzbereich bis 1 cm und pulmonale Herde bis 0,5 cm sind bei der heutigen Genauigkeit der Bildgebung häufig falsch-positive Befunde. Vor Einleiten einer Chemotherapie empfiehlt sich in diesen Fällen eine Kontroll-CT-Untersuchung zum Nachweis des Größenprogresses oder – falls möglich – eine histologische Sicherung. Im vorliegenden Fall wurde äquivalent zur Situation des „high risk“ Stadium I NSGCT therapiert (2 Zyklen PEB), ohne dass eine vaskuläre Invasion nachgewiesen worden war. Diese Kompromisse gilt es tatsächlich zu verhindern. Die Reduktion auf 2 Zyklen ist nur in der beschriebenen speziellen Gruppe möglich (in nur etwa 50% ist überhaupt mit einem Tumor zu rechnen). Bei sicheren Metastasen muss der Patient als metastasiert („good prognosis“ nach IGCCCG) mit 3 Zyklen PEB therapiert werden. Daher kann nicht oft genug darauf hingewiesen werden, wie wichtig das initiale genaue Staging ist. Schließlich muss noch einmal betont werden, dass der einmal eingeschlagene Weg der Chemotherapie kompromisslos zu Ende gegangen werden muss. Nur bei vitalen Komplikationen darf das Regime geändert oder verzögert gegeben werden. Der Verzicht auf Bleomycin ist bislang in keinem Stadium des Hodentumors gelungen und die Komplikationsrate durch Bleomycin ist statistisch sehr gering. Ein Verzicht ist nur bei nachgewiesener Diffusionsminderung unumgänglich und diese ist in den in Deutschland üblichen pulmonalen Funktionsuntersuchungen nicht eruierbar. Organ erhaltende Chirurgie führt zu einer Verbesserung der Lebensqualität der Patienten. Fast alle Rezidive nach Organ erhaltender Technik sind auf eine fehlende Compliance der Patienten oder Ärzte zurückzuführen. Es bleibt für den Arzt eine schwierige Entscheidung, welchem Patienten man mit der Empfehlung zur Organ erhaltenden Chirurgie wirklich mehr nutzt als schadet.

Literatur

1. Petersen PM, Giwercman A, Daugaard G, Rorth M, Petersen JH, Skakkebaek NE, Hansen SW, von der Maase H (2002) Effect of graded testicular doses of radiotherapy in patients treated for carcinoma-in-situ in the testis. J Clin Oncol 20: 1537–1543

5 Inkontinenzchirurgie

5.1

Komplikationen der modernen Inkontinenzchirurgie

E. Petri

Einführung

Spannungsfreie Vaginalschlingen haben in den letzten Jahren einen rasanten Erfolg erlebt; zum Teil aggressive Promotion der Herstellerfirmen, geschickte Nutzung der modernen Medien und das zunehmende Heraustreten der Symptomatik „Harninkontinenz“ aus der Tabuzone haben dazu geführt, dass in den letzten 8 Jahren mehr als 1 Million dieser Schlingen, Modifikationen, Nachahmerprodukte und Selbstkonstruktionen gelegt wurden. Unter dem Druck der Firmenwerbung, vor allem aber der Patienten, hat man den Eindruck, dass spannungsfreie Vaginalschlingen alle anderen Operationsverfahren abgelöst haben, die vor allem, sehr zum Wohlwollen der Krankenkassen und ihrer Medizinischen Dienste, quasi ambulant und völlig komplikationslos implantiert werden können [11].

Systematische Übersichten und Nachkontrollen zu Komplikationen sind eine Rarität [1, 2, 7, 9]. In der internationalen Literatur finden sich Kasuistiken zu Einzelproblemen mit wenigen Fällen, bei der amerikanischen „Food and Drug Administration“ (FDA) gibt es die so genannte „Manufacturer and User Facility Device Experience (MAUDE)“, bei der im Internet Komplikationen gemeldet werden können, den Herstellerfirmen jeweils die Gelegenheit gegeben wird, diese Angaben zu kommentieren. Dort wurden z. B. im Zeitraum von Januar 1999 bis November 2002 798 Komplikationen mit spannungsfreien Schlingen gemeldet, davon etwa 40% aus den USA, der Rest aus dem internationalen Ausland. Die Verteilung dieser so gemeldeten Komplikationen spiegelt natürlich keine Inzidenz wider, da unbekannt ist, in welcher Häufigkeit in einzelnen Zentren derartige Schwierigkeiten aufgetreten sind (Abb. 1). In Finnland wurden systematisch alle Operationen kontrolliert und die Komplikationsrate erfasst [8], wobei die Blasenläsionsrate mit 3,7% auf 1455 Operationen am häufigsten auftrat. In einer weiteren skandinavischen Langzeitstudie wurden Spätkomplikationen erfasst, bei denen de novo Drangsymptome nach 5 Jahren bei 5,9%, nach 7 Jahren bei 6,3% der operierten Frauen auftraten, Harnwegsinfekte und Symptome eines Prolaps offenbar erst im längeren follow-up bedeutsam werden (Tabelle 1).

Im eigenen Patientengut deckt sich die Inzidenz der einzelnen Komplikationen mit denen der skandinavischen Studie, lediglich die Bla-

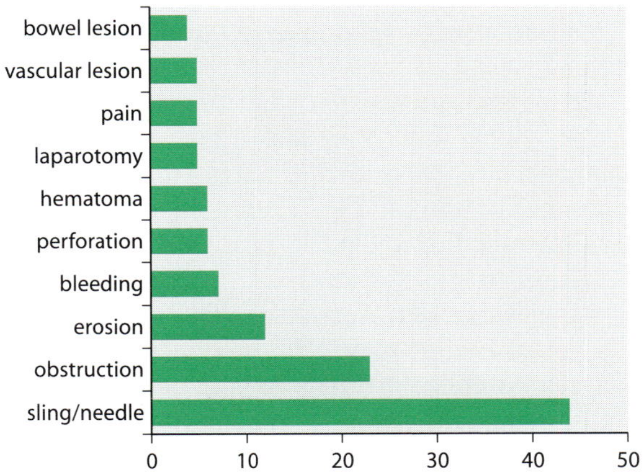

Abb. 1. Komplikationen mit spannungsfreien Vaginalschlingen nach [3], zwischen I/1999 und IX/2002 n=798.

Tabelle 1. Komplikationen nach spannungsfreien Schlingen (in %) [8]

	Nach Kuuva und Nilsson [8]	Übrige Literatur
■ Blasenperforation	3,7	1,1–19,0
■ Blutungen	1,9	0,5–17
■ Hämatom	1,9	0,8–3,3
■ Harnröhrenverletzung	0,07	–
■ de novo urge	3,1	5–38,9
■ HWI	6,2	4,1–22,5
■ Obstruktion	4,3	2,3–27

senperforationen beschränken sich auf drei Fälle in 8 Jahren.

Grundsätzlich muss zwischen intra- und postoperative Komplikationen unterschieden werden:

■ *intraoperativ*	■ *postoperativ*
Blasenperforation	Harnverhalt
Blutung	obstruierte Miktion
Harnröhrenläsion	Hämatom
Darmläsion	Wundinfektion
Ureterläsion	HWI
Nervenläsion	de novo Urge
	Defektheilung
	Invasion
	Schmerzen

Ätiologie und Prävention der Komplikationen

Die Inzidenz von *Blasenperforationen* reicht von wenig glaubhaften 0% bis zu sicher zu hohen 19%. Bei Beachtung des „Kochbuches" lässt sich die Rate um 2–5% halten:

- Man sollte mit unkomplizierten Fällen beginnen.
- Wenngleich umstritten stellt die Hydrodissektion auch bei Regional- und Allgemeinanästhesie einen Sicherheitsfaktor dar, und wenn nur durch die Erkennung von Abnormitäten, Adhäsionen, Varizen usw. bei der Injektion.
- Markierung der Austrittsstellen *vor* Troikarpassage zwingt zu ventral-medialer Führung.
- Steter Kontakt mit dem Periost der Symphyse („shaving the bone") reduziert das Perforationsrisiko.
- Langsames Vorschieben des Troikars ist *nicht* unsportlich, sondern sicher.
- Im Falle der Perforation Zweitversuch und DK für 1–2 Tage.

Blutungen und *Hämatome* können direkt intraoperativ, jedoch auch im Intervall von 24–48 h (häufiger!) auftreten, ein wesentliches Argument gegen eine ambulante Durchführung des Eingriffes, zumindest wenn eine ambulante, engmaschige Kontrolle nicht möglich ist.

- Bei der Passage des Troikars sollte man in anatomischen Sparten (retropubisch) bleiben.
- Vermeidung jeglicher Exkursionen oder Schwenken der Nadelspitze – keine persönlichen Modifikationen!
- Nochmals: langsames Vorschieben der Nadel ist nicht unsportlich!
- Blutungen aus der Perforationsstelle des Beckenbodens können auftreten: vaginale Kompression der Urethra gegen die Hinterfläche der Symphyse, evtl. vaginale Tamponade.

Häufigste postoperative Problematik ist die funktionelle oder anatomische *Obstruktion.* Es ist ein Eingriff, bei dem, entgegen allen klassischen blasenhalsnahen Schlingen

- „tension-free", d.h. spannungsfrei um die mittere bis distale Urethra eingelegt wird
- beim Hustentest (so überhaupt durchgeführt) soll noch ein wenig Urin ablaufen können – endgültige Fibrosierung und Retraktion erfolgt nach 8–12 Wochen! (Wer schon beim Eingriff trocken ist droht nach Abschluss der Narbenbildung überkorrigiert zu sein)
- es muss die flache Lagerung beim Eingriff empfohlen werden (Abb. 2), da bei einer Steinschnittlagerung die Parallaxe der Symphyse sehr ungünstig ist.

Häufiger als von den Erstbeschreibern angegeben sind *Defektheilungen*, z.T. mit unerfreulichen Folgen für den Geschlechtspartner:

- Wenngleich bei üblichen vaginalen Plastiken unnötig, sollte auf einen subtilen Verschluss der kleinen Inzisionen geachtet werden.
- Beim TVT liegt die Rate zwischen 1–2%, bei Goretex um 20–30%.
- Bei peri- und postmenopausalen Frauen muss eine lokale Estrogenisierung empfohlen werden.

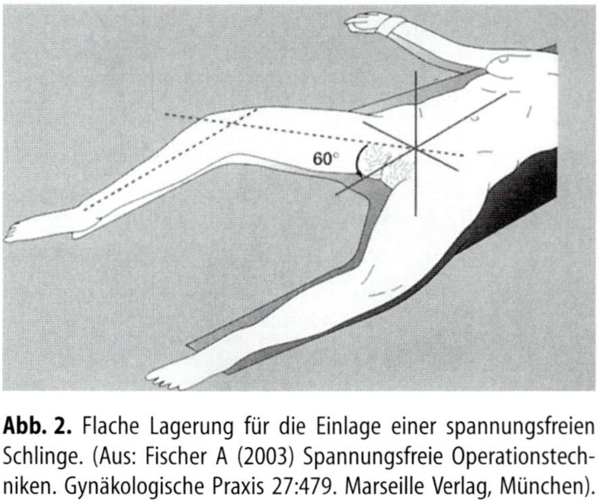

Abb. 2. Flache Lagerung für die Einlage einer spannungsfreien Schlinge. (Aus: Fischer A (2003) Spannungsfreie Operationstechniken. Gynäkologische Praxis 27:479. Marseille Verlag, München).

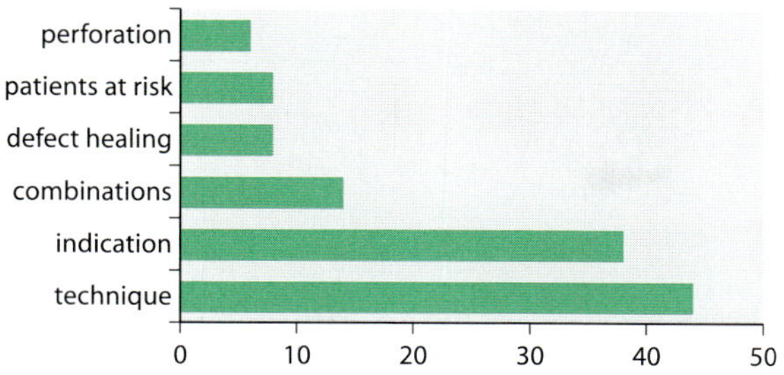

Abb. 3. Operative Revisionen von spannungsfreien Bändern – eigenes Patientengut (n = 206).

- Eine Sekundärnaht über alloplastischem Material in der Scheide ist nutzlos!
- Nach 6–8 Wochen kann der freiliegende Anteil ohne Gefährdung des Operationserfolges reseziert werden.

In den letzten Jahren wurden 206 Komplikationen mit alloplastischen Bändern revidiert, weitere 60 Fälle werden z. Z. noch konservativ behandelt oder warten auf die Revision (Abb. 3). Bei 85% der Frauen lagen obstruktive Miktionsbeschwerden bis zum völligen Harnverhalt vor, die Primäroperation lag zum Teil bis zu 3 Jahre zurück, wobei die Behandlungsangebote der operierenden Klinik von der permanenten suprapubischen Harnableitung bis zum Tolerieren einer Miktion im Stehen reichten, aber auch Zuweisungen in psychosomatische Rehabilitationskliniken bestanden hatten.

Bei 91 Frauen (44%) musste eindeutig von einer *fehlerhaften Operationstechnik* ausgegangen werden, eine Häufigkeit, welche aufgrund der (fehlerhaften) Demonstrationen von durchaus renommierten Kollegen bei operativen Tutorials und Kongressen aller beteiligten Fachgruppen leider zu erwarten war. Nur wenige Kolleginnen und Kollegen führen z. B. die TVT-Operation in der von Ulmsten beschriebenen Originalmethode durch [15]; „see one, do one, modify one" scheint ein beliebtes Motto, und es wird sehr häufig vom „Kochbuch" abgewichen. Schon das Anspannen des Bändchens bei Operationsende bis „gerade noch etwas Urin beim Husten entweicht" wird vieler Orten bis zur völligen Kontinenz abgewandelt, welches der Grundidee und dem Prinzip der Operation völlig widerspricht. In den mitgesandten Operationsberichten wird konstant stolz das Anziehen des Bändchens „bis zur völligen Kontinenz" beschrieben.

Am häufigsten wird gegen die korrekte Platzierung des Bandes um die mittlere bis distale Urethra verstoßen, entweder, dass man sich an die Platzierung der alten traditionellen Schlingen am Blasenhals erinnert, oder aber sich nicht bewusst ist, wie kurz eine funktionelle Urethralänge bei schwerer Harninkontinenz einzuschätzen ist. Mehr als die Hälfte der obstruktiven Schlingen lagen am Blasenhals oder gar unter dem Blasenboden und verursachten zusätzlich massive Drangsymptome (Abb. 4) [5]. Die peri- und postoperative Kontrolle der Bandlage ist mit der Introitus- oder Perinealsonografie ideal durchzuführen [6, 14].

Durch Modifikation der Stichrichtungen und Mitfassen benachbarter Strukturen führen Bandverläufe durch die Levatorschenkel entlang der Beckenwand häufig zu einer ausgeprägten Schmerzsymptomatik (Abb. 5) und sind national und international Ausgangspunkt für letale Verläufe durch Verbluten aus den großen Beckengefäßen oder Sepsis bei Verletzung von

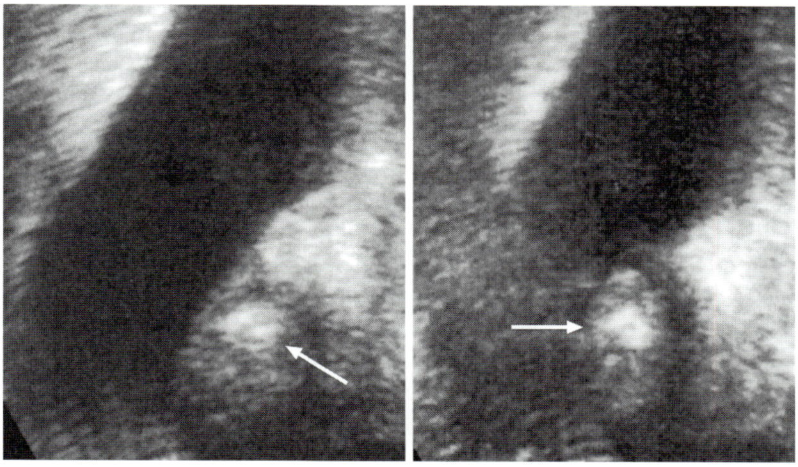

Abb. 4. Überkorrektur und zu proximale Platzierung des Bandes.

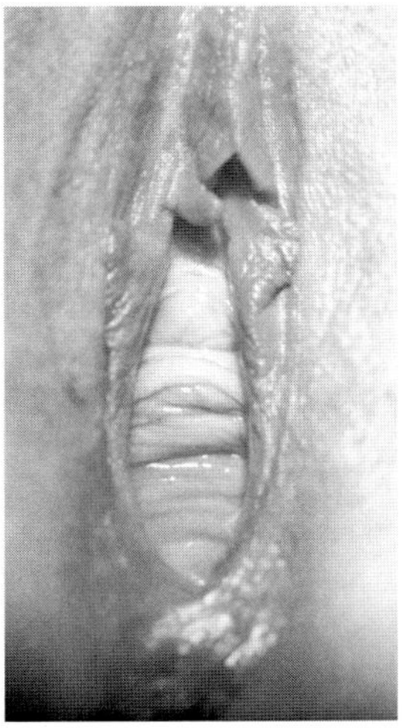

Abb. 5. Ausgeprägter paravaginaler Defekt mit Deszensus vaginae bei erhaltenen Rugae. Durch die weite Exkursion der gesamten Vagina hat die isolierte Einlage eines vaginalen Bandes das Risiko einer Obstruktion/Invasion und Provokation einer Drangsymptomatik.

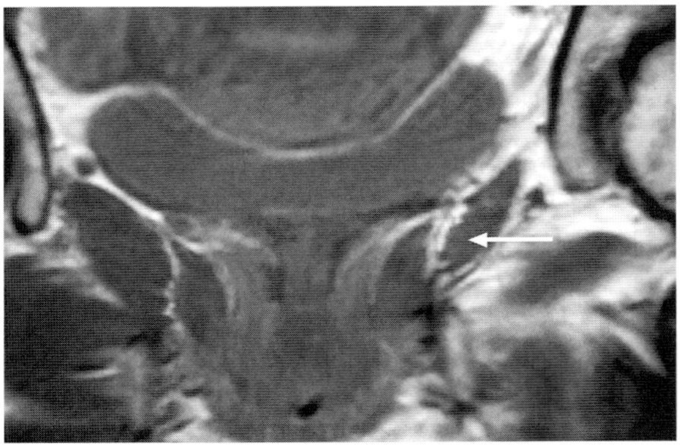

Abb. 6. Platzierung des Bandes durch M. und N. obturatorius bei lateraler Stichrichtung.

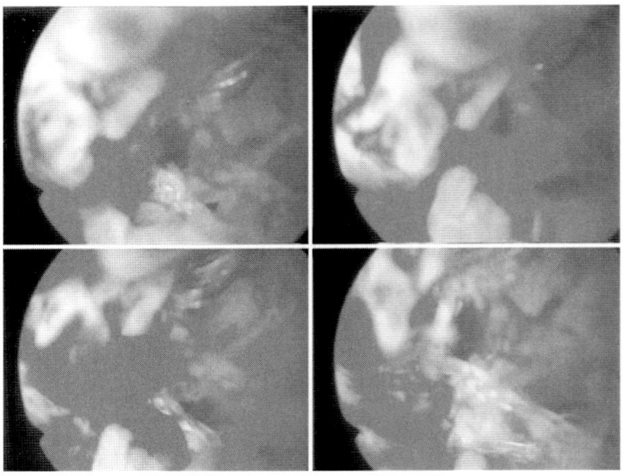

Abb. 7. Penetration des Bandes in die Urethra bei Adipositas und mehreren Voroperationen.

Zaekum, Sigma oder Dünndarm gewesen. Es ist völlig unklar, wie man bei korrekter Platzierung der Nadeln die Arteria oder Vena iliaca externa oder gar communis erreichen kann und wie bei streng retropubischer Stichrichtung das Zaekum oder das Sigma perforiert werden kann.

Zweithäufigstes Problem war mit 37% zweifellos eine fehlerhafte *Indikationsstellung* für diesen Eingriff. Bei reiner Drangsymptomatik und völlig fehlendem Beleg einer Störung der Verschlussfunktion (23 Frauen der uns zugewiesenen „Komplikationen" hatten niemals eine Stresssymptomatik!), bei ausgeprägtem paravaginalem Abriss mit völlig fehlender Verankerung der Scheidenwand im Bereich des vorderen und hinteren Kompartiments kann die nur isolierte Einlage einer spannungsfreien Schlinge um die mittlere Harnröhre nicht Lösung des Problems sein (Abb. 6). Wir haben 7 Patientinnen mit intraurethralen Bändern revidieren müssen, von der Arrosion des Urothels bis zum völligen Verlegen des Lumens der Urethra, nachdem die Schlingen in einem Intervall zwischen 8 und 16 Monaten durch die extrem mobile Scheide kontinuierlich in die Urethra vorgewandert sind (Abb. 7). Eine Adipositas permagna stellt nicht nur wegen der Kürze der Troikare ein technisches Problem dar, sondern ist aufgrund der extremen Druckverhältnisse im kleinen Becken bzw. Beckenboden offenbar ein Risikofaktor für eine langfristig drohende Invasion des Bandes in die Urethra. Leider fehlen auch hier prospektiv randomisierte Studien, bei denen Effekte und Komplikationen der spannungsfreien Schlingen im Vergleich zur modifizierten Kolposuspension bei paravaginalem Defekt untersucht worden wären. In der eigenen Klinik wird aufgrund des anatomischen Defektes in diesen Fällen immer eine Kolposuspension durchgeführt, wobei dies auch der Interpretation von Cochrane database (2003) entspricht, für die die Kolposuspension weiterhin den Goldstandard der operativen Behandlung der weiblichen Harninkontinenz darstellt.

Studien zur Evaluierung neuer Techniken sind zwingend notwendig, sollten aber nur unter Studienbedingungen mit entsprechender Versicherung und sauberen statistischen Analysen der Daten erfolgen, das „Ausprobieren" ohne adäquate Aufklärung ist nicht akzeptabel

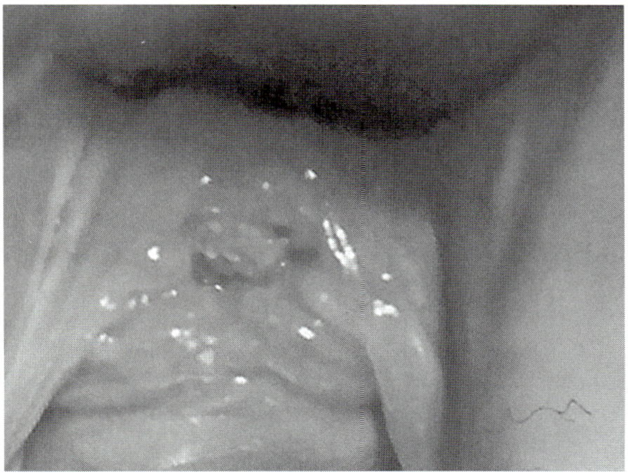

Abb. 8. Defektheilung nach alloplastischem Band; subjektiv beschwerdefreie Patientin, Penisverletzung des Ehemannes bei der ersten postoperativen Kohabitation.

[7, 14]. Dies gilt vor allem für Risikopatientinnen nach multiplen Voreingriffen oder nach Karzinomtherapie des kleinen Beckens, denen man in entsprechend versierten Zentren natürlich unter Hinweis des deutlich höheren Risikos Hilfe anbieten muss, welche aber sicher nicht in kleinen Einrichtungen mit geringen Fallzahlen operiert werden sollten. Von 13 Frauen nach Radikaloperation nach Wertheim/Meigs, zum Teil mit Nachbestrahlung oder abdomino-sakraler Rektumamputation waren 10 in kleinsten Abteilungen operiert worden, wobei schwere Defektheilungen und/oder Obstruktionen resultierten. Gerade *Defektheilungen* bei alloplastischen Bändern, mehr noch über großflächigen Netzen sind deutlich häufiger als in der primären skandinavischen Literatur angegeben (Abb. 8, 9). Die skandinavische Arbeitsgruppe

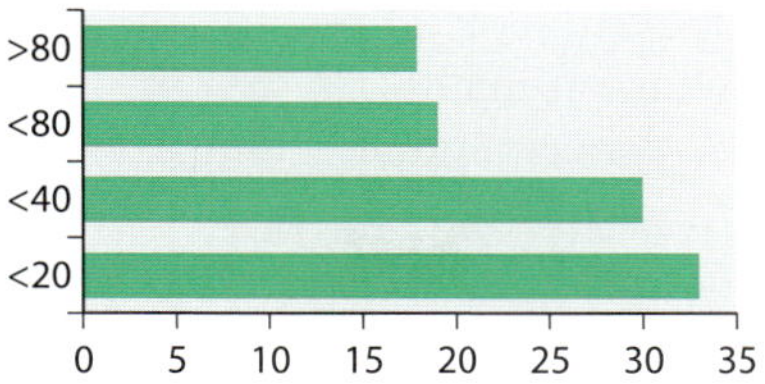

Abb. 10. Korrelation zwischen Komplikationsdichte bei TVT und operativer Erfahrung des Chirurgen (nach [10]).

[8] hat in ihrem Arbeitsbereich eine präzise Analyse der Inzidenz von Komplikationen in Abhängigkeit von der operativen Erfahrung gemacht. Es hat sich gezeigt, dass ab einer Eingriffszahl von etwa 40 Operationen pro Jahr die Komplikationsrate nicht mehr wesentlich zu senken ist (Abb. 10).

Forensische Aspekte

Der zunehmende Druck der Patientinnen über Schlichtungsstellen und ordentliche Gerichte, jedoch auch der Krankenkassen, die bei vermutet fehlerhafter ärztlicher Leistung die Zahlung verweigern, muss uns gerade bei der Verwendung neuer Techniken jede mögliche Sorgfalt anwenden lassen:

- Ohne prospektive Studien und „Evidenz" ist der Einsatz neuer Operationstechniken ein therapeutischer Versuch mit extremen Anforderungen an die Aufklärung.
- Angesichts von DRGs und Medizinischen Diensten der Krankenkassen muss der Einsatz neuer Techniken gut begründbar sein, da sonst, wie beim TVT vor einigen Jahren

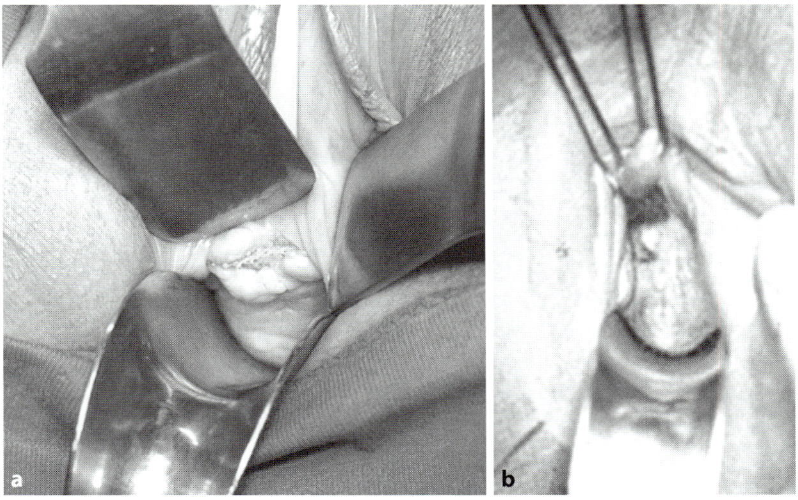

Abb. 9 a, b. Defektheilung nach alloplastischen Bändern mit Penetration von Fasern durch die Vaginalhaut (**a**) und großem Granulationspolypen (**b**).

erfolgt, diese Operationen jahrelang von einzelnen Krankenkassen nicht als vergütungspflichtig, weil experimentell, eingeschätzt werden.
- Konkurrenzdruck der Verwaltungsdirektoren und das „Buhlen um die Gunst der Frauen" sind schlechte Ratgeber.
- Nach guter Schulung durch Hospitationen oder Assistenz durch erfahrene Operateure gibt es in der Routine keinen Platz für eigene Modifikationen. Wenn diese erfolgen, müssen sie durch entsprechende Daten begründbar sein. Wie kläre ich eine Patientin über eine neue Modifikation, alternative Methoden und Komplikationsdichte auf, wenn Resultate nicht vorliegen!?
- Die Kritik an der werbenden Industrie schlägt fehl, in einer freien Marktwirtschaft schon gar die Forderung, nur Anwender mit Material zu versorgen, wenn ein Nachweis der Weiterbildung erfolgt ist. Berechtigte Kritik an den Hersteller muss geübt werden, wenn aus „Marketinggründen" die Unterstützung prospektiv randomisierter Vergleichsstudien verweigert wird. Nur so könnten sie langfristig ihrem Produkt einen wissenschaftlich begründbaren Platz im Repertoire zuweisen.

Zusammenfassung

Der Siegeszug der spannungsfreien Vaginalschlingen in den letzten 8 Jahren hat bisher in der operativen Medizin nicht geahnte Dimensionen angenommen. Mehr als 10 verschiedene Materialien und Zugangswege sind mittlerweile zu erwerben, ohne dass prospektiv randomisierte Studien mit zumindest kurzfristiger Nachkontrolle vorliegen würden. Aggressive Werbung und die positive Resonanz bei den Patientinnen üben einen hohen Druck auf behandelnde Ärzte aus, wobei klinische Erfahrungen und adäquate präoperative Diagnostik mit strenger Indikationsstellung häufig fehlen. Gerade bei erfolgreichen, standardisierten Operationstechniken gibt es keinen Platz für Modifikationen außerhalb kontrollierter Studien, nur so besteht auch ein Schutz vor forensischen Komplikationen. Postoperativ aufgetretene Komplikationen sollten ernst genommen und zeitgerecht darauf reagiert werden, psychosomatische Probleme bei postoperativen Miktionsbeschwerden und Drangsymptomen sind wesentlich seltener, als es die Operateure gerne sehen würden. In erfahrenen Händen sind die neuen spannungsfreien Schlingen erste Wahl und komplikationsarm durchzuführen, Gelegenheitsoperateure sollten zur eigenen forensischen Absicherung und zur Sicherheit ihrer Patientinnen auf die Durchführung dieser Eingriffe verzichten.

Literatur

1. Boublil V, Ciofu C, Traxer O, Sebe P, Haab F (2002) Complications of urethral sling procedures. Curr Opinion Obstet Gynecol 14:515–520
2. Debodinance P, Delporte P, Engrand JB, Boulogne M (2002) Complications des cures d'incontinence urinaire: á propos de 800 interventions. J Gynecol Obstet Biol Reprod 31:649–662
3. Food and Drug Administration (FDA) Manufacturer and User Facility Device Experience (MAUDE). www.FDA.gov
4. DeLeval J (2003) Novel surgical technique for the treatment of female stress urinary incontinence: transobturator vaginal tape inside-out. Europ Urol 44:724–730
5. Kelly C, Zimmern PE (2002) Obstruction after tension-free vaginal tape. J Pelvic Surg 8:169–171
6. Kociszewski J, Bagci S (2003) TVT-Sonographische Beobachtungen im Hinblick auf korrekte Lage und Funktion des TVT-Bandes unter Berücksichtigung der individuellen Urethralänge. Geburtsh Frauenheilk 63:640–647
7. Kölbl H, Petri E (2003) Evidenzbasierte Medizin in der weiblichen Stressinkontinenzchirurgie. Geburtsh Frauenheilk 63:524–528
8. Kuuva N, Nilsson CF (2002) A nationwide analysis of complications associated with the tension-free vaginal tape (TVT) procedure. Acta Obstet Gynecol Scand 81:72–77
9. Meschia M, Pifarotti P et al (2001) Tension-free vaginal tape: Analysis of outcomes and complications in 404 stress incontinent women. Int Urogynecol J Suppl 2:S24–S27
10. Petri E, Frohneberg D, Thüroff JW (1981) Problematik der Schlingenplastiken. Akt Urol 12:31–33
11. Petri E (2002) Neue Entwicklungen vaginaler Inkontinenzoperationen. Gynäkologe 35:164–170
12. Petri E, Kölbl H (2004) Eminence, or rather eloquence, or rather economy-based medicine? Int Urogynecol J 15:147–148
13. Tombe V (2002) Diagnosis and management of urethrovaginal fistula following tension free vaginal tape procedure. Int Urogynecol J abstract 13:54
14. Tunn R, Schaer G, Peschers U et al (2004) Aktualisierte Empfehlungen zur Sonographie im Rah-

men der urogynäkologischen Diagnostik. Frauenarzt 45:473–478
15. Ulmsten U, Hendriksson L, Johnson P, Varhos G (1996) An ambulatory surgical procedure under local anaesthesia for treatment of female urinary incontinence. Int Urogynecol J 7:81–86
16. Ulmsten U, Johnson P, Rezapour M (1999) A three-year follow-up of tension free vaginal tape for surgical treatment of female stress urinary incontinence. Brit J Obstet Gynaecol 106:345–350
17. Ward K, Hilton P (2002) Prospective multicenter randomised trial of tension-free vaginal tape and colposuspension as primary treatment for stress incontinence. Brit Med J 325:67–70

5.2

Anurie nach Kolposuspension nach Burch

W.-D. Beecken, S. Heitkamp und D. Jonas

Einleitung

Die Kolposuspension nach Burch ist ein operatives Verfahren zur Behandlung der Stressinkontinenz. In den letzten Jahren wurde dieses Verfahren allerdings größtenteils durch die unterschiedlichen, weniger invasiven Nadelsuspensionstechniken (z.B. TVT) ersetzt.

Die Kolposuspension nach Burch sowie auch die Nadelsuspensionstechniken sind vielfach angewandte Verfahren mit einer niedrigen perioperativen Komplikationsrate. Kenton et al. untersuchten die perioperative Komplikationsrate bei 151 konsekutiven Burch-Prozeduren [2]. Bei dieser Beobachtung wurden 81% der Patientinnen einer zusätzlichen Operation wegen Beckenorganprolaps in selbiger Sitzung unterzogen. Die Rate von Harntraktverletzungen belief sich in dieser retrospektiven Studie auf <1%. Es zeigten sich zwei Blasenverletzungen (1,3%) sowie eine transmuköse Burch-Naht (0,7%). Eine Patientin erhielt postoperativ eine Blutkonserve und zwei Patientinnen entwickelten postoperativ einen Ileus. Alle Verletzungen traten bei Patientinnen auf, bei denen neben der Burch-Operation eine zusätzliche Operation wegen Beckenorganprolaps durchgeführt wurde. Andere Untersucher fanden Komplikationsraten zwischen 2,3 und 8% [1, 3, 4].

Kasuistik

Eine 69-jährige Patientin wurde uns konsilarisch von der Klinik für Nephrologie im Hause vorgestellt. Die Patientin wurde dort einige Stunden zuvor bei Anurie stationär aufgenommen. Bei Aufnahme zeigte sie sich in deutlich reduziertem Allgemeinzustand. Die Patientin litt unter generalisierten Schmerzen sowie ausgeprägten Knöchel- und Handödemen. Die sonstige klinische Untersuchung war unauffällig. Das Labor zeigte eine deutliche Erhöhung des S-Kreatinins und des S-Kaliums sowie eine Erhöhung der Entzündungsparameter (CRP, Leukozyten) im Serum. Auf Befragung gab die Patientin an, am Vortag eine Operation wegen Blasenschwäche in einem auswärtigen Krankenhaus erhalten zu haben. Seit der Operation habe sie keine Harnausscheidung mehr bemerkt. Der Kurzarztbrief, den die Patientin mitgebracht hatte, zeigte, dass bei der Patientin am Vortag eine Kolposuspension nach Burch durchgeführt worden war.

Die Sonografie der Nieren zeigte keine signifikante Harnstauung der Nieren bei leerer Blase. Trotz der fehlenden Harnstauung entschlossen wir uns dazu, Harnleiterschienen in beide Ureteren zu platzieren. Zystoskopisch zeigte sich eine vollkommen verzogene, geraffte Blasenschleimhaut, in der die Ostien nicht lokalisierbar waren. Transmuköse Burch-Nähte zeigten sich nicht. Der Versuch der inneren Harnleitschienung war frustran und wurde abgebrochen. Eine weitere Laborkontrolle zeigte ein steigendes S-Kreatinin und S-Kalium. Prophylaktisch wurde der Patientin ein Sheldon-Katheter in Vorbereitung auf die Dialyse angelegt. Eine nochmalig durchgeführte Ultraschalluntersuchung der Nieren zeigte weiterhin keine deutliche Harnstauung. Trotzdem entschlossen wir uns zur perkutanen Nephrostomie (PCN) beider Nieren. Unter sonografischer Kontrolle gelang uns die Platzierung einer PCN in die rechte Niere. Die Punktion der linken Niere verlief frustran. Über Nacht förderte die rechtsseitige PCN 5000 ml klaren Urins und das S-Kreatinin sowie auch das S-Kalium sanken deutlich ab. Daher wurde auf eine Dialysebehandlung verzichtet. Am nächsten Morgen wurde bei weiterhin nicht gestautem Nierenbeckenkelchsystem links eine PCN unter CT-Steuerung angelegt. Auch die linksseitige PCN förderte große Mengen klaren Urins. Bei offensichtlicher Polyurie wurde eine Elektrolyt- und Flüssigkeitssubstitution durchgeführt.

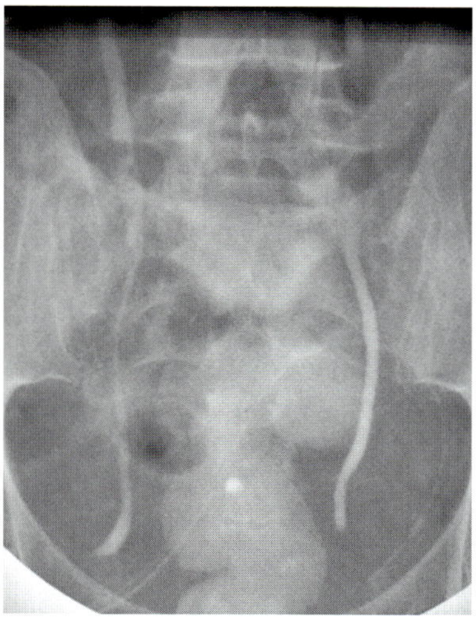

Abb. 1. Antegrade Fistelfüllung mit Abbruch beider Ureteren oberhalb der Blase.

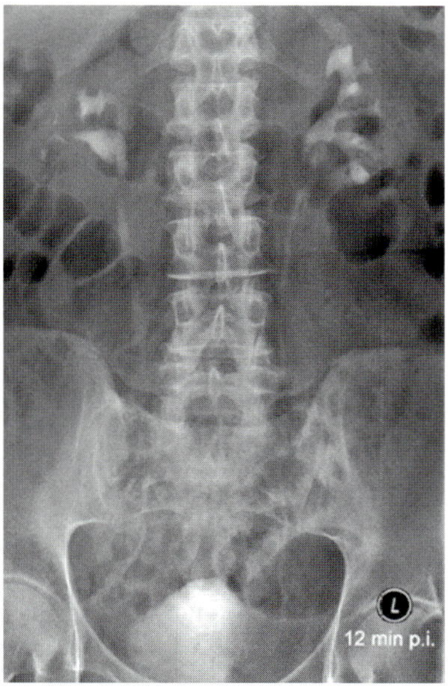

Abb 2. Postoperatives Urogramm mit Darstellung einer glatten Urinpassage beider Ureteren in die Blase.

Die antegrade Harnleiterdarstellung über die einliegenden PCN zeigte einen beidseitigen Harnleiterabbruch oberhalb der Blase (Abb. 1). Nach entsprechender Vorbereitung wurde die Patientin am nächsten Tag relaparotomiert und die Burch-Nähte beiderseits gelöst. Ein postoperativ durchgeführtes Urogramm zeigte einen glatten Harnabfluss beiderseits (Abb. 2). Die Patientin konnte in gutem Allgemeinzustand entlassen werden.

Problemanalyse

Der beschriebene Fall dokumentiert eine überaus seltene, jedoch gefährliche Komplikation der Kolposuspension. Komplizierend und trügerischerweise kam das Nichtauftreten einer Harnstauung bei eindeutig postrenaler Anurie dazu. Der zystoskopische Befund einer deutlich verzogenen Blasenschleimhaut verdeutlicht die Problematik, welche wahrscheinlich in einer Dislokation der Blase durch entweder eine zu weit proximal geführte Burch-Naht oder eine zu geringe Mobilisation der Blase von der Vaginavorderwand begründet ist. In beiden Fällen kommt es zu einem Abknicken der distalen Harnleiter mit entsprechenden Komplikationen.

Schlussfolgerung

Zur Vermeidung der oben geschilderten Problematik eignet sich in ausgezeichneter Weise eine intraoperative Zystoskopie mit intravenöser Applikation von Methylenblau, wie sie von vielen Autoren empfohlen wird [1, 3]. Die Mobilisation der Blase von der Vaginavorderwand stellt jedes Mal eine Gradwanderung dar. Einerseits sollte man sparsam sein, um eine extreme Mobilisierung der Blase mit Denervierung und nachfolgender Blasenentleerungsstörung zu vermeiden, andererseits sollte man auch nicht zu sparsam sein, was zu der oben geschilderten Blasenschleimhautverziehung mit Ureterobstruktion führen kann. Diese Gefahr besteht insbesondere, wenn zusätzlich die Burch-Nähte zu weit proximal gestochen sind. Als Landmark kann der in den Blasenhals gezogene Katheterballon dienen. Proximal vom Katheterballon sind Burch-Nähte nur bei ausgeprägter Inkontinenz oder fehlender Gewebefestigkeit notwendig und erhöhen deutlich die Gefahr der Ostienverziehung und Harnleiterobstruktion [5].

Literatur

1. Gill EJ, Elser DM, Bonidie MJ, Roberts KM, Hurt WG (2001) The routine use of cystoscopy with Burch procedure. Am J Ostet Gynecol 185:345–348
2. Kenton K, Oldham L, Brubaker L (2002) Open Burch urethropexy has a low rate of perioperative complications. Am J Obstet Gynecol 182:107–110

3. Shoemaker ES, Wilkinson PD (1998) Telescopy after bladder neck suspension. J Am Assoc Gynecol Laparosc 5:261–263
4. Speights SE, Moore RD, Miklos JR (2000) Frequency of lower urinary tract injury at laparoscopic burch and paravaginal repair. J Am Assoc Gynecol Laparosc 7:515–518
5. Witzsch U, Bürger RA, Müller SC, Hohenfellner R (1994) Operation zur weiblichen Inkontinenz (Teil 1): Kolposuspension nach Burch und Faszienzügelplastik. In: Hohenfellner R (Hrsg) Ausgewählte urologische OP-Techniken. Thieme Verlag, Stuttgart, S 2.41–2.52

KOMMENTAR K. Weingärtner

Die von Burch inaugurierte Technik der Zystourethropexie wurde erstmals von ihm im Mai 1958 angewandt, als im Rahmen einer Marshall-Marchetti-Krantz-Operation die Fixationsnähte wiederholt aus dem Periost der Symphyse ausrissen und er nach stabilem Ersatzgewebe zur Verankerung suchte. Die endopelvine Faszie und der darunterliegende M. levator ani schienen ihm als Ersatzgewebe für eine stabile Verankerung geeignet. Das postoperative Ergebnis wird als „most satisfactory" beschrieben, denn neben der Belastungsinkontinenz war „surprisingly" zu großen Anteilen auch die simultan bestehende Zystocele durch diese Operation mit korrigiert worden. Auch wenn bei weiteren 6 Operationen die Fixation an der „white line" der endopelvinen Faszie erfolgte, schien im eine sichere Verankerung der Nähte nicht in jedem Falle möglich, so dass er schließlich bei weiteren Operationen zur Fixierung der Vaginalwand mit Nähten das Cooper'sche Ligament nahm. 1961 wurden von ihm erste Ergebnisse mit dieser Operationstechnik bei 46 Patientinnen mit einem Follow up bis zu 17 Monaten veröffentlicht [1]. In allen Fällen konnte mit diesem Verfahren die Belastungsinkontinenz erfolgreich behoben werden. Er nannte diese Operation urethrovaginale Fixation, später urethrovesikale Suspension [2]. Burchs Publikation wurde mit fast 300 Zitationen in anderen Arbeiten zu einem „Classic paper" der urologischen Literatur [5]. Das Verfahren ersetzte vielerorts die Marshall-Marchetti-Krantz-Operation.

In der Literatur wurden bis zum Jahr 2000 nur 24 Fälle publiziert, bei denen nach Burch-Operationen eine Kompromittierung des/der Ureter(s) beobachtet wurde [3, 4]. In zwei Drittel der Fälle war die Harnleiterobstruktion einseitig, in einem Drittel der Fälle beidseitig. Die klinischen Symptome variieren abhängig davon, ob eine uni- oder bilaterale Harnleiterobstruktion vorliegt und bestehen meist aus einer Kombination von Flankenschmerzen, Fieber oder Oligurie.

Als Ursache der postoperativen Obstruktion wird eine Abknickung des/der Harnleiter(s) durch fehlplatzierte oder zu fest geknotete Burch-Nähte vermutet. Insbesondere, wenn die Patientin Voroperationen in diesem Bereich hatte (z.B. Hysterektomie, Sectio, andere Inkontinenz-Operationen), ist das Risiko einer Harnleiterobstruktion erhöht.

Drei Tage vergehen durchschnittlich bis zur Sicherung der Obstruktion, deren primärer Nachweis meist sonografisch erfolgt [4]. Die Diagnostik wird in den meisten Fällen ergänzt durch ein Urogramm oder eine Zystoskopie, bei der evtl. transvesikal platzierte Burch-Nähte erkannt werden oder eine retrograde Ureteropyelografie zur Lokalisation der Harnleiterobstruktion und evtl. Harnleiterschienung erfolgen können. Ist auf retrogradem Weg eine Schienung des Harnleiters nicht möglich, wird zur Entlastung der Niere und zum Erhalt ihrer Funktion die Anlage einer perkutanen Nephrostomie empfohlen [3, 4]. Sie gestattet evtl. auch eine antegrade Harnleiterschienung, wobei sich insbesondere hydrophile Angiodrähte zur Passage des abgeknickten und obstruierten Ureters eignen.

Das therapeutische Spektrum zur Behandlung der Harnleiterobstruktion reicht von dieser passageren Harnleiterschienung über die endoskopische oder offen operative Revision mit Nahtdurchtrennung und -entfernung bis hin zur antirefluxiven Harnleiterneueinpflanzung in Psoas- oder Boari-hitch-Technik. Auch nach Entfernen der Burch-Nähte sind Patientinnen offenbar postoperativ trocken, allerdings lassen die Publikationen die Frage des Kontinenzstatus nach erfolgreicher Revision wegen Harnleiterobstruktion in vielen Fällen offen.

Zu der von Beecken et al. vorgestellten Kasuistik der seltenen Komplikation einer Anurie durch bilaterales Harnleiterkinking nach ambulant durchgeführter urethro-vaginaler Suspension nach Burch sind einige Punkte anzumerken:

Auch wenn es sich bei der Burch-Operation um einen extraperitoneal durchgeführten Eingriff handelt, der ambulant durchgeführt werden kann, sind postoperativ eine Reihe von Problemen möglich (z. B. Blutung, Harnverhalt, Anurie), die unter klinischen Bedingungen rascher erkannt und effizient behandelt werden können.

Es ist anzunehmen, dass intraoperativ ein transurethraler Katheter zur Identifikation von Urethra und Blasenhals eingelegt und noch für einige Zeit postoperativ zur Bilanzierung belassen wurde. Eine bereits zu diesem Zeitpunkt bestehende Oligurie oder Anurie wären sicherlich aufgefallen. Ob vor Entlassung dieser transurethrale Katheter entfernt und eine Ultraschallkontrolle des oberen Harntraktes und des Restharns erfolgte, bleibt spekulativ. Die Nierensonografie bei der notfallmäßigen Vorstellung am Folgetag hatte offenbar keine Harntransportstörung erkennen lassen, ein möglicher Befund bei sehr zart ausgebildetem dendritischen Hohlsystem oder unzureichendem Hydratationszustand. Die von den Autoren vorgenommene Zystoskopie, retrograde Ureteropyelografie und geplante Harnleiterschienung zum definitiven Ausschluss einer postrenalen Ursache der Anurie musste aufgrund einer verzogenen und gerafften Blasenschleimhaut, die eine Lokalisierung der Harnleiterostien nicht erlaubte, frustran abgebrochen werden. Die sonografisch gesteuerte Anlage einer perkutanen Nephrostomie war nur auf der rechten Seite möglich, die Diurese kam wieder in Gang. Die Notwendigkeit einer CT-gesteuerten Nephrostomieanlage auf der kontralateralen Seite, anstelle einer bereits zu diesem Zeitpunkt durchgeführten operativen Revision, wäre zu diskutieren. Wer weiß, wie CT-gesteuerte Interventionen erfolgen, wird sicher zustimmen, dass bei offenbar nicht gestautem Hohlsystem auch das CT gegenüber der Sonografie keine Vorteile bietet. Am Folgetag wurde die operative Revision mit Lösung der Burch-Nähte beiderseits durchgeführt, was zu einer erfolgreichen Beseitigung der Harnleiterobstruktion beiderseits führte. Der Kontinenzstatus der Patientin nach Revision bleibt auch hier offen.

Bereits in der Erstveröffentlichung der urethro-vaginalen Fixation weist Burch darauf hin, dass diese Technik eine entsprechende Erfahrung voraussetzt: „The present operation, like all operations, will probably not go too smoothly on the first few attempts..." [1]. Als wesentlichen Punkt erachteten er und viele der nachfolgenden Autoren eine ausreichende Mobilität der Vaginalwand, die nach Voroperationen im kleinen Becken aufgrund narbiger Veränderungen erheblich reduziert sein kann. In solchen Fällen ist eine präoperative lokale Vorbehandlung mit Östrogenen über 6–8 Wochen ausgesprochen hilfreich und verbessert die Elastizität und Elevationsfähigkeit der Vaginalwand. Intraoperativ sollte zur Vermeidung ureteraler Komplikationen zunächst der vesikourethrale Übergang eindeutig identifiziert werden. Nach Freipräparieren der paraurethralen Vaginalvorderwand werden die Burch-Nähte soweit als möglich lateral vorgelegt. Unter Elevation der Vaginalvorderwand durch den Operateur werden die Nähte durch den Assistenten geknüpft; es ist ausreichend, die Naht gerade eben unter Spannung zu halten („Hängematte"). Niemals sollte eine vollständige Elevation und Annäherung der Vaginalwand an das Cooper'sche Ligament versucht werden. Nach Knüpfen der Nähte sollte, wie bei allen Operationen zur Beseitigung der Harninkontinenz, eine intraoperative Zystoskopie erfolgen. So können transvesikale Nähte erkannt und beide Harnleiter auf Durchgängigkeit überprüft werden, wobei hier evtl. die i.v. Gabe von Indigokarmin oder Methylenblau hilfreich sein kann. Wird der Eingriff als „come and go"-Procedere ambulant erbracht, sind vor Entlassung die Sonografie des oberen Harntraktes und eine Restharnbestimmung obligat.

Literatur

1. Burch JC (1961) Urethrovaginal fixation to Cooper's ligament for correction of stress incontinence, cystocele, and prolapse. Am J Obstet Gynaecol 81(2):281–290
2. Burch JC (1968) Cooper's ligament urethrovesical suspension for stress incontinence. Am J Obstet Gynaecol 100:764–774
3. Rosen DM, Korda AR, Waugh RC (1996) Ureteric injury at Burch colpossuspension. 4 case reports and literature review. Aust N Z J Obstet Gynaecol 36(3):354–358

4. Shehata NA, de Courcy-Wheeler RHB, Sim DA (2000) Ureteric kinking after colposuspension: a case report and review of the literature. Ulster Med J 69(1):74–75

5. Thüroff JW, Hohenfellner R (1999) Kommentar zu Burch JC „Urethrovaginal fixation go Cooper's ligament for correction of stress incontinence, cystocele, and prolapse". In: Gerharz EW, O'Brien T, Emberton M (eds) Classic papers in Urology. Isis Medical Media, Oxford, pp 324–325

Vom TVT zum Ileumkonduit

U. GREIN und W.W. MEYER

Einleitung

TVT (tension-free vaginal tape) hat als minimal-invasive Operationsmethode der weiblichen Stressharninkontinenz weltweit eine erhebliche Akzeptanz gefunden. Mehrere hunderttausend TVT-Plastiken wurden durchgeführt. Die Langzeit-Erfolgsraten entsprechen denen der Kolposuspension nach Burch [2]. Außer den lebensbedrohlichen Verletzungen der großen Beckengefäße, die extrem selten auftreten, gelten andere Komplikationen wie Blasenverletzung, Arrosionen der Vagina als leicht erkennbar und korrigierbar [3]. Wir stellen einen Fall vor, der mit einer TVT-Plastik begann und letztlich in einer Harnableitung mittels Ileumkonduit endete.

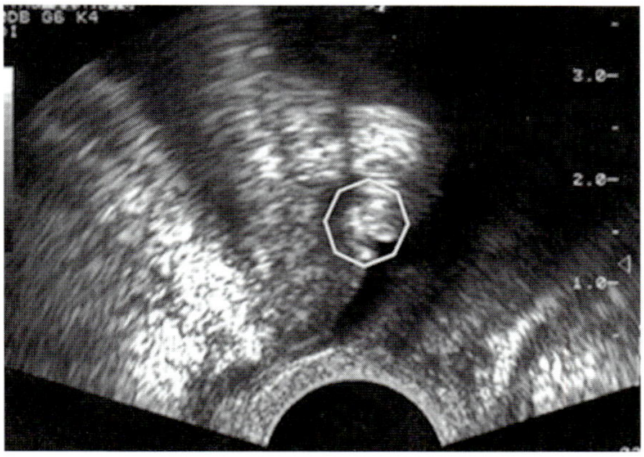

Abb. 1. Vaginale Sonografie sagittal: Darstellung des Prolenematerials oberhalb der Harnröhre (hyperechogene Struktur). Beim Husten sind Blasenhals und Urethra weit eröffnet.

Kasuistik

Die damals 66-jährige Patientin litt unter einer mäßigen Belastungs-/Urgeinkontinenz mit einem Vorlagenverbrauch von 2/Tag. Auf Anraten des behandelnden Gynäkologen wurde im Juni 2001 eine vaginale Uterusexstirpation mit gleichzeitiger TVT-Plastik durchgeführt. Postoperativ bestand weiterhin eine Urgesymptomatik, zusätzlich eine Blasenentleerungsstörung mit Restharnbildung. Im Oktober 2001 anamnestisch vaginale Durchtrennung des Prolenebandes. Daraufhin ausgeprägte Stressharninkontinenz. Die Weiterbehandlung erfolgte dann in der urologischen Abteilung desselben Klinikums. Unter der Diagnose einer hypermobilen Vagina erfolgte im Februar 2002 dort eine abdominale Sakropexie, bei der der Vaginalstumpf mittels Prolenenetz spannungsfrei am Os sacrum fixiert wurde. Die Inkontinenz hatte sich durch diesen Eingriff in keiner Weise gebessert.

4 Monate später stellte sich die Patientin in der gynäkologischen Abteilung unserer Klinik vor. Bei der transvaginalen Sonografie (Abb. 1) äußerte der untersuchende Kollege den Verdacht, dass das TVT-Band nicht unterhalb der Urethra, sondern oberhalb, eventuell sogar partiell durch die Urethra verlief. Sonografisch darstellbar war auch, dass jeder Hustenstoß nicht zur Kompression, sondern im Gegenteil zum Aufziehen der Urethra führte und so auch die ausgeprägte Stressinkontinenz erklärte. Der gynäkologische Kollege plante die Urethroskopie und eventuelle transurethrale Entfernung des Prolenebandes.

Zystoskopisch zeigte sich, dass das Proleneband bei 12 Uhr durch die Harnröhre verlief (Abb. 2). Zusätzlich fielen an der Blasenhinterwand Anteile des bei der Sakropexie eingebrachten Netzes auf mit begleitenden schweren entzündlichen Reaktionen der Blasenwand (Abb. 3).

Die transurethrale Resektion des durch die Urethra laufenden Bandes gelang nicht, so dass wir eine offene Bandresektion durch eine Kolpostomie durchführten. Dabei musste die Urethra auf einer Länge von 2 cm eröffnet werden. Die Urethra wurde rekonstruiert. 10 Tage später zeigte ein Miktionszysturethrogramm eine intakte Urethra. Die Harninkontinenz persis-

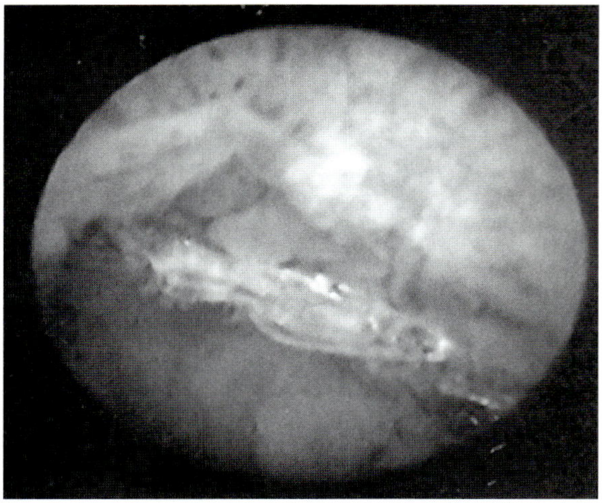

Abb. 2. Urethroskopie: Proleneband passiert die Urethra bei 12 Uhr.

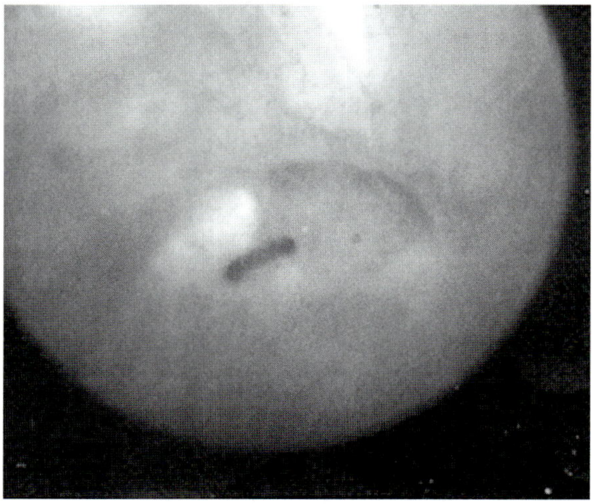

Abb. 3. Zystoskopie: Arrosion der Blasenhinterwand durch Prolenenetz mit begleitender entzündlicher Reaktion der Blasenhinterwand.

tierte. Während des gleichen stationären Aufenthaltes erfolgte dann die partielle Resektion der Blasenhinterwand durch Sektio alta mit Entfernung des Prolenematerials. Bei unauffälligem postoperativen Verlauf verließ die Patientin weiterhin inkontinent die Klinik. 2 Monate später wies die urodynamische Untersuchung eine afunktionelle Urethra sowie eine normoaktive Blase mit einer Kapazität von 210 ml auf.

Zur definitiven Behandlung kamen zwei verschiedene Therapiekonzepte in Frage:

- Kontinente Harnableitung mit Nabelstoma oder Ileumkonduit oder
- Implantation eines artifiziellen Sphinkters.

Die Implantation eines artifiziellen Sphinkters wäre nach den Voroperationen mit einem hohen Arrosionsrisiko einhergegangen. Auch die relativ kleine Blasenkapazität sprach gegen dieses Konzept.

Nach ausführlicher Aufklärung über die Vor- und Nachteile der verschiedenen Lösungen entschied sich die Patientin schließlich für das Ileumkonduit.

Im Februar 2003 wurde diese Operation dann erfolgreich durchgeführt.

Problemanalyse

Als gängige und bekannte Komplikationen der TVT-Plastik gelten die Blasenverletzung beim Einbringen des TVT-Bandes, Arrosionen der Vagina, Harnretention oder de novo Urgesymptomatik [2, 3]. Die Arrosion der Urethra ist selten und ist, wenn sie auftritt, an der Urethrahinterwand, also bei 6 Uhr zu erwarten.

Im vorliegenden Fall fand sich das Band an der Vorderwand und verstärkte durch diese Lage die Inkontinenz. Unklar ist, wie das Band in diese Position gelangte. Denkbar wäre die primäre Fehlplatzierung, was bei korrekter Anwendung des TVT-Instrumentariums kaum vorstellbar ist. Möglich wäre auch ein sekundäres Einwandern des Bandes in die Urethra nach der erfolgten Banddurchtrennung. Das wäre ohne klinische Symptomatik wie Schmerz, Dysurie oder Hämaturie kaum denkbar. Ausführliche Operationsberichte über die TVT-Implantation und Revision waren nicht zu erhalten.

Wenn man davon ausgeht, dass das Proleneband schon bei Durchführung der Sakrokolpopexie in der Harnröhre platziert war, wurde es wahrscheinlich präoperativ bei der Urethrozystoskopie übersehen, was bei der Lage bei 12 Uhr durchaus vorstellbar ist. In diesem Fall war die durchgeführte Sakropexie sicherlich nicht indiziert und hat leider zu den weiter oben beschriebenen Komplikationen geführt.

Schlussfolgerung

TVT ist eine effektive, standardisierte und leicht erlernbare Operationstechnik zur Behandlung der weiblichen Inkontinenz. Die möglichen Komplikationen sind in aller Regel sofort erkenn- und korrigierbar. Dieser Fall demonstriert, dass die primär komplikationsarme TVT-Operation bei nicht sachgemäßer Technik zur Katastrophe führt, wenn das Management der Komplikationen dann zusätzlich noch suboptimal verläuft.

Literatur

1. Levin I, Groutz A, Gold R, Pauzner D, Lessing JB (2004) Surgical complications and medium-term outcome results of tension-free vaginal tape: a prospective study of 313 consecutive patients. Neurourol Urodyn 23(1):7–9
2. Liapis A, Bakas P, Creatsas G (2002) Burch colposuspension and tension-free vaginal tape in the management of stress urinary incontinence in women. Eur Urol 41(4):469–473
3. Tsivian A, Kessler O, Mogutin B, Rosenthal J, Korczak D, Levin S, Sidi AA (2004) Tape related complications of the tension-free vaginal tape procedure. J Urol 171(2 Pt 1):762–764

KOMMENTAR T. Kälble

TVT ist sicherlich eine ebenso einfache wie revolutionäre Operationsmethode, die in erfahrenen Händen bei richtiger Indikation komplikationsarm mit sehr guten Langzeitergebnissen angewendet werden kann. Angesichts dieser relativen Einfachheit des Verfahrens besteht die große Gefahr, dass Operateure mit minimaler Erfahrung sowohl in der Indikationsstellung als auch der operativen Therapie weiblicher Stressinkontinenz TVT-Bänder einlegen, mit der dann bestehenden Gefahr von z. T. schweren Komplikationen. Mindestens ebenso schlimm ist die Anlage von TVT-Bändern bei falscher Indikation, was die Beschwerdesymptomatik der Patientinnen verschlimmert statt verbessert.

Der genannte Fall ist ein unrühmliches Beispiel für eine Aneinanderreihung von schlecht durchgeführten Inkontinenzoperationen mit schlimmem Ausgang für die Patientin. Wie das TVT-Band an die Ventralseite der Harnröhre gelangen kann, ist in der Tat kaum vorstellbar, zumal angeblich eine transvaginale Banddurchtrennung ein Jahr nach der TVT-Plastik vorgenommen worden sein soll. Möglicherweise ist dabei die Harnröhre akzidentell verletzt worden und das Band dabei an die Harnröhrenvorderwand gelangt, wobei eine Diskussion hierüber sicherlich müßig ist. Zu den möglichen definitiven Therapieoptionen gehören m. E. auch die Faszienzügelplastik als Alternative zum artefiziellen Sphinkter und die kontinente Vesikostomie inkl. Blasenhalsverschluss, wobei auch hier die Vor- und Nachteile sowie Komplikationsmöglichkeiten ausführlich mit der Patientin zu besprechen wären.

Zusammenfassend demonstriert der Fall eindrucksvoll, dass die TVT-Plastik nur von Operateuren angewandt werden sollte, die bzgl. Indikation und Durchführung verschiedener Operationsmethoden bei Stressinkontinenz der Frau Erfahrung haben. Gleichzeitig sollte TVT meines Erachtens nur in Ausnahmefällen ambulant durchgeführt werden.

Vaginale Netzarrosionen nach Dacronband- und Vyprobandimplantationen nach Vaginosakropexie bei Belastungsinkontinenz

S. Janek und J. Pannek

Einleitung

Die Vaginosakropexie stellt einen Standardeingriff zur Wiederherstellung der Beckenbodenanatomie bei Prolaps, ausgeprägtem Descensus oder Belastungsinkontinenz dar. Hierbei kommt häufig alloplastisches Material zum Einsatz, die Risiken wie Infektionen und Ausriss mit sich bringen.

Kasuistik

Wir berichten über 2 Patientinnen (44- und 57-jährig), die sich bezüglich einer Belastungsinkontinenz II–III° in unserer Urologischen Klinik zur operativen Sanierung vorstellten. Bei beiden Patientinnen bestand die Inkontinenz schon seit Jahren nach jeweils vaginalen Entbindungen. Zur Diagnostik führten wir eine Urodynamik, eine Zystoskopie, ein Zystogramm und ein vaginale Einstellung mit Stresstest durch. Hier ergab sich bei beiden Patientinnen ein ausgeprägter Descensus vesicae und positiver Stresstest bei inkompetenter Urethra. Bei der ersten Patientin führten wir eine Vaginosakropexie mit Dacronbandimplantation im Juni 2001 durch. Anamnestisch erhielt sie bereits 1996 bei einer Belastungsinkontinenz eine Kolpussuspension nach Burch und 1997 eine abdominelle Hysterektomie mit Ovariektomie wegen Myomen. Die zweite Patientin erhielt eine Vaginosakropexie mit Vyprobandimplantation, eine Hysterektomie und eine Kolpussuspension nach Burch im Mai 2003. Bei der ersten Patientin wurde bereits 2-mal postoperativ ein intravesikales Fadengranulom entfernt, einmal unmittelbar nach der Vyprobandimplantation im Juni 2001 und dann im Juni 2002. Die zweite Patientin mit Vyprobandimplantation im Mai 2003 litt zum Entlassungszeitpunkt an einer Dranginkontinenz, die mittels einer anticholinergen Therapie mit Tolterodin behandelt wurde. Die erste Patientin konnte im Juni 2001 beschwerdefrei entlassen werden. Das postoperative Ergebnis war bei beiden Patientinnen zufriedenstellend mit negativem Stresstest und guter Elevation des Scheidenstumpfes, sowie reizlosen Wundverhältnissen. Auf eine lokale Östrogenisierung wurde bei beiden Patientinnen postoperativ verzichtet. Beide Patientinnen stellten sich im November 2003 in unserer Klinik vor, Patientin 1 mit einer, seit einigen Monaten bestehenden, Urgeinkontinenz und erneuter Belastungsinkontinenz, Patientin 2 mit weiterhin bestehender Belastungsinkontinenz und Schmerzen beim Geschlechtsverkehr. Wir führten zur Abklärung der Symptomatik eine weiterführende Diagnostik durch.

Bei Patientin 1 zeigte sich in der weiterführenden Diagnostik eine hypokapazitäre, hypersensible, instabile Blase mit geringgradiger Zystozele bei posistivem Stresstest. Eine Netzarrosion ließ sich in der Vaginalen Einstellung nicht darstellen.

Bei Patientin 2 war die Urodynamik unauffällig. Es zeigte sich eine geringgradige Zystozele mit negativem Stresstest. In der vaginalen Einstellung imponierte eine 1 Euro große Netzarrosion der hinteren Scheide.

Aufgrund der erhobenen Befunde bei Patientin 1 erfolgte zunächst die Einleitung einer anticholinergen Therapie mit Trospiumchlorid 15 mg 2×1 und wir empfahlen eine Wiedervorstellung zur Implantation eines transobturatorischen Bandes (Monarcband). Bei Patientin 2 führten wir während des stationären Aufenthaltes eine transabdominale Vyprobandexzision mit Scheidenstumpfverschluss durch. Die Patientin konnte kontinent bei reizlosen Scheidenstumpfverhältnissen und negativem Stresstest beschwerdefrei entlassen werden.

Bei Patientin 1 führten wir nach stationärer Wiederaufnahme die Implantation eines transobturatorischen Bandes durch, intraoperativ erfolgte noch eine Vaginoskopie, die überraschenderweise ein infiziertes Dacronnetz zeigte. Die Patientin wurde zunächst entlassen und 1 Woche später wieder aufgenommen. Zum Ausschluss einer Abszedierung führten wir ein MRT durch, das unauffällig war. Anschließend erfolgte auch hier eine transabdominelle Bandexstirpation mit Scheidenstumpfverschluss durch. Die Patientin konnte ebenfalls kontinent bei reizlosen Scheidenstumpfverhältnissen und negativem Stresstest beschwerdefrei entlassen werden.

Problemanalyse

Patientinnen mit Spontanpartus sind mehr gefährdet, an einer Belastungsinkontinenz und Descensus vesicae zu erkranken als Patientinnen mit einer Sectio caesaria [1]. In der Behandlung einer Belastungsinkontinenz ohne Descensus vesicae werden schon seit Jahren „TVTs" oder seit einiger Zeit auch „Transobturatorische Bänder" benutzt, die aus synthetischem Material oder nicht-synthetischem Material bestehen können. Beide Bänder können zu urethralen Erosionen führen, was zur Entfernung des Bandes oder Urethrolyse führte [5]. Zur Behebung eines Descensus vesicae und Herstellung der anatomischen Verhältnisse, kombiniert mit einer Belastungsinkontinenz, sind die Implantation von Fremdmaterial wie z. B. eines Dacronnetzes oder eines Vypronetzes zur Fixierung des Scheidenstumpfes am Os Sacrum ebenso ein übliches Verfahren, in einigen Zentren werden sogar zur Behandlung einer Zystozele und Rektozele 2 Netze implantiert [2, 3]. Andere Kliniken verwendeten Dura mater oder u. a. Goretexpatch als Materialien [2]. Bei den Materialien handelt es sich um nichtresorbierbares Material, wie z. B. Goretex (Dacronnetze) oder Netze, die einen Vicrylanteil, also einen resorbierbaren kombiniert mit einem nicht resorbierbaren Anteil (Goretex) haben, wie die Vypronetze. Es gibt verschiedene Möglichkeiten der Fixation eines Netzes oder des Zuganges, einige Operateure wählen einen transvaginalen Zugang mit oder ohne Fixation des Netzes [4]. Patientinnen, die ein synthetisches Material implantiert bekommen haben (z. B. Goretex), haben ein besseres Langzeitergebnis, aber eine höhere Morbidität bzgl. der Komplikationen [6]. Bei den oben genannten Patientinnen erfolgte ein transabdomineller Zugang, das Netz wurde mit Vicrylfäden am Scheidenstumpf und am Os Sacrum fixiert – üblicherweise wird zur Befestigung des Netzes am Scheidenstumpf nur oberflächlich gestochen. Bei unseren Patientinnen ist aber durch die komplette Schicht des Stumpfes gestochen worden, so dass Anteile des Fadens „außen" lagen. Wir vermuteten, da die Vagina bakteriell besiedelt war, dass der Faden als Leitschiene für eine bakterielle Infektion diente, die permanent unterhalten wurde, dies führte zur Nekrosenbildung, und letztendlich zur Netzarrosion und Netzinfektion. Solche Netzinfektionen können dann verschiedene Symptome hervorrufen: erneute Belastungsinkontinenz, Dranginkontinenz, Unterbauchbeschwerden oder Schmerzen beim Geschlechtsverkehr. Ultima ratio war die transabdominelle Netzexplantation. Anschließend konnten die Patientinnen beide kontinent entlassen werden. Eine Re-Evaluierung bezgl. der Kontinenz erfolgte nach 3 Monaten mittels Urodynamik, Zystoskopie, Zystogramm und vaginaler Einstellung. Die Patientinnen waren beide weiterhin kontinent und subjektiv zufrieden, in der vaginalen Einstellung zeigten sich reizlose Stumpfverhältnisse.

Schlussfolgerung

Die Verwendung von alloplastischem Material zur Behandlung einer Belastungsinkontinenz findet wegen guten Ergebnissen eine große Akzeptanz in der Inkontinenzchirurgie, birgt aber auch Risiken bei nicht adäquater Handhabung, z. B. mit den Folgen einer Netzarrossion. Daher sollte die Verwendung bzw. die Implantation eines Netzes nur durch erfahrene Operateure erfolgen.

Literatur

1. Chaliha C (2004) Caesarean section is protective against stress urinary incontinence: an analysis of women with multiple deliveries. BJOG 111(7):754–755
2. Lindeque BG (2002) Sacrocolpopexy – a report on 262 consecutive operations. S Afr Med J 92(12): 982–985
3. Marinkovic SP (2003) Triple compartment prolapse: sacrocolpopexy with anterior and posterior mesh extensions. BJOG 110(3):323–326

4. Cosson M (2001) Cure of cystocele with vaginal patch. Prog Urol 11(2):340–346
5. Amundsen CL, Flynn BJ, Webster GD (2003) Urethral erosion after synthetic and nonsynthetic pubovaginal slings: differences in management and continence outcome. J Urol 170(1):134–137, discussion 137
6. Barbalias G, Liatsikos E, Barbalias D (1997) Use of slings made of indigenous and allogenic material (Goretex) in type III urinary incontinence and comparison between them. Eur Urol 31(4):394–400

KOMMENTAR F. Volkert und U. Rebmann

Im vorliegenden Beitrag beschreiben die Autoren die Probleme der Therapie des Genitalprolapses zweier älterer Patientinnen und zeigen damit die Schwierigkeiten der Deszensuschirurgie. Die vaginale Netzarrosion nach Dacron- und Vyprobandimplantation im Rahmen der Vaginosakropexie steht hierbei im Mittelpunkt der Betrachtung. Die Patientinnen litten an einer Belastungsinkontinenz 2. bis 3. Grades und einem höhergradigen Descensus vesicae. Bei beiden Patientinnen erfolgte eine Vaginosakropexie unter Nutzung von Kunststoffinterponaten. Im weitern Verlauf kam es in beiden Fällen zu Netzarrosionen in die Vagina sowie zu Infektionen. Als Ursache wird eine falsche Nahttechnik angegeben, mit tief durchgreifenden Fixationsnähten, die bis in die Vagina perforierten. Sie dienten letztlich als Leitschienen der Wundinfektion mit Folge der Nekrosebildung und Netzarrosion in die Vagina.

Für uns stellen sich im Krankheitsverlauf weitere pathogenetische Mechanismen und therapeutische Probleme dar.

Die Operateure trafen bei beiden Patientinnen mit großer Wahrscheinlichkeit auf minderwertige Gewebestrukturen infolge einer Hormonmangelatrophie sowie Vernarbungen durch vorangegangene operative Eingriffe. Dies limitierte bereits die Erfolgsaussichten erheblich. Schon im Vorfeld finden sich bei Patientin 1 Probleme. Sie war wegen einer Belastungsinkontinenz mittels Kolposuspension nach Burch operativ versorgt worden. Die Anhebung des vorderen vaginalen Kompartiments führt gelegentlich zur Ausbildung von Rektoenterozelen durch das Aufziehen des weit offenen Douglas-Raumes. Burch empfahl routinemäßig den Verschluss des Douglas-Raumes, was jedoch mit einer erhöhten Komplikationsrate einhergeht. Dieses Vorgehen wurde aus diesem Grunde von den meisten Operateuren wieder gelassen. Bei Patientin 1 erfolgte wegen des Inkontinenzrezidivs mit Nachweis eines höhergradigen Descensus vesicae 2001 die Vaginosakropexie unter Nutzung eines Dacronbandes. Der abdominale Zugang wurde hierbei korrekterweise gewählt, da ein vaginaler Zugang nach mehreren Voroperationen mit entsprechender Vernarbung schwierig und riskant ist. Bei der Vaginosakropexie kann eine larvierte Belastungsinkontinenz durch Aufhebung des Quetschhahnmechanismus wirksam werden. Durch zusätzliche Denudierung und Raffung der paraurethralen Gewebestrukturen besteht die Möglichkeit der Entstehung einer hypotonen Urethra, was selbst eine Belastungsinkontinenz hervorrufen oder verschlechtern kann.

Im Falle des Prolapsrezidivs sind meist das vordere und hintere Kompartiment, seltener der Apex der Vagina betroffen. Eine De-Novo-Belastungsinkontinenz tritt hierbei in 4,9% der Fälle auf [5]. Im Jahre 2003 stellte sich bei der Patientin erneut eine Belastungsinkontinenz ein. Fadengranulome wurden in den zurückliegenden Jahren entfernt. Dies ist eine mögliche Erklärung für den in der Urodynamik nachgewiesenen instabilen Detrusor. Ebenso kann das in die Vagina perforierte und infizierte Daconnetz zur Urgesymptomatik beigetragen haben.

Die Mischinkontinenz, die bei Patientin 1 postoperativ auftrat, ist ein großes diagnostisches und therapeutisches Problem. So können Drang- und Belastungsinkontinenz simultan vorkommen. Bei der so genannten stressinduzierten Belastungsinkontinenz tritt bei körperlicher Belastung aufgrund einer Harnröhrenverschlussinsuffizienz Harn in die hintere Harnröhre ein, wodurch eine starke Drangsymptomatik mit nachfolgender Detrusorhyperaktivität und Dranginkontinenz resultiert.

Wegen des Rezidivs der Belastungsinkontinenz erfolgte die Implantation eines transobturatorischen Bandes. Erst während dieses

Eingriffes war die Netzarrosion der Scheide durch das infizierte Dacronband im Rahmen der intraoperativen Vaginoskopie entdeckt worden. Dennoch wurde der Eingriff fortgesetzt. Dies ist ein sehr risikoreiches Vorgehen. Das Dacronband wurde sekundär in einem weiteren operativen Eingriff entfernt. Glücklicherweise blieb der Patientin die Infektion des transobturatorischen Bandes erspart.

Aber auch ohne Komplikationen, wie in den von Janek und Pannek angeführten Fallbeispielen, können Reizblasen, Miktions- und Kohabitationsbeschwerden nicht sicher vermieden werden. Im Rahmen der Vaginosakropexie erfolgt auf abdominalem Wege die Verankerung des Vaginalstumpfes am Periost unterhalb des Promontoriums. Zumeist ist hierbei die Nutzung eines Kunststoffinterponates (Mersilen, Prolen oder Goretex) aufgrund des relativ großen Abstandes zwischen Vaginalstumpf und Promontorium erforderlich.

Die Anwendung autologer Bänder ist keine echte Alternative zum Kunststoffinterponat, da deren Haltbarkeit nach Untersuchungen von Fitz Gerald et al. [4] deutlich vermindert ist. Aus der Anwendung verschiedener Materialien bei retropubischen Bändern ist bekannt, dass die Mesh-Biokompabilität eine wichtige Rolle spielt.

Artifizielle Schlingen aus Goretex, Malex oder Mersilen führen zu einer Arrosionsrate von bis zu 10%. Hingegen sollen monofile, großporige Bänder eine bessere Biokompatibilität aufweisen als kleinporige, multifile Bänder, bei denen das Durchwachsen von Bindegewebe kaum möglich ist, so dass keine Einheilung erfolgen kann. Dadurch wird eine Arrosion benachbarter Organe gefördert. Inwieweit das Netzmaterial diesbezüglich bei der Vaginosakropexie eine Rolle spielt, ist bisher nicht ausreichend untersucht worden. Die Komplikation durch Netzarrosion liegt etwa bei 3,4% [5].

Im Falle der 2. Patientin erfolgte wegen der Belastungsinkontinenz ein Kombinationseingriff mit Vaginosakropexie, Kolposuspension sowie Uterusexstirpation. Dies ist ein übliches Verfahren bei Nachweis einer zusätzlich bestehenden Traktionszystozele oder bei Demaskierung einer Belastungsinkontinenz durch Aufhebung des Quetschhahnmechanismus nach präoperativer Einlage eines Pessars. Die Autoren geben uns leider nicht den Grund der Uterusexstirpation an. Bei zusätzlicher Uterusexstirpation im Rahmen der Vaginosakropexie ist die Komplikationsrate durch eine Netzarrosion deutlich erhöht. Nach Culligan et al. [2] betrage das Risiko sogar 27%. Das Infektionsrisiko ist ebenfalls erhöht. Constantin et al. [1] sowie Diwan et al. [3] konnten zeigen, dass der Erhalt des Uterus im Rahmen der Vaginosakropexie erfolgreich möglich ist.

Von einer solchen Vorgehensweise hätte die Patientin 2 möglicherweise profitiert. Die Therapie der Inkontinenz und Deszensusbeschwerden ist äußerst schwierig. Man muss sich vor Augen führen, dass auch die korrekte anatomische Rekonstruktion nicht zwangsläufig eine Verbesserung oder Wiederherstellung der Funktion mit sich bringt. Eine operative Behandlung des Deszensus kann die Kontinenz verschlechtern. Besonders schwierig ist die Einschätzung der postoperativen Situation bei Vorliegen einer Mischinkontinenz. Hundertprozentige Erfolgsraten sind aus diesen Gründen bei der Behandlung der weiblichen Belastungsinkontinenz mit Deszensus kaum möglich. Die operative Therapie gehört in eine erfahrene Hand. Eine Operation ist nur nach strenger Indikationsstellung erlaubt. Die klassische Indikationsstellung für Vaginosakropexie (abdominal) sowie die Vaginae fixatio sacrospinalis (vaginal) sind Beschwerden beim Deszensus des mittleren Kompartiments der Schweregrade I bis III in Form der Zystozele, der Rektozele sowie des vaginalen Prolapses. Die dezidierte präoperative Diagnostik muss exakt den zugrunde liegenden Defekt sowie die gestörte Funktion erfassen, um der Patientin ein geeignetes Behandlungskonzept anbieten zu können. Die Therapie des Genitaldeszensus sollte den individuellen Bedürfnissen der Patienten angepasst sein und einem Stufenprogramm mit Ausschöpfung konservativer Maßnahmen folgen. Unverzichtbarer Bestandteil dabei ist die medikamentöse Therapie mit systemischer oder lokaler Ötrogensubstitution zur Behebung der oftmals bestehenden Hormonmangelatrophie. Diese war in den vorliegenden Fällen versäumt worden. Die durch die Östrogensubstitution hervorgerufenen positiven trophischen Effekte mit Verbesserung der lokalen Durchblutung und Gewebeproliferation dienen der präoperativen Konditionierung, was zur Verbesserung der Operationsergebnisse und Vermeidung von Komplikationen führen kann.

Urogenitale Symptome, wie Harndrang, rezidivierende Harnwegsinfekte und Dyspareunie, werden ebenfalls günstig beeinflusst. Arabin-Würfelpessare können den Prolaps reponieren und gegebenenfalls eine Belastungsinkontinenz demaskieren. Außer der Korrektur des Genitaldeszensus ist dann ein zusätzlicher Inkontinenzeingriff erforderlich.

Die Dauer der Pessartherapie sollte mindestens 12 Wochen betragen. Durch die chronische Stimulation der Beckenbodenmuskulatur kann bei geringgradigem Deszensus eine Besserung der Beschwerden eintreten, was eine Operation unter Umständen überflüssig macht. Bei der Belastungsinkontinenz trägt eine Elektrotherapie zur besseren Tonisierung des Beckenbodens bei, insbesondere bei Frauen, die ihren Beckenboden nicht willkürlich anspannen können. Diese Therapie sowie das Beckenbodentraining mit oder ohne Biofeedback erschöpft sich jedoch bei Vorliegen eines Prolapses.

Literatur

1. Constantin E, Lombi R, Micheli C, Parziani S, Porena M (1998) Colposacropexy with Goretex mesh in marked vaginal and uterovaginal prolapse. Eur Urol 34:111–117
2. Culligan PJ, Murphy M, Blackwell L, Hammons G, Graham C, Heit MH (2002) Long-term success of abdominal sacral colpopexy and concurrent hysterectomy. Am J Obstet Gynecol 187:1473–1482
3. Diwan A, Rarding CR; Kohli N (2004) Uterin preservation during surgery for uterovaginal prolapse. Int Urogynecol J Pelvic Floor Dysfunct 154(4):286–292
4. Fitz Gerald MP, Edwards SR, Fenner D (2004) Medium-term follow-up on use of freez-dried, irradiate donor fascie for sacrocolpopexy and sling procedures. Int Urogynecol J Pelv Floor Dysfunct 15(4):238–242
5. Jünemann KP, Hamann M, Seif C (2005) Prolapschirurgie. Urologe 44:260–269
6. Petri E, Eberhard J (2001) Verschiedene Inkontinenz- und Deszensusoperationen. In: Petri E (Hrsg) Gynäkologische Urologie: Aspekte der interdisziplinären Diagnostik und Therapie, 3. Aufl. Stuttgart New York, S 219–241

6 Harnableitung

Wie verhindere ich Komplikationen nach orthotoper Harnableitung?

M. Schumacher und U.E. Studer

Einleitung

Die pelvine Lymphadenektomie und radikale Zystektomie gelten beim invasiven Blasenkarzinom als chirurgische Standardtherapie [4, 7, 10]. Diese Operation beeinflusst jedoch nachhaltig die Lebensqualität der betroffenen Patienten. Neben der Ungewissheit des weiteren onkologischen Verlaufes stehen für die Patienten vor allem das Verhindern von Langzeitkomplikationen und Erhaltung der Lebensqualität im Vordergrund.

Das Ziel einer kontinenten Harnableitung und Miktion per vias naturales wurde mit dem orthotopen Blasenersatz aus Dünndarm erreicht. Diese Methode etablierte sich in den letzen 20 Jahren zur Standardharnableitung vor allem bei Männern und in zunehmendem Maße auch bei Frauen [1, 2, 5]. Das funktionelle Ergebnis nach orthotopem Blasenersatz sowie Kontinenz und Ausmaß der erektilen Funktion hängen einerseits von der operativen Technik ab, insbesondere einer nervenschonenden Chirurgie, andererseits von einer sorgfältigen langfristigen Nachbetreuung.

Häufige schlechte Ergebnisse und Komplikationen verhindern eine breite Anwendung des orthotopen Blasenersatzes. Nachfolgend sind die wichtigsten Aspekte zur Vermeidung von Komplikationen zusammengestellt, damit gute Resultate mit großer Wahrscheinlichkeit möglich werden.

Präoperative Aspekte

Patientenselektion

Ein essenzieller Faktor zum Langzeiterfolg bei Patienten mit orthotopem Blasenersatz stellt die Bereitschaft der Patienten zu einer 2–3-monatigen Anlernphase sowie zur lebenslangen Nachsorge dar. Die Patienten sollten ein biologisches Alter von weniger als 70 Jahren aufweisen und müssen in der Lage sein zu verstehen, wie ihr Blasenersatz funktioniert. Patienten mit vorgängigen Dünndarmresektionen, Nieren- und oder Leberinsuffizienz oder vorbestehender Harninkontinenz sollten in der Regel einer alternativen Harnableitung zugeführt werden.

Operative Vorgehensweisen zur Vermeidung von Komplikationen

Komplikation Lymphozele

Um im Rahmen der pelvinen Lymphadenektomie dem Entstehen einer Lymphozele vorzubeugen, müssen alle von den unteren Extremitäten kommenden Lymphbahnen sorgfältig ligiert werden. Eine separate Wunddrainage sollte auf beiden Seiten im Dissektionsgebiet eingelegt werden.

Komplikation Harninkontinenz

Die Harninkontinenz hängt von einer nervenerhaltenden Zystektomietechnik, der Schonung des Schließmuskels, der Reservoirgröße und der Anastomose zwischen Reservoir und Harnröhre ab. Hinsichtlich Kontinenz ist eine nervenerhaltende Zystektomietechnik für das funktionelle Ergebnis von großer Bedeutung. Wie schone ich also diese Nerven? Die autonomen Nervenfasern, die den Sphinkter innervieren, laufen vom Plexus pelvicus dorsolateral der Samenblasen im neurovaskulären Bündel entlang der Prostata nach distal. Das neurovaskuläre Bündel muss auf der tumorfreien Seite durch Abschieben von der Prostatakapsel geschont werden, der dorsomediale Pfeiler wird blasennah abgesetzt und die Dissektion wird dorsolateralwärts nur bis zur Prostatabasis fortgeführt. Um das Risiko eines Lokalrezidives zu vermeiden, wird auf der tumortragenden Seite der dorsomediale Pfeiler pararektal und präsakral ligiert und durchtrennt. Zur Vermeidung von thermischen Schäden an den neurovaskulären Bündeln sollte keine Elektrokoagulation erfolgen.

Um den externen Sphinkter nicht zu verletzen, muss dieser eindeutig dargestellt werden. Hierzu wird nach Inzision der endopelvinen Faszie der Plexus Santorini mit einer Babcock-Klemme gerafft, ligiert und durchtrennt. Dies ermöglicht eine blutungsfreie Sicht auf den Apex prostatae und die Sphinkterregion. Die Dissektion sollte direkt entlang vom Apex erfolgen, so dass die autonomen Nerven abgeschoben und der externe Sphinkter geschont werden und die membranöse Harnröhre unter Erhaltung einer genügenden funktionellen Länge herauspräpariert wird. Um thermische Schäden an den Nerven und am externen Sphinkter zu vermeiden darf keine Elektrokoagulation erfolgen.

Wichtig für die Harnkontinenz ist ebenfalls ein genügendes Volumen des Blasenersatzes, um pathologische hohe Drücke im Reservoir und somit eine konsekutive Sphinkterinsuffizenz zu vermeiden.

Komplikation Impotenz

Der entscheidende Faktor ist hier wie bei der Vermeidung der Inkontinenz das nerve sparing. Die für die Erektion wichtigen Nervi cavernosi ziehen im neurovaskulären Bündel vom Plexus pelvicus dorsolateral der Samenblasen und der Prostata nach kaudal in die Corpora cavernosa. Die Schonung der neurovaskulären Bündel wie oben beschrieben ist auch hier essenziell.

Metabolische Störungen

Komplikationen von Seiten des Darmes werden vermieden, indem die Ileozökalklappe und das terminale Ileum bei der Reservoirkonstruktion belassen werden. Somit bleibt der Resorptionsort von Vitamin B12 und Gallensäuren erhalten, dies führt zu einer Verminderung von Diarrhoe, Malabsorptionssymptomen und zur Reduktion von Gallensteinbildung [6].

Komplikationen, bedingt durch die Reservoirgröße

Ein zu kleines Reservoir führt zu einem hohen intraluminalen Druck und konsekutiver Inkontinenz, ein zu großes Reservoir mit einem niedrigeren intraluminalen Druck begünstigt eine Restharnbildung und Infekte, ggf. muss Selbstkatheterismus durchgeführt werden. Diese Abhängigkeit von Reservoirgröße und Druck erklärt das Gesetz von Laplace, wonach der intraluminale Druck bei gleicher Wandspannung mit der Größe des Reservoirs abnimmt. Bei einer optimalen Reservoirkapazität ergibt sich ein genügend tiefer intraluminaler Druck, dem sich der Harnröhrenverschlussdruck entgegenstellen und verhindern kann, dass ein Urinverlust auftritt.

Um ein Reservoir von adäquater Größe mit optimalen Druckverhältnissen zu erhalten, sollte ein Ileumabschnitt von 40–44 cm Länge verwendet werden. Der Darm wird antimesenterial längs eröffnet, um ein sphäroidales Reservoir konstruieren zu können, welches nun detubularisiert ist, d. h. die gerichtete Darmperistaltik ist gebrochen. So erreicht man ein genügend großes Reservoir mit niedrigem Reservoirdruck am Ende der Füllungsphase.

Komplikation Reservoirruptur

Dies ist primär eine Frage der Reservoirgröße. Da die Wandspannung proportional zum Radius bei gleichem Druck steigt (Wandspannung = Druck × Radius), ist das Risiko einer so genannten spontanen Ruptur bei größeren Reservoirs höher. Dieses Risiko tritt bei einer Reservoirkapazität von ca. 800–1000 ml auf. Zudem sollte der Darm nicht mittels Elektrokoagulation eröffnet werden, um die Blutversorgung nicht zu beeinträchtigen. Zur Konstruktion des Reservoirs sollte eine Fortlaufnaht gewählt werden, wegen der fehlenden Kräfteverteilung keine Einzelknopfnähte. Zusätzlich reduziert eine Fortlaufnaht das Risiko der Wandischämie. Die Adaptation der Ränder erfolgt seromuskulär, so dass die Nahtreihe durch Mukosa gedeckt ist und das Risiko der Fistelbildung minimiert wird.

Komplikation Ureterobstruktion

Um das Risiko einer Ureterobstruktion zu minimieren, sollten folgende Punkte beachtet werden: Die Ureteren werden oberhalb der Gefäßkreuzung durchtrennt, um das Risiko einer Ureterischämie zu reduzieren. Es ist darauf zu achten, dass die periureterale Gewebsscheide für die Blutversorgung erhalten bleibt. Die Ureteren werden spannungsfrei mit einer Fortlaufnaht im afferenten tubulären Segment anastomosiert. Die Anastomosenlänge sollte 1,5–2 cm betragen. Eine Eversion der Mukosa muss vermieden werden, da dies eine Urinfistel begünstigt. Die Harnleiter werden ohne Antirefluxmechanismus im afferenten tubulären Segment implantiert. Dies bedingt in unserem Kollektiv eine geringe Anas-

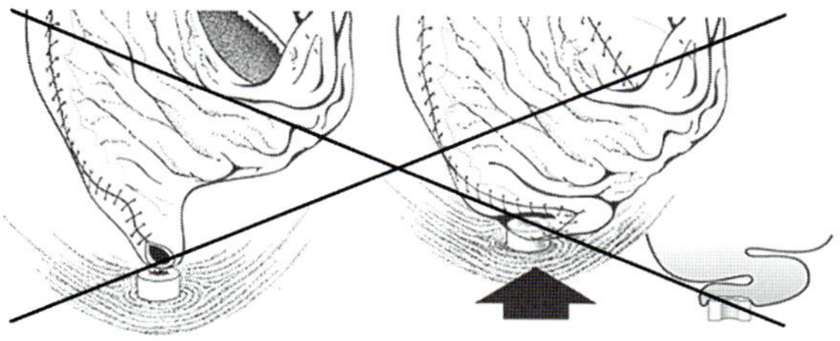

Abb. 1. Die Reservoir-Urethra-Anastomose soll *nicht* am tiefsten Punkt des Reservoirs durchgeführt werden, um ein Abknickphänomen am Reservoirauslass zu vermeiden. (Aus: Burkhard FC, Studer UE (2001) Orthotopic Urinary Diversion Using an Illeal Low-Pressure Bladder Substitute with an Afferent Tubular Segment. Atlas of Urologic Clinics of North America, 9(2) Oktober 2001, Elsevier).

tomosenstrikturrate von knapp 2%, ohne dass vermehrte renale Komplikationen auftreten [9].

Komplikation Restharn

Es ist wichtig, bei der Anastomosierung des Reservoirs mit der Harnröhre ein Abknickphänomen am Reservoirauslass zu vermeiden (Abb. 1). Dies wird erreicht, indem das Reservoir nicht am tiefsten Punkt mit der Harnröhre anastomosiert wird, da es sonst bei der Füllung zum Abknicken des Reservoirs kommen kann [8].

Weiter ist darauf zu achten, dass kein obstruierendes Prostatagewebe im Anastomosenbereich verbleibt.

Postoperatives Management (Tag 0–10)

Flüssigkeitshaushalt

Um generalisierten Ödemen und den daraus resultierenden Komplikationen wie Wundheilungsstörungen und Darmparalyse vorzubeugen, ist eine genaue Überwachung des Wasser- und Elektrolythaushaltes wichtig. Zur Vermeidung interstitieller Ödeme ist die restriktive Flüssigkeitsgabe sowie ein genügend hoher kolloidosmotischer Druck zur Flüssigkeitsmobilisation aus dem 3. Raum wichtig. Mit einer parenteralen Ernährung kann eine katabole Stoffwechsellage und letztlich ein niedriger kolloidosmotischer Druck vermieden werden [6].

Ein hyperosmolarer Zustand, der zu einer erhöhten ADH-Ausschüttung und damit zu vermehrter Wasserretention führt, muss vermieden werden. Die Senkung der Serumosmolarität wird mit der Gabe von Glukose 5% i.v. und Furosemid i.v. erreicht.

Vermeidung von Störungen der Darmtätigkeit

Das Risiko einer Darmatonie kann mit einer Periduralanästhesie (PDA) vermieden werden. Die Applikation periduraler Lokalanästhetika bewirkt indirekt (via Symphatikusblockade) eine Stimulation der Darmmotorik und verringert das Risiko einer Darmparalyse. Weiter müssen unter PDA weniger systemische Morphinderivate verabreicht werden, welche sich negativ auf die Darmmotilität auswirken. Ab dem 3. postoperativen Tag kann die Darmtätigkeit zusätzlich mit Neostigmin 0,5 mg s.c. dreimal täglich stimuliert werden. Bei Rauchern sollten zusätzlich Nikotinpatches verabreicht werden, welche dem Nikotinentzug entgegenwirken und die Darmtätigkeit anregen. Eine bereits intraoperativ eingelegte Gastrostomie ermöglicht es den Patienten, besser zu atmen und erleichtert ihnen am 1. postoperativen Tag die Aufnahme von oraler Flüssigkeit, wobei das Schlucken zusätzlich den gastrokolischen Reflex stimuliert.

Metabolische Komplikationen

Die oberen Harnwege sollten für 5–7 Tage noch mittels Ureter-(Pflaumer-) und Blasenkatheter abgeleitet werden. Dies verringert die Kontaktzeit von Urin mit der Dünndarmmukosa und reduziert so das Risiko einer azidotischen Stoffwechsellage. Bei Verdacht auf Obstruktion der Pflaumerkatheter können diese mit 2 ml NaCl 0,9% vorsichtig angespült werden. Tägliche Blutentnahmen ermöglichen es, den Elektrolyt- und Säure-Base-Haushalt zu erfassen und korrigierend einzugreifen.

Komplikation Reservoirruptur

Um eine Verstopfung des Blasenkatheters durch Schleimhautfetzen zu verhindern und somit das Risiko der Ruptur zu verringern, muss das Reservoir in 6-stündlichen Intervallen über den liegenden Blasenkatheter mit NaCl 0,9% manuell gespült werden. Es ist beim Spülen darauf zu achten, dass der Zystostomiekatheter durchgängig ist und als Sicherheitsventil agieren kann, um zu hohe Drücke im Reservoir zu vermeiden. Das Verhindern von Schleimansammlungen reduziert auch das Infektrisiko.

Komplikation Lymphozele

Die postoperative Lymphozelenbildung wird durch die Gabe niedermolekularen Heparins begünstigt. Aus diesem Grunde sollte die Thromboseprophylaxe mit Heparin s.c. in den Oberarm anstelle des Oberschenkels erfolgen, um einen lokalen Heparineffekt zu vermeiden [3]. Die Wunddrainagen werden schrittweise am 3. und 5. postoperativen Tag gekürzt und sollten erst bei einer Fördermenge von weniger als 50 ml Flüssigkeit pro Tag entfernt werden.

Komplikation Urinfistel

Zwischen dem 8. und 10. postoperativen Tag wird ein Zystogramm durchgeführt, um ein Extravasat im Bereich der Anastomose zwischen Reservoir und Urethra auszuschließen. Bei dichten Anastomosenverhältnissen wird zuerst der Zystostomiekatheter entfernt. Um eine Urinfistel nach Ziehen der Zystostomie zu verhindern, sollte der Blasenkatheter noch für weitere 2 Tage belassen werden. So kann sich die Darmwand des Reservoirs verschließen, ohne dass ein Urinextravasat entsteht.

Komplikation Harnwegsinfekt

Die Antibiotikaprophylaxe erfolgt mit Amoxicillin/Clavulansäure, bis alle Drainagen und Katheter entfernt sind. Um einer Harnwegsinfektion nach Entfernung der Blasenkatheter vorzubeugen, erhalten alle Patienten routinemäßig ein Chinolon für weitere 5 Tage. Patienten mit orthotopem Blasenersatz müssen einen sterilen Urin aufweisen, d.h. jeder Harnwegsinfekt muss behandelt werden.

Postoperatives Management nach Entfernung der Blasenkatheter (Tag 10–14)

Komplikation metabolische Azidose

Bei hypoosmolarem Urin kommt es über die Darmmukosa des Reservoirs zu einem Verlust von Natrium und Chlorid, was zu Hypovolämie und einer metabolischen Azidose führen kann. Zur Vermeidung eines Salzverlust-Syndromes müssen nach Entfernung der Blasenkatheter nahezu alle Patienten großzügig mit 2–6 g Natriumbikarbonat p.o. täglich für eine Dauer von ca. 6 Wochen substituiert werden.

Vermeidung von Inkontinenz

Um eine Inkontinenz zu verhindern, werden tags und nachts feste Miktionsintervalle eingehalten, hierzu muss nachts ein Wecker gestellt werden. Weiter wird eine schrittweise Erhöhung der Blasenkapazität auf 400–500 ml angestrebt, somit sinkt der intraluminale Druck. Dies wird erreicht, indem die Miktionsintervalle in 30-Minuten-Schritten von 2 auf 4 Stunden verlängert werden, sobald jeweils kein Urinverlust mehr auftritt.

Die Instruktion im Sphinktertraining ist essenziell und muss direkt nach Katheterentfernung erfolgen. Der Patient wird während der digital rektalen Untersuchung aufgefordert, den Beckenboden zu kontrahieren. Dies ermöglicht Patient wie Untersucher, direkt die Effektivität der Kontraktion des Analsphinkters zu erfassen. Patienten sollten diese Übung täglich 10 mal pro Stunde unter Aufrechterhaltung der Kontraktion für jeweils 6 s durchführen. Es ist wichtig für den Patienten zu wissen, dass nach 1 Jahr ca. 90% der Patienten tagsüber vollständig trocken sind [5]. Das Erreichen der nächtlichen Kontinenz dauert länger, da im Schlaf eine gewisse Relaxation des externen Harnröhrensphinkters erfolgt, was zum Urinverlust führen kann.

Vermeidung von Restharn

Die Einhaltung von festen Miktionsintervallen ist ebenfalls wichtig, um eine Überdehnung des Reservoirs zu verhindern. Das Wasserlassen kommt durch die Relaxation des Beckenbodens und eine leichte Erhöhung des intraabdominellen Druckes zustande. Der intraabdominelle Druck kann erhöht werden, indem der Patient die Hände leicht auf den Unterbauch drückt und sich nach vorne beugt. Regelmäßige Restharnkontrollen während der Hospitalisationszeit sind zwingend und erfolgen mittels Einmalkatheterismus und Ultraschall, im weiteren Verlauf nur noch mittels Ultraschall, es sei denn, das Reservoir ist sonografisch nicht darstellbar.

Mittel- und langfristiges Management

Metabolische Komplikationen

Das nicht erkannte Salzverlust-Syndrom und die metabolische Azidose sind häufige Komplikationen nach orthotopem Blasenersatz innerhalb der ersten 3 Monate (Tabelle 1). Nach Katheterentfernung ist hypoosmolarer Urin für längere Zeit in Kontakt mit der Dünndarmmukosa des Reservoirs, was mit einem erhöhten Risiko für ein hypovolämisches Salzverlust-Syndrom einhergeht und in eine hypochlorämische, hyperkaliäme metabolische Azidose übergehen kann [6]. Die Patienten beklagen sich typischerweise

Tabelle 1. Management bei Komplikationen nach orthotopem Blasenersatz

Problem	Ursache und Therapie
■ Salzverlust-Syndrom	Prävention: kochsalzhaltige Kost Rehydratation mit Ringerlaktat Behandlung der metabolischen Azidose Kontrolle des Körpergewichts
■ Metabolische Azidose (akute)	Restharnfreie Miktion möglich? Blasenkathetereinlage Rehydratation mit Ringerlaktat Korrektur der Azidose mit Natriumbikarbonat Antibiotikatherapie bei Harnwegsinfekt
■ Metabolische Azidose (chronisch)	Trinkmenge erhöhen, salzreiche Diät Keine Protonenpumpen-Blocker Natriumbikarbonat 2–6 g p.o. bis stabiler Base excess
■ Restharn	Erneutes Erlernen der Miktionstechnik Transurethrale Resektion von Schleimhautfalten Urethrotomia interna bei Harnröhrenstrikturen Operation von Bauchwandnarben- und Leistenhernien (Zystozelenkorrektur)
■ Diurne Inkontinenz	(siehe Restharn) Antibiotikatherapie bei Harnwegsinfekt Sphinktertraining Bei kleiner Reservoirkapazität Miktionsintervalle erhöhen
■ Nokturne Inkontinenz	Miktionsintervalle einhalten: Wecker stellen Absetzen von Schlafmitteln und Diuretika abends Alkoholkonsum einschränken
■ Harnwegsinfektionen	Antibiotikabehandlung
■ Ureterstriktur (Anastomose)	Endoskopische oder offene Revision, ggf. Nephroureterektomie
■ Tumorrezidiv Urethra	Bei Carcinoma in situ transurethrale BCG-Instillation Bei invasivem Tumor Urethrektomie und alternative Harnableitung
■ Tumorrezidiv oberer Harntrakt	Nephroureterektomie bei normaler Nierenfunktion Nephrostomie-Einlage, BCG-Perfusion bei Carcinoma in situ und eingeschränkter Nierenfunktion oder Einzelniere

über zunehmende Lethargie, Müdigkeit, Übelkeit und Appetitverlust. In schweren Fällen findet sich Erbrechen, Dehydratation, ein graues Hautkolorit, eine Gewichtsabnahme und die venöse Blutgasanalyse zeigt eine metabolische Azidose. Die sofortige Therapie stellt die temporäre Ableitung der Ersatzblase mittels Blasenkatheter dar, um die Kontaktzeit des Urins mit der Schleimhaut des Reservoirs zu verkürzen. Zusätzlich muss eine intravenöse Flüssigkeitssubstitution mit Ringerlaktat und die perorale Gabe von Natriumbikarbonat erfolgen. Weiter ist es wichtig, eine Harnwegsinfektion auszuschließen, da Urease-spaltende Bakterien vermehrt Ammonium produzieren, welches mit dem Natrium- und Protonentransport interagiert und eine vorbestehende Azidose verstärken kann [6]. Hier muss eine Restharnbildung ausgeschlossen und eine Harnwegsinfektion antibiotisch behandelt werden.

■ Komplikation Blasenentleerungsstörung

Blasenentleerungsstörungen und Restharnbildung können auch im späteren Verlauf neu auftreten. Die Ursache muss stets abgeklärt und behandelt werden. Eine Blasenhalsstriktur oder ein Schleimhautprolaps können endoskopisch transurethral reseziert werden. Weitere Ursachen sind ein Floppy-Reservoir oder die Unmöglichkeit, infolge Bauchwandnarben- oder Leistenhernie einen erhöhten intraabdominellen Druck aufzubauen. Um Blasenentleerungsstörungen objektiv zu erfassen, sollten alle Patienten vor den ambulanten Kontrollen ein Miktionsprotokoll führen. Dies ermöglicht es, Patienten mit zu großer Blasenkapazität und zu langen Miktionsintervallen rechtzeitig zu erfassen und einer adäquaten Therapie zuzuführen.

Komplikation Inkontinenz

Eine mögliche Ursache der Inkontinenz ist ein Harnwegsinfekt, der antibiotisch behandelt werden muss. Hier muss eine Blasenentleerungsstörung ausgeschlossen werden. Eine kleine Reservoirkapazität begünstigt eine Inkontinenz, in diesem Falle müssen die Miktionsintervalle überprüft und ggf. verlängert werden. Nachts sollte zur exakten Einhaltung der Miktionsintervalle ein Wecker gestellt werden, um eine Inkontinenz zu vermeiden. Abendlicher Alkoholkonsum und Schlafmittel führen zu einer Erschlaffung des Sphinkters und können eine nächtliche Inkontinenz verursachen bzw. eine bestehende Inkontinenz verstärken.

Zusammenfassung

Gute funktionelle Langzeitergebnisse beim orthotopen Blasenersatz sind meistens innerhalb von Wochen erreichbar und hängen nicht nur von einer nervenschonenden Operationstechnik ab, sondern in einem großen Maße von regelmäßigen und lebenslangen sorgfältigen Nachkontrollen.

Literatur

1. Burkhard FC, Studer UE (2000) Orthotopic bladder substitution. Curr Opin Urol 10(4):343–349
2. Hautmann RE, DePetriconi R, Gottfried HW, Kleinschmidt K, Mattes R, Paiss T (1999) The ileal neobladder: complications and functional results in 363 patients after 11 years follow-up. J Urol 161(2):422–427
3. Kropfl D, Krause R, Hartung R, Pfeiffer R, Behrendt H (1987) Subcutaneous heparin injection in the upper arm as a method of avoiding lymphoceles after lymphadenectomies in the lower part of the body. Urol Int 42(6):416–423
4. Lerner SP, Skinner E, Skinner DG (1992) Radical cystectomy in regionally advanced bladder cancer. Urol Clin North Am 19:713–723
5. Madersbacher S, Möhrle K, Burkhard F, Studer UE (2002) Long-term voiding pattern of patients with ileal orthotopic bladder substitutes. J Urol 167:2052–2057
6. Mills RD, Studer UE (1997) Metabolic consequences of continent urinary diversion. J Urol 157:362–365
7. Montie JE, Straffon RA, Stewart BH (1984) Radical cystectomy without radiation therapy for carcinoma of the bladder. J Urol 131:477–482
8. Perimenis P, Studer UE (2004) Orthotopic continent urinary diversion: An ileal low pressure neobladder with an afferent tubular segment: how I do it. EJSO 30:454--459
9. Perimenis P, Burkhard FC, Kessler TM, Gramann T, Studer UE (2004) Ileal orthotopic bladder substitute combined with an afferent tubular segment: long-term upper urinary tract changes and voiding pattern. Eur Urol 46(5):604–609
10. Stein JP, Lieskovsky G, Cote R et al (2001) Radical cystectomy in the treatment of invasive bladder cancer: long-term results in 1,054 patients. J Clin Oncol 19:666–675

Münchhausen-Syndrom oder die „insuffiziente" Therapie der Harninkontinenz

R. Stein und R. Hohenfellner

Einleitung

Bei einer therapieresistenten Inkontinenz (z. B. bei der motorischen Urgeinkontinenz oder auch bei der interstitiellen Zystitis) steht die Harnableitung an letzter Stelle der therapeutischen Optionen. Die Auswahl der Patienten sollte hierbei sehr sorgfältig getroffen werden. Nicht jeder Patient profitiert von dieser letzten Therapieoption.

Das Münchhausen-Syndrom wurde erstmals 1951 von A. Asher, einem englischen Chirurgen, beschrieben [1]. Es bezeichnet Krankheitszustände, die von Patienten verursacht oder vorgetäuscht werden. Der Name wurde in Anlehnung an den deutschen Baron Karl Friedrich Hieronymus von Münchhausen (1720–1797) gewählt, welcher aufgrund seiner phantastischen Lügengeschichten bekannt ist. Die von ihm erzählten phantastischen Geschichten aus der russischen Militärzeit wurden 1785 von Rudolf Erich Raspe im Englischen unter dem Titel „Baron Munchhausen's narrative of his marvellous travels and campaigns in Russia" veröffentlicht. Durch die Übersetzung ins Deutsche durch Gottfried August Bürger 1786 wurde der Name Münchhausen auch hier berühmt. Der Begriff Münchhausen-Syndrom umfasst ein breites Spektrum verschiedener Varianten aus allen Teilgebieten der Medizin. Gemeinsam ist bei allen Patienten, dass diese artifiziellen, selbst verursachten Störungen vom Patienten nicht zugegeben werden und diese auch nicht mit einem direkten Krankheitsgewinn einhergehen, im Gegensatz zu Patienten, die durch reine Simulation einen unmittelbaren Gewinn ziehen (z. B. Wehruntauglichkeit, Arbeitsunfähigkeit, frühzeitige Rente usw.). Die Patienten zeichnen sich durch eine große Schmerztoleranz aus und unterziehen sich geduldig allen diagnostischen Eingriffen, auch wenn diese mit einem relativ großen Risiko behaftet sind. Die Patienten reisen von einem Krankenhaus zum nächsten (Krankenhauswandern) und unterziehen sich teilweise mehrfachen Operationen [3].

In der Urologie ist das Münchhausen-Syndrom nur relativ selten beschrieben, meistens handelt es sich um rezidivierende, selbst verursachte Makrohämaturien, Automanipulationen im Genitalbereich und Pyelonphritiden [2, 3].

Kasuistik

1993 stellte sich erstmals eine auswärts mehrfach operierte Patientin im Alter von 38 Jahren zur Therapie einer vermeintlichen uretero-vaginalen Fistel bei Z. n. Anlage eines Ileumkonduits vor.

Die Vorgeschichte dieser mehrfach voroperierten Patientin sei kurz skizziert.

Anamnestisch sei im Alter von 29 Jahren eine Encephalomyelitis disseminata mit fraglichem Visusverlust und Fazialislähmung diagnostiziert worden, damals bestand eine Harninkontinenz. Seit dieser Zeit sei die Patientin fast blind.

Im Alter von 30 Jahren sei ein hochgradiger Verlust des Gehörs aufgetreten, weiterhin bestanden ausgeprägte Blasenkrämpfe. Ein Jahr später erfolgte die Kolposuspension und im gleichen Jahr die offene Zystostomie. Bei persistierender Harninkontinenz erfolgte kurze Zeit später die Implantation eines Brindley-Stimulators, bei Erfolglosigkeit 1 Jahr später die Blasendenervation. Da die Harninkontinenz persistierte, erfolgte 1987 die Anlage eines Ileumkonduits und die Zystektomie. In der weiteren Folge kam es laut Angaben der Patientin zum Urinabgang via Scheide, so dass insgesamt innerhalb eines Jahres 3 Revisionsoperationen erfolgten. 1990 erfolgte die Exstirpation des Urethrastumpfes, 2 Monate später die erneute Relaparatomie und Revision einer vermuteten Fistel zur Vagina. Weitere 7 Monate später Relaparatomie und

Exstirpation einer zystischen Raumforderung retropubisch von abdominell und vaginal. Nach 2 weiteren Monaten Relaparatomie, Resektion des proximalen Ileumkonduits, Ureterneuimplantation in das Konduit sowie Hysterektomie mit Adnexen. 1 Monat postoperativ Anlage einer perkutanen Nephrostomie links bei V.a. Fistelrezidiv des linken Ureters 5/91.

Die Patientin stellt sich nun im Alter von 38 Jahren zur operativen Sanierung vor. Bei der Injektion von Methylenblau in die Nephrostomie konnte dieses später in dem in der Scheide platzierten Tupfer nachgewiesen werden. Es erfolgte die operative Freilegung des Ileumkonduits und beider Harnleiter. Intraoperativ ergab sich der Verdacht auf eine Fistel, vom linken Harnleiter nach distal, ohne dass sich hierbei jedoch ein Lumen sondieren lies. Es erfolgte die Resektion des Konduits, Mobilisation beider Ureteren bis hin zum Nierenbecken und die Anlage eines Transversumkonduits. Der postoperative Verlauf war zunächst unkompliziert. 1 Jahr später bestand eine Hyperventilationstetanie. 2 Jahre postoperativ stellte sich die Patientin erneut mit dem Verdacht auf ein Rezidiv der Uretero-vaginal-Fistel links vor. Bereits 3 Monate vorher erfolgte auswärts die erneute stationäre Aufnahme der Patientin bei diffusen abdominellen Schmerzen ohne eindeutiges klinisches Korrelat, seit Januar 1995 käme es zum Urinabgang per vaginam.

- Untersuchungsbefund: Adipöser Allgemeinzustand; Hörgerätträgerin; eingeschränkte Beweglichkeit des rechten Beines; Abdomen adipös; mäßiger, diffuser Druckschmerz im gesamten Abdomen ohne Anhalt für Abwehrspannung oder Peritonismus; Nierenlager bds. druck- und klopfschmerzfrei. Das äußere Genitale war inspektorisch unauffällig, bei der vaginalen Einstellung zeigte sich eine reizlose Scheide, die digital-rektale Untersuchung war ebenfalls unauffällig.
- Urologische Sonografie: Beide Nieren regelrecht.
- Konduitogramm: Das Konduit stellt sich unauffällig dar, kein Anhalt für Paravasat. Nach massiver Füllung Reflux in beide Nieren, auch hier wiederum kein Anhalt für KM-Austritt, weder aus dem Konduit noch aus den Harnleitern oder dem Nierenbeckenkelchsystem bds.
- Vaginogramm: Kein Anhalt für Fistelbildung nach KM-Füllung der Vagina.
- Zeitversetztes retrogrades Ureterogramm: Nach Einlage eines Ureterenkatheters jeweils auch unter kompletter KM-Füllung des Hohlsystems, kein Anhalt für Extravasat.
- Spätbilder nach i.v. KM-Gabe nach CT-Abdomen am 14.02.95: Unauffällige Darstellung beider Nieren, der Harnleiter und des Konduits ohne Nachweis von KM-Austritt.
- Röntgen Thorax: Altersentsprechender Herz- und Lungenbefund. Alter Blasenstimulator in situ.
- Kolon-Kontrasteinlauf: Regelrechter Einstrom des KM bis zum Zökalpol. Erst im Verlauf geringer Übertritt von KM in das terminale Ileum. Regelrechte Aufweitbarkeit sämtlicher Darmschlingen. Kein Nachweis eines stenosierenden Prozesses, kein Nachweis entzündlicher Veränderungen.
- CT-Abdomen: Nativ unauffällige Darstellung der Abdominalorgane sowie Nachweis des Transversumkonduits. Kein Nachweis einer akzessorischen Niere. Nachweis multipler Drahtzerklagen im Unterbauch, eine ureterovaginale Fistel lässt sich nicht nachweisen. Nach KM-Gabe regelrechte Kontrastierung der Nieren mit unauffälliger Markrindenbeziehung. In der Frühphase lassen sich die Ureteren nicht nachweisen, kein KM im Transversumkonduit. In der Spätphase als auch 4 h nach KM-Gabe Nachweis des KM in den Harnleitern und Transversumkonduit, in Bauchlage oder Rückenlage kein Nachweis von KM-Extravasat, insbesondere kein Nachweis einer zur Scheide führenden Fistel.
- Seitengetrennte MAG-3-Clearance: Gesamtkörperclearance: 250 ml/min (Norm >220 ml/min); Seitentrennung: links 45%, rechts 55% Abfluss nach 30 min; links 12%, rechts 57% Abfluss nach Lasix: links 92%, rechts 96%. Kein Anhalt für eine Fistelbildung.
- Sequenzszintigrafisch stellt sich die rechte Niere bezüglich Lage, Form und Größe regelrecht dar. Die leicht verkleinerte Niere links ist mit dem oberen Pol nach medial verkippt und zeigt eine mäßige, zentrale Parenchymverdrängung. Mäßige, ampulläre Abflussverzögerung rechts. Aufstau des Nierenbeckens links. Der Aktivitätsverlauf zeigt bds. normgerechten Anstieg bis zum Maximum. Danach deutliche Abfallsverzögerung links stärker als rechts. Während der 45-minütigen Untersuchungsdauer kein Nachweis eines Extravasates. Kein Nachweis einer ektopen Niere.

Bei fehlendem Nachweis einer Fistel wurde die Patientin unter dem dringenden Verdacht eines Münchhausen-Syndroms in der psychosomatischen Abteilung vorgestellt, wobei sich der Verdacht bestätigte und eine heimatnahe Behandlung eingeleitet wurde.

Problemanalyse

Patienten, die mit einer auffälligen Anamnese und multiplen Voroperationen kommen, sollten einer sorgfältigen Analyse der Indikationen zu den jeweiligen Operationen unterzogen werden. Insbesondere in dem vorliegenden Fall war die vorangegangene Anamnese bereits wegweisend. Wahrscheinlich hatte bereits bei der Konversion vom Ileumkonduit zum Transversumkonduit keine Fistel vorgelegen und bei dem intraoperativ gefundenen Strang, der ins kleine Becken führte, dürfte es sich um Vernarbungen bei Z. n. multiplen Voroperationen gehandelt haben.

Hegt man den Verdacht auf ein Münchhausen-Syndrom, sollte man eine sorgfältige Anamnese und eine entsprechende Beobachtung der Patienten durchführen. Im Zweifelsfalle bewährt sich das Hinzuziehen eines Psychiaters, welcher sich mit dem Syndrom auskennt. Ist die Verdachtsdiagnose gestellt, sollte man den Patienten eine entsprechende psychiatrische Therapie anbieten. Häufig entziehen die Patienten sich dieser Therapie und reisen weiter. Die Vielzahl der Eingriffe führt letztlich zu permanenten Schäden. Deswegen ist eine frühzeitige Diagnose und Therapie anzustreben. Häufig ist weibliches medizinisches Hilfspersonal betroffen. Die Entlassung aus dem Krankenhaus erfolgt meist gegen ärztlichen Rat und häufig ist die Krankheit therapierefraktär. Teilweise gelingt es jedoch die Patienten zur Einsicht zu bringen und mittels entsprechender langfristiger psychotherapeutischer Therapie von ihrem selbstzerstörerischen Handeln abzubringen.

Schlussfolgerung

Patienten, die nach mehrfach missglückten Voroperationen zugewiesen werden, bedürfen einer besonders sorgfältigen Aufarbeitung ihrer Vorgeschichte. All zu leicht verfällt man in den Irrtum, den ungünstigen Ausgang den Vorbehandelnden anzulasten. In der festen Überzeugung, man könne es besser und darin zusätzlich durch Zuweisung des Patienten bestätigt, der von weit her quasi an die letzt mögliche kompetente Institution kommt, um eine verfahrene Situation noch zu einem glücklichen Ende zu bringen, liegt das Risiko, die Vorgeschichte zu vernachlässigen. Eine bis ins letzte Detail rückverfolgte Anamnese, Durchforstung sämtlicher angeforderter Unterlagen und eine erneute Untersuchung der Patientin durch einen unvoreingenommen Neurologen ... man sollte eine Schlussfolgerung nicht mit „HÄTTE" beenden, schon eher mit Sorgfaltspflicht.

Literatur

1. Asher R (1951) Munchhausen's syndrome. Lancet 1:339–341.
2. Chew BH, Pace KT, Honey RJ (2002) Munchhausen syndrome presenting as gross hematuria in two women. Urology 59(4):601
3. Zahner J, Schneider W (1994) [Munchhausen syndrome]. Dtsch Med Wochenschr 119(6):192–195

KOMMENTAR D.-H. Zermann und J. Schubert

In der Diagnostik und Therapie funktioneller Erkrankungen wird man zunehmend öfter mit Patienten konfrontiert, die an ausgeprägten psychosomatischen Überlagerungen bis hin zu manifesten psychiatrischen Erkrankungen leiden. Für den mit der Diagnostik beschäftigten Urologen ist es daher oftmals schwierig, organisch-funktionelle von überlagerten Problemen abzugrenzen. Deshalb ist es bedeutsam, in der Diagnostik einem „roten Faden" zu folgen und sich an bewährten Diagnostik- und Therapiekonzepten zu orientieren. Die bis heute verfügbaren Leitlinien der Deutschen Gesellschaft für Urologie geben für eine begrenzte Anzahl von Erkrankungen diese Hilfestellung. Ansonsten sei auf die allgemein anerkannten und in einschlägigen Nachschlagewerken oder Fachzeitschriften publizierten Diagnostik- und Therapiestandards verwiesen. Das Abweichen und Übergehen so genannter „Richtlinien" führt oft zu Fehleinschätzungen, zu Fehlentscheidungen und konsekutivem Therapieversagen.

Sicher bieten Diagnostikstandards keine Garantie für das Erkennen psychisch veränderter Patienten, aber sie bewahren vor übereilten Entscheidungen, die oft vom Patienten mit entsprechender psychosomatischer Komponente bewusst erzwungen werden. Aus juristischer Sicht kommt insbesondere der exakten und vollständigen Dokumentation aller Befunde und der Darstellung der Indikationsfindung für ein invasives Therapieverfahren große Bedeutung zu.

Insbesondere vor Rezidiveingriffen oder Behandlungen von Komplikationen ist eine weiterführende, spezialisierte Diagnostik unumgänglich.

In unserer Einrichtung erfolgt die Abklärung der verschiedenen urologischen Krankheitsbilder gemäß Standardrichtlinien, wobei die Benutzung des Standards nicht als schematisches Abarbeiten, sondern als Leitlinien für eine patientenorientierte, individuelle diagnostische Abklärung dient. Im Rahmen von Fachkonferenzen werden schwierige Krankheitsbilder diskutiert, um das allgemeine diagnostische Verständnis aller Kollegen zu erweitern und Fehlentscheidungen eines Einzelnen vorzubeugen.

Das „Münchhausen-Syndrom" stellt sicherlich die Extremform psychiatrischer Krankheitsbilder dar, mit denen der Urologe, wie in der geschilderten Falldarstellung, als operativ tätiger Arzt konfrontiert werden kann. Leider kann auch der Psychiater die Diagnose erst relativ spät im Krankheitsverlauf stellen, so dass eine sichere Vermeidung der inadäquaten Therapie solcher Patienten aus Sicht des operativ Tätigen fast unmöglich erscheint. Bei Patienten mit funktionellen Erkrankungen und entsprechenden psychischen Auffälligkeiten sollte aber an eine entsprechende Störung gedacht werden und gegebenenfalls eine weitere psychiatrische Abklärung vor fachspezifischer Therapie eingeleitet werden.

Ersatzblasen-Rektum-Fistel nach radikaler Zystektomie und Ileumneoblase

D. Neisius

Einleitung

Der orthotope Ersatz der Harnblase durch Ileum ist weltweit akzeptiert, auch wenn die Gesamtkomplikationsrate nach Anlage einer Neoblase bekanntlicherweise sehr hoch ist [1–4]. Hautmann [4] berichtet im Rahmen eines Langzeit-Follow-up über 11 Jahre bei einem sehr großen Patientengut von 363 Patienten über 39% frühe und 32% späte Komplikationen. Die häufigste Komplikation betrifft die ileo-ureterale Anastomose im Sinne einer frühen oder späten Stenosierung der Harnleitereinmündung. In diesem großen Patientenklientel werden 6 Neoblasen-Dünndarm-Fisteln gefunden, aber keine Rektum-Neoblasen-Fistel.

Bei einem ähnlich großen Patientenklientel von 450 Patienten nach Zystektomie und Anlage einer Ileumneoblase finden Abol-Enein und Ghoneim [1] keine Dünndarm- bzw. Dickdarm-Fisteln, allerdings 3 Patientinnen mit einer Neoblasen-Vaginal-Fistel. Auch in seinem Patientengut ist die Stenosierung der Ureter-Neoblasen-Anastomose die häufigste Spätkomplikation. In einem kürzlich erst publizierten Reviewartikel von Hautmann [3] über Harnableitung mit dem Titel „Vom Ileumkonduit zur Neoblase“ werden als sehr seltene Komplikationen neoblasenintestinale Fisteln sowie Neoblasen-Haut-Fisteln, auch Neoblasenrupturen genannt. Die Komplikation einer Neoblasen-Rektum-Fistel wird nicht beschrieben.

Bekannt dagegen sind Fisteln zwischen Neoblase und tiefer anteriorer Rektumanastomose nach Exenteration bei gynäkologischen Tumoren. Wir beschreiben hier also die Rarität einer Neoblasen-Rektum-Fistel bei einem Mann nach radikaler Zystektomie.

Kasuistik

Bei einem 68-jährigen Mann wurde 8 Jahre vor der Zystektomie ein Blasentumorleiden festgestellt. Es folgten mehrere transurethrale Resektionen, bis dann erstmals 8 Wochen vor der Zystektomie ein muskelinfiltrierender Tumor im Stadium G2 (mindestens T2) festgestellt wurde, so dass die Zystektomie indiziert erschien.

Die letzte transurethrale Resektion fand im Trigonum-Blasenboden-Bereich statt mit tiefen blasenwandperforierenden Schnitten. Der Patient selbst war zum Zeitpunkt der Zystektomie ausgesprochen adipös.

Bei einer Körpergröße von 1,68 Meter wog er 94 kg. Das Körpergewicht sollte sich im Laufe der komplikationsträchtigen postoperativen Phase bis auf 70 kg reduzieren und sich dann im Rahmen des weiteren Verlaufs bei 75 kg stabilisieren.

Bei der Zystektomie kam es beim Ablösen der Prostata vom Rektum zur Längseröffnung des Rektums auf ca. 3 cm. Obwohl das Rektum 2-schichtig vernäht wurde und zur Deckung die M.-levator-Schenkel über das vernähte Rektum gedeckt wurden, fiel am 12. postoperativen Tagen nach Anlage der Ileumneoblase auf, dass sich Stuhlanteile neben dem einliegenden transurethralen Katheter über die Harnröhre entleerten. Im weiteren Verlauf sistierte der Stuhlabgang via Urethra. Es kam jedoch zu dünnflüssigen analen Stuhlabgängen, so dass sich nun über die Neoblasen-Rektum-Fistel Urin über das Rektum entleerte. Das Abdomen war stets weich ohne Abwehrzeichen, so dass eine direkte chirurgische Intervention nicht notwendig wurde. Zeitversetzt wurde dann bei dem Patienten 2 Monate später ein endständiger Anus praeter mit einem Hartmann-Stumpf angelegt.

9 Monate nach der Zystektomie und Auftreten der Fistel wurde dann die eigentliche Revision durchgeführt. Der Patient wog mittlerweile

nur noch 70 kg, d.h. er hatte für seine Größe von 1,68 Meter nun ein normales Gewicht. Der vorgegebene Mittelbauchschnitt wurde erneut gewählt zur Freipräparation der gesamten Neoblase. Im Bereich der Urethra-Neoblasen-Anastomose wurde die Neoblase von der Urethra abgesetzt. Es wurde nun der Fistelkanal zwischen Rektum und Neoblase rundum freipräpariert. Der gesamte Fistelkanal wurde exzidiert. Das Rektum war wiederum etwa 3 cm lang eröffnet. Die Ränder wurden angefrischt und das Rektum 2-schichtig mit monofilen Einzelknopfnähten vernäht. Auf das Rektum wurde nun ein gestielter Omentum-majus-Lappen deckend aufgesteppt. Nun wurde nach Rekonstruktion der Neoblase im Fistel- und Anastomosenbereich die neue Anastomose zur Urethra in der üblichen Einzelknopfnahttechnik durchgeführt. Zur Schienung wurde ein 18 Charr. transurethraler Neoblasenkatheter eingelegt. Es kam zu eine unkomplizierten postoperativen Abheilung, so dass 5 Monate nach der Revision der Rektumfistel der Anus praeter rückverlagert werden konnte. Eine ambulante Kontrolle 1 Jahr nach Rückverlagerung des Anus praeters zeigte einen gesunden Patienten mit 75 kg Körpergewicht, normalem Stuhlverhalten und eine Ileumneoblase, die tagsüber spontan entleert wird, ohne dass es zu Inkontinenzzeichen kommt. Lediglich nachts besteht eine Tendenz zur Inkontinenz bei tiefem Schlaf. Die Inkontinenz kann vom Patienten vermieden werden, wenn er nachts eine Penisklammer anlegt.

Die Staging-Untersuchung (2 Jahre und 2 Monate nach Zystektomie) zeigte keinen Hinweis für ein Tumorrezidiv bei ursprünglich bestehendem T3a, G2-Blasenkarzinom. Das Urogramm zeigte ein zartes Nierenbeckenkelchsystem beidseits mit prompten Abflussverhältnissen in eine sich normal darstellende Ileumneoblase.

Problemanalyse

Massive Adipositas und eine kurz zurückliegende rektumnahe transurethrale Resektion eines in der Muskulatur sitzenden Blasentumors begünstigen bei der Zystektomie die iatrogene Eröffnung des Rektums auf eine längere Strecke hin. Das Rektum wird doppelschichtig vernäht, allerdings werden keine Sicherungsmaßnahmen wie Deckung der Naht mit Omentum majus oder einem Peritonealflap durchgeführt. Auch wird im Rahmen der Zystektomie kein Entlastungs-AP angelegt.

Der nahe Kontakt beider Nahtreihen, d.h. der Rektumnaht und der Ileumblasen-Anastomosen-Naht führt zur frühen Fistelbildung am 12. postoperativen Tage mit Stuhl- und Urinvermischung.

Schlussfolgerung

Obwohl dem Operateur die Problematik der Rektumeröffnung mit gleichzeitiger Bildung einer Ileumneoblase intraoperativ bewusst war, insbesondere auch das Risiko einer Fistelbildung zwischen beiden Organstrukturen, wurde das Risiko eingegangen, mit einer „schnellen" Reparatur die Sache in den Griff zu bekommen, zumal eine solche Fistel extrem selten auftritt. Letztendlich kam, was kommen musste: es entwickelte sich sehr früh eine Neoblasen-Rektum-Fistel mit den daraus resultierenden Konsequenzen von mehrfachen Nachoperationen, die letztlich für den Patienten dann doch noch in einem zufriedenstellenden Resultat endeten.

Wenn im Rahmen einer Zystektomie eine Rektumläsion auftritt und wenn gleichzeitig ein orthotoper Blasenersatz geplant ist, muss die Rektumläsion mit der höchst möglichen Sicherheit versorgt werden, d.h. mit einer suffizienten Übernähung und einer Abdeckung mit dem Omentum-majus-Netz. Ob aus zusätzlichen Sicherheitsgründen auch ein passagerer Anus praeter direkt angelegt werden sollte oder nicht, ist sicher abhängig vom Ausmaß der Rektumläsion.

Literatur

1. Abol-Enein H, Ghoneim MA (2001) Functional results of orthotopic ilial neobladder with serous-lined extramural ureteral reimplantation: Experience with 450 patients. J Urol 165:1427–1432
2. Hautmann RE (2001) 15 Jahre Erfahrung mit der Ileum-Neoblase: Was haben wir gelernt? Urologe A40:360–367
3. Hautmann RE (2003) Urinary Diversion: Ideal conduit to neobladder. J Urol 169:834–842
4. Hautmann RE, De Petriconi R, Gottfried HW, Kleinschmidt K, Mattes R, Paiss T (1999) The ideal neobladder: Complications and functional results in 363 patients after 11 years of follow up. J Urol 161:422–428

KOMMENTAR J. Schubert und H. Wunderlich

Der Autor beschreibt in seiner Arbeit eine extrem seltene Komplikation nach Zystektomie und Anlage einer Ileumneoblase. Die Komplikation einer Neoblasen-Darm-Fistel wird in der Literatur ohnehin schon sehr selten beschrieben. Eine Fistel zwischen Ileumneoblase und Rektum wurde bisher in der Literatur nicht erwähnt.

Der Autor beschreibt die Kasuistik eines 68-jährigen Patienten, der aufgrund eines muskelinvasiven Harnblasentumors radikal zystoprostatektomiert wurde. Intraoperativ kam es zu einer Läsion des Rektums, die in 2 Schichten übernäht wurde. Am 12. p.o. Tag kam es zu Stuhlabgängen über den liegenden transurethralen Katheter. Im Intervall von 2 Monaten wurde nachfolgend ein endständiger Anus praeter mit einem Hartmann-Stumpf angelegt. Die Fistelversorgung erfolgte 9 Monate postoperativ. Weitere 5 Monate später wurde die Rückverlegung des Anus praeter durchgeführt.

Eine Fistel zwischen Ileumneoblase und Dickdarm bzw. Dünndarm ist eine extrem seltene Komplikation nach radikaler Zystektomie und erfordert in aller Regel ein gemeinsames Vorgehen zwischen Urologen und Abdominalchirurgen. Aufgrund der Komplexität der Versorgung einer solchen Komplikation ist es sinnvoll, dieses Problem in das Buch „Komplikationen in der Urologie" mit aufzunehmen. Hinsichtlich des Verlaufes sollten jedoch in der vorliegenden Veröffentlichung noch folgende Punkte erläutert bzw. diskutiert werden:

1. Wieso vergingen zwischen dem erstmaligen Nachweis eines muskelinvasiven Harnblasentumors (mindestens T2 G2) 8 Wochen bis zur Zystektomie?
2. Unter „Kasuistik" im Absatz 1 wird von einem Stadium G2 gesprochen. Gemeint ist wohl hier ein mäßig differenziertes Karzinom G2.
3. Wieso erfolgte bei muskelinvasivem Harnblasentumor im Trigonum-Blasenboden-Bereich eine Harnableitung mittels Ileumneoblase, wenn bekannt ist, dass gerade bei Lokalisationen in diesem Bereich die Rezidivrate sehr hoch ist? Wurden präoperativ Biopsien im Bereich der prostatischen Harnröhre durchgeführt?
4. Wieso erfolgte die Rektumperforation beim Ablösen der Prostata? Es ist doch viel eher wahrscheinlich, dass die Perforation durch „tiefe wandperforierende Schnitte" im Trigonumbereich der Harnblase begünstigt war. Es wird ja auch im Abschnitt „Problemanalyse" erklärt, dass durch eine zurückliegende rektumnahe transurethrale Resektion bei muskelinvasivem Harnblasentumor im Rahmen der Zystektomie eine iatrogene Eröffnung des Rektums begünstigt wird.
5. Unter Kasuistik im 4. Absatz wird beschrieben, dass eine direkte chirurgische Intervention des Abdomens aufgrund fehlender Abwehrzeichen nicht notwendig war und der endständige Anus praeter erst im Intervall von 2 Monaten angelegt wurde. Dieses Vorgehen kann man aufgrund der möglichen gravierenden Komplikationen bei genannter Konstellation nicht undiskutiert stehen lassen. Eine sofortige Anlage eines Anus praeter im Sinne eines doppelläufigen Ileostomas wäre wohl der bessere und sicherere Weg gewesen. Dieser Punkt sollte im Abschnitt „Problemanalyse" mit diskutiert werden.
6. Wieso wurde im Rahmen der Revision zur Fistelversorgung nicht ein „transvesikaler Weg" gewählt, um die Anastomose zwischen Neoblase und Harnröhre nicht zu gefährden?
7. Im Abschnitt „Schlussfolgerungen" sollten folgende Punkte näher diskutiert werden:
   - Wie lang darf das Intervall zwischen Diagnosestellung einer Neoblasen-Darm-Fistel und Anlage einer Entlastungsileostomie/Kolostomie/Anus praeter sein?
   - Welche Entlastungsform (doppelläufige Ileostomie/endständiger Anus praeter) ist die sinnvollere Variante?
   - Sollte bei Rektumläsion im Rahmen einer Zystektomie und Planung einer Ileumneoblase nicht generell eine Entlastung mittels Ileostomie/Anus praeter erfolgen?
   - Es sollte im Abschnitt „Schlussfolgerungen" nochmals auf das Intervall zwischen Auftreten und definitiver Versorgung einer derartigen Fistel eingegangen werden. Vielleicht kann in Erweiterung der Diskussion auch der Einsatz von Fibrinkleber in Abhängigkeit vom Ausmaß der Fistel diskutiert werden.

Erwiderung zum Kommentar D. Neisius

Antwort auf die Frage 1:
Weil der Patient dies aus persönlichen Gründen so wollte.

Antwort auf die Frage 2:
Das Stadium G2 entspricht nach der 6. Auflage der UICC 2002 tatsächlich einem mäßig differenzierten Karzinom. Auch die umgekehrte Feststellung ist statthaft, nämlich dass ein mäßig differenziertes Karzinom ein G2-Stadium ist.

Antwort auf die Frage 3:
Der Blasenhals und der Blasenausgang waren nicht tumorinfiltriert, PEs aus der prostatischen Harnröhre waren negativ.

Antwort auf die Frage 4:
Tatsächlich kann die Rektumperforation schon früher als beim eigentlichen Ablösen der Prostata entstanden sein, letztendlich wurde sie sicher intraoperativ festgestellt, nachdem das gesamte Blasen-Prostata-Präparat an der Harnröhre abgesetzt war und entnommen werden konnte.

Antwort auf die Frage 5:
Nach Auftreten der Rektumfistel am 12. postoperativen Tag wurde der Chirurg hinzugezogen, der das weitere darmspezifische Procedere festlegte, somit auch den Zeitpunkt und die Art der AP-Anlage.

Antwort auf die Frage 6:
Die Neoblasen-Rektum-Fistel war sehr nahe an der Anastomose gelegen. Die gesamte Anastomose wurde aufgehoben, die Neoblase nach kranial verlagert, um sicher die Revision und den Verschluss der Fistel durchführen zu können.

Wichtig erschien es uns, großflächig einen gestielten Omentum-majus-Lappen zwischen Rektum und Neoblase platzieren zu können.

Antwort auf die Frage 7:
Richtig ist, dass bei Feststellung einer Rektumläsion im Rahmen der Zystektomie und Anlage einer Ileumneoblase generell eine Entlastung mittels Ileostomie oder Anus praeter erfolgen sollte. Ob mit Fibrinkleber eine Neoblasen-Rektum-Fistel verschlossen werden kann, ist fraglich. Wir haben in der Vergangenheit mehrfach versucht, kleinere vesiko-vaginale oder urethrale Fisteln mit Fibrinkleber zu verschließen. Dies ist uns nie gelungen.

7 Rekonstruktive Chirurgie

7.1

Komplikationen bei rekonstruktiven Operationen

S.C. Müller

Einleitung

Plastisch rekonstruktive Eingriffe werden in letzter Zeit unter dem Blickwinkel der ästhetischen Chirurgie durch die Medien popularisiert. Nach dem Skelettsystem weisen die urogenitalen Organe eine hohe Rate kongenitaler Missbildungen auf, was die Kinderurologie seit jeher mit rekonstruktiven Eingriffen konfrontiert. Es gab zum Teil lange und schmerzhafte Lernprozesse, um zu erkennen, dass morphologische Ästhetik im Harntrakt weit weniger wichtig ist als funktionelle Ergebnisse. Aufwändige plastische Korrekturen z.B. beim primären Megaureter, beim Megaureter-/Megazystis-Syndrom und auch beim Prune-Belly-Syndrom mit katastrophalen funktionellen Resultaten haben uns hier eines Besseren belehrt.

Abgesehen von kongenitalen Anomalien sind es traumatisch oder onkologisch begründete Organverluste, neurologische Funktionsdefizite und auch immer mehr altersbedingte Veränderungen von Organstrukturen und Organsystemen, die uns auf dem Gebiet der wiederherstellenden Chirurgie fordern.

Auch unter dem Aspekt moderner gentechnologischer Methoden und des so genannten „tissue-engineering" gilt das Prinzip, dass körpereigenes Gewebe zur Rekonstruktion besser geeignet ist als Fremdmaterial.

Der Erfolg rekonstruktiver Operationstechniken korreliert mit der Erfahrung des Operateurs, der Verwendung geeigneter Gewebe, die unter Beachtung grundsätzlicher Regeln der plastischen Chirurgie sehr sorgfältig präpariert und behandelt werden müssen. Der Einsatz mikrochirurgischer Methoden (Lupenbrille/Mikroskop), geeigneter Nahtmaterialien und nicht zuletzt eine subtile Verbandstechnik verhindert Komplikationen. Gibt es für ein und dasselbe Problem verschiedenste operative Methoden und Ansätze, wie z.B. in der Hypospadiechirurgie oder der Inkontinenzchirurgie, so ist dies nur ein Zeichen dafür, dass dem individuellen Patienten keine Ideallösung geboten werden kann. Subtile Aufklärung ist hier besonders wichtig. Um Komplikationen zu verhindern, darf der Operateur nicht versucht sein, momentanen Modetrends nachzueifern, sondern sollte sich auf das verlassen, was er gelernt hat und am besten kann.

Techniken des Gewebetransfers

Das freie Transplantat („graft") muss nach Entnahme und Transplantation eine eigene Blutversorgung aufbauen. Man sollte es möglichst gleichmäßig entnehmen (z.B. Dermatom) und es muss in möglichst engem Kontakt zum Empfängergewebe bzw. Wundgrund gebracht werden. Letzteres garantiert eine sorgfältige nicht ischämieinduzierende Verbandstechnik, wobei gleichzeitig sicherzustellen ist, dass Blut oder Lymphsekret den Kontakt beider Gewebeflächen nicht stört. Es empfiehlt sich also ein möglichst gut vaskularisiertes und ebenes Wundbett zu schaffen und das freie Transplantat zu perforieren, um diesen Sekretabfluss in einen geeigneten Verband zu garantieren, der nicht zur Verklebung zwischen Verband und Transplantat führt (z.B. Mellolingaze). Der Operateur muss eine Schrumpfungstendenz bei z.B. freien Spalthauttransplantaten von bis zu 30% berücksichtigen und kann erwarten, dass nach etwa 4 Tagen das freie Transplantat „angegangen", d.h. durchblutet ist. Ein intraoperativ angelegter Verband sollte daher nicht vor dem 5. oder 6. Tag entfernt werden.

Ein Vollhautlappen hat weniger Schrumpfungstendenz als ein Spalthautlappen.

Bei unebenem Wundgrund und ggf. schlechter Vaskularisation ist es ratsam, das Spalthauttransplantat als Mesh-graft aufzubringen, um innigeren Kontakt mit dem Wundgrund herzustellen und die Drainage von Wundsekretion sicherzustellen. Werden freie Transplantate zur Harnröhrenrekonstruktion verwendet, sind onlay/inlay-Techniken und damit auch gelegentlich 2-zeitige Verfahren besser als tubularisierte Transplantate in einer Sitzung.

Das gestielte Transplantat (Lappen, „flap") muss sorgfältig präpariert werden, um die eigene Blutversorgung, d.h. den entsprechenden Gefäßstiel zu erhalten, bzw. durch mikrochirurgische Techniken eine neue Durchblutung an anderer Stelle wiederherzustellen. Bei Hautverschiebeplastiken (Randomflaps) muss darauf geachtet werden, dass die Basis des Transplantates, die die Blutversorgung garantiert, möglichst breit ist und spitzwinklig zulaufende Enden des Transplantates müssen vermieden werden (Nekrosegefahr).

Neben den Randomflaps unterscheidet man axiale Lappen, die durch eine eigene zuführende Arterie an der Basis ernährt werden. Da die Peripherie nur mit Hilfe einer kapillären Durchblutung überleben kann, darf die Ausdehnung dieses Transplantates nicht zu groß sein. Muskulokutane und fasziokutane Lappen mit eigener Gefäßversorgung können entweder lokal geschwenkt oder als freie Transplantate mikrochirurgisch erneut angeschlossen werden. Sie dienen zur großflächigen Rekonstruktion komplexer Defekte bzw. auch zur Phallusrekonstruktion. Die Probleme und die Morbidität an der Entnahmestelle sind nicht zu unterschätzen! Spannungsfreie Nähte im Hautbereich sind wichtig für eine problemlose Wundheilung.

Traumatologie des oberen Harntraktes

Die meisten renalen Verletzungen sind stumpfe Traumen und können prinzipiell so lange wie möglich konservativ behandelt werden, wobei das Risiko einer Notfallnephrektomie steigt, je früher die operative Revision nötig wird. Perforierende Verletzungen (Schuss- und Stichverletzungen) der Niere hingegen sollten immer evaluiert werden, wegen der möglichen Mitbeteiligung von Nachbarorganen.

Die anhaltende und potenziell lebensgefährliche Blutung stellt immer eine absolute Indikation zur chirurgischen Exploration dar. Kontrastmittelextravasation als Hinweis einer Hohlraumverletzung ist per se keine Indikation zur chirurgischen Intervention.

Zur Diagnostik ist ein Spiral-CT mit Kontrastmittel ideal, um das Ausmaß der Verletzungen abschätzen zu können. Je stärker die Niere fragmentiert ist und je höher der Anteil devaskularisierter Parenchymanteile, desto leichter sollte die Entscheidung zur Exploration fallen.

Im Falle arterieller Thrombosen (Intimaeinrisse der Arteria renalis nach schweren Dezelerationstraumen) kann selbst bei schneller Diagnosestellung meist nicht organerhaltend operiert werden. Die Zeitgrenze liegt hier bei maximal 12 h. Ein abwartendes Verhalten mit ischämischer Schrumpfung der Niere ist erlaubt.

Bei ausgedehnten Nierenparenchymverletzungen mit größerem Hämatom besteht zwischen dem 8. und 10. Tag das höchste Risiko einer oft starken und damit interventionspflichtigen sekundären Nachblutung.

Wenn intraabdominelle Begleitverletzungen ausgeschlossen sind, halte ich es, im Gegensatz zu vielen anderen Autoren, für besser die Niere von der Flanke her zu exponieren. Der Zugang zum Gefäßstiel ist mindestens genauso schnell möglich wie transperitoneal, die Niere selbst ist jedoch wesentlich besser von ventral und dorsal zu exponieren, liegt näher beim Operateur und erlaubt eine selektivere Präparation des intrarenalen Gefäßsystems (und damit eine leichtere Rekonstruktion). Große durchgreifende Matratzennähte durch das oft dekapsulierte Parenchym, verstärkt durch so genannte Gaze oder Vicrylnetzstreifen, erlauben es vaskularisierte Fragmente der Niere mit leichtem Druck zu adaptieren und Blutungen zu stillen. Wenn immer möglich sollte der Nierenstiel nicht länger als 30 min abgeklemmt sein, eine Eiskühlung ist oft zu aufwändig und zeitraubend. Verletzungen des Hohlsystems müssen verschlossen werden. Im Zweifel ist es sicherlich besser eine Nephrostomie oder Pyelostomie perkutan auszuleiten. Das Einwickeln der Niere in ein Vicrylnetz verstärkt den Druck und reduziert die Blutungsgefahr. Sind größere ischämische Schäden an den Polkappen zu beobachten, empfiehlt sich eine partielle Nephrektomie oder Heminephrektomie.

Der Patient braucht strikte Bettruhe bis die Makrohämaturie sistiert, normalerweise nach 2–3 Tagen. Speziell bei größeren retroperitonealen Hämatomen, die konservativ behandelt werden, besteht die Gefahr eines sympathischen paralytischen Ileus. Stuhlweichmacher und die Peristaltik fördernde Medikamente sollten frühzeitig eingesetzt werden.

Speziell bei penetrierenden Traumen muss an die Möglichkeit begleitender Ureterverletzungen gedacht werden. Diese müssen in jedem Fall chirurgisch versorgt werden.

Die Prinzipien einer erfolgreichen Korrektur von Ureterverletzungen sind:

- Sparsame Uretermobilisation ohne Beeinträchtigung der adventitiellen Blutgefäße.
- Anfrischen der Wundränder, bis eine gute Durchblutung erkennbar ist.
- Spannungsfreie, wasserdichte Anastomose nach vorheriger Spatulation beider Enden.
- Ureterstenting und Dauerkatheter, ggf. zusätzlich noch perkutane Harnableitung des Nierenhohlsystems.
- Drainage des Retroperitoneums. Bei Begleitverletzungen intraabdominal Umhüllung des Harnleiters mit Omentum.

Verletzungen im distalen Harnleiterdrittel einschließlich des intramuralen Segmentes sind am besten mit einer Psoas-Hitch-Ureteroneozystostomie versorgt. Keine Saugdrainagen! Bei länger andauernder Urinsekretion sollte das Drain ab dem 5. Tag langsam Zentimeter für Zentimeter zurückgezogen werden. In einem hohen Prozentsatz wird sich die Fistel spontan schließen.

Der Ureterstent sollte mindestens 4 Wochen in situ verbleiben. Engmaschige sonografische Follow-up-Untersuchungen sind empfehlenswert. Spätestens 1 Jahr nach dem Ereignis sollte eine Nierenszintigrafie den Funktionszustand der Niere belegen. Im Langzeitverlauf ist auf den Blutdruck zu achten.

Komplexe renale Rekonstruktionen

Seit der Erstbeschreibung der Brödel'schen Linie 1901 wurde eine Vielzahl von Nieren erhaltenden Operationstechniken als Alternative zur Nephrektomie entwickelt. Dies gilt für traumatische Verletzungen, onkologische Probleme und das Steinleiden. Bei den meisten dieser Verfahren kann die Niere in situ verbleiben, oft sogar ohne dass der gesamte Nierenstiel arteriell abgeklemmt werden muss. Eine aufwändige intrasinusoidale Präparation der einzelnen Segmentarterien und deren superselektive Abklemmung ist sehr hilfreich. Trotz der perkutanen renalen Angioplastie verbleiben einige Patienten z. B. mit Erkrankungen in der Peripherie der Nierensegmentarterien (fibröse Dysplasie!) für offene Gefäßrekonstruktionen bis hin zum Ersatz der Nieren- und Segmentarterien z. B. mit der Arteria iliaca interna und deren Abgängen. Eine Aufgabe, die sich zumindest für urologische Transplantationszentren empfiehlt. „Workbench-surgery" und Autotransplantation sind unabdingbare Voraussetzungen hierfür.

Traumatologie des unteren Harntraktes

Beckenringfrakturen sind häufig mit katastrophalen Verletzungen des unteren Harntraktes verbunden und eine exakte Diagnostik ist unabdingbar.

■ Blase

Eine isolierte Blasenverletzung ist selten, häufig ist sie Bestandteil komplexer Verletzungen des Beckens und der hinteren Harnröhre. Als häufigste Symptome finden sich Unterbauchbeschwerden, Blutaustritt am Meatus urethrae oder eine Makrohämaturie. Legen Sie keinen transurethralen Katheter bevor nicht durch eine retrograde Urethrografie mögliche Verletzungen der Harnröhre ausgeschlossen sind. Die Zystografie über den DK oder den eingelegten suprapubischen Katheter muss ausgehend von einer Leeraufnahme mit einer Prallfüllung der Blase einhergehen (mind. 250–300 ml KM-Füllung). Ein anschließendes Ablaufbild ist obligat.

- *Extraperitoneale Blasenverletzungen* können mit einer ausreichenden Katheterdrainage meist konservativ behandelt werden. Zwingen Begleitverletzungen oder auch penetrierende Blasenverletzungen zur Operation, sollten auch extraperitoneale Läsionen versorgt werden.
- *Intraperitoneale Blasenläsionen* bedürfen in jedem Falle eines sofortigen operativen Verschlusses.

Bei Schussverletzungen der Blase findet man in knapp einem Drittel der Fälle auch assoziierte Harnleiterverletzungen. Die Ureterostien müssen in jedem Falle bei Eröffnung der Blase inspiziert und die Ejakulation von Urin abgewartet werden. Bei ostiennahen Blasenverletzungen sollte eine Ureterschiene eingelegt werden. Nach 10–14 Tagen Katheterdrainage muss die Integrität der Blase über ein abschließendes Zystogramm dokumentiert werden.

Hintere Harnröhre

Bei Beckentraumen ist immer an eine Beteiligung der hinteren Harnröhre zu denken. Klassisches Symptom ist der Blutaustritt am Meatus und die Unfähigkeit zur Spontanmiktion. Die retrograde Urethrografie bestätigt die Verdachtsdiagnose. Es werden drei Verletzungstypen unterschieden:

- Überdehnung der Urethra ohne Kontrastmittelextravasation.
- Abriss der prostatischen Harnröhre unterhalb des Diaphragma urogenitale.
- Abriss der Harnröhre und assoziierte Zerreißungen des Diaphragma urogenitale.

Erstrebenswert ist eine sofortige Wiederherstellung der Kontinuität ohne definitive operative Anastomose (Re-Alignement). Das „Auffädeln" von Blase und Harnröhre sollte immer dann durchgeführt werden, wenn aus unfallchirurgischer Indikation heraus der Patient operativ versorgt wird. Sollte dies nicht geschehen, halte ich die urologische Indikation durchaus für erstrebenswert, falls der Patient klinisch stabil ist. Bei instabilem Patienten kann dieses „Auffädelungsmanöver" verzögert nach etwa 3–4 Tagen stattfinden, evtl. auch dann in Kooperation mit dem Unfallchirurgen. Als Alternative kommt die alleinige suprapubische Harndrainage und ein abwartendes Verhalten in Betracht. Nach frühestens 4–6 Monaten kann dann eine definitive operative Anastomose der Harnröhre erfolgen.

In nahezu allen Fällen kann von perineal her eine Anastomose der bulbären Harnröhre mit dem Apex der Prostata folgen. Nach eigener Erfahrung war nie eine Symphysektomie nach Turner-Warwick nötig. Wichtig sind eine ausreichende Exzision des Narbenblockes, eine Mukosa-zu-Mukosa-Anastomose zwischen freigelegtem Prostataapex und dem gut durchbluteten Harnröhrenstumpf und eine spannungsfreie Anastomose [13]. Der Charr-16-18-Silikon-Dauerkatheter sollte mindestens 3 Wochen belassen werden. Bei ausreichender Mobilisation der Harnröhre nach distal lassen sich auch größere Defekte meist überbrücken. Im Falle von Voroperationen an der distalen Harnröhre (z. B. Hypospadie oder Sachse-Urethrotomie) ist jedoch mit ischämischen Komplikationen und Restrikturierung zu rechnen.

Distale Harnröhre

Verletzungen in diesem Bereich sind selten, kommen aber in bis zu 20% bei Patienten mit Penisfrakturen vor. Ein retrogrades Urethrogramm ergibt Aufschluss über mögliche Defekte und die operative Versorgung sollte möglichst rasch erfolgen (Naht des Defektes über einen Katheter). Schwere Verletzungen der hinteren Harnröhre werden primär mit einer suprapubischen Zystostomie versorgt. Leichtere Traumata verlaufen oft unbemerkt („Straddle-Verletzung") und führen oft nach vielen Jahren zu einer Strikturierung der hinteren Harnröhre, die dann einer operativen Versorgung bedarf.

Harnröhrenstrikturen

Urosepsis ist die gefährlichste Komplikation nach einer „einfachen" Harnröhrenschlitzung bei nicht sterilem Urin. Kommt noch eine mögliche Verletzung der Corpora cavernosa hinzu, kann die resultierende Kavernitis oft in der totalen Schwellkörperfibrose mit Impotenz enden. Stärkere Blutungen aus dem Corpus spongiosum lassen sich nach Legen eines transurethralen Katheters, ggf. mit vorübergehender manueller Kompression, gut beherrschen.

In großen Serien sind die Ergebnisse der Urethrotomie („Sachse", „Otis") im Langzeitverlauf enttäuschend. Nach einer zweimaligen inneren Schlitzung sollte eine Rezidivstriktur operativ versorgt werden. Langzeitergebnisse nach Rekonstruktion der Harnröhre mit Hauttransplantaten, ob frei oder gestielt, sind ebenfalls wenig zufriedenstellend und besonders haartragende Haut führt zu katastrophalen Ergebnissen: Haut verträgt sich einfach nicht mit Urin! Das freie Wangenschleimhauttransplantat (buccal mucosa) im Onlay-Verfahren ist selbst bei ausgedehnten Harnröhrenstrikturen zur Zeit die Methode der Wahl. Voraussetzung für den Erfolg ist eine ausreichende Deckung des freien Transplantates, möglichst mit gut vaskularisiertem subkutanen Gewebe, zumindest aber mit ausreichend vaskularisierter Penisschafthaut. Zur Vermeidung von Fistelbildungen sollten Nahtreihen möglichst nie aufeinander zu liegen kommen [7]. Leicht verfügbare alloplastische Materialen wie SIS („small intestine submucosa") haben sich im eigenen Krankengut bei 5 Patienten nicht bewährt (Strikturrezidive!). Je weiter distal eine Harnröhre zu rekonstruieren ist und je weniger gut vaskularisierte Haut zur Deckung zur Verfügung steht, desto eher sollte man sich für gestielte Vorhautlappen zum Harnröhrenersatz entscheiden und ggf. in Kauf nehmen, dass der Penisschaft sekundär mit Haut gedeckt werden muss (evtl. auch im Mesh-graft-Verfahren). Kurzstreckige Harnröhrenstrikturen, besonders im mittleren und proximalen Bereich, sollten immer mittels einer End-zu-End-Anastomose versorgt werden.

Rekonstruktion des proximalen Harnleiters

Pyeloplastik

Die kontinuitätsdurchtrennende Pyeloplastik nach Anderson-Hynes ist, gemessen an den Erfolgsraten allen anderen operativen Verfahren überlegen, zumindest dann, wenn das dysplastisch angelegte Segment des proximalen Harnleiters komplett entfernt bzw. spatuliert wird. Um eine spannungsfreie Anastomose zwischen Nierenbecken und spatuliertem gesunden Harnleiter zu erzielen, kann man durch geeignete Inzisionen des Nierenbeckens Lappen nach distal schlagen, oder man muss die gesamte Niere innerhalb der Gerota'schen Faszie komplett mobilisieren und nach kaudal verlagern. Zur Minimierung des Risikos empfiehlt sich immer noch die Stentung der Anastomose und gleichzeitige Einlage einer Pyelo- oder Nephrostomie zur Harnableitung. Beim Verzicht auf diese Maßnahmen erhöht sich das Risiko auf ein Urinom mit nachfolgender Entzündung und erneuter Stenosierung. Der Vorteil einer separaten Stentung und proximalen Harnableitung liegt darin, dass nach Entfernen des Stentes (8–10 Tage) der Zugang zum Hohlsystem der Niere erhalten bleibt und so radiologische Untesuchungen und auch funktionelle Untersuchungen (Druckmessung/Whitaker-Test) die Durchgängigkeit der Anastomose objektivieren können. Im Vergleich zur klassischen Flankeninzision ist die dorsale Lumbotomie (Lurz-Schnitt) weniger traumatisch, bietet aber gleichzeitig eine schnellere und bessere Exposition zum pyeloureteralen Übergang, wenn die Niere nicht malrotiert ist oder eine Pathologie im weiter distal gelegenen Harnleiter vorliegt. Bei Erfolgsraten von weit über 90% können auch „moderne" endoskopische Verfahren (Endopyelotomie) nicht mithalten.

Bei sekundären Nierenbeckenabgangsstenosen scheinen die Ergebnisse der Endopyelotomie ähnlich gut wie die der offenen Nierenbeckenplastik. Als erfahrener Operateur würde ich jedoch auch hier immer den offenen Zugang bevorzugen, nicht zuletzt um alle Möglichkeiten eines Uretersersatzes zu haben.

Uretersatz

Bei ausgedehnten Defekten des Harnleiters und der Unmöglichkeit einer direkten Anastomose sollte man sich Darmsegmente als partiellen oder kompletten Ersatz wählen. Der ileale Harnleiterersatz hat die längste Tradition, sollte aber nicht als partieller Ersatz verwendet werden. Hierfür eignen sich zumindest rechtsseitig ein entsprechend geeigneter Appendix oder aber ein Kolonsegment, was in der Technik nach Monti umgewandelt wurde [22]. Ein Ersatz des Harnleiters mit Ileum bei vorbestrahlten Patienten verbietet sich. In solchen Fällen empfiehlt sich sowohl rechtsseitig als auch linksseitig das Sigma. Das Meso ist meist ausreichend lang, um auch problemlos für den Ersatz des rechten Harnleiters zu dienen. Beim Ileum-Harnleiter bedarf es keiner antirefluxiven Implantation, allerdings sollte proximal eine weite Anastomose zum Nierenbecken geschaffen werden. Der Erhalt des pyeloureteralen Überganges führt meistens zu sekundärer Stenosierung.

Ureterokalikostomie

Indiziert nach fehlgeschlagener Pyeloplastik bzw. extrem intrarenal gelegenem Nierenbecken mit peripelviner und periureteraler Fibrose. Gelegentlich auch indiziert bei Hufeisennieren. Die Anastomose sollte immer zum tiefstgelegenen Kelch erfolgen und ist nur sinnvoll, falls das Parenchym über diesem Kelch deutlich ausgedünnt ist. Der Parenchymsaum über diesem Kelch muss auch ausreichend weit exzidiert werden. Sinnvoll ist es, die zuvor inzidierte und entsprechend abpräparierte Nierenkapsel mit dem breit inzidierten Kelch zu verbinden (Blutstillung!). Dann erst sollte der ausreichend weit spatulierte Ureter wasserdicht anastomosiert werden. Selbst mit Schienung der Anastomose und suffizienter proximaler Harnableitung sind die Erfolgsraten nicht besser als 75%.

Retrokavaler Ureter

Der retrokavale Ureter ist Ausdruck einer venösen Gefäßmissbildung. Das hinter der Vena cava verlaufende Uretersegment ist oft atroph und da eine Durchtrennung des Harnleiters unumgänglich ist, empfiehlt sich eine großzügige Exzision. Die anschließende Ureteroureterostomie muss nach entsprechender Mobilisation beider gut durchbluteter Enden spannungsfrei und wasserdicht erfolgen (5/0-6/0 monophiles Nahtmaterial, Einzelknopfnähte). Der Harnleiter sollte geschient sein und die Blase für mindestens 8 Tage mittels Dauerkatheter drainiert werden. Die Verwendung von Saugdrainagen ist obsolet.

Antirefluxplastiken

Es gibt eine Vielzahl von Techniken, die alle darauf abzielen, den submukösen Ureterverlauf zu verlängern. Dies führt bei zunehmender Blasenfüllung dann zu einer Kompression des intramuralen Ureterverlaufs und damit zur Verhinderung des vesikorenalen Refluxes. Idealerweise sollte die Länge des submukösen Tunnels mindestens 4- bis 5-mal dem Durchmesser des Ureters entsprechen. Moderne endoskopische Verfahren versuchen durch eine Unterspritzung des Ostiums mit „bulking agents" dieses Prinzip nachzuahmen. Auch selbst bei idealer Applikation der Fremdsubstanz werden diese Grundprinzipien der plastischen Chirurgie nie erreicht werden. Damit bleibt es eine Gratwanderung zwischen physiologischem Refluxschutz und möglicher Obstruktion, wobei die Langzeitergebnisse um vieles schlechter als die der operativen Verfahren sind. Hinzu kommt, dass nur wenig bekannt ist über das Verhalten dieser Fremdsubstanzen, die bei Kindern ja ein Leben lang im Körper verbleiben müssen. Oft führen nur mehrfache Rezidiveingriffe zur gewünschten Beseitigung des Refluxes.

Transvesikale Operationsmethoden wie die Technik nach Cohen oder nach Politano-Leadbetter erlauben zwar die gleichzeitige Korrektur bilateraler Refluxe, haben aber spezifische Nachteile. Die transtrigonale Verlagerung der Ostien nach Cohen erschwert später retrograde Eingriffe, z.B. bei der Steintherapie. Beim Politano-Leadbetter führt die „blinde" Präparation hinter der Blase gelegentlich zu schwersten Komplikationen (z.B. Darmperforation). Des Weiteren wurden Obstruktionen durch Ureterabknickung bei Füllung der Blase beschrieben.

■ Extravesikale Techniken (Lich-Gregoir)

Bei nicht obstruktivem und nicht dilatiertem refluxiven Harnleiter hat diese Technik den Vorteil, dass die Blase geschlossen bleibt und damit das Verfahren prinzipiell auch ambulant durchzuführen ist. Es bleibt allerdings auf Kinder im vorpubertären Alter beschränkt, denn die im Rahmen der Pubertät stark zunehmende Vaskularisierung im kleinen Becken erhöht das Blutungsrisiko stark. Bei ausgiebiger Nutzung von monopolarer Koagulationstechnik und weit nach kaudal reichender Präparation erhöht sich das Risiko, das Ganglion pelvicum und damit die motorische Innervation des Detrusors zu stören. Selbst bei einseitiger Antirefluxplastik beobachtet man gelegentlich Blasenentleerungsstörungen. Eine bilaterale gleichzeitige Refluxkorrektur mit dieser Technik sollte daher unterbleiben [15, 18]. Es empfiehlt sich bei bilateralem Reflux zuerst die Seite mit der besseren Nierenfunktion zu korrigieren und dann im 3-monatigen Intervall die Gegenseite.

Bei tiefem Ureter fissus ohne Dilatation ist eine Antirefluxplastik nach Gregoir mit Verlagerung beider Harnleiter in den submukösen Spalt durchaus möglich. Beim Ureter duplex sollte eine ausgiebige Präparation der distalen gemeinsamen Gefäßscheide unterbleiben, um Ischämien vorzubeugen. In diesem Fall empfiehlt sich eine Ureteroneozystostomie nach dem Psoas-Hitch-Verfahren, wobei beide Ureter nach Spatulation zu einem gemeinsamen Ostium vereint werden können.

■ Psoas-Hitch-Technik

Das Psoas-Hitch-Verfahren empfiehlt sich für Antirefluxplastiken nach der Pubertät, für alle dilatierten Harnleiter und für jegliche Rekonstruktion des distalen Harnleiterdrittels nach Trauma, iatrogenen Fisteln, distalen Uretertumoren oder vorher fehlgeschlagenen anderen Techniken der Refluxkorrektur. Die Ureterneuimplantation in einen immobilisierten Blasenanteil garantiert einwandfreie Abflussverhältnisse unabhängig vom Füllungszustand der Blase. Im Falle von sehr kleiner Blasenkapazität kann die gesamte Blase eröffnet werden und es empfiehlt sich, die Ureterneuimplantation in diese so genannte „Blasenplatte" vorzunehmen. Um eine ausreichende Blasenkapazität zu bewahren, kann dann eine Darmaugmentation als „Deckel" mit Ileum oder Sigma erfolgen (nach antimesenterialer Spatulation des Darmes, ggf. mit U-förmiger Konfiguration).

■ Boari-Flap-Technik

Müssen große distale Harnleiterdefekte überbrückt werden, ist die Boari-Plastik hilfreich, vorausgesetzt die Blasenkapazität ist ausreichend groß. Der zu bildende Blasenlappen braucht eine breite Basis, um eine ausreichende Blutversorgung zu gewährleisten, die wiederum Voraussetzung für den Erfolg der Operation ist. Die Länge des Lappens sollte das 3fache der Basis nie überschreiten und die Spitze schmaler sein als die Basis. Allerdings muss nach Implantation des Harnleiters noch genügend Material für einen spannungsfreien zirkulären Verschluss der Blase vorhanden sein!

Im Falle radiogener Gewebeschäden sollten weder die betroffenen mittleren oder distalen Harnleiterabschnitte noch die Blase selbst für rekonstruktive Eingriffe verwendet werden. Es empfiehlt sich ein Harnleiter- und/oder auch Blasenersatz durch nicht bestrahlte Darmanteile, wie z.B. das Colon transversum oder die linke Kolonflexur.

■ Megaureter

Der Begriff „Megaureter" bezeichnet nur einen dilatierten Harnleiter, was aber verschiedenste Ursachen haben kann. Folgende Differenzierungen sollten getroffen werden:
- refluxiver Megaureter,
- obstruktiver Megaureter,
- refluxiver und obstruktiver Megaureter und
- nicht refluxiver und nicht obstruktiver Megaureter.

Der Versuch, die radiologische Morphologie der oft grotesk anmutenden Megaureteren zu „verschönern", endete nicht selten mit katastrophalen Ergebnissen in Bezug auf die Nierenfunktion. Diese zu erhalten ist jedoch oberstes Ziel. Funktionzustand und Grad der Obstruktion lassen sich durch eine seitengetrennte Clearanceuntersuchung mit Lasixbelastung objektivieren und im Verlauf kontrollieren.

Die Indikation zur operativen Korrektur eines Megaureters ergibt sich nur bei:
- Reflux,
- rezidivierenden fieberhaften Pyelonephritiden oder
- Obstruktion mit Funktionsverlust der betroffenen Niere.

Verschmälerungs- oder Plikationsplastiken bergen ein hohes Komplikationsrisiko. Wenn immer möglich sollte ein Megaureter ohne Verschmälerungsplastik implantiert werden. Oft ist es hilfreich, für 1 bis 4 Wochen vor Reimplantation durch eine perkutane Nephrostomie für eine Druckentlastung zu sorgen und damit dem Harnleiter die Chance zur Rekompensation zu geben. Ist die Verschmälerungsplastik nicht zu vermeiden, sollten die von medial her kommenden nutritiven Gefäße des Harnleiters möglichst präparatorisch erhalten und der Harnleiter lateral verschmälert oder plikiert werden.

Hypospadie

Die Mehrzahl der Hypospadien sind glandulär, subkoronar oder distal penil. Je weiter proximal die Harnröhrenmündung liegt, desto höher das Risiko einer begleitenden Penisverkrümmung (Chorda) mit fehlangelegtem oder fehlendem Corpus spongiosum. Die typische dorsale Vorhautschürze bietet genug haarlose Haut, um entweder fehlende Segmente der Urethra damit zu ersetzen und/oder den Penisschaft decken zu können. Die Verkrümmung des Penisschaftes sollte in jedem Falle behoben werden, wobei man sich zwischen dem Erhalt der Urethralplatte (nach ausreichender Chordektomie) ggf. mit dorsaler Schwellkörperplikatur und dem Durchtrennen der Urethralplatte entscheiden muss. Bei schwerer Verkrümmung des Penisschaftes muss die Tunica albuginea des Schwellkörpers inzidiert und mit Hilfe einer Dermisplastik rekonstruiert werden. Schwieriger ist es, oft gleichzeitig vorliegende Rotatationsanomalien des Penisschaftes zu korrigieren. Prinzipiell sollte eine *hormonelle Stimulation vor Operation* durchgeführt werden (entweder HCG-Injektionen oder vorzugsweise die topische Applikation handelsüblicher Testosteroncreme, wobei man beim Auftragen Handschuhe anziehen muss!). Für glanduläre und subkoronare Hypospadien empfiehlt sich das Verfahren nach MAGPI oder die Snodgras-Technik. Für distal penile Hypospadien hat sich die Technik nach Mathieu bewährt (Flipflap), aber auch hier ist momentan die Snodgras-Technik weit verbreitet, wenngleich Langzeiterfahrungen fehlen. Bei ausgedehnterem Defekt der distalen Harnröhre und erhaltener Urethralplatte empfiehlt sich der gestielte Insellappen als Onlay, wobei dieser entweder quer aus dem inneren Vorhautblatt der dorsalen Vorhautschürze gewonnen werden kann, oder aber längs aus dem Dorsalbereich der Penisschafthaut. Bei nicht zu erhaltender Urethralplatte ist ein zweizeitiges Verfahren besser, d.h. komplette Aufrichtung des Penisschaftes mit möglichst optimaler Hautdeckung besonders im Bereich der Urethralrinne. Im zweiten Schritt kann dann nach Umschneidung der Urethralrinne ein freies Mundschleimhauttransplantat als Onlay-Plastik zur kompletten Urethrarekonstruktion verwendet werden [8]. In jedem Fall ist eine extrem sorgfältige, gefäßschonende Präparationstechnik wichtig. Wenn immer möglich sollte ein ausreichend mobilisierter subkutaner Gewebelappen zur Deckung der Nahtreihen verwendet werden, um Fisteln zu verhindern. Das kosmetisch erstrebenswerte Ziel, den Neomeatus an die Glansspitze zu bringen, wird oft mit funktionell katastrophalen Ergebnissen und einer hohen Reoperationsrate erkauft. Eine ausreichend weite Meatusöffnung im koronaren Bereich erscheint hier wesentlich sinnvoller, ohne das funktionelle Ergebnis in irgendeiner Weise zu beeinträchtigen.

Die Stentung des Operationsgebietes im Bereich der Neoharnröhre in Kombination mit suprapubischer Harnableitung ist besser als ein transurethral liegender Dauerkatheter. Ein nicht allzu straffer zirkulärer Verband aus geeignetem Material (z. B. Mellolin) sollte so gut fixiert sein, dass er für 5 Tage belassen werden kann. Bei Verwendung von Mundschleimhaut bevorzuge ich die Entnahmeseite mit feinem Vicryl rapid entweder fortlaufend zu verschließen oder die Wundränder mit Einzelknopfnähten zu adaptieren.

Prinzipiell gilt:
- Haartragende Haut sollte nie zur Rekonstruktion der Harnröhre verwendet werden.
- Zum Ersatz der Harnröhre ist Mundschleimhaut besser als Haut.
- Eine Onlay-Plastik ist besser als ein tubulärer Harnröhrenersatz.
- Im distalen Harnröhrenbereich haben gestielte Vorhautlappen als Onlay-Plastik Vorteile gegenüber freien Transplantaten.
- Die Fistelrate lässt sich durch das Decken der Neourethra mit einer zweiten Schicht deutlich senken.
- Im Notfall lässt sich die zur Deckung nötige Penisschafthaut auch mittels freiem Spalthauttransplantat ersetzen.

Gynäkologische Fisteln

Vesiko-vaginale Fisteln

In den Ländern der dritten Welt auch heute noch meist Folge geburtshilflicher Ätiologie, sind urogenitale Fisteln in den westlichen Industrienationen fast ausschließlich auf operative Eingriffe im kleinen Becken zurückzuführen, oder Folge einer Bestrahlungstherapie bei onkologischen Patienten. Die richtige Indikation vorausgesetzt (Fisteldurchmesser <2 cm, keine vorausgegangene Radiotherapie, gut beweglicher Scheidenstumpf) haben vaginale Operationsmethoden ausgezeichnete Heilungserfolge und sind für die betreffende Patientin bei weitem weniger belastend als die viel eingreifenderen abdominellen Zugangswege. Ein gestielter Fettlappen aus dem Bereich der großen Labien („Martius Lappen") reduziert deutlich das Risiko einer Rezidivfistel. Die Indikation zum abdominellen Fistelverschluss ist gegeben bei:
- Fisteln im Bereich der Harnleitermündungen,
- Fisteln mit mehr als 2 cm Durchmesser,
- Fisteln, bei denen es zum Prolaps der Blase einschließlich der Harnleiter durch die Fistelöffnung vor die Vagina kommt,
- mehrfach vorausgegangene, frustrane Fistelverschlussoperationen mit starker Narbenbildung im umgebenden Gewebe bzw. schweren entzündlichen Veränderungen,
- vesiko-zervikale Fisteln oder
- radiogen bedingten Fisteln.

Schlechte Durchblutungsverhältnisse im Fistelgebiet sind die Ursache von Fehlschlägen. Der vorausgegangene Einsatz von Fremdmaterial (z. B. Nylonschlingen, submuköse Tefloninjektionen etc.) spielt dabei eine extrem erschwerende und negative Rolle. Um ein Fistelrezidiv mit größtmöglicher Sicherheit zu vermeiden, empfiehlt sich die primäre Interposition von „isolierendem Gewebe", wie z. B. Peritoneum oder besser noch gut vaskularisiertem Gewebe wie dem Omentum majus zwischen Blase und Scheide. Eine iatrogen gesetzte Fistel, die frühzeitig erkannt wird, kann und sollte auch sofort wieder verschlossen werden, noch bevor entzündliche Umgebungsreaktionen das Gewebe beeinträchtigen. Die erst nach Tagen oder Wochen postoperativ auftretenden Nekrosefisteln sind meist durch eine ausgedehnte entzündliche Umgebungsreaktion gekennzeichnet. Man sollte daher mit dem Fistelverschluss so lange warten, bis sich zystoskopisch ein eindeutiger Fistelkanal ohne größeres Umgebungsödem etabliert hat, was in der Regel mindestens 6–8 Wochen dauert.

Kloakale Fisteln (zwischen Rektum, Blase und Vagina) sind fast durchweg postaktinisch bedingt. Falls Blase oder Rektum noch funktionsfähig und erhaltungswürdig sind, kann unter Opferung der funktionellen Vagina das Omentum majus durch die Scheide nach außen gezogen werden und wirkt damit wie eine Plombe zwischen Blase und Rektum. Voraussetzung ist allerdings eine protektive Kolostomie. Sind Blase und Rektum radiogen geschädigt, kann man nach Anlegen einer Kolostomie das Septum urethrovaginale durchtrennen und die Blase mit als Kohabitationsorgan nutzen. Zur Harnableitung empfiehlt sich die Verwendung nicht bestrahlter Darmanteile, wie z. B. das Colon transversum oder die linke Kolonflexur. Um der Patientin zwei Stomata zu ersparen, kann aus der linken Colonflexur durchaus ein kontinentes Urinreservoir rekonstruiert werden [14].

Urethro-Vaginal-Fisteln der Frau stellen ein therapeutisches Problem dar, wenn Sie im Bereich des inneren Blasenmundes liegen oder mit teilweisem oder totalem Verlust des funktionellen Sphinkterapparates einhergehen. Man sieht das gelegentlich nach durchgeschnittenen alloplastischen Schlingen oder penetrierten Sphinktermanschetten. Die plastische Wiederherstellung der tubulären Harnröhre ist dabei kein Problem, die Rekonstruktion eines funktionellen Sphinkterapparates fast immer unmöglich. Es resultiert oft die Inkaufnahme einer persistierenden Stressinkontinenz oder aber die Obstruktion mit der Notwendigkeit des intermittierenden Katheterismus.

Mit zunehmender Verbreitung der laparoskopischen und perinealen radikalen Prostatektomie häufen sich beim Mann urethro-rektale Fisteln im Bereich der Anastomosenstelle. Auch hier ist die Anlage eines protektiven, doppelläufigen Anus praeter meist unumgänglich. Die Fistelrekonstruktion sollte von perineal aus erfolgen, wobei auch hier eine gut vaskularisierte Gewebeschicht zur „Isolation" zwischen Harnröhre und Rektum gelegt werden sollte. Gestielte Tunica-vaginalis-Patches aus einem der Skrotalfächer bieten sich dabei an.

Uretero-Vaginal-Fisteln

Werden Harnleiterverletzungen intraoperativ erkannt und ist die Blasenkapazität normal, das Operationsgebiet übersichtlich und der Allgemeinzustand der Patientin gut, so ist die Harnleiterneuimplantation nach der Psoas-Hitch-Methode bzw. mit Hilfe eines Boari-Lappens die Methode der Wahl. Mögliche ischämische Probleme am terminalen Harnleiter und das Risiko postoperativer Harnleiternekrosen mit nachfolgender Fistelbildung werden durch Resektion des distalen und geschädigten Harnleiteranteils umgangen. Die Übernähung einer Ureterläsion bzw. die End-zu-End-Anastomose haben selbst bei guten Durchblutungsverhältnissen hohe Komplikationsraten. Intermediär auftretende Harnleiternekrosefisteln ab dem 10. oder 12. postoperativen Tag müssen mit Hilfe einer perkutanen Nephrostomie entlastet werden. In bis zu 30% kann eine Spontanheilungsrate nach 2 bis 3 Wochen erwartet werden. Übersehen Sie jedoch nicht eine sich schleichend entwickelnde Harntransportstörung mit konsekutivem Nierenfunktionsverlust. Das Einlegen von Doppel-J-Kathetern sollte vermieden werden, denn sie führen aufgrund der notwendigen langen Liegezeit zu einer extremen Wandverdickung des Ureters und erschweren die spätere Rekonstruktion. Diese kann abhängig vom klinischen Zustand der Patientin relativ frühzeitig nach Auftreten der Fistel mittels Psoas-Hitch- oder Boari-Plastik durchgeführt werden.

Harnableitung

Ileumkonduit

Das Ileumkonduit gilt zwar als „einfache" Harnableitung und wird auch heute noch häufig durchgeführt – es ist aber bei weitem nicht komplikationslos! Bei einem Follow-up von mehr als 15 Jahren muss praktisch jeder Patient mit revisionspflichtigen Komplikationen rechnen, die von Stomaproblemen, parastomalen Hernien und Infektionen bis hin zum Nierenverlust reichen [17].

Orthotoper Blasenersatz

Auch unter dem Aspekt der Lebensqualität ist die orthotope Ileumneoblase heute die meistgeübte Form der Harnableitung [11], wobei je nach Indikationsstellung (onkologisch, neurogene Blasenfunktionsstörungen, traumatische Zerstörung des unteren Harntraktes) auf eine ungestörte Sphinkterfunktion zu achten und durch entsprechende nervenschonende Operationstechnik eine solche so gut wie möglich zu erhalten ist.

Kontraindikationen ergäben sich:

- durch bereits präoperativ bestehende langstreckige Darmverluste mit ausgeprägtem Kurzdarmsyndrom oder

- durch schwere entzündliche Darmerkrankungen (z. B. Morbus Crohn).

Um ein Reservoir von ausreichender Größe zu erhalten, bedarf es etwa 50–70 cm Darm, der nach antimesenterialer Eröffnung zu einem möglichst kugeligen Reservoir umgeformt werden sollte. Nach Mobilisation der für das Reservoir vorgesehenen Darmsegmente, ist auf eine ausreichende Durchblutung dieser ausgeschalteten Darmanteile zu achten. In gleichem Maße muss eine ausreichende Durchblutung der Darmenden gewährleistet sein, die für die Wiederherstellung der Darmkontinuität anastomosiert werden. Dies kann durch eine funktionelle End-zu-End-Anastomose mit dem Ghia-Stapler oder durch einreihige fortlaufende seromuskuläre Nähte geschehen. Um inneren Hernien und einem Ileus vorzubeugen, ist auf den suffizienten Verschluss der Mesenterialschlitze zu achten. Der Harnleiter sollte so wenig wie möglich mobilisiert werden, um Durchblutungsstörungen des terminalen Endes und spätere Stenosen zu vermeiden. Das frühere Dogma der antirefluxiven Implantationstechnik erscheint bei Erwachsenen nicht erforderlich. Große Serien refluxiv implantierter Ureteren zeigen bis jetzt keine erhöhten Komplikationsraten bezüglich des oberen Harntraktes und haben ein geringeres Stenoserisiko [12]. Die Implantation beider Harnleiter kann gemeinsam in einen nach proximal reichenden nicht detubularisierten Ileumanteil erfolgen („Studer-Rohr"), ober aber in nahezu orthotoper Position rechts und links in je zwei kurze nicht detubularisierte Ileumanteile. Wird mehr als 50 cm terminales Ileum reseziert, beginnt die Malabsorption von Gallensäuren, fettlöslichen Vitaminen, Vitamin B12 und Folsäure sowie Störungen im Vitamin-D- und Calcium-Stoffwechsel.

Wird Dickdarm für die Konstruktion einer Ersatzblase oder eines Pouches verwendet, führt die Resektion der Bauhin'schen Klappe zu einer Passagebeschleunigung des Stuhls. Der bakterielle Reflux vom Dickdarm in den Dünndarm beschleunigt die Dekonjugation von Gallensäuren und beides führt zur Verstärkung des Gallensäureverlust-Syndroms mit Diarrhoen, Lipidmalabsorption und Oxalathyperabsorption. Der Einsatz von Cholestyramin (Bindung von Gallensäuren), der Ersatz von Triglyzeriden durch mittelkettige Fettsäuren und auch der Einsatz von Antidiarrhoika können helfen, schwere Komplikationen zu verhindern. Die orale Gabe von Kalzium bindet Oxalate und beugt einer Steinbildung vor.

Alle zur Harnableitung eingesetzten Darmanteile, besonders aber der Dickdarm resorbieren saure Valenzen und geben Bikarbonat ab. Die so entstehende „hyperchlorämische Azidose" muss durch die Gabe von Bikarbonat kontrolliert werden (Blutgasanalyse: BE zwischen –2,5 und +2,5 mmol einstellen), um einer intestinalen Osteopathie vorzubeugen. Bei Risikopatienten (MMC-Kinder, früherer Darmverlust) empfiehlt sich die Rekonstruktion der Ileozökalklappe, um durch Reduktion der Passagezeit das Gallensäureverlust-Syndrom zu minimieren.

Supravesikale kontinente Harnableitung

Für die supravesikale kontinente Harnableitung hat sich der submukös eingebettete Appendix als Kontinenzmechanismus bewährt. Vor Ausschalten des Ileozökalsegmentes empfiehlt es sich zu prüfen, ob der Appendix vom Lumen her dafür geeignet ist. Nach Resektion der Appendixspitze sollte das Lumen für Harnröhrenbougies bis Charr. 18 eingängig sein, ohne dass die Durchblutung leidet. Das Einbetten des Appendix vor Detubularisierung des Darmes in die Taenia libera sichert einen ausreichend langen seromuskulären Tunnel. Die für das efferente Segment in der Literatur beschriebenen Varianten müssen im Individualfall zum Repertoir eines jeden Operateurs gehören. Tubularisierte Zökalwandsegmente und auch die von Young/Montie beschriebene Technik sind nach eigener Erfahrung nicht allzu zuverlässig.

Die in der Literatur relativ einheitlich beschriebenen Spätkomplikationen kontinenter Harnableitungen von etwa 30% verdreifachen sich, falls bestrahlter Darm oder bestrahlte Harnableiter inkorporiert werden [23]. Dies sollte unbedingt vermieden werden.

Auch bei adipösen Menschen bietet das Nabelstoma die ideale Voraussetzung, um auf möglichst kurzem Weg von außen nach innen zu kommen. Durchgreifende Nähte zwischen dem Ende des efferenten Segmentes, der Bauchwandfaszie und der Nabelhaut formieren das Stoma. Der Pouch sollte mit zusätzlichen Einzelknopfnähten an der seitlichen Leibeswand fixiert werden, um ein Widerlager für das efferente Segment zu schaffen und damit auch die Kontinenz bei Füllung des Pouches zu verbessern.

Das Risiko der Schleimobstruktion mit Pouchüberdehnung und Nahtdehiszenz muss durch

3-mal tägliches Spülen ab dem Tag der Operation so gering wie möglich gehalten werden. Nach Entlassung ist initial eine engmaschige (3-wöchentliche) Kontrolle des Säure-Basen-Haushaltes, ggf. mit medikamentöser Korrektur notwendig.

Das Risiko von Sekundärmalignomen wächst mit der Dauer der Nachbeobachtungszeit und ist bei kontinenten Harnableitungen höher als bei Konduits, am höchsten aber bei der Ureterosigmoidostomie und ihrer Variation (MZ-Pouch II). Ab dem 5. postoperativen Jahr sollte bei jeder kontinenten Harnableitung jährlich eine endoskopische Kontrolle der Ureterimplantationsstellen erfolgen.

Blasenextrophie/Epispadie

Neugeborene mit einer Blasenextrophie sind in den westlichen Ländern selten geworden, da die Pränatalmedizin diese ausgeprägte Missbildung frühzeitig erkennt und viele dieser Kinder abortiert werden. Bei voroperierten Kindern sind rekonstruktive Versuche mit Blasenerhalt meist erfolglos und die definitive Harnableitung die beste Lösung, wobei sich der Sigma-Rektum-Pouch als empfehlenswerte Variante herauskristallisiert hat.

Beim Neugeborenen mit einer Blasenextrophie hat man die Wahl zwischen einer Rekonstruktion des unteren Harntraktes (Voraussetzung: ausreichend große Blasenplatte, frühzeitige Operation innerhalb der ersten 48 Stunden nach Geburt, inkl. Verschluss des Beckens, ggf. mit Osteotomie) und der primären Harnableitung mit Rekonstruktion der vorderen Bauchwand in einer Sitzung. Diese Operation empfiehlt sich frühestens am Ende des 1. Lebensjahres, und für viele Eltern die mit dieser schrecklichen Missbildung konfrontiert werden, ist es schwierig, mit dieser Wartezeit zurechtzukommen.

Die Rekonstruktion des unteren Harntraktes bei Blasenextrophie sollte nur in hochspezialisierten Zentren mit großer Erfahrung durchgeführt werden. Eine Fülle von Operationsvarianten ist beschrieben, wobei man zwischen geplant mehrzeitigen Verfahren und dem Versuch einer kompletten einzeitigen Rekonstruktion unterscheidet. Weder im einen noch im anderen Fall bleibt es oft bei der Zahl der geplanten Operationen und die Fülle der für diese Kinder nötigen operativen Eingriffe ist für sie selbst und besonders auch die Eltern in hohem Maße traumatisierend. Das hochgesteckte Ziel, einerseits eine ausreichend große Blase mit guten Füllungsvolumina und kompetentem Sphinkter als kontinentes Speicherorgan zu rekonstruieren, andererseits aber auch eine ausreichende Kontraktilität und Relaxation der Sphinkterfunktion zur restharnfreien Entleerung zu erhalten, ist selten erreichbar. In vielen Fällen müssen diese Kinder mit dem Begriff der „sozialen Kontinenz" leben, was einerseits hohe Miktionsfrequenzen, evtl. gepaart mit Inkontinenz, andererseits Blasenentleerungsstörungen mit all den Risiken aufsteigender, evtl. auch refluxbedingter Infekte mit sich bringt.

Die am Ende des 1. Lebensjahres durchgeführte Ureterosigmoidostomie unter Bildung eines Sigmapouches (Mainz-II-Pouch) löst diese Probleme mit einer Operation und die Kontinenzrate lag bei 97% mit Erreichen des Schulalters. Die früher gefürchteten metabolischen Komplikationen und die hohe Rate refluxbedingter Pyelonephritiden konnte durch die Mainz-Pouch-II-Technik erheblich entschärft werden [3, 5]. In der Mainzer Serie lag die Nephrektomierate bei nur 8%. Langzeitrisiken bzgl. der Entwicklung eines Maligoms (meist Adenokarzinome) an der Harnleiter/Darmanastomose sind nicht zu leugnen.

Die Rekonstruktion des äußeren Genitale folgt den gleichen Prinzipien wie beim primären Verschluss, wobei sich die „Disassembly-Technik" trotz hoher Risiken im Bezug auf schwere ischämische Komplikationen als bestes Verfahren durchgesetzt hat. Ein gutes kosmetisches Ergebnis mit ausreichender Penislänge ist aber nur dann zu erzielen, wenn das ventral offene Becken dauerhaft geschlossen werden kann. Hier scheint die Distraktionstechnik nach Ilizarov bessere Langzeitergebnisse zu garantieren als die vielfach geübten dorsalen Osteotomien [21].

Epispadie

Bei allen höhergradigen Formen der inkontinenten Epispadie ist mit operativer Technik ein idealer Schließmuskel nicht zu erschaffen. Entweder endet man mit einer infravesikalen Obstruktion bis hin zur Notwendigkeit des intermittierenden Selbstkatheterismus, oder aber mit einem insuffizienten Sphinktermechanismus und dem Problem der Inkontinenz. Kombinationen zwischen diesen beiden Extremen sind nicht selten und potenzieren mögliche Probleme bei gleichzeitig kaum mehr messbarer Lebensqualität. Auch hier empfiehlt sich eine Harnableitung entweder als Sigma-Rektum-Pouch (Mainz-II-Pouch) [4], oder aber eine kontinente supravesikale Harnableitung mit katheterisierbarem Stoma. Anschließend kann man sich voll und ganz auf die kosmetische Rekonstruktion des äußeren Genitale konzentrieren, wie sie auch bei erhaltenem Sphinktermechanismus erfolgen muss.

Vaginalrekonstruktion

Bei Vaginalatresie oder iatrogenem Vaginalverlust kann die Scheide entweder mit Spalthauttransplantaten oder mit Kolonsegmenten rekonstruiert werden. Im Falle von Spalthauttransplantaten kommt es zu unschönen kosmetischen Defekten an der Entnahmestelle, die Patienten müssen über viele Wochen die mit der Spalthaut bestückten Phantome tragen und später kontinuierlich bougieren. Trotzdem kommt es häufig zu Stenosierungen der Neovagina, die oft zu kurz ist und keine physiologische Lubrikation aufweist. Dyspareunie ist die Folge, wobei die fehlende Nutzung des Organs bzw. die nicht regelmäßige Dilatation und nächtliche Phantominsertion erneut zu narbiger Stenosierung und damit zur Kontinuität dieses Teufelskreises beiträgt.

Verwendet man isolierte Dickdarmsegmente, ist die Länge der Neovagina kein Problem und das Darmsegment garantiert auch ausreichende Elastizität und Weite. Die natürlicherweise vorhandene Schleimproduktion des Dickdarms ersetzt eine künstliche Lubrikation, ist aber gerade beim Sigma häufig auch unerwünscht stark. Hier erscheint das Zökum bzw. das Ileozökalsegment Vorteile zu besitzen, ganz abgesehen davon ist es von der Durchblutungssituation her besser geeignet und an dem langen ileokolischen Gefäßstiel wesentlich mobiler [9].

Blasenaugmentation

Indikationen zur Blasenerweiterungsplastik sind vielfältig mit dem Ziel, die Kapazität und die Compliance zu verbessern. Die Inkorporation von Darm in den Harntrakt ist oft die einzige Möglichkeit und antimesenterial eröffnetes Ileum ist wohl am besten geeignet. Auf eine komplette „Spaltung“ des Detrusors ist zu achten! Wird gleichzeitig eine kontinentes Stoma gewünscht, bietet sich das ileokolische Segment mit einem submukös implantierten Appendix an. Bei Kolonsegmenten muss selbst nach antimesenterialer Eröffnung mit einer geringeren Compliance der so augmentierten Blasen gerechnet werden.

Wenn immer möglich, sollte Darm im Harntrakt vermieden werden und die Ureteraugmentationsplastik ist sicherlich die beste Option, falls ausreichend Uretergewebe zur Verfügung steht [10]. Möglicherweise lohnt es sich auch einen normalen Ureter mit Expandern zu dilatieren, um ihn später in die Blase zu inkorporieren. Eine funktionsfähige Niere könnte über eine Ureterostomie erhalten werden.

Gerade für die Blasenaugmentation erscheint das „Tissue-Engineering“ in Zukunft vielversprechend.

Genitalchirurgie beim Intersex

Weiblicher Pseudohermaphroditismus – Adrenogenitales Syndrom (AGS)

Das chromosomale und gonadale Geschlecht ist weiblich mit einem Karyotyp 46 xx. Aufgrund erhöhter Androgenkonzentrationen im Serum, kommt es zu einer Virilisierung mit allen möglichen Übergängen von einer schwach ausgeprägten Klitorishypertrophie bis hin zu Phallus und ausgeprägtem Sinus urogenitalis. Nach Diagnose und Festlegung der Geschlechtsidentität sollte die operative Korrektur so früh wie möglich erfolgen. Klitorisreduktionsplastik, Vaginal- und Labialplastik können und müssen in einer Sitzung erfolgen. Dabei hat die Erhaltung des dorsalen Gefäßnervenbündels zur Glans penis (Klitoris!) höchste Priorität. Bei sehr großer Glans sollte ventral eine keilförmige Glans-/Klitorisreduktionsplastik erfolgen bevor diese auf die schambeinnahen Stümpfe der Corpora cavernosa aufgesetzt wird.

Abhängig vom Ausmaß des Sinus urogenitalis ist die Vaginalrekonstruktion oft durch eine einfache YV-Plastik (cut back) getan, gelegentlich bedarf es größerer U-förmiger Perineallappen, die nach Abpräparation von Urethra und Vagina nach innen an den Vaginalstumpf eingeschlagen werden müssen. Gerade bei Kindern ist das primäre Ziel, eine ausreichend weite Eröffnung bis zur Pubertät zu schaffen, um den Sekretabfluss zu garantieren. Eine definitive Vaginalrekonstruktion sollte erst dann erfolgen, wenn sichergestellt ist, dass regelmäßig bougiert bzw. GV ausgeübt wird.

Männlicher Pseudohermaphroditismus

Chromosomal und gonadal liegt ein männliches Geschlecht vor mit Karyotyp 46 xy. Für die Pathologie des äußeren Genitale von nur geringgradiger Hypospadie bis hin zum phänotypisch weiblichen Individuum sind entweder Störungen in der testikulären Testosteronbiosynthese, der 5-α-Reduktase oder Androgenresistenzen am Rezeptor verantwortlich. Moderne molekularbiologische Methoden erlauben eine genaue Untersuchung des Androgenrezeptors sowohl auf biochemischer als auch auf genetischer Ebene. Liegt eine gestörte Signaltransduktion vor, schlägt auch eine massive androgene Stimulation oft fehl und operative Korrekturversuche enden kläglich. Solche „Männer" enden oft mit einem Mikropenis, erbsgroßen Hoden, meist fehlender Prostata, Aspermie, Gynäkomastie sowie weiblichem Habitus. Bis heute ist man geneigt, diese „Männer" operativ frühzeitig in Frauen umzuwandeln und auch als solche aufzuziehen. Neuere psychosexuelle Untersuchungen zeigen jedoch ein hohes Maß an Unzufriedenheit dieser Individuen mit ihrer sexuellen Identität nach der Geschlechtsreife und man empfiehlt heute, solche Kinder groß werden zu lassen, um die Entscheidung ihrer sexuellen Identität ihnen selbst zu überlassen [6, 19].

Literatur

1. Atala A (ed) (1999) Reconstructive Urology. Urologic Clinics of North America 26/1
2. Atala A, McAnich JW (eds) (2002) Urethral Reconstruction. Urologic Clinics of North America 29/2
3. Bastian PJ, Albers P, Hanitzsch H, Fabrizi G, Casadei R, Haferkamp A, Schumacher S, Müller SC (2004) Die modifizierte Ureterosigmoidostomie (Mainz Pouch II) als kontinente Form der Harnableitung. Urologe (A) 43:982–988
4. Bastian PJ, Albers P, Hanitzsch H, Fabrizi G, Casadei R, Haferkamp A, Schumacher S, Müller SC (2004) Health-related Quality-of-life following modified Ureterosigmoidostomy (Mainz Pouch II) as continent diversion. European Urology 46: 591–598
5. D'elia G, Pahernik S, Fisch M, Hohenfellner R, Thüroff JW (2004) Mainz Pouch II technique: 10 years' experience. BJU Int 93:1037–1042
6. Diamond M, Sigmundson HK (1997) Management of intersexuality. Guidelines for dealing with persons with ambiguous genitalia. Arch Pediatr Adolesc Med 151:1046
7. Fichtner J, Filipas D, Fisch M, Hohenfellner R, Thüroff JW (2004) Long-term outcome of ventral buccal mucosa onlay graft urethroplasty for urethral stricture repair. Urology 64:648–650
8. Fichtner J, Filipas D, Fisch M, Hohenfellner R, Thüroff JW (2004) Long-term followup of buccal mucosa onlay graft for hypospadias repair: analysis of complications. J Urol 172:1970–1972; discussion 1972
9. Filipas D, Black P, Hohenfellner R (2000) The use of isolated caecal bowel segment in complicated vaginal reconstruction. BJU Int 85:715–719
10. Haferkamp A, Melchior D, Schumacher S, Müller SC (2003) Ureteraugmentation der Harnblase. Urologe (A) 42:954–959
11. Hautmann RE (2003) Urinary diversion: Ileal conduit to neobladder. J Urol 169:834–842
12. Hohenfellner R, Black P, Leissner J, Allhoff EP (2002) Refluxing ureterointestinal anastomosis for continent cutaneous urinary diversion. J Urol 168:1013–1016; discussion 1016–1017
13. Koraitim MM (2005) On the art of anastomotic posterior urethroplasty: A 27-year experience. J Urol 173:135–139
14. Leissner J, Black P, Fisch M, Hockel M, Hohenfellner R (2000) Colon pouch (Mainz pouch III) for continent urinary diversion after pelvic irradiation. Urology 56:798–802
15. Leissner J, Allhoff EP, Wolff W, Feja C, Hockel M, Black P, Hohenfellner R (2001) The pelvic plexus and antireflux surgery: topografical findings and clinical consequences. J Urol 165:1652–1655
16. Libertino JA (ed (1987) Pediatric and Adult Reconstructive Urologic Surgery, 2nd edn. Williams & Wilkins
17. Madersbacher S, Schmidt J, Eberle JM, Thoeny HC, Burkhard F, Hochreiter W, Studer UE (2003) Long-term outcome of ileal conduit diversion. J Urol 169:985–990
18. Martinez Portillo FJ, Seif C, Braun PM, Bohler G, Osmonov DK, Leissner J, Hohenfellner R, Alken P, Juenemann KP (2003) Risk of detrusor denervation in antireflux surgery demonstrated in a neurophysiological animal model. J Urol 170:570–573; discussion 573–574
19. Reiner WG (1999) Assignment of sex in neonates with ambiguous genitalia. Curr Opin Pediatr 11:363
20. Schreiter F (Hrsg) (1999) Plastisch-rekonstruktive Chirurgie in der Urologie. Georg Thieme, Stuttgart New York 1999

21. Stein R, Junger TH, Anders M, Fisch M, Kerschbaumer F, Howaldt HP, Hohenfellner R (2001) The Gießen-Mainz-Frankfurt procedure: a new method for complex pelvic reconstruction for bladder exstrophy. J Urol 165:1235–1239
22. Ubrig B, Roth S (2003) Reconfigured colon segments as a ureteral substitute. World J Urol 21:119–122
23. Wammack R, Wricke C, Hohenfellner R (2002) Long-term results of ileocecal continent urinary diversion in patients treated with and without previous pelvic irradiation. J Urol 167:2058–2062

Harnleiterrekonstruktion mit rekonfiguriertem Ileumsegment nach laparoskopischer Sigmaresektion

J. STEFFENS und V. SCHUMPELICK

Einleitung

Iatrogene Harnleiterstrikturen sind seltene Komplikationen endourologischer Eingriffe oder laparoskopischer Operationen. Ursächlich sind Traumatisierungen der Ureterwand mit Entzündungen, narbigem Umbau und Strikturbildung.

Kasuistik

Ein 56-jähriger Patient unterzog sich einer laparoskopischen Sigmaresektion wegen einer Sigmadivertikulitis. Intraoperativ wurde eine Läsion des dorsalen Peritonealblattes bemerkt und der Verdacht auf eine Harnleiterläsion links geäußert. Postoperativ zeigte die sonografische Kontrolle eine mittelgradige Dilatation des linken Nierenhohlsystems. Nach der ersten postoperativen Woche erfolgte im Rahmen einer urologischen Konsilleistung die Anlage einer inneren Harnleiterschiene links. Nach Entlassung aus chirurgischer Behandlung und Rekonvaleszenz des Patienten wurde die Harnleiterschiene ambulant nach 6 Wochen entfernt. Sonografisch persistierte die Stauungsniere. Das Urogramm zeigte eine mittelgradige Harnabflussstörung links bei gesunder Gegenseite (Abb. 1).

Wegen persistierender Harnabflussstörung links auch nach 1 Jahr folgte dann eine Ureteroskopie, die im mittleren Harnleitersegment eine punktförmige, nicht passierbare Harnleiterstenose zeigte. Eine Harnleiterbougierung blieb erfolglos. In gleicher Sitzung wurde eine perkutane Nephrostomie links angelegt. Die antegrade Fistelfüllung zeigte eine scheinbar kurzstreckige mittlere Harnleiterstriktur.

Es folgte die *operative Rekonstruktion*. Über einen Pararektalschnitt links wurde das Retroperitoneum freigelegt und der mit dem Peritoneum adhärente vernarbte mittlere Harnleiter mobilisiert. Es fand sich eine längerstreckige Harnleiterstriktur von 7 cm, die reseziert wurde. Zur Rekonstruktion wurde das benachbarte Peritoneum eröffnet und ein 4 cm langes Ileumsegment aus der Kontinuität ausgeschaltet (Abb. 2). Nach End-zu-End-Anastomose der Ileumenden erfolgte die antimesenteriale Spaltung des ausgeschalteten Ileumsegmentes und transverse, tubuläre Rekonfiguration (Yang-Monti-Verfahren [2, 5], Abb. 3). Das entstandene 8 cm lange Rohr wurde mit den spatulierten proximalen und distalen Harnleiterenden End-zu-End in Einzel-

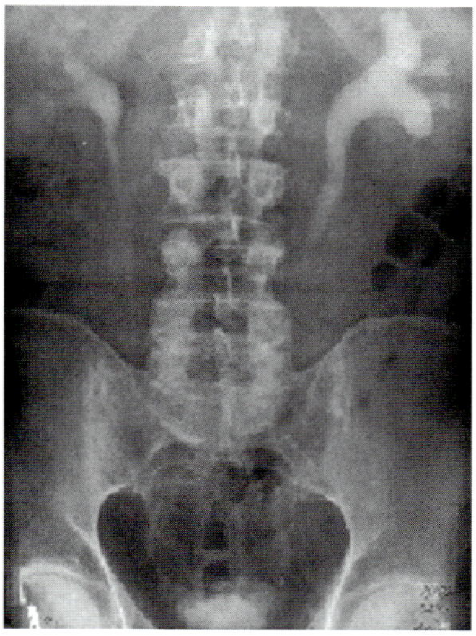

Abb. 1. Urogramm nach laparoskopischer Sigmaresektion: Mittlere Harnleiterstenose links mit sekundärer Harnstauungsniere.

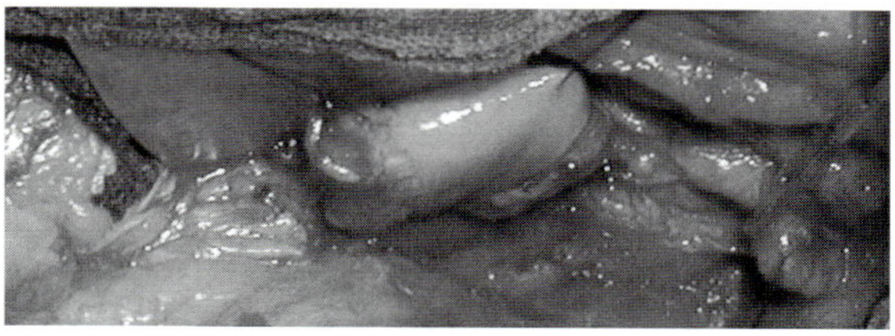

Abb. 2. Ausschaltung eines 4 cm langen Ileumsegmentes und Retroperitonealverlagerung.

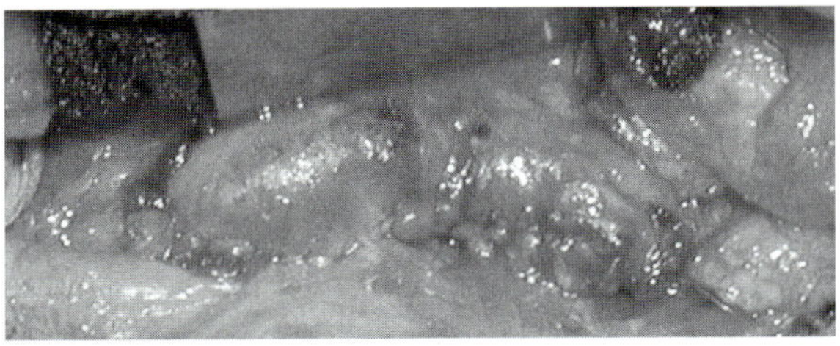

Abb. 3. Nach transverser, tubulärer Rekonfiguration der Ileumschlinge-End-zu-End-Anastomose der spatulierten Harnleiterenden mit dem Ileumsegment.

knopfnahttechnik anastomosiert. Als Ableitung wurde eine innere Harnleiterschiene, eine Zystostomie eingelegt und die Nephrostomie belassen.

Die Fistelfüllung über die Nephrostomie nach 10 Tagen zeigte einen Abfluss in den proximalen Ureter ohne Extravasat. Es wurde der Verdacht auf einen verstopften Doppel-J-Splint bei fehlender Kontrastmitteldarstellung des unteren Harnleiters erhoben. Die Zystostomie und die innere Harnleiterschiene wurde nach 6 Wochen entfernt. Während dieser Zeit trat ein fieberhafter Harnwegsinfekt auf, der antibiotisch beherrscht werden konnte. Nach Entfernung der Zystostomie und der Harnleiterschiene zeigte die radiologische Fistelfüllung einen guten, ungehinderten Abfluss. Die Nephrostomie wurde abgestöpselt und bei Beschwerdefreiheit entfernt. Das Kontroll-Urogramm nach 3 Monaten zeigte einen guten Harnabfluss 10 min nach Kontrastmittelgabe. Das mittlere, durch rekonfiguriertes Ileum ersetzte Harnleiterdrittel stellte sich wegen seines weiten Lumens nicht dar.

Der Patient ist 2 Jahre postoperativ beschwerdefrei. Verschiebungen des Säure-Basen-Haushaltes, Harnwegsinfekte oder Flankenschmerzen traten nicht auf. Sonographisch besteht ein unauffälliger oberer Harntrakt.

Problemanalyse

Bei intraoperativ bemerkter Harnleiterverletzung ist eine unverzügliche Harnleiterschienung zur primären Defektheilung anzustreben. Ob eine frühere Uretersplintung die Entstehung einer Harnleiterstriktur hätte vermeiden können, ist ungewiss. Denn auch nach sofortiger Schienung heilt der Defekt narbig ab, was zur sekundären Stenose führen kann.

Die gewählte rekonstruktive Maßnahme mittels rekonfiguriertem Ileumsegment ergab sich aufgrund der Langstreckigkeit der Striktur bei erhaltener Nierenfunktion. Das beschriebene Yang-Monti-Verfahren erweist sich als zuverlässige Reservetechnik zum Harnleiterersatz. Der Zugangsweg über einen Pararektalschnitt war ideal, das Peritoneum musste nur kurzstreckig eröffnet werden und begrenzte Maßnahmen am Darmtrakt waren notwendig. Die Inkorporation eines kleinen Darmsegmentes in den Harntrakt blieb folgenlos.

Die Verwendung von Darmsegmenten für den Ersatz des Harntraktes stellt eine etablierte Technik in der rekonstruktiven Urochirurgie dar. Kasuistische Beiträge über die Rekonstruktion längerer Ureterdefekte mit Kolon [3, 4] und Ileum [1] wurden mitgeteilt. Bei der Verwendung von Dünndarm wurde jedoch die vollständige Rekonstruktion des gesamten Ureters aus Dünndarm zur Gewährleistung einer guten Durchblutung empfohlen [1]. Im vorgestellten Fall ergab sich jedoch keine Notwendigkeit zur kompletten Harnleitersubstitution, da die benachbarten Ureterenden gut durchblutet waren. Der unkomplizierte Verlauf unterstützt diese Vorgehensweise. Den endgültigen Stellenwert dieser Technik des Uretersersatzes werden jedoch erst Langzeitergebnisse zeigen, die jedoch aufgrund der geringen weltweiten Fallzahlen schwer zu erarbeiten sein werden.

Endoskopische Maßnahmen mit Ureterotomie und Harnleiterbougierung erschienen aufgrund der unmöglichen Strikturpassage und des hohen Rezidivrisikos nicht Erfolg versprechend. Eine Nephrektomie kam bei guter Nierenfunktion nicht in Betracht.

Schlussfolgerung

Nach Läsion des benachbarten Harntraktes sollte bereits intraoperativ eine interdisziplinäre Kooperation zur Primärversorgung einer Harnleiterläsion erfolgen. Ob hierdurch eine sekundäre Harnleiterstrikturbildung hätte vermieden werden können, bleibt allerdings unklar.

Die Möglichkeit einer langstreckigen Harnleiterstenose als Komplikation einer laparoskopischen Sigmaresektion sollte bedacht und ausgedehnte Koagulationsnekrosen des benachbarten Retroperitoneums vermieden werden. Zur Reparatur langstreckiger Ureterdefekte eignen sich transversal retubularisierte kurzstreckige Darmsegmente [3, 4]. Sie stellen eine elegante Methode mit relativ kleinem Zugangsweg und vergleichsweise geringem operativen Trauma dar. Ob diese Verfahren dem totalen ilealen Harnleiterersatz [1] überlegen sind, bleibt abzuwarten.

Literatur

1. Ali-El-Dein B, Ghoneim-Bridging MA (2003) Long ureteral defects using the Yang-Monti principle. J Urol 169:1074
2. Monti PR, Lara RC, Dutra MA, Carvalho JR (1997) New techniques for construction of efferent conduits based on the Mitrofanoff principle. Urology 49:112
3. Pope J, Koch MO (1996) Ureteral replacement with reconfigured colon substitute. J Urol 155:1693
4. Ubrig B, Waldner M, Roth S (2001) Reconstruction of ureter with transverse retubularized colon segments. J Urol 166:973
5. Yang WH (1993) Young needle tunneling technique in creating antireflux and continent mechanisms. J Urol 150:830

KOMMENTAR W. Stackl

Ein isolierter Ileumanteil wurde bereits vor nahezu 100 Jahren als Ersatz für einen stenosierten Harnleiter empfohlen [3]. Seither wird diese Operationstechnik kontrovers diskutiert.

Die Vorteile der Harnleiterrekonstruktion mittels Ileum (ungetapert, getapert oder Yang-Monti-Technik) bestehen vor allem darin, dass Ileum meist in unbegrenzter Länge zur Verfügung steht und leicht beidseits retroperitoneal verlagert werden kann [1]. Die Nachteile bei der Verwendung des Dünndarms im Harntrakt liegen in einer relativ hohen Komplikationsrate wie Stenosen, Dilatation, Harnstase, Harnwegsinfekt, Steinbildung, Elektrolytstörungen und progressiven Verschlechterung der Nierenfunktion [4]. Auch beim Ileumkonduit sind Strikturen – bedingt durch submuköse Fibrosen – eine bekannte Spätkomplikation.

Ileum als Harnleiterersatz bedeutet daher lebenslang regelmäßige Kontrollen, um diese Komplikationen rechtzeitig zu erkennen und die entsprechenden Konsequenzen zu ziehen [2].

Die Frage, ob das getaperte oder nicht getaperte Ileum bezüglich Spätkomplikationen bessere Ergebnisse hat, kann aufgrund der geringen Fallzahlen und unterschiedlichen Indikationen nicht beantwortet werden. Inwieweit die Yang-Monti-Technik beim Harnleiterersatz die Langzeitergebnisse verbessern kann, muss abgewartet werden. In der vorliegenden Kasuistik mit zwei Ureter-Ileum-Anastomosen besteht sogar noch ein weiteres Risiko der Entstehung einer Anastomosenstenose.

Aus all diesen Gründen sollte in dem konkreten Fall eine Autotransplantation als Alternative diskutiert werden. Dies ist zweifellos eine aufwendigere Operation, das Risiko von Spätkomplikationen ist jedoch deutlich geringer.

Literatur

1. Boxer RJ, Fritzsche P, Skinner DG, Kaufman JJ, Belt E, Smith RB, Goodwin WE (1979) Replacement of the ureter by small intestine: clinical application and results of the ileal ureter in 89 patients. J Urol 121:728
2. Hendren WH, McLorie GA (1983) Late stricture of intestinal ureter. J Urol 129:584
3. Melnikoff AE (1912) Sur le replacement de l'uretere par anse isolee de l'intestin grele. Rev Clin d'Urol 1:601
4. Tanagho EA (1975) A case against incorporation of bowel segments into the closed urinary system. J Urol 113:796

Harnleiterrekonstruktion mittels Mundschleimhaut

D. Kröpfl, V. Klevecka und M. Musch

Einleitung

Langstreckige Harnleiterstrikturen, bei denen aufgrund der Länge eine End-zu-End-Anastomose nicht angewendet werden kann oder aufgrund deren Lokalisation die rekonstruktiven Verfahren wie z.B. ein Boari-Lappen oder ein Psoas-Hitch-Verfahren nicht angebracht sind, werden mit einem Dünndarminterponat oder durch eine Nierenautotransplantation behandelt [3]. Die beiden letztgenannten Verfahren sind aufwendig und nicht ohne Komplikationen.

1999 beschrieb Naude die erfolgreiche Rekonstruktion des Harnleiters mittels aufgelegtem oder tubularisiertem Mundschleimhautlappen [2]. Diese Technik basierte auf erfolgreichen Tierexperimenten [4]. Die nachfolgende Kasuistik beschreibt die Anwendung dieser Technik.

Kasuistik

1996 wurde bei einem 36-jährigen Mann, der an einer rezidivierenden Steinbildung litt, linksseitig eine Ureterorenoskopie durchgeführt. Es kam zum Abriss des subpelvinen Harnleiters mit darauffolgender offener Rekonstruktion mittels einer End-zu-End-Anastomose. Der postoperative Verlauf war komplikationslos. Der Patient litt auf dieser Seite weiterhin an rezidivierender Harnsäuresteinbildung und wurde wiederholt wegen symptomatischer Harnstauungsnieren mit Doppel-J-Schienen versorgt. Die Steinbehandlung erfolgte durch Harnalkalisierung mit Uralyt. Im weiteren Verlauf wurde dann eine zunehmende Verschlechterung der Nierenfunktion beobachtet. Das daraufhin veranlasste Infusionsurogramm vom September 2000 hatte eine hochgradig verzögerte Kontrastmittelausscheidung der linken Niere bei fehlender Harnleiterdarstellung ergeben.

Die seitengetrennte MAG3-Clearance wies eine Restfunktion der linken Niere von etwa 25% auf. Hierbei ließ sich auch nach Gabe von Lasix kein Abfluss erzielen.

Im November 2000 wurde der narbig veränderte pyeloureterale Übergang offenchirurgisch freigelegt und eine langstreckige Enge von 3,5 cm festgestellt. Diese wurde dann nach kranial bis ins Nierenbecken und nach kaudal 1 cm bis in den gesunden Harnleiter eingeschnitten. Aufgrund der erheblichen Vernarbungen der Umgebung wurde entschieden, die intubierte Ureterotomie nach Davis nicht anzuwenden, sondern zur Erweiterung des eingeschnittenen Harnleiters ein freies Mundschleimhauttransplantat zu verwenden. Dieses wurde aus der linken Wangeninnenseite entnommen und nach entsprechender Ausdünnung in den vorher beschriebenen Defekt des Harnleiters eingenäht. Die Naht erfolgte fortlaufend mit 6/0 Monocryl über eine liegende 6-Charr.-Doppel-J-Schiene.

Nach der Rekonstruktion des Harnleiters wurde das Peritoneum eröffnet und ein Omentum-majus-Lappen präpariert, der um den neu rekonstruierten Harnleiter gelegt wurde. Der postoperative Verlauf war komplikationslos und der transurethrale Katheter wurde am 7. postoperativen Tag entfernt. Die Harnleiterschiene entfernte man drei Wochen nach der Operation. Der Patient wurde beim niedergelassenen Urologen weiter kontrolliert und blieb beschwerdefrei. Die letzte Kontrolle mittels eines Infusionsurogramms erfolgte im Januar 2005; die Kontrastmittelausscheidung war prompt und es zeigte sich ein freier Abfluss über den weiten pyeloureteralen Übergang und proximalen Harnleiter (Abb. 1).

Neben diesem Patienten wurden vom Autor dieses Beitrags zwei weitere langstreckige 11 bzw. 4 cm messende Harnleiterdefekte mittels aufgelegter Mundschleimhauttransplantate behandelt. Postoperative Komplikationen traten auch hier nicht auf und bei einer Patientin wies

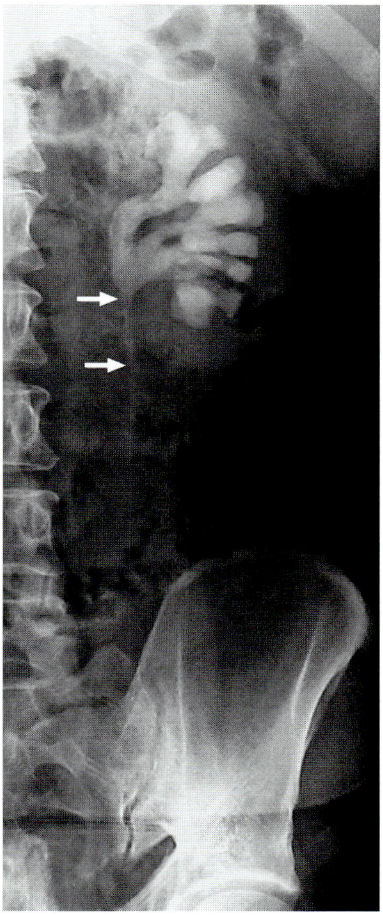

Abb. 1. Postoperative Kontrastmitteldarstellung nach Rekonstruktion des pyeloureteralen Übergangs mit Mundschleimhaut.

die radiologische Kontrolle 7 Monate nach der Operation einen weiten Harnleiter auf (Abb. 2). Bei der zweiten Patientin erfolgte die Operation erst sechs Wochen vor Fertigstellung dieses Beitrages, so dass über einen Langzeitverlauf nicht berichtet werden kann.

Problemanalyse

Als Alternative zur oben beschriebenen Behandlung der langstreckigen Harnleiterenge im Bereich des pyeloureteralen Überganges wäre eine endoskopische Inzision oder eine offen durchgeführte, intubierte Ureterotomie nach Davis zu überlegen [1, 5].

Nach Meinung des Autors wären aber beide Verfahren in vernarbtem Gebiet, bei Zustand nach vorausgegangener offener Rekonstruktion, keine geeigneten Methoden gewesen, so dass die Entscheidung getroffen wurde, den Harnleiter mittels eines aufgelegten Mundschleimhautlappens zu erweitern. Darüber hinaus erfolgte das Positionieren des Omentum-majus-Lappens in das vernarbte Gebiet, um eine vitale, gut durchblutete Umgebung für das Transplantat zu schaffen. Die experimentellen und klinischen Arbeiten von Naude weisen darauf hin, dass die Mundschleimhaut in einer solchen Situation als aufgelegter Lappen und sogar als tubularisiertes Transplantat im Langzeitverlauf sehr gute Ergebnisse erzielt [2, 4].

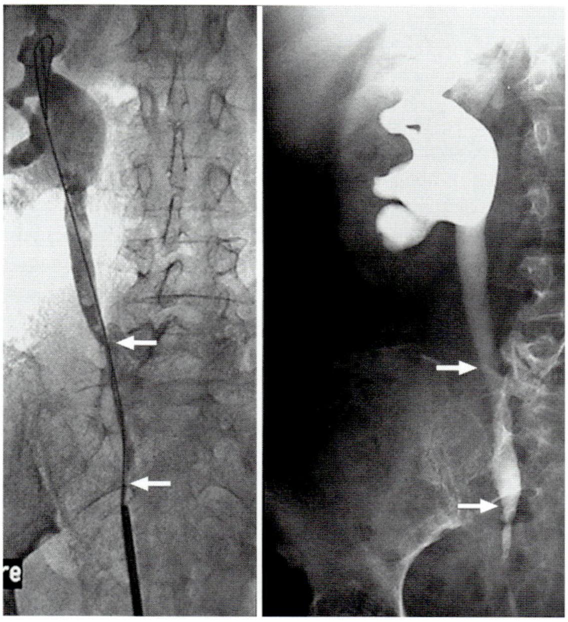

Abb. 2 a, b. Rekonstruktion einer langstreckigen Harnleiterenge mit Mundschleimhauttransplantat (**a** prä- und **b** postoperative Kontrastmitteldarstellung).

Schlussfolgerung

Diese Methode bietet sich damit als Alternative zu einer Nierenautotransplantation oder Anwendung eines Darminterponates bei langstreckigen Harnleiterengen an, bei denen ein Boari-Lappen oder Psoas-Hitch-Verfahren nicht angewendet werden kann.

Literatur

1. Davis DM (1943) Intubated ureterotomy: a new operation for ureteral and ureteropelvic stricture. Surg Gynaecol Obstet 76:513
2. Naude JH (1999) Buccal mucosal grafts in the treatment of ureteric lesions. BJU Int 83:751–754
3. Novak R (2002) Behandlung der iatrogenen Harnleiterverletzungen. In: Kröpfl D, Novak R, Tucak A (Hrsg) Rekonstruktive urologische Chirurgie. Pabst Science Publisher, Lengerich, S 175–180
4. Somerville JJ, Naude JH (1984) Segmental ureteric replacement: an animal study using a free non-pedicled graft. Urol Res 12:115–119
5. Vodopija N (2002) Endoskopische Rekonstruktion des pyeloureteralen Segments. In: Kröpfl D, Novak R, Tucak A (Hrsg) Rekonstruktive urologische Chirurgie. Pabst Science Publischer, Lengerich, S 159–166

KOMMENTAR J. Fichtner

Langstreckige Harnleiterdefekte, die für eine Versorgung mittels Boari-Hitch-Plastik nicht zugänglich sind, stellen eine operative Herausforderung im Rahmen der plastisch-rekonstruktiven Urologie dar.

Neben Ileum- und Koloninterponaten, die auch in Modifikation nach Yang/Monti zur Verkürzung des benötigten Darmsegmentes zur Anwendung kommen können, wurden Autotransplantationen und Appendix-vermiformis-Interposition beschrieben.

Im Rahmen der Differenzialtherapie sollte insbesondere bei grenzwertiger Nierenpartialfunktion und fortgeschrittenem Alter des Patienten auch die ipsilaterale Nephrektomie berücksichtigt werden.

Die im vorliegenden Fall beschriebene Mundschleimhaut-Onlay-Ureterplastik stellt bei ausgeprägter lokaler Narbenbildung ein ansprechendes alternatives operatives Verfahren dar. In Analogie zu den Erfahrungen der Mundschleimhaut-Urethro-Plastik sind 2 Aspekte erwähnenswert: zum einen erscheint die Onlayvariante zur Vermeidung strikturbedingter Engen Erfolg versprechender als der tubuläre Ersatz und bedingt zudem einen geringeren lokalen präparativen Aufwand, zum zweiten ist die Ummantelung des rekonstruierten Pyelons/Ureters mit gut vaskularisiertem Gewebe – wie hier beschrieben mit einem Omentum-majus-Flap – von elementarer Bedeutung.

Im eigenen Patientengut können wir über 2 Patienten berichten, bei denen im pyeloureteralen Übergang als Rezidiveingriff eine Mundschleimhaut-Onlay-Ureteroplastik erfolgreich durchgeführt wurde (9 und 15 Monate Nachbeobachtung).

Das posttraumatische Urinom bei Ureterverletzung

W. Werner und J. Schubert

Einleitung

Frühe symptomatische Ureterverletzungen werden insbesondere nach gynäkologischen Tumoroperationen sowie nach gefäßchirurgischen und abdominellen Eingriffen berichtet und stellen in der Regel eine seltene Komplikation dar [1–4].

Nicht erkannte asymptomatische Harnwegsverletzungen werden in der Literatur kaum diskutiert [7, 10].

Kasuistik

Fall 1. Zur Aufnahme (4/99) kommt ein 63-jähriger Patient mit Harnstauungsnieren beidseitig, Olig- bzw. Anurie und dem Verdacht auf infizierte Harnstauungsniere *rechts*. Anamnestisch bekannt ist eine Quénu'sche Operation 8/93 bei Rektumkarzinom ($pT_3N_0M_0$) und Rezidivtumoroperation 9/98 mit nachfolgender Chemotherapie unter kurativem Ansatz. Bei dieser Rezidivoperation war eine Uretermobilisation links notwendig. Weiterhin bekannt ist eine seit 10/98 als Lymphozele beschriebene zystische Raumforderung im kleinen Becken, die asymptomatisch blieb.

Zur aktuellen stationären Aufnahme bestätigten sich anhand sonografischer Untersuchungen die Harnstauungsnieren beiderseits, die leere Harnblase und die zystische Raumforderung im kleinen Becken. Das rechte Nierenlager war dolent, die linksseitige Nierenstauung seit 1998 bekannt – die rechtsseitige Harnstauung war dagegen neu und Anlass für die Einweisung.

Unter dem Verdacht auf eine infizierte Harnstauungsniere wurde die rechte Niere nephrostomiert, der Patient wurde daraufhin asymptomatisch, die Retentionsparameter blieben wie zur Aufnahme nur leicht erhöht.

Im Intervall erfolgte die diagnostische Punktion der zystischen Raumforderung (zytologisch keine Tumorzellen, Kreatinin 606 µmol/l, Serumkreatinin 114 µmol/l). Das Urogramm bestätigte den Verdacht auf ein Urinom zunächst nicht. Nach Nephrostomie der linken Niere zeigte die antegrade Nephrostomografie die Verbindung zu der beschriebenen Raumforderung über einen ektatischen linken Ureter. Unter der beidseitigen Nephrostomieableitung normalisierten sich in der Folge die Retentionsparameter vollständig. Das Urinom war in der Folge regredient, der Patient blieb asymptomatisch. Nach Rückbildung des Urinoms zeigte sich rechts jetzt wieder ein unauffälliger Urinabfluss, so dass das Nephrostoma entfernt werden konnte, die Miktion via naturalis war problemlos.

Da die linke Niere nur einen Funktionsanteil von 18% zeigte und damit eine Rekonstruktion des linken Ureters nicht sinnvoll war, erfolgte die Indikation zur Nephrektomie links.

Der Patient blieb asymptomatisch, eine Urinomdrainage war nicht erforderlich, Anhalte für ein Tumorrezidiv ergaben sich nicht (Abb. 1 und 2).

Fall 2. Ein 24-jähriger Patient wird 7/97 stationär eingewiesen. Anamnestisch ist ein Polytrauma 2 Monate zurückliegend bekannt (5/97: offene Oberschenkelfraktur rechts, Rippenserienfraktur rechts, Beckenringfraktur, diese sind zum aktuellen Aufnahmezeitpunkt belastungsstabil versorgt). Wiederaufnahmegrund in einer auswärtigen Einrichtung sind rezidivierende Pleuraergüsse rechts.

Die CT-Diagnostik bestätigte den Pleuraerguss rechts, zeigte weiterhin eine Harnstauungsniere rechts mit ektatischem Ureter sowie eine große retroperitoneale Flüssigkeitsansammlung. Eine Zwerchfellläsion konnte ausgeschlossen werden.

Bis auf die beschriebenen Pleuraergüsse zeigte der Patient von 5/97 bis zum Aufnahmezeitpunkt 7/97 keine abdominale Symptomatik.

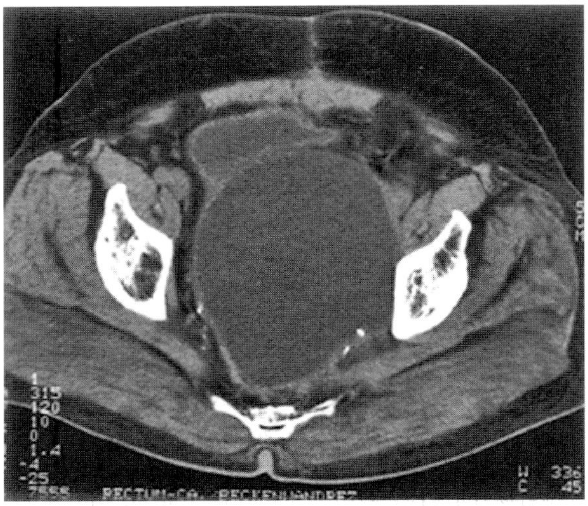

Abb. 1. Aufnahme-CT. Abbildung der großen liquiden Raumforderung im kleinen Becken, welches nach Darmtumorchirurgie einem Urinom entspricht und zunächst als Lymphozele interpretiert wurde (Fall 1).

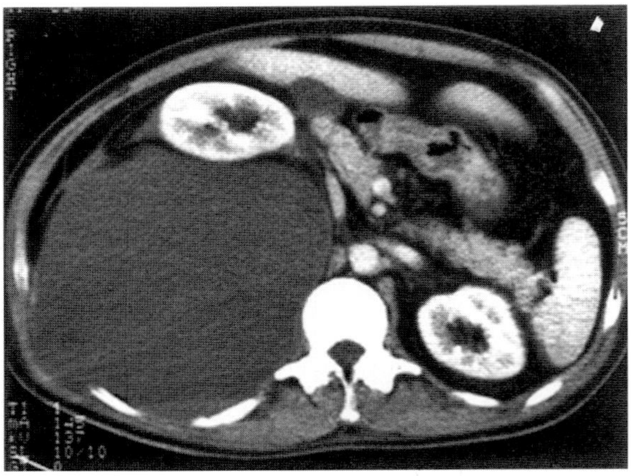

Abb. 3. CT mit ausgedehntem, vom Oberbauch bis in das kleine Becken reichendem Flüssigkeitsareal rechts (Urinom – zunächst als verflüssigtes Hämatom interpretiert). Darstellung der rechten Niere (Fall 2).

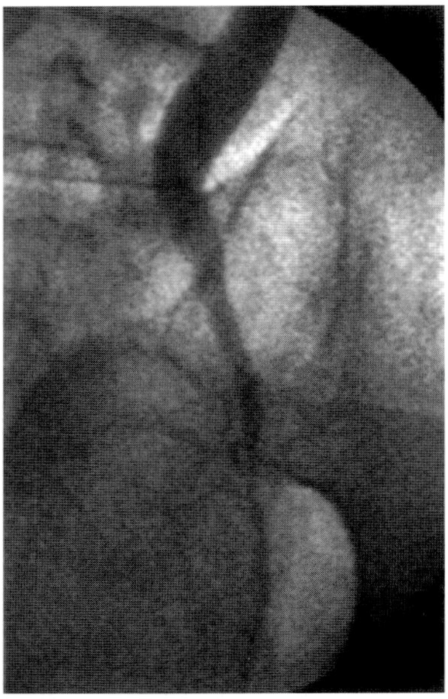

Abb. 2. Antegrades Pyeloureterogramm links mit Kontrastmittelübertritt in das Urinom (Fall 1).

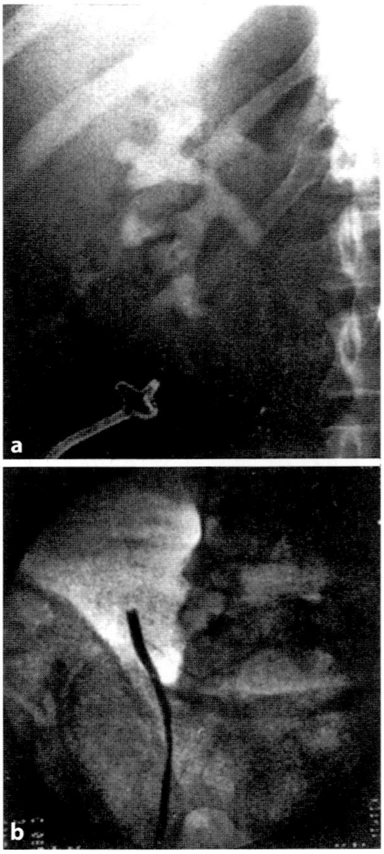

Abb. 4 a, b. Das Ausscheidungsurogramm zeigt die filiforme Verbindung zum Urinom (mit perkutaner Drainage), die retrograde Ureteropyelografie bestätigt den Verdacht auf totalen Ureterabriss rechts (Fall 2).

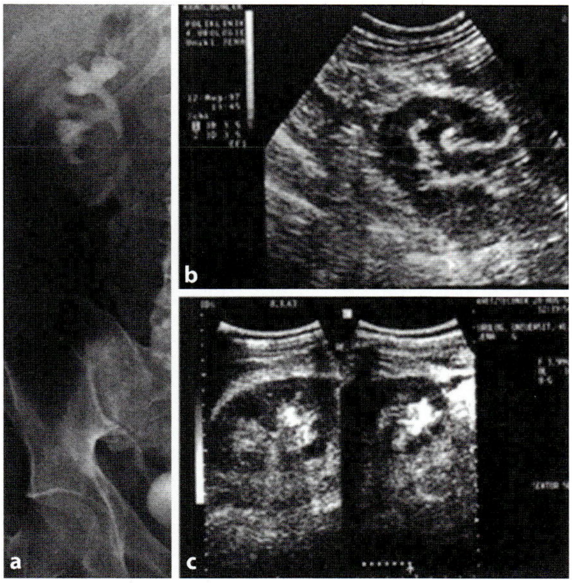

Abb. 5a–c. Urogrammaufnahme nach Appendixinterposition des rechten Ureters (**a**) sowie prä- (**b**) und postoperative (**c**) Sonografieverlaufsbilder (Fall 2).

Die Nephrostomie mit simultaner Pyelografie zeigte einen proximalen Ureterabriss mit Kontrastmittelextravasation in ein Urinom. Eine retrograde Ureterdarstellung bestätigte den Ureterabriss im proximalen Anteil. Nach Anlage einer Nephrostomie kam es trotz des lang zurückliegenden Traumas zur fast vollständigen Restitution der betroffenen Nierenfunktion.

Im Intervall erfolgte der Uaterersatz rechts durch Appendixinterposition. Nach temporärer innerer Schienung erfolgte nach komplikationslosem Verlauf die Restitutio ad integrum (Abb. 3, 4 und 5).

Problemanalyse

Grundsätzlich müssen Verletzungen des Harntraktes nach ihrer Genese unterschieden werden. Bei der Diskussion der Differenzialdiagnose des Urinoms stehen traumatische Läsionen und iatrogene Verletzungen nach chirurgischen Maßnahmen im Vordergrund. Fornixrupturen im Rahmen einer urolithiasisbedingten Kolik sind ausgesprochen selten [5].

Während im Fall 1 ein nach Rezidivoperation eines Rektumkarzinoms aufgetretenes Urinom Folge eines operativen Eingriffes war, das im Intervall aufgrund eines Kompressionseffekts zur Harnstauung der Gegenniere führte, zeigt Fall 2 die Ausbildung eines traumatisch bedingten Urinoms nach Ureterabriss.

Ureterverletzungen nach chirurgischen Eingriffen sind selten und werden beispielsweise nach gefäßchirurgischen Maßnahmen im Abdomen nur vereinzelt beschrieben [6–10]. Klinisch stumme Ureterirritationen nach derartigen Maßnahmen mit temporärer Ureter- und Nierenbeckenektasie aufgrund postoperativer Verschwellungszustände ohne operative Revisionspflicht treten in 10–15% dieser Fälle auf [2].

Geplante Eingriffe im Abdominal- und Retroperitonealbereich mit chirurgischer, gefäßchirurgischer oder gynäkologischer Zielstellung müssen deshalb den Harntrakt diagnostisch mit einbeziehen. Dazu gehören neben der Paraklinik und dem Urinsediment eine Sonografie der Nieren, des Retroperitoneums und der Harnblase. Bei Durchführen einer Computertomografie dürfen eine intravenöse Kontrastmitteldarstellung der Nieren und ableitenden Harnwege nicht fehlen. Bei Auffälligkeiten sollte eine erweiterte urologische Diagnostik folgen (Ausscheidungsurogramm, Miktionszysturethrogramm, Zystoskopie, ggf. retrograde Ureteropyelografie – präoperativ).

Postoperative Sonografiekontrollen des Harntraktes sind routinemäßig durchzuführen und ggf. – insbesondere bei Verdacht auf Harntransportstörungen und unklaren Extravasationen – durch gezielte urologische Röntgendiagnostik zu ergänzen.

Bei traumatisierten Patienten ist in der Regel eine vorausgegangene Diagnostik nicht verfügbar.

Auch hier ist die Sonografie in Verbindung mit der Klinik und Paraklinik die Diagnostik der ersten Wahl. CT-Untersuchungen müssen mit i.-v.-Gaben von Kontrastmittel (bei stabilem Patient) kombiniert werden, wenn der Verletzungsmodus eine Beteiligung der Urogenitalorgane vermuten lässt, oder eine Erythrozyturie vorliegt.

Verletzungen der Harnwege müssen nach den Prinzipien der modernen Urologie therapiert werden. Individuell ist dabei über das Verfahren zu entscheiden: Ein konservatives Verfahren ist selten gerechtfertigt, partielle Läsionen – insbesondere im Ureterbereich – bedürfen der temporären Schienung und periureteralen Drainage, totale Läsionen müssen plastisch-rekonstruktiv versorgt werden. Der Zeitpunkt und der Urinableitungsmodus müssen den jeweils individuellen Gegebenheiten angepasst werden: Intraperitoneale Verletzungen bedürfen der sofortigen Urinableitung, retroperitoneale Urinombildungen sind prinzipiell ebenfalls als dringliche Operationsindikation zu betrachten, wobei Fall 2 zeigt, dass auch im Intervall (hier nach Monaten) rekonstruktive Maßnahmen sinnvoll sein können.

Schlussfolgerung

Zusammenfassend lässt sich schlussfolgern, dass eine sonografisch neu aufgetretene Harnstauung (postoperativ oder nach Trauma) auch ohne klinisches Korrelat immer Anlass zur uroradiologischen Diagnostik sein muss.

Literatur

1. Benoit G, Boccon-Gibod L, Teyssier P, Steg A (1983) Traumatismes iatrogénes de l'uretére. Analyse de 47 cas. Chirurgie 109:160
2. Blasco F-J, Saladié J-M (1991) Ureteral obstruction and ureteral fistulas after aortofemoral or aortoiliac bypass surgery. J Urol 145:237–242
3. Dyke CM, Forterberry F, Katz PG, Sobel M (1991) Arterial-ureteral fistula: case study with review of published reports. Ann Vasc Surg 5:282–285
4. Ernst S, Heindel W, Krahe T, Kaspar A, Lackner K (1996) Periprothetisches Urinom nach Aortobiiliakaler Gefäßprothese – eine seltene Komplikation. Fortschr Röntgenstr 165:406–407
5. Jocham D, Miller K (1994) Praxis der Urologie (Bd I und II). Georg Thieme Verlag, Stuttgart New York
6. Rhame RC (1971) Aorto-renal bypass complicated by ureteral fistula. J Urol 105:628
7. Sayeed R, Nyameky I, Kinder R (1997) Unsuspected rectal adenocarcinoma causing a urinoma. Int J Urol 4:99–100
8. Schapira HE, Li R, Gribetz M, Wulfsohn MA, Brendler H (1981) Ureteral injuries during vascular surgery. J Urol 125:293–297
9. Simon G, Ballanger P, Midy D, Junes F, Baste JC, Boisieras P (1992) Iliac artery-ureteral fistula after aorto-iliac reconstructive surgery. Prog Urol 2:85–92
10. Tsai SC, Kao CH, Lin WY (1997) Incidental finding of a urinoma on bone scintigraphy. Clin Nucl Med 22:558–559

KOMMENTAR M. Böhm und E. P. Allhoff

Die Autoren lenken den Blick auf ein in der Literatur unterrepräsentiertes Bild. Interessant erscheint vor allem der Fall 1, handelt es sich hierbei doch in der Tat um eine „Komplikation", also ein iatrogenes Krankheitsbild. Iatrogene Harnleiterverletzungen kommen bei großen Tumoroperationen und hier besonders bei Rezidivoperationen im chirurgischen und gynäkologischen Fach vor. Sie sind nicht selten. In der Literatur werden niedrige einstellige Inzidenzen (1% [4], bis 2,7% [3], 0,54% [5]) bei nicht selektionierten Patienten berichtet, die aber bei Risikopatienten deutlich ansteigen [2]. Aufgrund eigener Erhebungen schätzen wir, dass iatrogene Harnleiterverletzungen bei jeder 10. bis 20. Tumorrezidivoperation im kleinen Becken vorkommen. Viele werden intraoperativ erkannt und durch einen hinzugezogenen Urologen versorgt. Bei einem weiteren Teil hat der Operateur postoperativ Bedenken und sucht nach einer Harnleiterverletzung oder der Patient wird früh symptomatisch. In manchen Fällen kann dann eine Harnleiterschienung Schlimmeres verhüten. Die Autoren weisen zu Recht darauf hin, dass Ureterverletzungen in der nicht-invasiven bildgebenden Diagnostik (AUG, CT, MRT) nicht sicher erkennbar sind, was die Diagnose verzögert.

Die Erfahrung iatrogener Harnleiterverletzung bei schwierigen chirurgischen Tumoroperationen hat am Universitätsklinikum Magdeburg dazu geführt, dass diese hochselektionierten Tumorpatienten routinemäßig präoperativ mit Harnleiterschienen versorgt werden. Dadurch kann der Harnleiter intraoperativ sicher identifiziert und seine unabsichtliche Verletzung vermieden werden. Im Jahr 2002 hat es bei den derart vorbereiteten Patienten keine iatrogene Harnleiterverletzung mehr gegeben. Wir schlagen deshalb die routinemäßige präoperative Harnleiterschienung bei den Patienten vor, die wegen eines großen (T4) Tumors oder Rezidivs im kleinen Becken oder Retroperitoneum operiert werden sollen, und bieten diesen Service den nichturologischen Fachkollegen an. Diese Haltung wird von manchen chirurgischen und gynäkologischen Kollegen geteilt [1, 6].

Literatur

1. Ben Hur H, Phipps JH (2000) Laparoscopic hysterectomy. J Am Assoc Gynecol Laparosc 7:103–106
2. Berkmen F, Peker AE, Alagol H, Ayyildiz A, Arik AI, Basay S (2000) Treatment of iatrogenic ureteral injuries during various operations for malignant conditions. J Exp Clin Cancer Res 19:441–445
3. Gilmour DT, Dwyer PL, Carey MP (1999) Lower urinary tract injury during gynecologic surgery and its detection by intraoperative cystoscopy. Obstet Gynecol 94:883–889
4. Ranieri A, Sironi D, Micheli E, Zambolin T, Spaliviero M, Cunico SC, Lembo A (2002) Il trattamento delle lesioni ureterali in corso di chirurgia ginecologica [Treatment of ureteral lesions during gynecologic surgery]. Arch Ital Urol Androl 74:16–20
5. Roder JD, Siewert JR (1991) Häufigkeit, Prävention und Therapie der Harnleiterverletzung in der kolorektalen Chirurgie. Zentralbl Chir 116:581–585
6. Terzibachian JJ, Gay C, Bertrand V, Bouvard M, Knoepffler F (2001) Interet du catheterisme ureteral en coeliochirurgie. [Value of ureteral catheterization in laparoscopy]. Gynecol Obstet Fertil 29:427–432

Harnleiterstenosen nach Nierentransplantation

W. WERNER und J. SCHUBERT

Einleitung

In den letzten Jahren konnte man gleichbleibend hohe Transplantationszahlen im Bereich der Nierentransplantation und kombinierten Nieren-/Organtransplantation beobachten (in Deutschland gab es 2000 1874 Nierentransplantationen, 232 kombinierte Nieren-Pankreas-Transplantationen).

60% aller Nieren werden im chirurgischen und 40% im urologischen Fachbereich transplantiert. Alle nierentransplantierten Patienten werden durch internistische Fachkollegen nachbetreut.

Während das Transplantationsprocedere selbst anerkannten und einheitlichen operativen Standards unterliegt, gibt es neben der immunsuppressiven Behandlung, insbesondere bei Ureterkomplikationen, keinen allgemein gültigen Diagnostik- und Therapiestandard.

So ist es das Ziel der vorliegenden Arbeit, einen Diagnostik- und Therapiealgorithmus vorzuschlagen, damit im Fall von Harntraktkomplikationen nach (kombinierter) Nierentransplantation diese rasch einer diagnostischen und therapeutischen Klärung zugeführt werden können.

Harntraktkomplikationen treten bei 2–14% aller nierentransplantierten Patienten auf [1, 2, 5]. Dabei werden Transplantatureterstenosen von Transplantatureternekrosen unterschieden. Frühstenosen können hauptsächlich durch Verdrehungen und Abknickungen des Transplantatureters bedingt sein, seltenere Ursachen sind ein postoperatives Ödem im Bereich der Harnleiterimplantationsstelle, ein periureterales Hämatom oder ein Urinom bzw. vorbestehende Ureterabgangsstenosen.

Spätstenosen sind durch Narbenbildungen, ischämiebedingte Fibrosen, seltener durch Steinbildung, Papillennekrosen oder Urotheltumoren verursacht, häufiger sind Kompressionseffekte von außen, beispielsweise durch Lymphozelen.

Kasuistik

Ein zum Transplantationszeitpunkt 30-jähriger Patient wurde bei pyelonephritischen Schrumpfnieren linksseitig nierentransplantiert. Nach anfänglich komplikationslosem Verlauf kam es innerhalb der ersten postoperativen Woche zu septischen Temperaturen und zu klinischen Zeichen einer Pyelonephritis der linken Eigenniere, ursächlich bestätigte sich im Miktionszystourethrogramm (MCU) ein viertgradiger vesiko-ureteraler Reflux (VUR) beidseitig mit im CT gesicherter Abszessbildung links. Es wurde deshalb notfallmäßig innerhalb der ersten 2 Wochen posttransplantationem die Nephrektomie der linken Eigenniere notwendig, die Abszessentlastung und Drainage. Im Intervall erfolgte dann auch die Nephrektomie der asymptomatischen, refluxiven Eigenniere rechts.

Die Transplantatniere war zum Zeitpunkt der Abszessinzision noch mit dem routinemäßig intraoperativ eingelegten Transplantatureterstent versorgt, der entsprechend des routinemäßigen Standards in der 6. postoperativen Woche posttransplantationem entfernt wurde. Nachfolgend entwickelte sich eine Harntransportstörung am Transplantat mit Anstieg der Retentionsparameter. Röntgenologisch fand sich eine ausgeprägte, langstreckige Ureterstenose, die die Transplantatureterstentneueinlage notwendig machte (Abb. 1). Aufgrund des intraoperativen Befundes und der zu erwartenden ausgeprägten periureteralen Narbenbildung wurde auf eine operative Revision im Intervall verzichtet, zumal eine Rekonstruktion unter Verwendung des bekanntermaßen refluxiven Eigenureters nicht möglich gewesen wäre und eine Lyse des Transplantatureters ohne sicheren Erfolg zu beurteilen war.

Der Patient wurde seitdem mit periodisch wechselnden Transplantatureterstents versorgt, die Nierenfunktion des Transplantates ist seit mehr als 8 Jahren stabil.

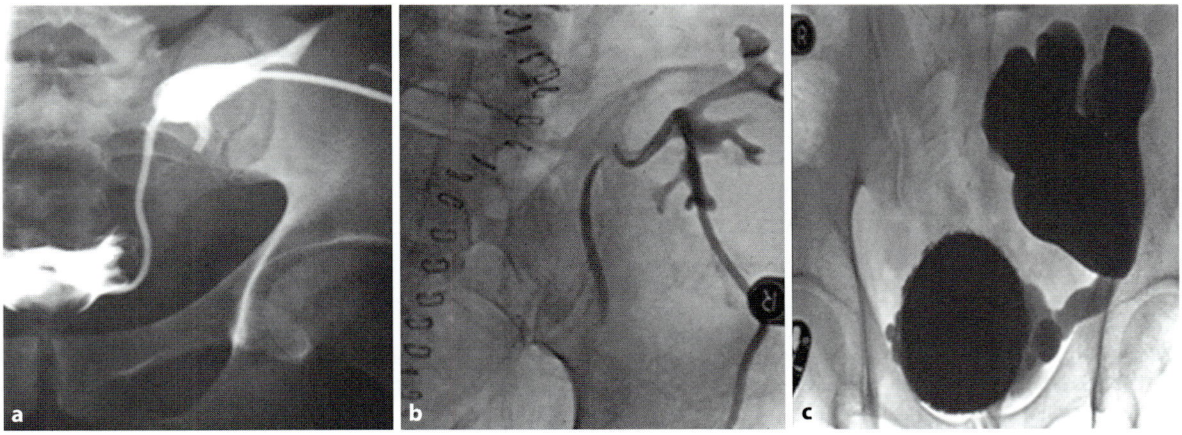

Abb. 1 a–c. **a** Perkutane Nephrostomie und antegrade Stentversorgung bei langstreckiger Ureterstenose, **b** ein ähnlicher Kasus, hier allerdings eine passagere entzündungsbedingte Implantationsstenose nach kombinierter Nieren- und Pankreastransplantation und **c** eine sekundäre Harnstauung bei subvesikaler Abflussbehinderung in Kombination mit einem vesikoureteralem Reflux (hier Therapie der subvesikalen Ursachen erforderlich).

Problemanalyse

Niereninsuffiziente Patienten mit pyelonephritischen Schrumpfnieren, Schrumpfnieren unklarer Genese, Antirefluxplastiken in der Anamnese und Fehlbildungen sowie Patienten mit rezidivierenden Harnwegsinfekten unklarer Genese sind nach der routinemäßigen urologischen Untersuchung vor Aufnahme in ein Transplantationsprogramm besonders intensiv urologisch zu diagnostizieren. Ein MCU schließt eine VUR aus oder zeigt diesen entsprechend der Schweregradeinteilung, gegebenenfalls sollte sich eine Videourodynamik anschließen.

Bei Nachweis eines höhergradigen vesikoureteralen Refluxes sollte unabhängig von der Anamnese bei bestehendem Nierentransplantationswunsch eine Nephrektomie mit tiefer Ureterektomie immer vor angestrebter Nierentransplantation erfolgen.

Niereninsuffiziente Patienten mit vesiko-ureteralem Reflux, ausreichender Restdiurese und gegebenenfalls laufender Peritonealdialyse müssen individuell durch das Dialysezentrum und das Transplantationszentrum beraten werden.

Diskussion

Entzündlich bedingte Transplantatureterstenosen wie im vorliegenden Fall sind nur eine ursächliche Möglichkeit von Harntransportstörungen nach Nierentransplantation.

Wir haben von 1991 bis 1998 die durchgeführten Nierentransplantationen hinsichtlich des Auftretens einer Ureterstenose ausgewertet, wobei ein Mindest-follow-up von einem Jahr zugrundegelegt wurde. Zur Analyse kamen 326 Patienten. Die Ureterimplantation erfolgte in allen Fällen modifiziert nach Gregoir.

Immunsuppressiv wurden die Patienten mit einer Triple-drug-Therapie mit Steroiden, Cyclosporin und Azathioprin behandelt. Im Falle einer bestehenden Präsensibilisierung wurde überwiegend ATG als 4. Immunsuppressivum gegeben. Im Falle einer Transplantatrejektion wurde mit Steroid-Bolus-Therapie behandelt. Eine Ureterstenose wurde in der Regel durch eine Transplantatsonografie diagnostiziert und die Harnstauung entsprechend klassifiziert.

Bei den im Beobachtungszeitraum von 1991 bis 1998 untersuchten 326 Patienten fanden sich bei 19 (6%) therapiebedürftige Ureterstenosen. Diese wurden in 10 Fällen durch endourologische Methoden erfolgreich therapiert (7 antegrade Bougierung/endoskopische Stenosenschlitzung, 2 passagere Stenteinlage, 1 Dauerstent), 9 Patienten wurden entsprechend der unten angegebenen Tabelle therapiert. Ursächlich lagen 7 Implantationsstenosen vor, in einem Fall war die Ursache für die Harnabflussbehinderung ein fortgeschrittener Harnblasentumor, der die Zystektomie und Ileumkonduitanlage erforderlich machte.

Die Ergebnisse sind in der Tabelle 1 dargestellt.

Tabelle 1. Komplikationen nach Nierentransplantation in der Urologischen Klinik Jena (n=326 Patienten) im Vergleich mit Literaturangaben

Komplikationen	Literatur	Jena (n=326)
Lymphozelen	0,6–18%	8%
Tumoren	2–16%	3%
Wundheilungsstörungen	3–5%	2%
Arterienstenosen	2–10%	6%
Ureterstenosen	1–10%	6%
Arterienthrombosen	0,7–3%	2%
Steine	0,5–1%	0,5%
Venenthrombosen	0,3–4,2%	0,3%
Blasenleck	0,4%	0,5%
Reflux	1–44%	k.A.
Ursachen für die Ureterstenosen		
Implantationsstenosen n=7 (?), diese zum Teil rejektionsbedingt		
rejektionsbedingt n=7 (?)		
tumorbedingt n=1		
andere Ursachen n=4 (Lymphozele, periureterale Fibrose, „zu langer Transplantatureter")		
Therapie Ureterstenosen n=19		
antegrade Bougierung/Schlitzung/passagerer Stent n=7		
antegrade Stenteinlage (passager) n=2		
Transplantatureterstent (Dauerlösung) n=1		
Ureteropyeloneostomie (Eigenureter) n=4		
Ureterozystoneostomie n=4 (n=1 tumorbedingte Zystektomie und Anlage Ileumkonduit)		

Weiterhin angegeben werden die Ergebnisse des Transplantat- und Patientenüberlebens der analysierten Patienten (Abb. 2 und 3).

Die Komplikationsrate am Transplantatureter nach (kombinierter) Nierentransplantation liegt zwischen 2 und 14% [1, 2, 5], in unserem Patientengut bei 6%. Die Literatur favorisiert die modifizierte Transplantatureterzystoneostomie nach Lich-Gregoir [3] unter Verwendung eines Ureterenstents. Unter Zugrundelegung der Ergebnisse (s. Tabelle 1) wurden Implantationsstenosen dann als rejektionsbedingt bezeichnet, wenn diese nach mehr als 6 Monaten postoperativ und im zeitlichen Zusammenhang mit stattgehabten und histologisch gesicherten Rejektionen auftraten.

Die in der sonografischen Verlaufskontrolle der Transplantatniere auffällige Harntransportstörung mit konsekutiver Erhöhung der Retentionsparameter verlangt eine rasche diagnostische und gegebenenfalls therapeutische Klärung.

Die Anlage einer perkutanen Punktionsnephrostomie, die gleichzeitig auch die primäre Therapieoption der Wahl ist, ermöglicht später die Durchführung einer antegraden Pyelografie, die eine Diagnosesicherung erbringt und gleichzeitig Auskunft über die Lokalisation und Ausdehnung des stenosierten Ureterabschnittes bzw. die Ursache der Harnabflussstörung gibt. Mit der Anlage der Punktionsnephrostomie sollte in gleicher Sitzung die antegrade Ureterstenteinlage nach Seldinger-Technik versucht werden. Nach Restitution der Nierenfunktion ist eine definitive Therapie anzustreben. Hierbei konkurrieren endourologische Methoden, wie z.B. die endoskopische Schlitzung [2] der Stenose, die perkutane transluminale Ballondilatation und offene chirurgische Verfahren, wie z.B. die Ureterneoimplantation, Ureteropyelostomie, zum Teil unter Verwendung des Eigenureters [5]. Die Auswahl des entsprechenden Therapieverfahrens richtet sich nach Ursache, Lokalisation und Ausdehnung der Striktur.

Weiterhin sind Einzelfallbeispiele beschrieben, bei denen erfolgreich ein biliärer Z-Stent verwendet wurde [4]. Einzelfallberichten zufolge

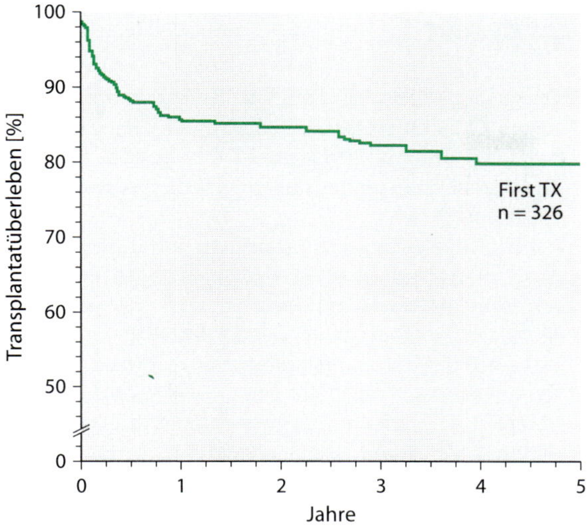

Abb. 2. Transplantatüberleben (n = 326).

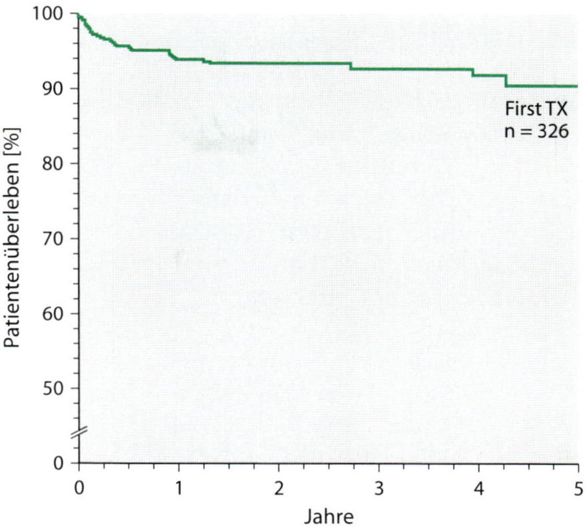

Abb. 3. Patientenüberleben nach Nierentransplantation (n = 326).

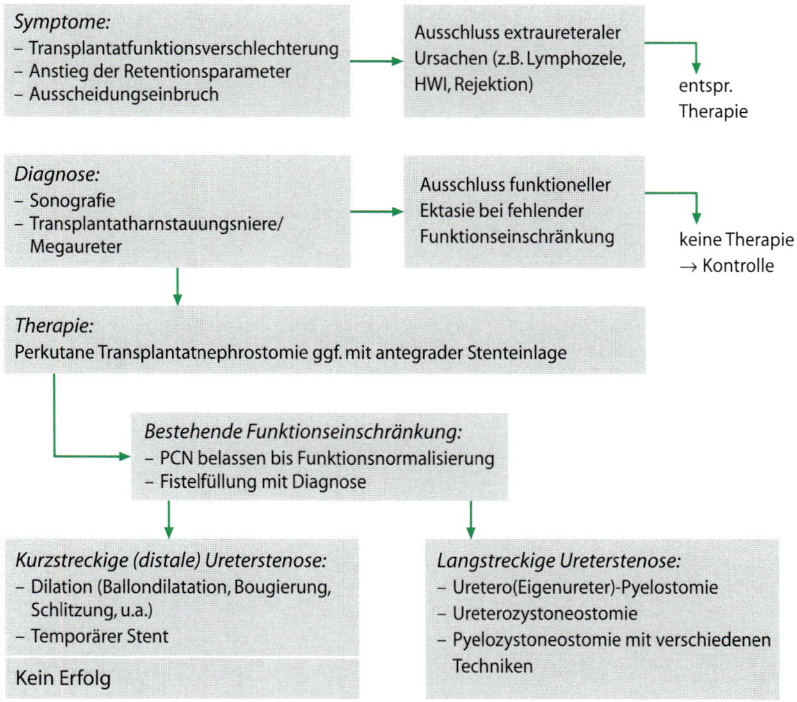

Abb. 4. Diagnostik und Therapiealgorithmus bei Harntransportstörung nach (kombinierter) Nierentransplantation.

ist es gelungen, einen subkutanen artifiziellen Uterersatz erfolgreich zu implantieren [1].

In allen Fällen muss die Diagnostik und Therapie nach dem vorgestellten Algorithmus durchgeführt werden (Abb. 4).

Nach Ausschluss extraureteraler Ursachen einer Harnabflussstörung sowie akuter Rejektionsepisoden sollten endourologische Methoden bei kurzstreckigen Stenosen und zur Primärtherapie eingesetzt werden. Stenoserezidive und langstreckige Transplantatureterstenosen bzw. Ureternekrosen erfordern die offene Revision mit plastischer Rekonstruktion. Weiterhin müssen sekundäre Ursachen ausgeschlossen werden (Abb. 1 c).

Schlussfolgerung

Transplantatureterstenosen sind eine der häufigsten urologischen Komplikationen nach (kombinierter) Nierentransplantation. Die Therapiestrategie richtet sich nach den Therapieprinzipien der ureterbedingten Harntransportstörung und bedarf nach Ausschluss extraureteraler Ursachen einer raschen Intervention.

Literatur

1. Desgrandchamps F, Paulhac P, Fornarion S, De Kerviller E, Duboust A, Teiliac P, Le Duc A (1999) Artificial ureteral replacement for ureteral necrosis after renal transplantation: report of 3 cases. J Urol 159:1830–1832
2. Erturk E, Burzon DT, Waldman D (1999) Treatment of transplant ureteral stenosis with endoureterotomy. J Urol 161:412–414
3. Mahdavi R, Khamar A (1997) Ureteral complications after renal transplantation: review of preventive measures. Transplant Proc 29:3075–3076
4. Peregrin JH, Lácha J (1998) Successful treatment of renal transplant ureter stenosis with use of biliary Z stent. JVIR 9:741–742
5. Salomon L, Saporta F, Amsellem D, Hozneck A, Colombel M, Patard JJ, Chopin D, Abbou CC (1999) Results of pyeloureterostomy after ureterovesical anastomosis complications in renal transplantation. Urology 53:908–912

KOMMENTAR K. Dreikorn

Die Inzidenz urologischer Komplikationen nach Nierentransplantation hat durch eine zunehmende Verfeinerung und Standardisierung der Entnahmetechnik und Transplantationstechnik signifikant abgenommen. Die Inzidenz von Harnleiterstrikturen nach Nierentransplantation wird in der Literatur mit 0,5 bis 7,5% angegeben.

Ursächlich für eine postoperativ auftretende Transplantatureterstenose können eine entnahmebedingte Malnutrition des Harnleiters mit daraus entstehender ischämischer Stenose sein; ferner entzündungsbedingt, oder extrinsisch bedingt durch Lymphozelen, Hämatome oder Abszesse. Seltener können im Rahmen von akuten oder chronischen Abstoßungen Ureterstenosen enstehen.

Anhand der hier vorgestellten Kasuistik konnte von den Autoren gezeigt werden, dass eine urologische Abklärung des potenziellen Nierenempfängers vor Transplantation unabdingbar ist.

Zum Ausschluss von Risikofaktoren und Kontraindikationen muss vor Aufnahme potenzieller Nierenempfänger eine sorgfältige internistisch/nephrologisch/urologische Untersuchung durchgeführt werden. Unerlässlich ist eine eingehende urologische Untersuchung des potenziellen Transplantatempfängers zum Ausschluss von Infektionsherden im Bereich der Harnwege und um Harnabflussstörungen oder Infektionen der Eigennieren, wie im vorliegenden Fall beschrieben, vorbeugen zu können.

Eine Entfernung der Eigennieren des Transplantatempfängers ist nach unserer Auffassung nur unter spezieller Indikationsstellung erforderlich, wie z.B. bei aktiver Pyelonephritis in Folge von Nephrolithiasis, bei „aggressivem" vesikorenalen Reflux mit rezidivierenden Infekten, sowie bei Patienten mit symptomatischen Zystennieren oder sehr großen bis in das Becken reichenden Zystennieren, sowie bei Patienten mit Analgetikanephropathie wegen des Risikos der Entstehung von Urothelkarzinomen. Selten ist die Entfernung der Eigenniere wegen einer therapieresistenten Hypertonie erforderlich.

Zur Vermeidung einer ischämisch bedingten Harnleiterstenose und um die ureterale Gefäßversorgung zu erhalten, muss im Rahmen der Nierenentnahme eine Feindissektion im Nierenhilus unbedingt unterbleiben. Des Weiteren sollte der Harnleiter aus dem gleichen Grunde mit ausreichend anhängendem periureteralen Gewebe entnommen werden.

Besonders bewährt zur Wiederherstellung der ableitenden Harnwege hat sich die Ureteroneozystostomie unter Bildung eines submukösen Tunnels zur Vermeidung eines vesiko-ureteralen bzw. -renalen Reflux. Idealerweise erfolgt für 10 bis 14 Tage zusätzlich die Einlage eines Ureterstents. An unserem eigenen Patientengut lag die Inzidenz von postoperativen Harnleiterstenosen bei 0,5%.

Nach erfolgreicher Nierentransplantation werden die Patienten regelmäßig urologisch nachbetreut. Zur Diagnostik und Therapie auftretender Harntransportstörungen nach Nierentransplantation kommt in unserer Klinik ein Algorithmus zur Anwendung, der mit dem von Werner und Schubert vorgestellten Algorithmus vergleichbar ist.

Besonders möchten wir aus unserer eigenen Erfahrung die Forderung von Werner und Schubert nach einer umfassenden urologischen Diagnostik bei Patienten vor geplanter Nierentransplantation, sowie einer sorgsamen Schonung der ureteralen Blutversorgung während der Spendernierenentnahme unterstreichen.

Posttraumatische Blasen- und Harnröhrenrekonstruktion

L. Managadze und R. Hohenfellner

Einleitung

Anamnese und Befunde von auswärts vorbehandelten Patienten sind mitunter im Detail lückenhaft bzw. unvollständig und können so zu folgenschweren therapeutischen Irrtümern führen.

Im Rahmen einer „zweiten Meinungsbildung" entging der hier vorgestellte Patient nur durch Zufall einem risikoreichen, hinsichtlich der weiteren Folgen besonders schwerwiegenden und überflüssigen Eingriff.

Der bereits ein halbes Jahr zuvor erzielte Konsens aller Beteiligten über die „einzig mögliche verbleibende Behandlungsstrategie" spielte hierbei mit eine entscheidende Rolle. Eine vom Patienten registrierte und am Vortag der Operation geäußerte, gerinfügige Befundänderung gab Anlass, das Konzept quasi in letzter Minute neu zu überdenken.

Kasuistik

Der 32 Jahre alte Patient stürzte am 15. Mai 2001 in einen 11 m tiefen, offenen Liftschacht. Hierbei werden die Bauchdecke quer suprasymphysär durch vorstehende Metallteile durchtrennt. Beim anschließenden Aufschlag rupturierte die bereits freiliegende, gefüllte Harnblase.

In einem Provinzspital wurden die Gesichtsverletzungen, sowie die Becken- und Beinfrakturen erstversorgt. Nach Naht der rechten Art. iliaca externa sowie mehrerer Darmverletzungen konnte die Bauchdecke suprasymphysär readaptiert werden. Die rupturierte Blase wurde rund um eine 30-Charr-Drainage als offene Zystotomie versorgt und ein 20-Charr-Ballonkatheter eingelegt.

Eine schwere Nachblutung am 8. postoperativen Tag zwang zur Ligatur der linken A. iliaca externa. Die anschließende Unterschenkelnekrose wurde konservativ behandelt, wohingegen die Bauchdeckennekrose mit Eventeration zur Deckung der Darmschlingen mit Spalthautlappen zwang.

Nach mehreren Wochen konnnte der Patient mit Krücken, einem Bauchdeckenkorsett und liegender Zystostomie die Klinik verlassen.

Die Vorstellung des Patienten erfolgte mit der Frage der weiteren Versorung des mit Windeln rund um die Drainage abgedeckten Blasendefektes mit unerträglicher Geruchsbelästigung. *Befunde:* 32 Jahre alter Patient in gutem Allgemeinzustand. 20×20 cm großer, mit Spalthaut gedeckter, reizloser Bauchdeckendefekt zwischen Nabel und Symphyse, mit gut erkennbarer Peristaltik der Dünndarmschlingen (Abb. 1). 4 cm großer Blasendefekt links suprasymphysär knapp oberhalb des Schambeinastes mit Übergang in eine sekundär verheilte Narbe

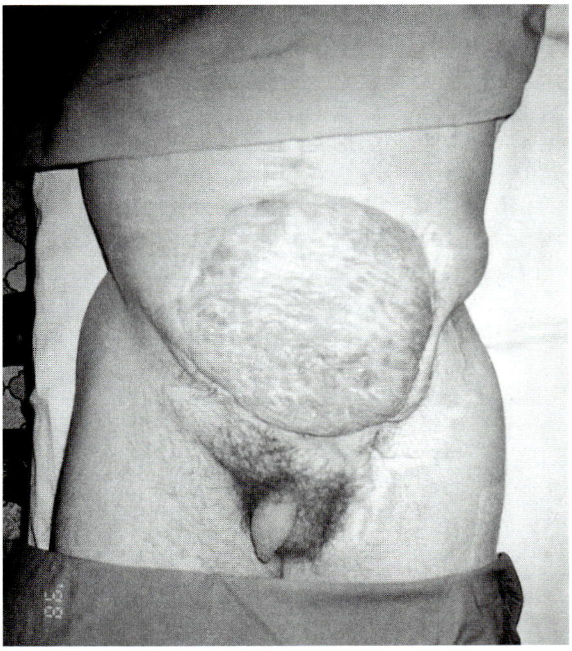

Abb. 1. Präoperativer Befund mit Bauchdeckendefekt.

einer tiefen Inguinalinzision, die offenbar im Rahmen der sekundären Gefäßversorgung erfolgte. Die Zystostomiedrainage ist mit Leukoplast an den ulzerierten Wundrändern fixiert. Eingeschränkte Beweglichkeit des linken Kniegelenkes und sekundär verheilte Hautdefekte im Bereich des Unterschenkels. Die Blutversorung der linken unteren Extremität erfolgt bei fehlenden Pulsen offenbar kollateral über die A. mesent. inf., A. rectalis und A. iliaca int. zur A. femoralis bei dementsprechend hoch unterbundener A. iliaca ext.

- Laborbefunde: Bis auf signifikaten Harnwegsinfekt (E. coli) unauffällig.
- Röntgenleeraufnahme: Multiple, schwach Schatten gebende Kelchsteine bds. 3–5 mm.
- Multiple Blasensteine.
- Ausscheidungsurogramm: unauffällig.
- Retrogrades Urethrogramm: Kontrastmittelabbruch nach 4 cm.
- Urethroskopie: Blind endende Urethra bei 4 cm penil in einer weißen fibrotischen Narbe.
- Differenzialtherapeutische Überlegungen.
- Sanierung des oberen Harntraktes durch ESWL.
- Weiterversorgung des Bauchwanddefektes mittels Korsett, womit der Patient zurecht kommt.

Offenbar langstreckiger traumatischer Harnröhrenverlust mit Schrumpfblase und ausgedehntem Blasendefekt auf primär ischämischer und sekundär entzündlicher Basis. Blasenaugumentation und kontinente Vesikostomie beinhalten das hohe Risiko von sekundären Darmkomplikationen.

Vor diesem Hintergrund erscheint der Versuch einer Harnröhrenrekonstruktion in mehreren Schritten fragwürdig, eine hohe Harnableitung über einen Chevronschnitt mittels Transversumkonduit hingegen weniger riskant.

Angesichts der auch sozial unerträglichen Situation stimmt der Patient dem Vorschlag prinzipiell zu, möchte diesen jedoch um ein halbes Jahr verschieben.

Wiederaufnahme des Patienten 9/2002 und Vorbereitung für die geplante Harnableitung. Am Vorabend der Operation berichtet der Patient über folgende Befundänderung innerhalb des letzten halben Jahres: Zunehmende Spontanerektionen mit Sekretabsonderung aus der Harnröhre beim Orgasmus sowie Blasenkrämpfe bei intensiver körperlicher Betätigung, verbunden mit tropfenförmigem Flüssigkeitsaustritt aus der Harnröhre.

Diese Hinweise geben Anlass zu einer erneuten Urethroskopie in Intubationsnarkose vor der geplanten Konduitanlage.

■ **Therapie.** Eingehen mit einem Kinderresektoskop Charr 13. Nach 4 cm findet sich eine sackförmige, blind endende, weiße Narbe mit einer punktförmigen, für eine Charr-3-Ureterkatheter entrierbare Öffnung bei 7 Uhr. Bei der anschließenden Sachse-Urethrotomie in Richtung 2 Uhr wird das fibrotische Diaphragma durchtrennt. Dahinter findet sich eine normale Harnröhre mit einem unauffälligen Sphinkter externus, Colliculus seminalis und inneren Blasenmund. Die Blasenschleimhaut ist entzündlich verändert mit zahlreichen Blasensteinen um eine inkrustierte Zystostomie.

Entfernung der Blasensteine über die Blasenfistel mit der Kornzange.

Umschneidung der Blasenfistel mit Unterminierung der Subkutis in Richtung Bauchdeckendefekt ohne Eröffnung des Peritoneums. Blasenvorderwand und Periost des Schambeinastes links werden gemeinsam mit eine Raspatorium abpräpariert, die linke Blasenseitenwand aus dem inguinalen Narbenblock gelöst und in der Tiefe paravesikal aus der Fossa obturatoria heraus mobilisiert, bis ein spannungsloser, zweischichtiger Verschluss mit Einzelnähten gelingt. Der Hautdefekt wird mittels Z-Plastik gedeckt.

Verlauf: Bis auf eine oberflächliche Wundheilungsstörung an den Ecken der Z-Plastik unauffälliger postoperativer Verlauf mit Spontanmiktion im kräftigen Strahl am 10. Tag nach Katheterentfernung.

Zunehmende Blasenkapazität bis auf 350 ml im weiteren Verlauf während dessen die Kelchsteine mittels wiederholter ESWL erfolgreich behandelt werden.

Eine Kniegelenkskorrektur ist vorgesehen.

Problemanalyse

- Der auswärts wegen eines Polytraumas erstversorgte Patient wird mit nur unvollständigen Unterlagen zu einer zweiten Meinungsbildung zugewiesen. Dies ist für Unfallkliniken ohne urologischen Konsiliarfacharzt keineswegs ungewöhnlich und sollte zur wiederholten eingehenden Erhebung der Anamnese Anlass geben.

- Der im Bericht erwähnten Einlage eines 20-Charr-Katheters ohne weitere Angaben über die Dauer und den Grund der Entfernung wurde nicht weiter nachgegangen, obgleich hier der Schlüssel für die spätere Fehlentscheidung liegt.
- Offenbar gelang die Kathetereinlage trotz Beckenfraktur problemlos, womit retrospektiv eine membranöse Harnröhrenruptur unwahrscheinlich erscheinen musste.
- Damit rückt ein lokales ischämisches Geschehen als Ursache für die spätere Strikturbildung in den Vordergrund, vergleichbar mit denen nach kardiovaskulären Eingriffen gehäuft auftretenden. (Bei dem Patient war die Nachblutung am 8. postop. Tag nach Gefäßnaht der A. iliaca ext. aller Wahrscheinlichkeit nach ein dramatisches, mit länger dauerndem Blutdruckabfall verbundenes Ereignis.)
- Bei den Überlegungen zur Differenzialtherapie wurde somit die der Kausalpathogenese außer acht gelassen und unter der Annahme eines langstreckigen Harnröhrenverlustes bei entzündlicher Schrumpfblase mit Steinbildung die Frage nach der bestmöglichen Harnableitung in den Vordergrund gestellt.
- Selbst nach subtotalem Blasenverlust ist jedoch bei lediglich unspezifischer Entzündung die volle Wiederherstellung der ursprünglichen Blasenkapazität die Regel. (Die problemlose Entfernung großer Blasendivertikel, deren Kapazität die der Blase um ein vielfaches übersteigt, mit nachfolgender Restitutio ad integrum wird zu Recht als klassisches Beispiel für deren Regenerationsfähigkeit herangezogen.) In der Anamnese des Patienten gab es keinen Hinweis für eine verminderte Blasenkapazität.
- Eine einfache suprapubische Steinentfernung mit anschließender antegrader Urethroskopie hätte die Überlegungen zur Differenzialtherapie in eine völlig andere Richtung gelenkt.
- Nach Beckentrauma bzw. Bestrahlung besteht zwischen Blasenwand und Periost oftmals keine Präparationsschicht. Die Mitnahme des Periostes (Raspatorium) vermeidet dann Blasenwandläsionen.

Schlussfolgerung

Während eines langen Krankheitsverlaufes können zwischenzeitliche Befundänderungen entscheidende Bedeutung erlangen. Eine wiederholte, ins Detail gehende Anamnese war im vorgeschilderten Fall richtungsweisend.

KOMMENTAR K. Weingärtner

Die Autoren berichten über einen 32-jährigen Patienten, der sich bei einem spektakulären Liftunfall multiple Verletzungen an Knochen, Darm, Gefäßen und Weichteilen zuzog, wobei der Harntrakt in Form einer Blasenruptur mitbetroffen war. Nach kompliziertem klinischen Verlauf stellte sich der Patient im Intervall zur Versorgung einer Defektheilung im Bereich der mit Spalthaut ersetzten Bauchwand, welche die Eintrittsstelle der Zystostomie mit einbezog, vor. Aufgrund des retrograden Urethrogramms und der Urethrozystoskopie wurde ein langstreckiger Harnröhrendefekt vermutet und dem Patienten als Problemlösung eine Harnableitung über ein Transversumkonduit angeboten. Aus Zeitgründen musste der geplante operative Eingriff verschoben werden. Die aktuelle Anamnese bei Wiederaufnahme ein halbes Jahr später ergab jedoch Indizien für eine spontane Rekanalisierung der Harnröhre, die sich intraoperativ bestätigte und eine „einfache" Problemlösung durch Sichturethrotomie einer offenbar nur kurzstreckigen Striktur, Blasensteinentfernung und Blasenverschluss ermöglichten.

Als Kommentator bleiben mir in dem hier vorgestellten Fall nur einige wenige ergänzende Anmerkungen, da die Autoren ihre Vorgehensweise bereits selbst kritisch analysiert und gewertet haben. Anamnestisch wären folgende Informationen/Untersuchungen von Bedeutung gewesen und hätten vielleicht schon bei der Erstvorstellung eine bessere differenzialtherapeutische Einschätzung eines sinnvollen rekonstruktiven Vorgehens ermöglicht:

- Wie erfolgte nach Entfernung des initial offenbar problemlos einzulegenden transurethralen Katheters die Blasenentleerung, wie wurde sie dokumentiert (z. B. Uroflow, RH, antegrades Miktionszysturethrogramm)?
- Falls keine zufriendenstellende Miktion per vias naturales möglich war, warum wurde nicht gleich interveniert (z. B. Urethrotomie, erneute DK-Einlage o. ä.)?
- Warum wird der Patient mit Zystofix entlassen?
- Warum wurden vor der Therapieentscheidung (gemeint ist die Harnableitung über ein Transversumkonduit) nicht ein simultanes antegrades und retrogrades Urethrogramm und eine Ultraschalluntersuchung der Harnröhre angefertigt?

Eine sehr gute Übersicht zur Versorgung polytraumatisierter Patienten mit Beteiligung des Urogenitaltraktes, speziell der Harnröhre, wurde bei einer Consensus Conference unter der Federführung von Jack W. McAninch erstellt und 2004 publiziert [1]. Die Autoren des Beitrags zur Urethralverletzung empfehlen in ähnlichen Fällen wie dem hier präsentierten ein „Up-and-downogramm" sowie ggf. eine antegrade Zysto- und Urethroskopie. Bei diesen ergänzenden Untersuchungen hätte sich möglicherweise schon bei der Erstvorstellung gezeigt, dass offenbar doch nur eine kurzstreckige Harnröhrenstriktur vorliegt.

Zur Vermeidung möglicher therapeutischer Fehlentscheidungen ist – unabhängig von dem hier geschilderten Kasus – folgende Vorgehensweise empfehlenswert:

- Anamneseerhebung, eingehende körperliche Untersuchung und Befunderhebung durch den Entscheidungsträger/Operateur selbst.
- Unvoreingenommenheit gegenüber der Einweisungsdiagnose und dem dort vorgesehenen Eingriff (eigenes Meinungsbild verschaffen!).
- Kompromisslose und kritische Sichtung der vorliegenden Diagnostik auf Vollständigkeit, Verwertbarkeit und Aktualität, ggf. ergänzende Untersuchungen veranlassen.
- Am Vortag vor der geplanten Operation Indikationsbesprechung (vorzugsweise im Team!) mit knapper und präziser Darstellung der bisherigen Anamnese.
- Liegt zwischen der ersten Vorstellung/Befunderhebung und der geplanten Operation eine längere Zeitspanne, sollten eine exakte Zwischenanamnese und der aktuelle Status erhoben werden (körperlicher/klinischer Untersuchungsbefund).
- Prüfen der Unterlagen auf Vollständigkeit (z. B. Vorbefunde, Histologien, OP-Berichte, Röntgenbilder, Einverständniserklärung, Allergien und Unverträglichkeiten, Gerinnungsstörungen, Blutgruppe, Konserven).

Literatur

1. Chapple C, Barbagli G, Jordan G, Mundy AR, Rodrigues-Netto N, Pansadoro V, McAninch JW (2004) Consensus statement on urethral trauma, Consensus on genitourinary trauma. BJU International 93:1195–1202

8 Laparoskopie

Komplikationen in der urologischen transperitonealen Laparoskopie

P. Fornara, T. Schwarz und M. Zacharias

Einführung

Gerätetechnische Innovationen, die zunehmende Implementierung und Verbreitung uro-onkologischer Eingriffe wie die laparoskopische radikale Prostatektomie und die radikale Tumornephrektomie sowie die kontinuierliche Erweiterung des laparoskopischen Spektrums um rekonstruktive Eingriffe (Nephropexie, Pyeloplastik) haben der Laparoskopie in den letzten Jahren zum entscheidenden Durchbruch verholfen.

Komplikationen sind integraler Bestandteil der chirurgischen Praxis, mehr noch, sie sind der entscheidende Indikator des Ausmaßes der perioperativen Morbidität des Patienten. Die Einführung innovativer operativer Techniken in einem Fachgebiet mit der essenziellen Durchschreitung einer Operateur- und operationsabhängigen Lernkurve führt zwangsläufig zu einer aktiven Auseinandersetzung mit den technikspezifischen Komplikationen und deren Prävention und Management.

Intraoperative Komplikationen in der Laparoskopie können analog zu den offenen Operationen auftreten (vaskuläre, primäre intestinale Komplikationen), andererseits muss technikspezifischen Komplikationen (Läsionen durch Veress-Nadel und Trokare, sekundäre intestinale Verletzungen etc.) vorgebeugt werden bzw. müssen technikassoziierte Läsionen zeitnah erkannt und adäquat behandelt werden.

Präoperative Planung (Patientenauswahl, Kontraindikationen, Zugangsweg)

Die präoperative Vorbereitung laparoskopisch zu operierender urologischer Patienten inklusive der äquivalenten radiologischen Diagnostik hat sich am höchsten Standard für offen-operative Eingriffe zu orientieren, wobei im Gegensatz zur offenen Chirurgie eine Darmvorbereitung in aller Regel unnötig ist.

Als Kontraindikationen für eine Laparoskopie gelten unkorrigierte Koagulopathien, nicht beherrschte systemische Infektionen sowie eine dekompensierte kardiale Insuffizienz (NYHA ≥III) und eine schwere chronisch-obstruktive Lungenkrankheit (COPD≥II).

Vorangegangene ausgedehnte transperitoneale offene Operationen (mediane Ober- und Unterbauchlaparotomie mit Eingriffen am Magen, Darmresektionen etc.) erschweren die Etablierung des Pneumoperitoneums und die notwendige Dickdarmmobilisation durch eine unabdingbare Adhäsiolyse, sie stellen aber keine generelle Kontraindikation dar. Derartige Patienten können vorzugsweise der retroperitoneoskopischen Technik zugeführt werden.

Adipöse profitieren bekanntermaßen von laparoskopischen Eingriffen mehr als normosome Patienten, so wie auch marginale Patienten, niereninsuffiziente bzw. dialysepflichtige Patienten, nierentransplantierte und ältere Patienten.

Potenzielle intra- und postoperative Komplikationen in Abhängigkeit vom Operationsablauf

Patientenlagerung

Die Patientenlagerungen sind heute in den einzelnen Zentren standardisiert und richten sich nach der Art des Eingriffes, wobei vor allem zwischen Eingriffen im oberen und im unteren Retroperitoneum (Beckenchirurgie) unterschieden wird (Abb. 1). Als häufigste durch Lagerung bedingte Komplikationen treten periphere Nervenläsionen mit konsekutiven meist reversiblen Parästhesien an den Armen und Beinen auf, die auf eine ungenügende Polsterung der betroffenen Extremitäten zurückzuführen sind. Desweiteren können Drucknekrosen an den Fixations-

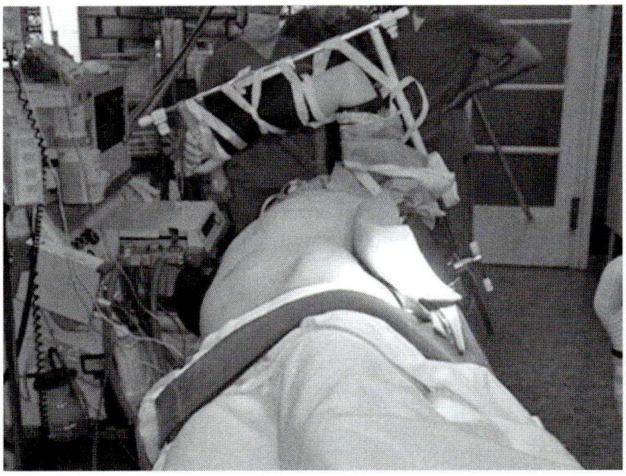

Abb. 1. Lagerung nach Fixation in der semilateralen Position für einen laparoskopischen Eingriff im oberen Retroperitoneum.

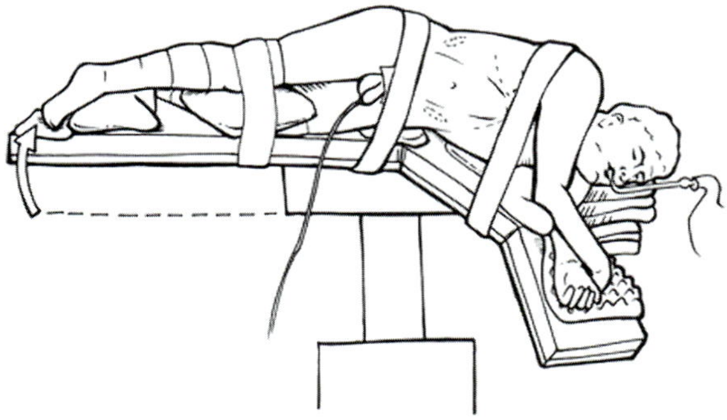

Abb. 2. Umlagerung des Patienten bei Gasembolie.

punkten (Kopf, Schulter, Becken, Arme) bei klassischer Flankenlagerung oder semilateraler thorakoabdominaler Lagerung für renale und adrenale Eingriffe sowie bei der Trendelenburglagerung für Eingriffe wie die laparoskopische radikale Prostatektomie auftreten. Ein unzureichender Schutz vor Kompression (durch den Operateur oder Assistenten) eines arterio-venösen Unterarm- oder Oberarmshunts beim Dialysepatient kann eine thrombembolische Komplikation der Fistel hervorrufen.

Prävention: Eine korrekte Fixation des Patienten mit entsprechender Polsterung der druckbzw. kompressionsexponierten Körperteile (Gelenke!) durch Gelmatten und -kissen ist essenziell. Die Veränderung der Lagerung (Kippen des OP-Tisches in endgültige OP-Lage) muss präoperativ gemeinsam mit der Anästhesie (Kopffixierung!) überprüft werden. Bei Nutzung der am Patientenrumpf angelagerten Arme für diverse venöse und arterielle Zugänge müssen die entsprechenden Verlängerungen konstruiert werden.

Bei Patienten mit einem a.v.-Shunt muss der betroffene Arm nicht nur gut gepolstert werden (Gel, Watte), es sollte vielmehr darauf geachtet werden, dass diese Extremität nicht abgewinkelt werden sollte und der auf der betroffenen Seite agierende Operateur oder Assistent einen direkten Kontakt zum Arm vermeidet.

■ Etablierung des Pneumoperitoneums

In den meisten Kliniken wird das Pneumoperitoneum nach einer paraumbilikalen Hautinzision (besser supraumbilikal-infraumbilikal-cave: A. umbilicalis) und stumpfer subkutaner Präparation mittels Insertion einer Veress-Nadel in den Peritonealraum etabliert. Sie wird ohne größeren Widerstand durch die hörbare und an der farbigen Markierung der Nadel sichtbaren Durchschreitung der anterioren und posterioren Rektumsfaszie sowie des Peritoneums eingebracht. Komplikationen treten bei diesem Manöver sehr selten auf. Es handelt sich dabei vorzugsweise um Darmverletzungen oder Gefäßläsionen, wobei Letztere vor allem vaskuläre Strukturen im Omentum betrifft. Eine Verletzung eines großen retroperitonealen Gefäßes (Aorta, V. cava inf.) geht mit einer massiven hypotonen Kreislaufreaktion einher und bedingt eine zügige Konversion. Die Gasembolie mit den entsprechenden kardiopulmonalen Folgen (Tachykardie, Hypotonie, Arrhythmie, hoher ZVD, Zyanose, EKG-„right heart strain") stellt eine fatale Komplikation einer Gasinsufflation in größere retroperitoneale Gefäße oder in abdominale Organe dar. Die sofortige CO_2-Desufflation und Umlagerung des Patienten (Abb. 2) mit simultaner kardiopulmonaler Reanimation sind für das Überleben des Patienten entscheidend. Eine direkte Verletzung eines Dünn- oder Dickdarmsegmentes durch die Nadel zeigt sich bei nachfolgender CO_2-Insufflation durch eine asymmetrische Erweiterung der Bauchdecke und muss ebenfalls offen revidiert werden. Eine Aspiration über die Veress nach frustranem CO_2-Insufflationsversuch oder die entfernte Nadel selbst können die Art der Verletzung visuell erklären.

Deutlich häufiger wird die Veress-Nadel unkorrekt im präperitonealen Raum subfaszial oder subkutan platziert (Abb. 3). Die Fehllage der Veress-Nadel führt unweigerlich zu einem schlechten CO_2-Flow bei gleichzeitig hohem CO_2-Druck. Die Entfernung der Nadel und eine erneute Punktion sind in diesem Fall erforderlich. Ein auf das Abdomen oder die Genitalregi-

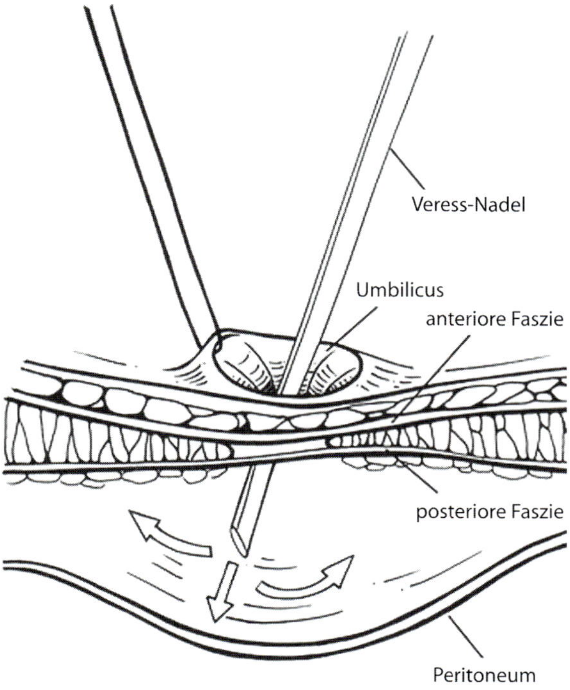

Abb. 3. Präperitoneale Fehllage der Veress-Nadel.

on sich beschränkendes Emphysem sind reversible Indikatoren einer solchen Fehllage. Klinisch erfassbare Krepitationen im Halsbereich sollten dagegen ernst genommen werden, da sie Prodromi einer Entwicklung eines Pneumothorax bzw. sogar eines Pneumomediastinums sein können. Eine hohe initiale CO_2-Insufflation, eine anästhesiologisch geführte Hyperventilation können bei diesen Patienten zu einer schweren, kaum kontrollierbaren Hyperkapnie mit den entsprechenden kardialen Folgen (Bradyarrhythmien, atrioventrikuläre Dissoziationen) führen. Bei pulmonal vorgeschädigten Patienten kann es zur Ruptur emphysematöser Bullae mit CO_2-Verlust in den Pleuraspalt kommen. In diesen Fällen sollte die Operation konventionell offenchirurgisch fortgesetzt werden.

Prävention: Auf eine ausreichende Relaxation des Patienten muss vor allem bei der Etablierung des Pneumoperitoneums geachtet werden (Kooperation mit Anästhesie), um eine Fehlinterpretation bei hohem CO_2-Druck zu vermeiden. Das Equipment für diesen initialen Schritt der Operation muss unmittelbar präoperativ nochmals überprüft werden (verfügbare Gasmenge, Durchlässigkeit der Veress-Nadel und des CO_2-Insufflationsschlauches – Cave: Abknicken!). Für die Insertion der Veress-Nadel in den Abdominalraum hat sich protektiv die deutliche Elevation der Haut mit Backhaus-Klemmen bewährt, um den Abstand zwischen Instrument und Peritoneum zu reduzieren und um intraperitoneale Verletzungen zu vermeiden. Bei paraumbilikal voroperierten oder gepiercten Patienten sollte die Nadel außerhalb der Narben eingebracht werden. Der H_2O-Test mit ungehindertem Fall der Wassersäule über die Veress-Nadel beweist in den meisten Fällen die korrekte Lage des Instrumentes. Ein fehlender tympanischer Klopfschall sollte zur Entfernung der Veress-Nadel führen.

Sollten die geringsten Bedenken im Hinblick auf eine Fehllage der Nadel bestehen, muss diese neu platziert werden.

■ Primärer Trokar-Kamera-Port

Der erste Trokar kann nach Etablierung des Pneumoperitoneums blind oder unter visueller Kontrolle (optische Trokare) platziert werden, wobei sich der Patient in horizontaler Lage befindet. Bei blind eingebrachten Trokaren können die oben aufgeführten Komplikationen mit den beschriebenen Folgen auftreten, wobei diese aufgrund eingebauter Sicherheitsmechanismen (automatisches Zurückweichen des Trokarmessers bei Schichtdurchdringung) problemlos stumpf schraubförmig platziert werden können. Beim Fixieren eines Hasson-Trokars kann es vor allem zu einer Verletzung einer Darmschlinge kommen. Ein Hautemphysem kann durch einen nicht genau im 90°-Winkel inserierten Primärtrokar oder durch ein zu geringes Vorschieben des Trokars mit Verbleiben der kleinen Port-Perforationsstelle außerhalb des Peritonealraumes auftreten, ohne dass der Operateur dies sofort bei erhaltener kontinuierlicher Insufflation bemerkt. Gasverluste nach primärer Port-Insertion durch eine zu ausgedehnte Hautinzision können durch eine Tabaksbeutelnaht um den Trokar behoben werden.

Ausnahmefälle (multiple Narben, fehlende Erfahrungen) legitimieren eine offene so genannte Minilaparatomie.

Prävention: Gerade für die ersten laparoskopischen Schritte empfiehlt sich die Anwendung von optischen Trokaren, um den primären Kameraport ohne Komplikation zu legen.

■ Folgetrokare

Nach Veränderung der Lagerung des Patienten in die endgültige OP-Position können alle weiteren Arbeitstrokare unter direkter visueller

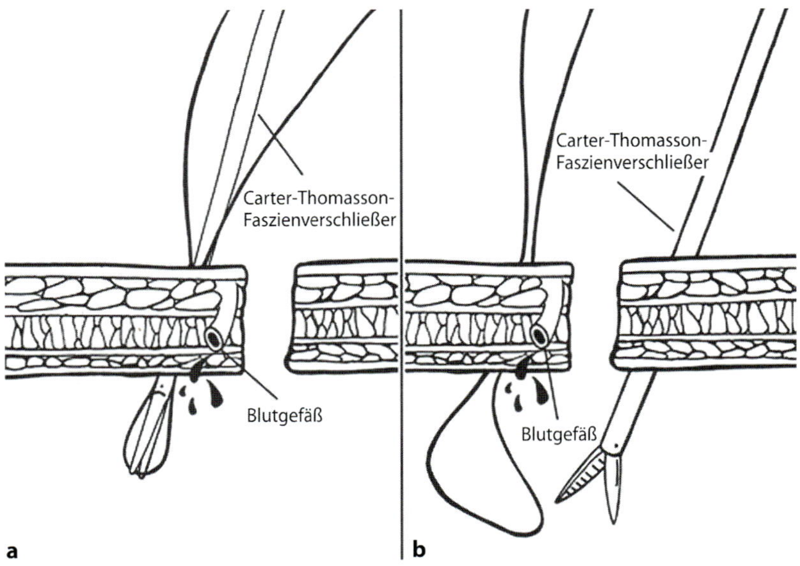

Abb. 4 a, b. Anwendung des Carter-Thomasson-Faszienverschließers unter visueller Kontrolle bei Blutung nach Trokarplatzierung.

Kontrolle platziert werden. Auch hier ist auf einen rechten Winkel zwischen dem Trokarende und der Haut zu achten. Vaskuläre Komplikationen betreffen Läsionen der epigastrischen Gefäße und der Rektusgefäße durch die eingebrachten Trokare. Kleinere Blutungen im Hautniveau werden durch die Kompression durch den Trokar selbst zum Stehen gebracht. Andere vaskuläre Läsionen können durch eine gezielte mono- oder besser bipolare Koagulation von einem anderen Port aus unter Sicht versorgt werden. Bei größeren Gefäßverletzungen empfiehlt sich eine durchgreifende Naht oder die Anwendung des Carter-Thomasson-Faszienschließers unter visueller Kontrolle (Abb. 4).

Prävention: Blutungen aus epigastrischen bzw. aus subkutanen oder muskulären Gefäßen können durch Transilluminationen der Haut durch das Kameralicht verhindert werden. Die korrekte 90°-Einbringung der Trokare verhindert eine ständige Spannung im Bereich des Arbeitswinkels zwischen Gerät und Haut und damit ständige CO_2-Verluste.

■ Intraoperative Komplikationen

Chirurgische Komplikationen

a) Vaskuläre Läsionen. Sie treten in 1,8–3% aller laparoskopischen Operationen auf und sind die Hauptursache für notwendige Konversionen. Eine postoperativ auftretende Blutungskomplikation ist gerade beim laparoskopisch-transperitonealen Vorgehen oft klinisch schwer detektierbar, da häufig die Bildgebung die verlorene Blutmenge aufgrund der diffusen Verbreitung nicht einschätzen kann. Auf die mit den Veress-Nadel- und Trokarinsertionen assoziierten Blutungskomplikationen und deren Management und Prävention wurde oben bereits detaillierter eingegangen.

Vaskuläre Komplikationen im oberen Retroperitoneum: Sie treten im Rahmen urologisch-laparoskopischer Operationen an der Niere, der Nebenniere sowie an den großen retroperitonealen Gefäßen auf (z. B. laparoskopische Nephrektomie, Adrenalektomie, retroperitoneale Lymphadenektomie). Diffuse Blutungen aus kleinen Nierenkapsel- oder Nierenfettvenen bzw. -arterien können durch eine passagere Erhöhung des insufflierten CO_2-Druckes gestoppt werden. Alternativ können diese Gefäße einzeln mit mono-

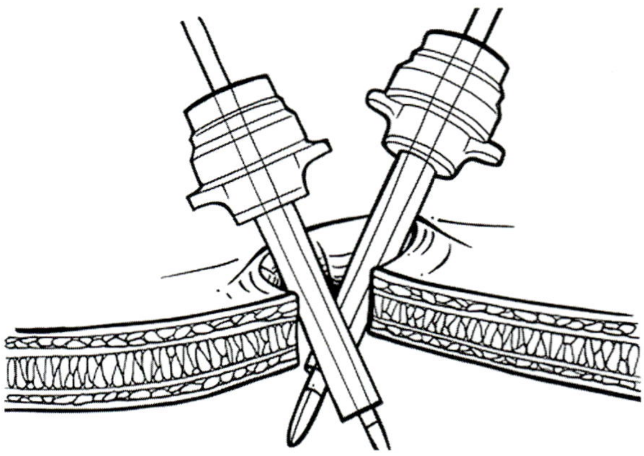

Abb. 5. Unkorrekte Trokarinsertion mit der Folge von ständigen CO_2-Verlusten.

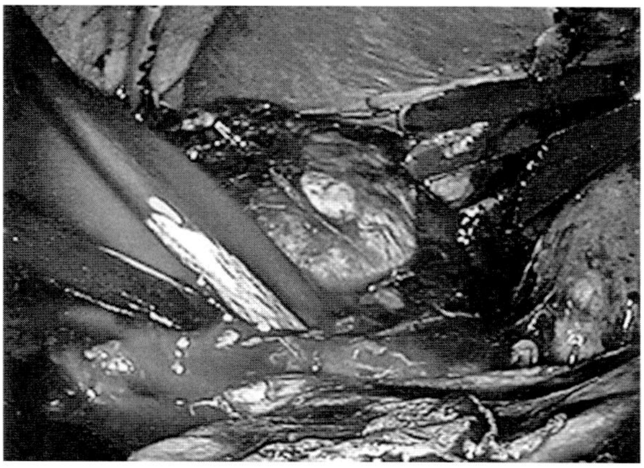

Abb. 6. Läsion der V. cava inf. im Rahmen einer sekundären laparoskopischen Adrenalektomie (rechts).

oder bipolarer Koagulation versorgt werden. Postoperativ können derartige diffuse Blutungen z.B. nach Nierenzystenfensterung (aus dem ungenügend versorgten Zystensaum) zur Ausbildung eines Hämatoms bis zur Notwendigkeit einer operativen Revision führen. Venöse Läsionen mittleren Ausmaßes (Gonadalvenen, Nierenpolvenen, adrenale Venen, Lumbalvenen) sollten suffizient mit Clips versorgt werden, in Ausnahmefällen mit bipolarer Koagulation. Ultraschalldissektoren (Ultracision, Sonosurg) oder spezielle bipolare elektrochirurgische Systeme (LigaSure) eignen sich ebenfalls für die Blutstillung eines entsprechenden Gefäßlumens. Bei einer Läsion der V. cava inf. richtet sich das Management der Komplikation nach der Größe des Defektes. Bei einem großen Defekt ohne Möglichkeit des Absaugens, um die Gefäßwand im Dissektor oder mit der laparaskopischen Satinsky-Klemme fixieren zu können, muss unter Nutzung der etablierten Trokare sofort konvertiert werden (Abb. 6). Bei einer umschriebenen Läsion bis ca. 1 cm kann der Versuch einer Naht (meistens mit vorgefertigter Lahodny-Naht) unternommen werden. Bei sehr kleinen Läsionen kann durch eine Kompression mit einem Stieltupfer oder einem Hämostyptikum der spontane Verschluss des Defektes erreicht werden.

Arterielle Blutungen aus kleinen und mittleren Gefäßen können durch Clips versorgt werden, alternativ können sie durch bipolare Koagulation und durch andere Energieformen (Ultracision, Sonosurg, LigaSure) versorgt werden. Dabei sollte der Versuch unternommen werden, das blutende Gefäß zu identifizieren, mit einem Dissektor zu fixieren und kontrolliert die Versorgung vorzunehmen (wesentlicher Vorteil im Gegensatz zu venösen Gefäßen, welche retrahieren). Läsionen starklumiger Gefäße bedürfen einer offenen Konversion.

Vaskuläre Komplikationen im unteren Retroperitoneum – urologisch-laparoskopische Beckenchirurgie: Sie treten im Rahmen urologisch-laparoskopischer Operationen an der Prostata und an den Inguinal- und Iliakalgefäßen auf (z.B. Varikozelenligatur, pelvine Lymphadenektomie, radikale Prostatektomie). Die Versorgung der Gefäßstrukturen bei Verletzung entspricht den oben beschriebenen Regeln (s. renale und adrenale Gefäße). Eine Läsion der V. iliaca externa kann bei entsprechender Kollabierung mit einer Gefäßnaht versehen werden, das gleiche Procedere ist bei einer Blutung aus der A. iliaca externa zu empfehlen.

Vor dem Hintergrund der Durchführung einer radikalen Prostatektomie erfolgt die Umstechung des Plexus Santorini durch eine Z-Naht. Der Plexus kann aber auch durch den Einsatz eines Ultraschalldissektors durchtrennt werden.

Kleinere aber dennoch heftig blutende Venen können mit der bipolaren Koagulation versorgt werden.

Die beschriebenen Schritte werden auch für Gefäßverletzungen der Omentumgefäße angewendet.

Bei allen Gefäßläsionen in der urologischen Laparoskopie (vor allem bei venösen Hämorrhagien) werden allgemein additiv Hämostyptika eingesetzt.

Vor allem Läsionen kleinerer Gefäße und von Gefäßen im Bereich der Trokarinsertionsstellen können postoperativ auch noch nach mehreren Tagen zur Blutung kommen. Es entstehen in den entsprechenden Arealen Hämatome, welche sich meistens später resorbieren oder aber eine operative Revision bedingen.

b) Gastrointestinale Läsionen. Primäre intestinale Läsionen entstehen meistens auf dem Zugangsweg (Veress-Nadel, primärer Trokar) oder durch die unsachgemäße Anwendung von monopolarer oder bipolarer Koagulation.

Sekundäre Darmläsionen nach unbemerkter thermischer Schädigung führen häufig zu Darmfisteln (z.B. rektourethrale Fistel nach radikaler Prostatektomie). Sie manifestieren sich klinisch erst mehrere Tage postoperativ mit Ileussymptomatik oder allgemeinem, abdominalem Diskomfort, erhöhten Temperaturen und

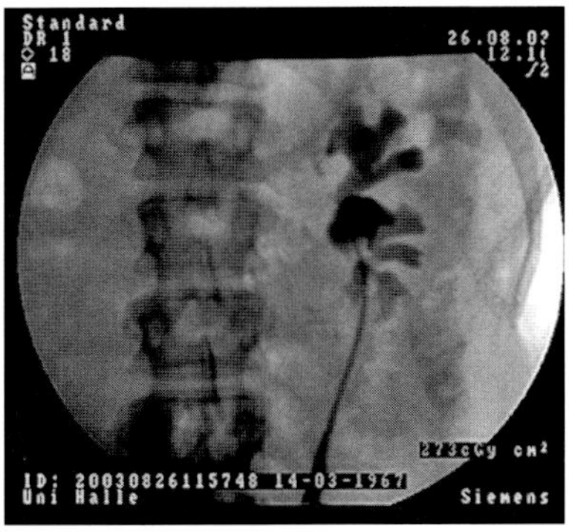

Abb. 7. Pyelokolische Fistel nach laparoskopischer Nierenbeckenplastik (links.)

steigenden Entzündungsparametern (Abb. 7). Kleinere Defekte (z. B. nach Veress-Nadel-Verletzung) können laparoskopisch primär übernäht werden, größere Läsionen sollten offen-chirurgisch versorgt werden.

Oberflächliche, kleinherdige Leber- oder Milzläsionen können meistens konservativ gemanaged werden, größere Verletzungen müssen lokal z. B. mit dem Argonbeamer oder mit bipolarer Koagulation und zusätzlich Hämostyptika behandelt werden. Eine deutliche Verletzung des Pankreas bedarf einer Drainage.

c) Urogenitale Läsionen. Verletzungen des Ureters und der Harnblase (bei pelviner Lymphadenektomie, bei Lymphozelenfensterungen) werden allgemein primär durch eine Naht versorgt.

Eine intraoperative Schienung des Ureters ist dabei immer sinnvoll. Eine häufige Komplikation stellen Anastomoseninsuffizienzen nach Pyeloplastik und nach radikaler Prostatektomie dar. Diese bedürfen äquivalent zum offenen Vorgehen einer zeitlich längeren drucklosen Ableitung und in Einzelfällen einer offenen Revision. Entstehende Urinome sollten wie nach offenen Operationen drainiert werden.

d) Seltene chirurgische Läsionen. Eine Läsion des Diaphragmas mit konsekutiver Pleuraverletzung und der möglichen Ausbildung eines Pneumothorax gilt als sehr seltene Komplikation. Die Verletzung des Recessus costodiaphragmaticus kann sowohl mit einem schneidenden Instrument als auch durch eine Naht (z. B. Nephropexienaht am kranialen Nierenpol) erfolgen. Die laparoskopische Primärnaht ist zu empfehlen, bei Persistenz eines größeren Pneumothorax muss intra- oder postperativ eine Thoraxdrainage gelegt werden.

Wundinfektionen treten vor allem am primären paraumbilikalen Port auf, präventiv kann hier ein mit einem Desinfizienz getränkter Tupfer 12 h vor dem Eingriff im Nabel fixiert werden.

Lymphozelen treten nach transperitonealen laparoskopischen Eingriffen selten auf, da üblicherweise ein größeres Fenster zum Peritonealraum belassen wird. In den wenigen Fällen kann eine erneute laparoskopische Fensterung erfolgen.

2. Systemische Komplikationen

Laparoskopische Eingriffe werden in allgemeinanästhesiologischer Begleitung durchgeführt. Kardiovaskuläre und respiratorische Komplikationen sind überwiegend eine Folge intraoperativer Komplikationen. Präventive Maßnahmen sowie das Management derartiger Komplikationen werden in den jeweiligen Abschnitten beschrieben.

Für die Anästhesiologie ergeben sich für die Führung eines laparoskopisch zu operierenden Patienten mehrere Besonderheiten, deren Berücksichtigung die Wirkung derartiger Komplikationen unabhängig von der operativen Manipulation deutlich einschränken kann. Vor allem für die Phase der Etablierung des Pneumoperitoneums respektive der Trokarplatzierungen ist wie auch im weiteren Verlauf der Operation auf eine gute Relaxation des Patienten zu achten. Neben der Aufrechterhaltung eines ausreichenden Arbeitsvolumens für den Operateur kann dadurch vor allem der Wirkung des Pneumoperitoneums bei entsprechenden CO_2Verlusten (Hautemphysem, Pneumothorax, Pneumomediastinum) gegengesteuert werden. Aufgrund der physiologischen Oligurie als obligatorische Folge des Pneumoperitoneums während laparoskopischer Eingriffe muss auf eine ausreichende Hydratation der Patienten während des Eingriffs geachtet werden. Einer Hyperkapnie mit den drohenden Folgen (Bradyarrhythmie, Blutdruckschwankungen) bei längeren Operationszeiten kann durch adäquate anästhesiologische Maßnahmen entgegengetreten werden. Bei Risikopatienten (z. B. COPD) sollte in Kooperation mit den Narkoseärzten der maximale Insufflationsfluss bei extremer Patientenlagerung (z. B. Seitenlagerung) nach Pneumoperitoneum getestet werden, ergeben sich Veränderungen im EKG oder im Kreislaufverhalten, sollte die Entscheidung zur offenen Konversion großzügig gestellt werden.

Zur Prävention thrombembolischer Komplikationen werden die Patienten präoperativ low-dose-heparinisiert oder mit einem niedermolekularen Heparin versehen.

Forensische Aspekte bei der Implementierung der Laparoskopie in der Urologie

Bei der Einführung und späteren flächendeckenden Verbreitung eines neuen operativen Verfahrens (z.B. Etablierung der Laparoskopie in der Urologie) in jedem Fachgebiet ist mit einem zunächst vermehrten Auftreten von Komplikationen im Rahmen der operations- und operateurabhängigen Lernkurve zu rechnen. Diese Komplikationen können von der Technik unabhängig (vaskuläre Verletzungen) oder aber auch technikspezifisch (Veress-Nadel-Verletzungen) sein. Die Anzahl der Komplikationen differiert oft sehr stark zwischen den das Verfahren etablierenden Operateuren.

Gerade in dieser Phase der Implementierung einer neuen Technik treten immer wieder Behandlungsfehler auf, bei denen die Behandlung beim Stand des Wissens ohne eine begründende Erklärung abweicht und ein subjektiver Schaden am Patienten entsteht. Nach einer Studie des Robert-Koch-Institutes wurden im Jahr 2001 in Deutschland ca. 40 000 angezeigte medizinische Behandlungsfehler mit 12 000 anerkannten Schadenersatzansprüchen registriert, wobei 75% dieser Fälle die operativen Fächer betraf. Die Beweislast bei der Aufklärung der gerichtlichen Beurteilung eines Behandlungsfehlers liegt zunächst beim Patienten, wobei dem Arzt die Pflicht einer dem Niveau des Patienten entsprechende Aufklärung im persönlichen Arzt-Patienten-Gespräch obliegt, in welcher mögliche Komplikationen, alternative Verfahren zur besprochenen Methode (laparoskopisch vs. offen) sowie die persönliche Fehlerhäufigkeit des betreffenden behandelnden Arztes beinhaltet sein müssen.

Bei einer unzureichenden Qualifikation des betreffenden Arztes kann die Vermutung des Behandlungsfehlers und die Ursächlichkeit für den Schaden abgeleitet werden, was zu einer Umkehr der Beweislast zu Lasten des Krankenhausträgers, des Arztes und der ärztlichen Aufsicht führt, wenn es sich um einen akuten Eignungsmangel bezüglich der Kompetenz des behandelnden Chirurgen handelt.

Dabei handelt es sich um ein Übernahmeverschulden, wenn der Arzt an die Grenzen des Fachgebietes gelangt und niemanden bei einer Komplikation hinzuzieht, oder es handelt sich um eine Anfängeroperation mit unzureichender Überwachung eines kompetenten Kollegen, so dass der Tatbestand einer medizinischen Pflichtwidrigkeit und Fahrlässigkeit gegeben ist, welche zur Umkehr der Beweislast führt. Auf der Grundlage einer Analyse gutachterlicher Begründungen für anerkannte Fehlervorwürfe sind 75% dieser Fehler auf ungenügende Absprache und Koordination, mangelnde Dokumentation und Übernahmeverschulden, auf mangelhaftes Erkennen von Behandeln von Komplikationen bzw. als Aufklärungsmängel zurückzuführen.

Nachfolgend werden Haftungsgrundsätze für Tätigkeiten operativ tätiger Ärzte in verantwortlicher Position im eigenen (Universitätsklinik, Halle) und in „fremden" Krankenhäusern erläutert.

■ Handeln im eigenen Haus

1. Ausgangslage

Der Arzt ist
a) als Chefarzt oder Klinikdirektor im Dienstverhältnis zum jeweiligen Bundesland oder
b) als Arzt mit Liquidationsrecht privater Vertragspartner von Privatpatienten, die die Chefarztbehandlung gewählt haben.

2. Normalfälle

a) Behandlung von „normalen" Kassenpatienten. Arzt tritt dem Patienten *nur* in seiner Funktion zu 1a) entgegen. *Hieraus folgt:*

Zwischen Patient und Arzt besteht *kein* eigenes Vertragsverhältnis, der Arzt wird ausschließlich in Erfüllung seiner (öffentlich-rechtlichen) dienstrechtlichen Verpflichtung gegenüber seinem Dienstherrn tätig.

■ **ACHTUNG!** Der Arzt schuldet seinem Dienstherrn keinen Erfolg seiner ärztlichen Bemühungen, wohl aber hat er gegenüber seinem Dienstherrn die Verpflichtung zu voller Hingabe in seinem Beruf und zum Handeln nach bestem ärztlichen Wissen, Gewissen und Können.

b) Behandlung von Privatpatienten. Arzt tritt dem Patienten sowohl in seiner Funktion zu 1a) als auch zu 1b) gegenüber. Damit besteht eine eigene (privatrechtliche) vertragliche Bindung zwischen Arzt und Patient. Die Verpflichtungen entsprechen denen zu 2a), allerdings zusätzlich bestehen sie auch direkt dem Patienten gegenüber auf *vertraglicher* Grundlage.

3. Haftungsfälle

Bei ärztlichen Kunstfehlern (keinesfalls bei jeglichem Misserfolg ärztlicher Bemühungen) hat
a) der Patient gemäß 2a) *keinen* eigenen Haftungsanspruch gegen den Arzt, allerdings besteht ein Haftungsanspruch gegen den Krankenhausträger (Bundesland), der wiederum einen Regressanspruch gegen den Arzt hat, beschränkt sich allerdings auf Fälle grober Fahrlässigkeit und Vorsatz;
b) der Patient gemäß 2b) einen *eigenen vertraglichen* Anspruch gegen den Arzt; hier gilt der volle Haftungsmaßstab, also auch leichte (normale) Fahrlässigkeit;
c) neben den Haftungsfällen zu 3a) und 3b) kann eine *deliktische* Haftung (wegen fahrlässiger oder vorsätzlicher Körperverletzung) vorliegen, die allerdings im Fall 3a) durch die Staatshaftung (kein direkter Anspruch gegen den Arzt) verdrängt wird.

■ WICHTIG! Bei richtiger, ausführlicher Aufklärung des Patienten lässt seine Einwilligung in den Eingriff (auch bei Risikoeingriff) die Rechtswidrigkeit des Handelns des Arztes entfallen und damit jegliche Haftung; das gilt nicht für ärztliche Kunstfehler und/oder Organisationsverschulden.

4. Versicherung

Jeder Arzt muss berufshaftpflichtversichert sein. Beim Chefarzt mit Selbstliquidationsrecht deckt diese sowohl die Fälle zu 3a) – hier geht es dann um den Regressanspruch des Dienstherrn gegen seinen Beamten – als auch zu 3b) und 3c) ab, allerdings muss das in der Versicherungspolice auch zum Ausdruck kommen.

■ Handeln im „fremden" Haus

Offene Fragen ergeben sich aus einer im Rahmen der flächendeckenden Verbreitung, z.B. der Laparoskopie in der Urologie, notwendigen Tutorentätigkeit bzw. Gastoperateurtätigkeit für die betreffenden Kollegen.

Laparoskopische Techniken werden heute noch in den entsprechenden Krankenhäusern mit Regel- oder Maximalversorgung oder Universitätskliniken durch erfahrene auswärtige Kollegen vermittelt. Diese führen die Operationen entweder selbst durch oder assistieren aktiv den Kollegen der einladenden Häuser.

1. Hier ist alles anders!!!

a) Es besteht *kein* Rechtsverhältnis zwischen Arzt und Krankenhausträger.
b) Es *kann* eine (eigene) *vertragliche* Bindung zwischen Arzt und Patient vorliegen, wird aber regelmäßig schriftlich nicht der Fall sein.

2. Hieraus folgt

a) Der Krankenhausträger steht *nicht* für das Handeln des Arztes ein, und zwar weder für etwaige Kunstfehler noch für Organisationsverschulden.
b) Wenn man einen – grundsätzlich auch mündlich abschließbaren – Vertrag zwischen Arzt und Patient annimmt, entsteht ein Haftungsanspruch wie 1.3b).
c) Nimmt man keinen Vertrag zwischen Arzt und Patient an, entspricht die Haftung wie bei 1.3c).

3. Verhältnis zum anderen Chefarzt

a) Zwischen Arzt und anderem Chefarzt wird ein Dienstvertrag anzunehmen sein.
b) Der andere Chefarzt haftet grundsätzlich wie bei 1.3) gegenüber dem anderen Krankenhausträger aber *zusätzlich* auch für:
womöglich nicht genehmigte Inanspruchnahme eines anderen Arztes oder
mögliches Auswahlverschulden (wird in dieser Konstellation kaum vorkommen).
c) Der Arzt haftet dem anderen Chefarzt grundsätzlich im Rahmen des Dienstvertrages innerhalb normaler Sorgfaltsmaßstäbe, also auch für leichte Fahrlässigkeit; handelt es sich um eine reine „Gefälligkeit", kann der Sorgfaltsmaßstab auf die Ebene der „Sorgfalt für eigene Sachen" (diligentia quam in suis) herabgesenkt sein, was hier – beim Chefarzt allerdings im Ergebnis keinen Unterschied machen dürfte.

4. Versicherung

Eine Versicherung besteht in der Regel nicht, es sei denn, solche Fälle sind ausdrücklich in den Vertrag (Versicherungspolice!) einbezogen.

Literatur

1. Cadeddu JA, Wolfe JST, Nakada S, Chen R, Shalhav A, Bishoff J (2001) Complications of laparoscopic procedures after concentrated training in urologicalaparoscopy. J Urol 166:2109–2111
2. Fahlenkamp D, Rassweiler J, Fornara P, Frede T, Loenng SA (1999) Complications of laparoscopic procedures in urology: Experience with 2407 procedures at 4 german centers. J Urol 162:765–771
3. Parsons JK, Varkarakis I, Rha KH, Jarrett TW, Pinto PA, Kavoussi LR (2003) Complications of abdominal urologic laparoscopy. Longitudinal five-year analysis. Urology 63:27–32
4. Soulie M, Segun P, Richeux L, Mouly P, Vazzoler N, Pontonnier F, Plante P (2001) Urological complications of laparoscopic surgery: Experience with 350 procedures at a single center. J Urol 165:1960–1963
5. Thomas MA, Rha KH, Ong AM, Pinto PA, Montgomery RA, Kavoussi LR, Jarrett TW (2003) Optical access trocar injuries in urological laparoscopic surgery. J Urol 170:61–63
6. Vallancien G, Cathelineau X, Baumert H, Doublet JD, Guillonneau B (2002) Complications of transperitoneal laparoscopic surgery in urology: Review of 1311 procedures at a single center. J Urol 168: 23–26

Chyloretroperitoneum mit sekundärem Chylothorax nach linksseitiger retroperitoneoskopischer Spendernephrektomie

A. Bachmann und T. Sulser

Einleitung

Die Einführung minimal-invasiver Techniken sowie die vermehrte Sensibilisierung und Aufklärung der Familienangehörigen hat zu einem deutlichen Anstieg von Lebendnierenspenden geführt [7, 13]. Nachdem Ratner et al. (1995) erstmals über eine laparoskopische Nierenentnahme berichteten, wiesen weiterführende Untersuchungen verschiedene Vorteile der laparoskopischen Technik, wie verminderter intraoperativer Blutverlust, kürzere Rekonvaleszenz und Zeit bis zur gewohnten Nahrungsaufnahme, eine kürzere Hospitalisationszeit und weniger postoperative Schmerzen gegenüber der offenen Entnahmetechnik auf [11, 12]. Erste Berichte über die retroperitoneoskopische Nierenentnahme im Rahmen der Lebendnierenspende gehen auf Yang et al. (1998) zurück [18]. Wir berichten über einen protrahierten Verlauf eines postoperativen Chyloretroperitoneums mit konsekutivem Chylothorax nach linksseitiger retroperitoneoskopischer Spendernephrektomie.

Kasuistik

Die detaillierte Beschreibung unserer retroperitoneoskopischen Spendernephrektomietechnik wurde kürzlich publiziert [16]. Nach initial unauffälligem postoperativen Verlauf klagte die Spenderin über zunehmende linksseitige Unterbauchschmerzen sowie eine plötzlich auftretende Durchfallsymptomatik. Sonografisch konnte eine große Flüssigkeitskollektion retroperitoneal nachgewiesen werden. Im darauffolgenden abdominellen Computertomogramm (CT) zeigte sich eine retroperitoneale Flüssigkeitsansammlung von 25×14×13 cm (Abb. 1). Zur Entlastung der zunehmend schmerzhaften retroperitonealen Raumforderung erfolgte am 8. postoperativen Tag die Einlage einer Drainage in Lokalanästhesie. Danach entleerte sich weißliche, trüb milchige Flüssigkeit, jedoch persistierten die Schmerzen. Daraufhin entschlossen wir uns, am Folgetag die Drainage retroperitoneoskopisch assistiert unter Vollnarkose neu zu platzieren. Danach entleerten sich über 2 l Flüssigkeit. Die biochemische Analyse wies hohe Fettanteile im Sinne eines Chylus nach. Infolge des Ausmaßes an Lymphverlust erfolgte zusätzlich die Umstellung der Nahrung auf kurz- und mittelkettige Fettsäuren. Unterstützend wurden 0,1 mg Somatostatin 3× täglich subkutan appliziert. Die Schmerzen waren nach der erneuten Drainageeinlage deutlich regredient. Erfreulicherweise reduzierte sich unter dieser Therapie die Chylusproduktion signifikant, so dass die Spenderin schließlich entlassen werden konnte. Der im initialen thorakalen CT diagnostizierte linksseitige pleurale Erguss wurde sonografisch kontrolliert, infolge der zu diesem Zeitpunkt bestehenden Beschwerdefreiheit aber nicht punktiert.

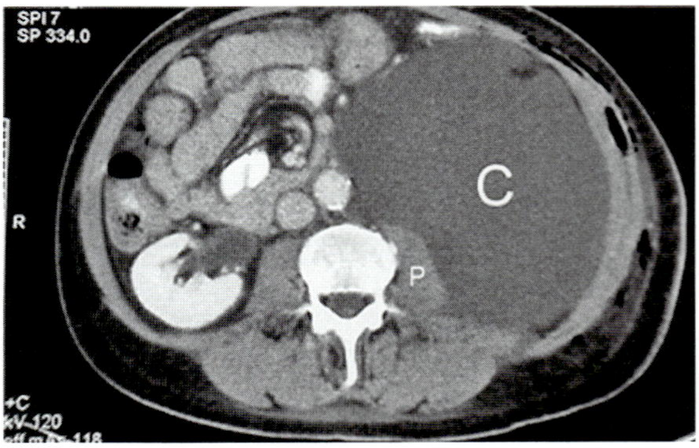

Abb. 1. Vollständig mit Chylus ausgefülltes linksseitiges Retroperitoneum am 8. postopertiven Tag nach retroperitoneoskopischer Spendernephrektomie. Infolge der kontinuierlich-retroperitonealen Chylussezernation resultiert die sichtbare, schmerzhafte Raumforderung mit folgendem Druckanstieg (beachte den abgeflachten M. psoas linksseitig; *P* M. psoas, *C* Chyloretroperitoneum).

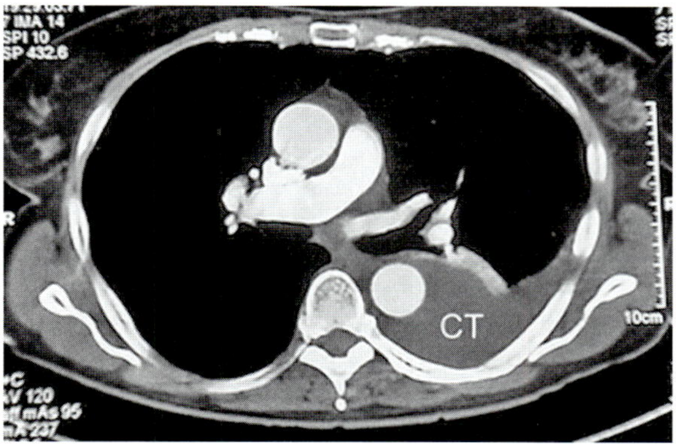

Abb. 2. Sekundärer Chylothorax (CT) linksseitig bei großem retroperitonealen Chyloretroperitoneum.

Wenige Tage nach Entlassung aus der Klinik meldete sich die Nierenspenderin mit persistierenden thorakalen Schmerzen und zunehmender Dyspnoe auf der Notfallstation des Hauses. Unter Berücksichtigung der bekannten Geschehnisse erfolgte bei Verdacht einer Lungenembolie ein thorakales CT. Hiermit konnte eine Lungenembolie ausgeschlossen werden. Neben einem ca. 1 cm kleinen Mantelpneumothorax konnte eine Progredienz des bekannten Pleuraergusses mit konsekutiver Kompressions-Teilatelektase des linken Unterlappens nachgewiesen werden (Abb. 2). Mit Dichtewerten von 15 HU handelte es sich um Wasser oder Chylus. Konsekutiv erfolgte am Folgetag die Einlage einer Pleuradrainage, die insgesamt 1,4 l Chylus förderte. Gleichzeitig Umstellung der Nahrungsaufnahme auf eine totale parenterale Ernährung. Unter dieser Therapie zeigte sich eine deutliche Abnahme des Restergusses, so dass das Thoraxdrain daraufhin entfernt werden konnte. Anhand abdomineller Verlaufssonografien konnte unter der eingeschlagenen Therapie ebenfalls eine drastische Abnahme des Chyloretroperitoneums nachgewiesen werden. Die Nierenspenderin konnte schließlich nach insgesamt 18 Tagen aus der Klinik entlassen werden.

Problemanalyse

Die laparoskopisch-transperitoneale Zugangstechnik für verschiedene ablative und rekonstruktive Niereneingriffe hat sich in den letzten Jahren weitgehend etabliert. Die extraperitoneale retroperitoneoskopische Operationstechnik hingegen findet nur in wenigen Zentren Anwendung. Eines der häufigsten Gegenargumente ist die schwierigere Orientierung sowie der kleinere Arbeitsraum im Vergleich zur laparoskopischen Technik.

Die Vorteile des extraperitonealen Zugangs sind seit Jahrzehnten z. B. im Rahmen der offenen radikalen Prostatovesikulektomie zur operativen Therapie des Prostatakarzinoms bekannt. So bleibt eine postoperative Anastomosenleakage lokalisiert und führt selten zu systemischen Reaktionen. In diesem Zusammenhang ist auch die Tatsache zu sehen, dass die absolute Anzahl, sowie die Anzahl symptomatischer Lymphozelen nach offen-extraperitonealer pelviner Lymphadenektomie, höher als nach laparoskopisch-transperitonealer Technik ist [15]. Die erhöhte Inzidenz an Lymphozelen nach extraperitonealer Technik ist Ausdruck eines sich abkapselnden lokalisierten Prozesses einer iatrogen verursachten Lymphsekretion. Eigene Erfahrungen mit der erweiterten laparoskopischen transperitonealen pelvinen Lymphadenektomie im Rahmen der radikalen Prostatektomie können diese Erfahrungen bestätigen. Die zu erwartende höhere Rate an Lymphozelen infolge einer extensiven Lymphknotenentfernung konnte auch nach über 70 Operationen von uns nicht beobachtet werden. Ein weiterer Vorteil des extraperitonealen Zugangs ist die Tatsache, dass Darm-, Milz- oder Leberverletzungen durch diesen Zugang weitgehend ausgeschlossen sind.

Trotz nachgewiesener Vorteile für den Empfänger einer Lebendnierenspende dürfen die potenziellen Risiken für den Spender, unabhängig der Entnahmetechniken, nicht vernachlässigt werden. Die Nierenspender unterziehen sich einer potenziell lebensbedrohlichen Operation mit den bekannten operationstechnischen und funktionellen Risiken für sich und ihre Gesundheit. Daten zur retroperitoneoskopischen Nierenspende wurden bisher nur von wenigen Zentren publiziert [4, 16, 17, 19]. Obwohl vergleichbare Komplikationsraten zwischen offener, laparoskopischer sowie retroperitoneoskopischer Spendernephrektomie nachgewiesen worden sind, handelt es sich bei der endoskopischen Spendernephrektomie prinzipiell um ein technisch anspruchsvolles Operationsverfahren [1, 6].

Insbesondere die Präparation der Nierengefäße stellt an die Operateure höchste Ansprüche, da durch eine potenzielle Schädigung der Gefäße die Langzeitfunktion des Transplantates maßgeblich beeinflusst werden kann. Großzügige Koagulationen sind infolge der thermischen Schädigung der Nierengefäße unbedingt zu unterlassen. Andererseits ist eine großzügige blut- oder lymphgefäßligierende EndoClip-Applikation für die geplante Nierengefäßabsetzung nachteilig. Hinzu kommt die fehlende taktile Perzeption endoskopischer Verfahren, die dadurch eine sichere Orientierung der einzelnen Gefäße ermöglicht. Neben einer vollständigen Entfernung des perirenalen Fettgewebes ist eine möglichst vollständige Befreiung der Nierengefäße vom umgebenden Gewebe zwingend notwendig. Im Rahmen dieses Schrittes müssen präparationsbedingt perihiläre und -vaskuläre Lymphknoten und -gefäße durchtrennt und koaguliert werden. Während der folgenden Loslösung der Niere vom perirenalen Fettgewebe kann es insbesondere medial des Gefäßstieles zu iatrogenen und leicht zu übersehenden Verletzungen größerer Lymphgänge kommen. Infolge des etablierten Retroperitoneums kommt es nur bei größeren Verletzungen zum sichtbaren Austritt von Chylus.

Anhand eigener Erfahrungen ist linksseitig mit einer größeren Inzidenz an ausgeprägten Lymphgefäßformationen sowie akzessorischen lumbalen Venenanomalien zu rechnen. Dies deckt sich mit anatomischen Gegebenheiten. Linksseitig, rechtsseitig und vor der Aorta abdominalis liegt eine Kette von Lymphknoten, die Nodi lymphatici lumbales. Aus dieser Lymphknotenkette bilden sich neben der Wirbelsäule zwei Längsstämme, die Trunci lumbales. Zusammen mit den Trunci intestinalis münden beide Lymphstämme in äußerst variabler Form zur einen Hälfte in eine linksseitig gelegene Cisterna chyli und zur anderen Hälfte verbleiben sie als variabler lymphatischer Gefäßplexus [10]. Bis auf die rechte obere Körperhälfte drainieren diese Lymphstämme zusammen mit dem Ductus thoracicus praktisch den gesamten Körperlymphstrom. Hiervon kommt 50–90% vom Dünndarm und der Leber und enthält das verdaute Fett in Form von Chylomikronen [9]. Eine Verletzung des in unmittelbarer Nähe zu den Nierengefäßen befindlichen Plexus lymphaticus oder der Cisterna chyli, die typischerweise medial und posterior der Aorta abdominalis hinter dem Crus sinistra in den Thorax ziehen, führt zur Ausbildung einer Chylusfistel. Hierbei entscheidet die Unversehrtheit des Peritoneums, ob sich der Chylusfluss als Chylusaszites (transperitoneal) oder als abgeschlossenes Chyloretroperitoneum (retroperitoneal) präsentiert. Neben dem hier beschriebenen Fall eines postoperativen Chyloretroperitoneums ist bisher nur ein Bericht – Chylusaszites nach laparoskopischer (transperitonealer) Spendernephrektomie – publiziert [14]. Daneben existieren Berichte über eine erhöhte Inzidenz von Chylusaszites insbesondere nach Aorteneingriffen, nach Tumornephrektomien mit Kavazapfen sowie Rückenmarksoperationen [2, 3, 8]. Neben großen komplexen Lymphknoten sind während der Präparation oft zahlreiche großlumige, jedoch sehr dünnwandige Lymphgefäße erkennbar. Speziell bei diesen Gefäßen ist eine bipolare Koagulation der präparationsbedingten Verletzung selten suffizient möglich. Hinzu kommt, dass durch das Pneumoretroperitoneum von 10–15 mmHg eine kleinere Verletzung, infolge des dabei unterdrückten Lymphflusses übersehen werden kann. Konsekutiv entfaltet sich die Lymph-/Chylusfistel erst postoperativ. Durch das Ausmaß des Chylusflusses und den sich entwickelnden hohen retroperitonealen Druck kann es zum Übertritt der Lymphe in den Thorax und Ausbildung eines Chylothorax kommen. Über eine Koinzidenz von Chylothorax und Chyloretroperitoneum wird z. B. in etwa einem Drittel aller pädiatrischen Fälle nach abdominellen Eingriffen berichtet. Hierbei ermöglichen iatrogene Verletzungen der abdominellen Lymphbahnen einen Übertritt des Chylus in den Pleuraraum [5].

Schlussfolgerung

Endoskopische Nierenentnahmetechniken haben sich als sichere, schmerzlose und effiziente Alternative im Rahmen der Lebendspendernephrektomie etabliert. Trotz einer vergleichbaren Komplikationsrate von offenen und endoskopischen Techniken kann es, wie in diesem beschriebenen Fall, zu schwerwiegenden und folgeträchtigen Komplikationen kommen. Neben der Einhaltung einer möglichst geringen warmen Ischämiezeit während der Nierenabsetzung stellt die notwendige subtile Präparation der Nierengefäße den schwierigsten und anspruchsvollsten Schritt der Operation dar. Typischerweise linksseitig ist der Nierenhilus von ausgeprägten Lymphgefäßen umgeben, die nicht selten direkt in eine Cisterna chyli oder variabel in einen Plexus lymphaticus münden. Eine Verletzung größerer Lymphgefäße ist zwingend zu verhindern. Iatrogene Verletzungen sollten unmittelbar mittels Titanclips oder, falls möglich, mittels direkter Umstechung mit 4-0 monofilem Faden versorgt werden. Als Prophylaxe der Verletzung größerer Lymphgefäße ist besonders medial der Nierengefäße und anterior der Aorta auf eine dezidierte Koagulation der Lymphgefäße zu achten. Die Verletzung der großlumigen, jedoch sehr dünnwandigen Lymphstammgefäße ist zu verhindern.

Literatur

1. Bachmann A, Dickenmann M, Gürke L, Giannini O, Langer I, Gasser TC, Steiger J, Sulser T (2004) Retroperitoneoscopic living donor nephrectomy: A retrospective comparison to the open approach. Transplantation (in press)
2. Bhat AL, Lowery GL (1997) Chylous injury following anterior spinal surgery: case reports. Eur Spine J 6:270–272
3. Combe J, Buniet JM, Douge C, Bernard Y, Camelot G (1992) Chylothorax and chylous ascites following surgery of an inflammatory aortic aneurysm: case report and review in the literature. J Mal Vasc 17:151–156
4. Hoznek A, Olsson LE, Salomon L, Saint F, Cicco A, Chopin D, Abbou CC (2001) Retroperitoneal laparoscopic living donor nephrectomy: Preliminary results. Eur Urol 40:614–618
5. Jayabose S, Kogan S, Berezin S, Slim M, San Filippo JA, Godine L, Beneck D, Tugal O, Sunkara S (1989) Combined occurrence of chyloretroperitoneum and chylothorax after surgery and chemotherapy of Wilm's tumor. Cancer 64:1790–1795
6. Johnson EM, Remucal MJ, Gillingham KJ, Dahms RA, Najarian JS, Matas AJ (1997) Complications and risk of living donor nephrectomy. Transplantation 64(8):1124–1128
7. Kuo PC, Johnson LB (2000) Laparoscopic donor nephrectomy increases the supply of living donor kidneys: a center-specific microeconomic analysis. Transplantation 69:2211–2213
8. Leibovitch I, Mor Y, Golomb J, Ramon J (2002) Chylous ascites after radical nephrectomy and inferior vena cava thrombectomy: Successful conservative management with somatostatin analogue. Eur Urol 41:220–222
9. Lesser GT, Bruno MS, Enselberg K (1970) Chylo ascites. Newer insights and many remaining enigmas. Arch Intern Med 125:1073
10. Pabst TS 3rd, McIntyre KE Jr, Schilling JD, Hunter GC, Bernhard VM (1993) Management of chyloretroperitoneum after abdominal aortic surgery. Am J Surg 166:194–198
11. Ratner LE, Ciseck LJ, Moore RG, Cigarroa FG, Kaufmann HS, Kavoussi LR (1995) Laparoscopic live donor nephrectomy. Transplantation 60:1047
12. Ratner LE, Kavoussi LR, Sroka M, Hiller J, Weber R, Schulam PG, Montgomery R (1997) Laparoscopic assisted live donor nephrectomy – a comparison with the open approach. Transplantation 63:229–233
13. Schweitzer EJ, Wilson J, Jacobs S, Machan CH, Philosophe B, Farney A, Colonna J, Jarrell BE, Bartlett ST (2000) Increased rates of donation with laparoscopic donor nephrectomy. Ann Surg 232:329–400
14. Shafizadeh SF, Daily PP, Baliga P, Rogers J, Baillie GM, Rajagopolan PR, Chavin KD (2002) Chylous ascites secondary to laparoscopic donor nephrectomy. Urology 60:345
15. Solberg A, Angelsen A, Bergan U, Haugen OA, Viset T, Klepp O (2003) Frequency of lymphoceles after open and laparoscopic pelvic lymph node dissection in patients with prostate cancer. Scand J Urol Nephrol 37:218–221
16. Sulser T, Gürke L, Langer I, Dickenmann M, Steiger J, Bachmann A (2004) Retroperitoneoscopic living donor nephrectomy: First clinical experiences after 19 operations. J Endourol 18:257–262
17. Wadström J, Lindström P (2002) Hand-assisted retroperitoneoscopic living-donor nephrectomy: initial 10 cases. Transplantation 73:1839–1840
18. Yang S, Kim J, Park K (1998) Laparoscopy assisted extraperitoneal live donor nephrectomy. Transplant Proc 30:3015
19. Yang SC, Rha KH, Kim YS, Kim SI, Park K (2001) Retroperitoneoscopy-assisted living donor nephrectomy: 109 cases. Transplant Proc 33: 1104–1105

KOMMENTAR J. Zumbé

Das Auftreten eines Chyloretroperitoneums, chylösen Aszites oder sekundären Chylothorax nach retroperitonealen Eingriffen ist eine seltene Komplikation und bisher fast ausschließlich im Rahmen retroperitonealer Lymphadenektomien beschrieben [1–3].

Nach zunächst komplikationslosem Verlauf trat bei der Patientin typischerweise erst nach dem Kostaufbau ein symptomatisches Chyloretroperitoneum auf. Obwohl das Belassen der postoperativen Drainage früher auf eine Lymphorrhoe hätte hinweisen können, bleibt die zeitgerechte Entfernung des Wunddrains primäres postoperatives Regime. Bei Nachweis eines größeren retroperitonealen Sekretverhaltes ist allerdings bei entsprechender Klinik unbedingt eine Entlastung mittels Zieldrainage indiziert. Neben einer konsequenten parenteralen Ernährung und gegebenenfalls erforderlichen Eiweißsubstitution sollte die Drainage so lange belassen werden, bis unter oralem Kostaufbau die Lymphorrhoe sistiert. Eine chirurgische Intervention ist meistens frustran und nur in seltenen Fällen notwendig.

Aufgrund der topografischen Anatomie der Cisterna chyli, die etwa in Höhe des ersten und zweiten Lendenwirbelkörpers dorso-medial der Aorta zu finden ist, kann es insbesondere bei Eingriffen an den linken Nierengefäßen zu einer unbemerkten Verletzung des dünnwandigen und transparenten Hohlorgans kommen. Häufig münden im linken Nierenhilusbereich auch die Lymphbahnen aus dem Dünndarmmesenterium in die Zisterne. Die Gefahr, eine Läsion intraoperativ zu übersehen, ist trotz optimaler Visualisierung durch die Tatsache des erhöhten retroperitonealen Drucks von 10–15 mmHg mit konsekutiver Kompression des eröffneten Gefäßes erhöht. Eine großzügige Verwendung von Gefäßclips und dem harmonischen Skalpell bei der Präparation der Nierengefäße ist Beachtung zu schenken. Eine bipolare Koagulation ist in Nähe der Nierengefäße oft nicht unproblematisch und erlaubt oft auch keinen ausreichenden Verschluss der eröffneten Zisterne.

Unterstrichen werden sollte die Notwendigkeit der veränderten Lokalisation der postoperativen subkutanen Heparininjektion vom Oberschenkel oder Unterbauch hin zu den Oberarmen, um zu vermeiden, dass es vermehrt zu einer Heparinausscheidung über die Lymphflüssigkeit kommt. Neben einer geringeren therapeutischen Wirksamkeit der Thromboseprophylaxe ist auch eine Persistenz der Lymphorrhoe zu erwarten [4].

Die Autoren weisen zu Recht darauf hin, dass durch die Zunahme urologisch-endoskopischer Eingriffe im Retroperitonealraum, wie im beschriebenen Fall einer linksseitigen retroperitoneoskopischen Donornephrektomie, besonders bei Wahleingriffen der Komplikationsvermeidung größte Bedeutung beigemessen werden muss. Die Vorteile der endoskopischen Vorgehensweise für den Nierenempfänger dürfen nicht durch Nachteile für den Spender belastet werden. Der Fallbericht dient der Sensibilisierung zur Vermeidung von iatrogenen Läsionen größerer Lymphgefäße und zur Beherrschung des konservativen und chirurgischen Komplikationsmanagements im Rahmen retroperitonealer Eingriffe.

Literatur

1. Baniel J, Foster RS, Rowland RG, Bihrle R, Donohue JP (1993) Management of chylous ascites after retroperitoneal lymph node dissection for testicular cancer. J Urol 150:1422–1424
2. Büttner H, Pottek T, Hartmann M (1997) Chylaszites: eine seltene Komplikation nach retroperitonealer Lymphadenektomie. Akt Urol 28:230–232
3. Kaas R, Rustman LD, Zoetmulder FA (2001) Chylous aszites after oncological abdominal surgery: incidence and treatment. Eur J Surg Oncol 27:187–189
4. Kröpfl D, Krause R, Hartung R, Pfeiffer R, Behrendt H (1987) Subcutaneous injection in the upper arm as a method of avoiding lymphoceles after lymphadenectomies in the lower part of the body. Urol Int 42:416–423

Zökumverletzung bei laparoskopischer pelviner Lymphadenektomie

D. FAHLENKAMP

Einleitung

Die laparoskopische pelvine Lymphadenektomie (lappLA) ist eine standardisierte und inzwischen gut etablierte endoskopische Operation zur Festlegung eines exakten Lymphknotenstaging bei Patienten mit Prostatakarzinom [2, 3]. In der Bandbreite der Schwierigkeitsgrade laparoskopischer urologischer Eingriffe wird sie als mittelschwer eingeschätzt [1]. Die unmittelbare Nachbarschaft des Lymphknotenentnahmegebietes zu Harnblase, Harnleiter, großen Beckengefäßen und Darm birgt insbesondere bei Unsicherheit des Operateurs, Organgrenzen und Resektionsgebiet sicher einzuschätzen, eingriffspezifische Komplikationsmuster.

Die Verletzung des Darmes – und hier insbesondere des häufig mit den Beckengefäßen adhärenten Colon sigmoideums – stellt eine zwar insgesamt seltene, andererseits aber auch typische Lokalisation von Verletzungen dar. Diese typische Lokalisation verlangt routinemäßig eine besondere Sorgfalt nicht nur bei, sondern auch unmittelbar nach Beendigung der laparoskopischen Lymphknotenentnahme im kleinen Becken.

Kasuistik

Ein 65-jähriger Patient mit einem Prostatakarzinom (T3G3/Gleason 7 PSA 18,6) wurde in Vorbereitung auf eine Afterloading-Strahlentherapie einer lappLA unterzogen. Bekannte Nebenerkrankungen waren ein Hypertonus, Morbus Crohn, Zustand nach Appendektomie/Cholezystektomie sowie eine ausgeprägte Adipositas.

Vor lappLA erfolgte routinemäßig eine gründliche Darmvorbereitung mit Golitely.

Nach unkomplizierter Etablierung des Pneumoperitoneums, Einführen von Trokaren und Instrumenten wurde mit der Lymphknotenentnahme auf der rechten Seite begonnen. Entnommen wurden die Lymphknoten der Fossa obturatoria und des iliakal-externen Gebietes. Beim Mobilisieren des innig mit den iliakal-externen Gefäßen verwachsenen Colon sigmoideum für die Lymphknotenentnahme der linken Seite hatten wir den Verdacht auf eine etwa 1–2 cm große Darmperforation. Dieser Verdacht wurde durch folgendes Manöver bestätigt: Erzeugung eines artifiziellen Ascites im Abdomen und Einleiten von Luft über ein Darmrohr in das Rektum. An der verdächtigten Perforationsstelle stiegen Luftbläschen auf. Die verdächtigte Perforation wurde somit bestätigt, sie war wie vermutet etwa 1–2 cm lang (Abb. 1).

Es erfolgte ein einschichtiger laparoskopischer Verschluss des perforierten Darmanteils mit einer clipgesicherten Lahodny-Naht (Abb. 2). Nachfolgend wurde die Nahtstelle mit einem kleinen Stück Tachocombvlies versiegelt (Abb. 3 und 4). Am Ende wurde der Bauchraum mit 2 l physiologischer Kochsalzlösung gespült. Die ge-

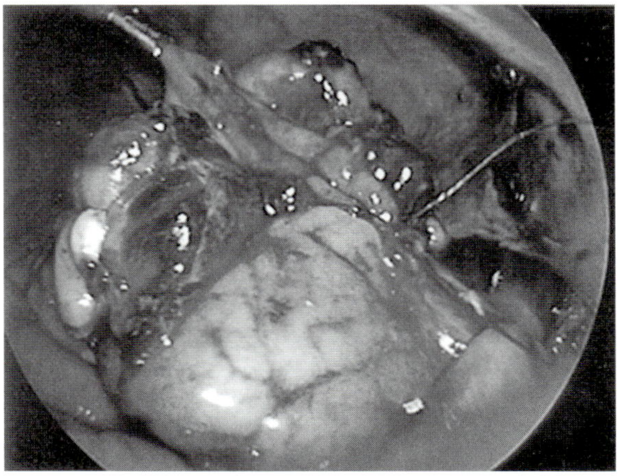

Abb. 1. Colon sigmoideum nach Lösung von Beckenwand und Beckengefäßen mit etwa 1–2 cm langer Perforation (kranial der Läsion Fasszange).

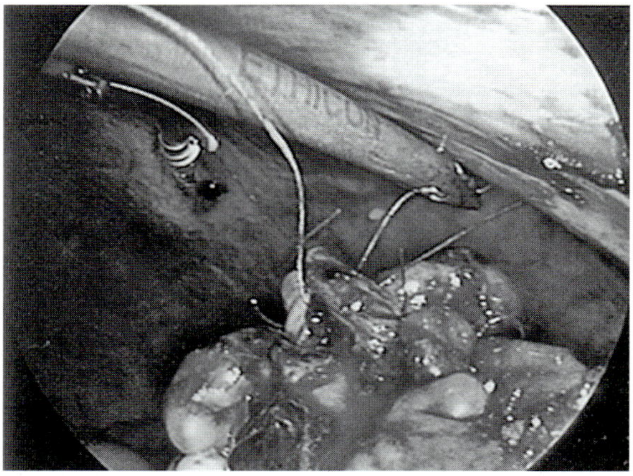

Abb. 2. Der verletzte Darmanteil wird mit einer fortlaufenden Naht versorgt.

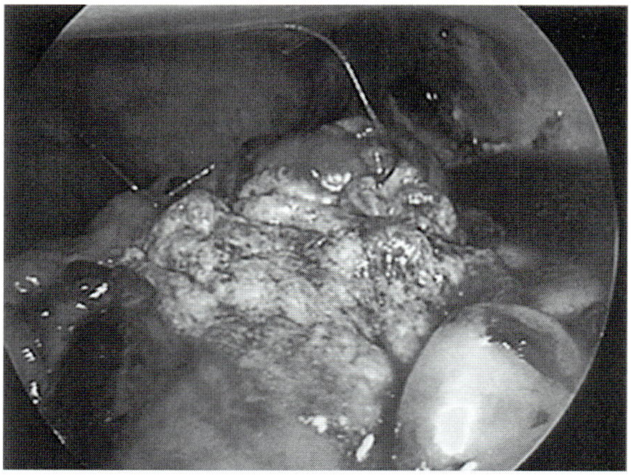

Abb. 3. Zusätzliche Sicherung der Naht mit Tachocomb.

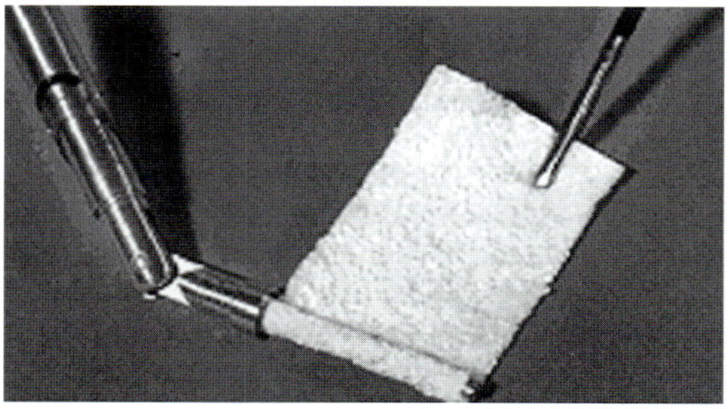

Abb. 4. Tachocomb-Applikator für laparoskopische Eingriffe.

wöhnlich nur für 1 Tag gegebene antibiot. Abschirmung mit Unacid wurde über 5 Tage fortgeführt.

Nach unkompliziertem postoperativem Verlauf und Erhalt des histologischen Befundes mit dem Status pN0 erhielt der Patient, wie geplant, nach einem Intervall von 6 Wochen eine Brachytherapie in Afterloadingtechnik.

Problemanalyse

Die lappLA ist bezüglich der operativen Technik weitgehend standardisiert und weist eine verhältnismäßig geringe Komplikationshäufigkeit auf [1, 2]. Die Angaben über Verletzungen des Darmes bei lappLA liegen in der Literatur zwischen 0,5 und 3%. Im eigenen Patientengut beobachteten wir bei 600 konsekutiven Eingriffen 3 Verletzungen des Dickdarmes (0,5%), ausschließlich des Colon sigmoideums. Dieser Darmteil stellt somit eine typische, wenn auch verhältnismäßig seltene Komplikation dar, die durch die nahezu regelmäßigen Verwachsungen des Colon sigmoideum mit der Umgebung resultiert. Die zur Lymphknotenpräparation notwendige Mobilisation des Colon sigmoideums, ggf. auch weiterer Darmanteile auf dieser Seite, lässt auch bezüglich anderer Verletzungsmuster wie z.B. Harnleiterläsionen die linke Seite als die insgesamt problematischere Region bei der lappLA erscheinen.

Eine Analyse unseres eigenen Krankengutes lässt diese anatomisch bedingte „Linkslastigkeit“ oben beschriebener Verletzungen erkennen. Bei insgesamt 15 Komplikationen (614 lappLA; Komplikationsrate 2,44%) registrierten wir alle 3 Darmverletzungen sowie 3 von 4 Harnleiterverletzungen auf der linken Seite.

Schlussfolgerung

Vertrautheit mit OP-Technik und -Instrumentarium sind obligate Voraussetzungen jeder (nicht nur der laparoskopischen) OP-Technik. Insbesondere beim Einsatz der zur Blutstillung notwendigen Techniken – zumeist ist es die Elektrokoagulation – muss besondere Sorgfalt die Regel sein. Monopolare Koagulation kann bei langer Wirkdauer bis 15 mm tiefe Gewebeläsionen bewirken, die nicht immer sofort sichtbar sein müssen! Also ist ein sparsamer Umgang unbedingt einzufordern. Am Ende jedes laparoskopischen Eingriffes muss das Resektionsgebiet unter niedrigem Peritonealdruck (nicht höher als 5 mmHg) „unter die Lupe" genommen werden, um mögliche Läsionen erkennen und fachgerecht versorgen zu können. Ist eine Läsion entstanden, wie im oben geschilderten Fall beschrieben, ist zu entscheiden, mit welcher vertrauten Technik die Reparatur derselben erfolgen kann. Die Größe der entstandenen Läsion und die Erfahrung im Umgang mit derselben sind Entscheidungshilfen, ob laparoskopisch oder offen-chirurgisch vorgegangen werden kann.

Literatur

1. Caddedu JA, Wolfe JS, Nakada S, Chen R, Shalhalv A, Bishoff JT, Hamilton B, Schulam PG, Dunn M, Hoening D, Fabrizio M, Hedican S, Averch TD (2001) Complications of laparoscopic procedures after concentrated training in urological laparoscopy. J Urol 166:2109–2111
2. Fahlenkamp D, Rassweiler J, Fornara P, Frede T, Loening SA (1999) Complications of laparoscopic procedures in laparoscopy: Experience with 2407 procedures at 4 german centers. J Urol 162:765–771
3. Vögeli TA, Burchardt M, Sulser T, Fornara P, Rassweiler J (2002) Ergebnisse der bundesweiten Datenerhebung über die urologische Laparoskopie Urologe A 41:120–122

KOMMENTAR T. Sulser

Das Auftreten von Darmverletzungen bei laparoskopischer pelviner Lymphadenektomie stellt insgesamt eine seltene Komplikation dar. Neben Verletzungen des Dünndarmes sind lediglich vereinzelte Fälle von Verletzungen des Dickdarmes und hier besonders des Colon sigmoideum beschrieben [4, 6].

Der Autor weist zu Recht darauf hin, dass bei der pelvinen Lymphadenektomie die unmittelbare Nachbarschaft zu Gefäßen, Nerven und Harnleiter sowie zum Darm eine Quelle von operativen Komplikationen sein kann. Insbesondere bei Patienten mit ausgeprägter Adipositas und/oder abdominellen Voroperationen kann die Übersicht eingeschränkt und damit die Präparation selbst in geübten Händen anforderungsreich und aufwändig sein.

Während die rechtsseitige Lymphadenektomie, außer bei vereinzelten Fällen, mit vorangegangener Appendektomie hinsichtlich des Darmes keine wesentlichen Schwierigkeiten bietet, ist nicht selten eine teilweise erhebliche Divertikulose mit zum Teil abgelaufenen entzündlichen Schüben und entsprechenden Verwachsungen festzustellen. In diesen Fällen ist oftmals eine sehr sorgfältige und zeitaufwändige Präparation des kolosigmoidalen Überganges nötig, um eine genaue Identifikation der umliegenden Strukturen (Harnleiter, Gefäße, Nerven) und damit eine sichere Lymphadenektomie zu ermöglichen. Neben der eigentlichen Verletzung durch direkte Präparation mit der Schere, ist dabei auch die Möglichkeit der thermischen Schädigung zu berücksichtigen. Dabei sind sowohl der Einsatz des monopolaren Stromes mit einer Tiefenwirkung von bis zu 15 mm als auch des harmonischen Skalpells als mögliche Gefahrenquelle zu erwähnen. Bei Vorliegen einer Divertikulose ist besonders darauf zu achten, dass es sich bei den Divertikeln um äußerst dünnwandige Strukturen handelt, die entsprechend verletzungsanfällig sind [3]. Neben der Verletzungsgefahr während der Präparation besteht hier insbesondere bei Einsatz eines Retraktors die Gefahr, dünnwandige Divertikel zu verletzen und damit allenfalls zu einer, sich erst im Verlauf der ersten postoperativen Tage bemerkbar machenden, Komplikation beizutragen.

Im Hinblick auf die Vermeidung von Darmkomplikationen bei der pelvinen Lymphadenektomie sollte deshalb vermehrt der Möglichkeit des extraperitoneoskopischen Zugangsweges Beachtung geschenkt werden. Wenngleich dieser Zugang zeitaufwändiger ist [1], erlaubt er dennoch die Lymphadenektomie sicher und zuverlässig durchzuführen und trägt zu einer erhöhten Sicherheit im Hinblick auf Darmverletzungen bei. Andererseits darf nicht verhehlt werden, dass das Risiko einer symptomatischen Lymphozele bei extraperitoneoskopischem Zugang höher liegt als bei transperitonealem Zugang [2, 5]. Eine Möglichkeit dieses Risiko zu verringern, stellt die prophylaktische Fenestrierung des Peritoneums am Ende des Eingriffs dar.

Literatur

1. Erdogru T, Teber D, Frede Th, Marrero R, Hammady A, Seemann O, Rassweiler J (2004) Comparison of transperitoneal and extraperitoneal laparoscopic radical prostatectomy using match-pair analysis. Eur Urol 46:312–320
2. Raboy A, Adler H, Albert P (1997) Extraperitoneal endoscopic pelvic lymph node dissection: A review of 125 patients. J Urol 158:2202–2204
3. Raju Th, Steele R, Sunil A (1996) Complications of urological laparoscopy: A standardized 1 institution experience. J Urol 156:469–471
4. Soulie M, Seguin P, Richeux L, Mouly P, Vazzoler N, Pontonnier F, Plante P (2001) Urological complications of laparoscopic surgery: Experience with 350 procedures at a single center. J Urol 165: 1960–1963
5. Stolzenburg JU, Truss MC, Rabenalt R, Do M, Pfeiffer H, Bekos A, Neuhaus J, Stief CG, Jonas U, Dorschner W (2004) Die endoskopische extraperitoneale radikale Prostatektomie (EERPE): Ergebnisse nach 300 Eingriffen. Urologe A 43: 698–707
6. Vallancien G, Cathelineau X, Baumert H, Doublet JD, Guillonneau B (2002) Complications of transperitoneal laparoscopic surgery in urology: Review of 1311 procedures at a single center. J Urol 168:23–26

Kompartmentsyndrom des Unterschenkels nach laparoskopischer Prostatektomie mit Transplantation eines Nervus-suralis-Grafts

J. Roigas und S. Deger

Einleitung

Die laparoskopische radikale Prostatektomie stellt derzeit ein innovatives operatives Verfahren zur kurativen Behandlung des lokal begrenzten Prostatakarzinoms dar. In Deutschland ist diese Operation als Standardtherapieverfahren an einer Reihe von Kliniken etabliert. Die Transplantation eines Nervus-suralis-Grafts in das Bett des resezierten Nerven- und Gefäßbündels stellt den Versuch einer erektionsprotektiven Maßnahme dar, deren wissenschaftliche Grundlagen noch nicht ausreichend fundiert sind und deren funktionelle Ergebnisse in reproduzierbarer Form noch nicht beurteilt werden können.

Kasuistik

Ein 44-jähriger Patient, ärztlicher Kollege, wurde wegen eines T1c-Prostatakarzinoms zur operativen Therapie stationär eingewiesen. Der PSA-Wert betrug 12 ng/ml. Im histologischen Präparat des einweisenden Urologen waren beide Seitenlappen der Prostata mit einem G1, Gleason 1+2 Prostatakarzinom befallen, ohne dass Lokalisationsangaben vorlagen. Der Patient wünschte ein erektionsprotektives operatives Vorgehen. Daher erfolgte präoperativ eine Re-Oktantenbiopsie. Der Befund bestätigte in 3 von 8 Biopsaten (apikal beidseits und lateral links) den Befund eines G1, Gleason 1+2 Prostatakarzinoms. Das Drüsenvolumen betrug 38 cm^3, im TRUS bestand kein Hinweis auf ein kapselüberschreitendes Tumorwachstum. In der Klinik betrug der PSA-Wert 18 ng/ml mit einer Ratio von 4%.

Aufgrund des hohen PSA-Wertes, der niedrigen PSA-Ratio und des beidseitigen Tumorbefalles wurde dem Patienten von einer erektionsprotektiven Operationstechnik unter Erhalt der Nerven- und Gefäßbündel abgeraten.

Der Patient drängte jedoch auf ein möglichst erektionsprotektives Vorgehen. Daher wurde alternativ die Transplantation eines Nervus-suralis-Grafts in den Bereich des linken und rechten Nerven- und Gefäßbettes vorgeschlagen. Der Patient war nach ausführlicher Aufklärung mit diesem Vorgehen einverstanden.

Vier Wochen nach Re-Biopsie erfolgten die Entnahme des Nervus suralis und die laparoskopische transperitoneale Radikaloperation. Zunächst wurde ein ca. 22 cm langes, freies Nervus-suralis-Transplantat am rechten Unterschenkel über einen kleinen Schnitt dorsal des Malleolus lateralis mit dem Tendon-Stripper entnommen. Der Eingriff verlief ohne Komplikationen.

Die laparoskopische pelvine Lymphadenektomie ergab den intraoperativen Schnellschnittbefund pN0 (0/10 LK rechts, 0/8 LK links). Die laparoskopische radikale Prostatektomie mit Nervus-suralis-Transplantation beidseits (Abb. 1) verlief komplikationslos in leichter Trendelenburg-Lagerung und unter Anwendung eines pneumatischen Kompressionssystems für beide Beine als Thromboseprophylaxe. Die Operationsdauer betrug 4,5 h.

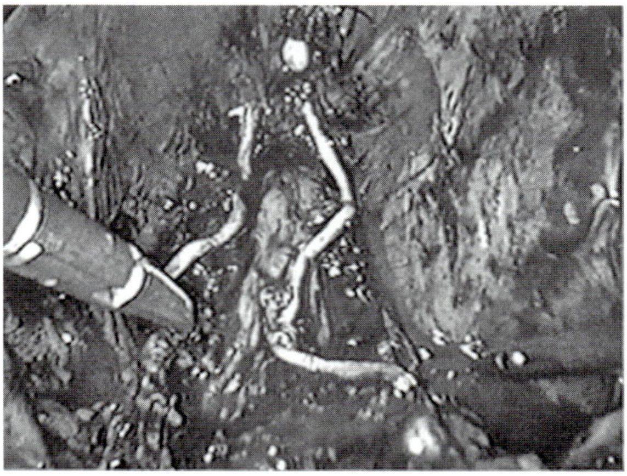

Abb. 1. OP-Situs bei laparoskopischer radikaler Prostatektomie nach Nervus-suralis-Transplantation.

Etwa 3 h nach Operationsende klagte der Patient über stärkste Schmerzen. Die Beschwerden waren so stark, dass der Patient zunächst nicht in der Lage war, Lokalisationsangaben machen zu können.

Vom diensthabenden Urologen wurde nach der klinischen Untersuchung die Diagnose eines Kompartmentsyndroms des rechten Oberschenkels gestellt. Der hinzugezogene Unfallchirurg bestätigte die Diagnose. Es erfolgte die sofortige, ausgedehnte Fasziotomie im Bereich des gesamten lateralen Oberschenkels rechts. Intraoperativ erschien die Muskulatur livide aufgequollen, jedoch ohne Hinweise auf größere Nekrosen. Es bestand kein Hinweis auf eine Blutung. Die Wunde konnte zunächst nicht verschlossen werden. In den nachfolgenden 7 postoperativen Tagen erfolgten 2 weitere Wundrevisionen mit Wunddebridements und ausgedehnten Spülungen. Am 16. postoperativen Tag nach Erstoperation wurde die Wunde am rechten Bein verschlossen. Danach begann die schrittweise Mobilisation des Patienten. Am 21. postoperativen Tag konnte der Patient in das häusliche Milieu entlassen werden. Der Patient entwickelte keine Niereninsuffizienz als Folge der Rhabdomyolyse.

Der histologische Befund des OP-Präparates ergab ein niedrig differenziertes, lokal fortgeschrittenes Prostatakarzinom mit Samenblaseninfiltration, einem Gleason-Score von 8 (4+4) und mikroskopischem Residualtumor im apikalen Bereich. Die Tumorformel lautet pT3b pN0 G3a R1.

Problemanalyse

Das Auftreten eines Kompartmentsyndroms des Unterschenkels stellt eine seltene, jedoch mitunter schwere oder lebensbedrohliche Komplikation nach chirurgischen Maßnahmen im kleinen Becken oder den unteren Extremitäten dar. Das Kompartmentsyndrom ist als intrakompartmentale Druckerhöhung in nicht dehnbaren Faszienräumen definiert. Am Unterschenkel werden 4 Kompartmente unterschieden (anterior, tief posterior, oberflächlich posterior, lateral), in denen mehrere Nerven (N. peroneus, N. tibialis, N. suralis) verlaufen, deren Schädigung zu erheblichen Funktionseinbußen führen kann. In einer großen Studie zur Auswertung von Komplikationen bei laparoskopischen urologischen Operationen bei mehr als 1311 Patienten, darunter 813 laparoskopische radikale Prostatektomien, wurde kein Kompartmentsyndrom beobachtet [5]. Jedoch hat Raatz bei 3 von 71 Patientinnen nach laparoskopisch assistierter, radikaler vaginaler Hysterektomie wegen eines Zervixkarzinoms Kompartmentsyndrome beschrieben, die als Lagerungsschäden gewertet wurden [3]. Gorecki et al. publizierten den Fall einer 38-jährigen Patientin mit einer Adipositas per magna, bei der laparoskopisch ein Roux-en-Y-Magenbypass durchgeführt wurde (OP-Zeit 375 min). Die Patientin entwickelte ein anteriores Kompartmentsyndrom am Unterschenkel, das durch eine Akutfasziotomie und anschließende physiotherapeutische Rehabilitation erfolgreich behandelt werden konnte [1]. Honda et al. berichteten vom Auftreten eines Kompartmentsyndroms nach laparoskopisch assistierter Vagino-Hysterektomie bei einer 45-jährigen Patientin, bei der es bei Insertion eines Trokars zu einer Verletzung der linken iliakalkommunen Gefäße kam. Auch in diesem Fall führte die sofortige Fasziotomie zur vollständigen Rehabilitation der Patientin [2]. In der Literatur ist kein Fall eines Kompartmentsyndroms nach Nervus-suralis-Entnahme beschrieben. Wir haben diese Komplikation in unserem Patientengut bei 24 Nervus-suralis-Entnahmen erst einmal beobachtet.

Das entscheidende Kriterium für die Herausbildung eines Kompartmentsyndroms ist die lokale Ischämie im Bereich des Unterschenkels. Eine Reihe von Faktoren wirken hierbei begünstigend [4]:
- operativ traumatisch durch lokale Blutung oder lokales Ödem,
- Steinschnittlage,
- Trendelenburg-Position (Kopftieflage),
- lange OP-Zeit (>4 h),
- pneumatische Kompressionssysteme zur Thromboseprophylaxe oder
- physiologische Faktoren (Hypovolämie, Hypotonie, vasokonstriktorische Substanzen).

Die potenzielle Rolle des hohen intraabdominellen Druckes bei der Laparoskopie als zusätzlicher Faktor (z.B. durch Verminderung des venösen Rückstromes) ist nicht geklärt.

Die wesentlichen pathophysiologischen Veränderungen des Kompartmentsyndroms sind in der Abb. 2 dargestellt. Bedingt durch die progressive Muskelischämie, metabolische Azidose und Rhabdomyolyse mit Freisetzung von metabolischen Toxinen kann ein Kompartmentsyn-

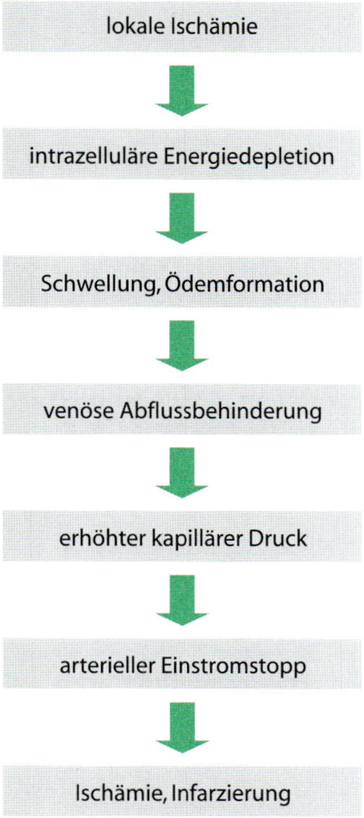

Abb. 2. Pathophysiologische Mechanismen der Entwicklung eines Kompartmentsyndroms (nach [4]).

drom zum Nieren- (Myoglobinurie) und Multiorganversagen bis hin zum Tod führen. Die frühe dekomprimierende Fasziotomie (innerhalb von 12 h) gilt als operativer Standard der Behandlung des Kompartmentsyndroms, um Spätschäden der neuromuskulären Funktion zu vermeiden und kann durch konservative Maßnahmen (Behandlung von metabolischer Azidose und Niereninsuffizienz, Volumensubstitution) ergänzt werden. In seltenen Fällen muss eine Amputation der betreffenden Extremität erfolgen.

Im hier beschriebenen Fall erscheint als Ursache des Kompartmentsyndroms die operative Entnahme des Nervus-suralis-Transplantats am wahrscheinlichsten.

Unser Patient hat jedoch 3 Faktoren, die die Herausbildung eines Kompartmentsyndroms zusätzlich begünstigen (Kopftieflage, lange OP-Zeit, pneumatisches Kompressionssystem). Die Diagnose wurde rechtzeitig erkannt und adäquat chirurgisch therapiert. Dennoch stellten die Komplikation und ihre Behandlung für den Patienten erhebliche zusätzliche Belastungen und Beeinträchtigungen dar, deren Funktionseinbußen im Langzeitverlauf noch nicht endgültig beurteilt werden können.

Schlussfolgerung

1. Das Kompartmentsyndrom der unteren Extremität ist keine spezifische Komplikation der Laparoskopie. Es sind in der Literatur 16 Fälle von offenen urologischen Operationen im kleinen Becken publiziert [4]. Die angenommene Inzidenz des Kompartmentsyndroms ist jedoch wegen häufiger Fehldiagnosen (tiefe Beinvenenthrombose, Neurapraxie) und mangelnder Dokumentation deutlich höher.
2. In unserem Fall kann die Herausbildung des Kompartmentsyndroms in Zusammenhang mit der Nervus-suralis-Entnahme gesehen werden. Dieser Zusammenhang ist jedoch nicht zwingend, da mit der Durchführung komplexer laparoskopischer Operationen mehrere Faktoren verbunden sind, die sich begünstigend auf die Entwicklung eines Kompartmentsyndroms auswirken können (lange OP-Zeit, Kopftieflage, pneumatische Kompressionssysteme als Thromboseprophylaxe für die Unterschenkel).
3. Operativ tätige Urologen sollten mit der zügigen Diagnostik und Therapie des Kompartmentsyndroms vertraut sein. Ansonsten kann diese Komplikation mit einer signifikanten Morbidität, Mortalität und Langzeitschäden verbunden sein. Die operative Therapie sollte gemeinsam mit einem Chirurgen durchgeführt werden.

Literatur

1. Gorecki PJ, Cottam D, Ger R, Angus LD, Shaftan GW (2002) Lower extremity compartment syndrome following a laparoscopic Roux-en-Y gastric bypass. Obes Surg 12:289–291
2. Honda T, Tokushige M, Uda S, Egawa H, Suginami H (1995) A case of laparoscopic complication: injury of the left common iliac vessels and subsequent acute compartment syndrome of the left leg. J Obstet Gynaecol 21:273–275
3. Raatz D, Borner P (2001) Laparoscopy assisted radical vaginal hysterectomy (LAVRH) for cervical carcinoma-perioperative parameters and complications. Zentralbl Gynäkol 123:136–142
4. Raza A, Byrne D, Townell N (2004) Lower limb (well leg) compartment syndrome after urological pelvic surgery. J Urol 171:5–11
5. Vallancien G, Cathelineau X, Baumert H, Doublet JD, Guillonneau B (2002) Complications of transperitoneal laparoscopic surgery in urology: review of 1311 procedures at a single center. J Urol 168: 23–26

KOMMENTAR T. Sulser

Das Auftreten eines Kompartmentsyndroms am Unterschenkel nach radikaler laparoskopischer Prostatektomie stellt eine sehr seltene und in dieser Art bisher nicht beschriebene Komplikation dar. In den bisher erschienenen Publikationen, die sich besonders der Fragestellung der Komplikationen widmen, wurde bisher in keinem Fall über ein derartiges Ereignis berichtet [1, 3, 6].

Die Autoren weisen zu Recht darauf hin, dass es sich bei dieser Komplikation um eine mitunter schwere und lebensbedrohliche Komplikation handeln kann. Zudem birgt sie das Risiko, zu erheblichen Funktionseinbußen zu führen, falls sie nicht rechtzeitig erkannt und behandelt wird. Die Hinweise in der Literatur im Zusammenhang mit der Laparoskopie sind nur vereinzelt zu finden und lassen keine eindeutige Ursache erkennen.

Die Autoren zitieren die wohl umfassendste Übersichtsarbeit zu diesem Thema, die eine gute Übersicht über die pathophysiologischen Veränderungen sowie die Ursachen, welche zum Kompartmentsyndrom bei urologischen Eingriffen führen können, gibt [2]. Ergänzend zu den von den Autoren angeführten begünstigenden Faktoren ist zusätzlich die Azidose zu erwähnen. Diese tritt einerseits durch die lang dauernde Kopftieflage, in erster Linie durch die verminderte Perfusion in der unteren Körperhälfte, auf. Zusätzlich ist bei den Patienten, unabhängig von der Position, eine Azidose durch die Resorption des CO_2-Gases durch das Anlagen des Pneumoperitoneums festzustellen. Dabei zeigt sich, dass die Resorption des Gases bei extraperitoneoskopischem oder retroperitoneoskopischem Zugang, im Gegensatz zum transperitonealen Vorgehen, zusätzlich verstärkt auftritt [5]. Aus diesem Grund ist trotz der weniger ausgeprägten Kopftieflage bei extraperitoneoskopischem Zugang [4] die Azidose bei diesen Patienten, insbesondere bei Operationszeiten über 4 h nicht zu unterschätzen und, zu mindest theoretisch, das Risiko als nicht weniger hoch als bei transperitonealem Zugang einzuschätzen.

Angesichts der teilweise langen Operationszeiten bei gewissen urologischen Eingriffen im Kleinbecken- oder Perinealbereich (wie z. B. auch der Geschlechtsumwandlung) mit gleichzeitiger Kopftief- oder Steinschnittlage ist unbedingt darauf zu acjten, dass während der Operation in Abständen von 3 bis maximal 4 h der Patient für eine gewisse Zeit wieder in eine Normalstellung verbracht wird, damit die Zirkulation in den betroffenen Körperabschnitten wieder normal erfolgen kann. Gleichzeitig muss nach solchen Eingriffen in der perioperativen Phase gezielt nach Schmerzen im Unterschenkelbereich gefragt werden und u. U. eine invasive Druckmessung im betroffenen Kompartment vorgenommen werden. Eine postoperative Analgesie mittels Periduralkatheter ist bei diesen Patienten abzulehnen, da dadurch das Bild des Kompartmentsyndroms verschleiert werden kann.

Literatur

1. Raju Th, Steele R, Sunil A (1996) Complications of urological laparoscopy: A standardized 1 institution experience. J Urol 156:469–471
2. Raza A, Byrne D, Townell N (2004) Lower limb(well leg) compartment syndrome after urological pelvic surgery. J Urol 171:5–11
3. Soulie M, Seguin P, Richeux L, Mouly P, Vazzoler N, Pontonnier F, Plante P (2001) Urological complications of laparoscopic surgery: Experience with 350 procedures at a single center. J Urol 165:1960–1963
4. Stolzenburg JU, Truss MC, Rabenalt R, Do M, Pfeiffer H, Bekos A, Neuhaus J, Stief CG, Jonas U, Dorschner W (2004) Die endoskopische extraperitoneale radikale Prostatektomie (EERPE): Ergebnisse nach 300 Eingriffen. Urologe A43: 698–707
5. Streich B, Decaillot F, Perney C, Duvaldestin P (2003) Increased carbon dioxide absorption during retroperitoneal laparoscopy. Br J Anaesth 91:793–796
6. Vallancien G, Cathelineau X, Baumert H, Doublet JD, Guillonneau B (2002) Complications of transperitoneal laparoscopic surgery in urology: Review of 1311 procedures at a single center. J Urol 168:23–26

Nachblutung nach laparoskopischer Varikozelenklippung bei nicht bekanntem hereditären Faktor-XIII-Mangel

T. Lindenmeir, F. Reiher und E. P. Allhoff

Einleitung

Das laparoskopische Varikozelenklipping als minimal-invasive Methode zur Therapie der symptomatischen Varikozele ist in geübten Händen ein einfacher und schnell durchzuführender, komplikationsarmer Eingriff. Die Ergebnisse im Hinblick auf Persistenz- bzw. Rezidivrate und der seltenen Hodenatrophie sind vergleichbar mit anderen Methoden, wie der antegraden Sklerosierung oder den klassischen offenen Techniken [3–5]. Bezüglich der Indikation zur Therapie einer Varicozele testis im Hinblick auf die Fertilität herrscht kein Konsens, bei symptomatischen Varikozelen ist die Indikation zur Therapie jedoch unzweifelhaft [5].

Ein hereditärer Faktor-XIII-Mangel ist eine extrem seltene Erkrankung, die autosomal-rezessiv vererbt wird. Faktor XIII ist eine Transglutaminase, welche in der Gerinnungskaskade nach Aktivierung durch Thrombin für eine Quervernetzung des Fibrins und damit zu einer Stabilisierung der gebildeten Fibrinmonomere führt [1, 2].

Kasuistik

Ein 19-jähriger Patient wurde wegen einer symptomatischen Varikozele Grad II–III vorstellig. Er klagte über seit ca. 6 Monaten bestehende Schmerzen im linken Hoden beim Laufen, Sitzen und beim Sport. Nach Aufklärung über die möglichen Operationsverfahren entschied er sich für die Laparoskopie. Die bisherige Anamnese war leer. Die routinemäßig gestellten Fragen auf eine bekannte Blutungsneigung wurden sowohl im Gespräch mit dem aufklärenden Urologen als auch beim Anästhesisten verneint. Die ebenfalls routinemäßig bestimmten Gerinnungsparameter (Quick, PTT und Thrombinzeit) lagen allesamt im Normbereich.

Der Eingriff wurde von einem laparoskopisch erfahrenen Operateur in ca. 30-minütiger Operationsdauer problemlos durchgeführt. Postoperativ klagte der Patient über „körperliche Schwäche" und bot am 2. postoperativen Tag eine Orthostasereaktion beim Aufstehen. Am 3. postoperativen Tag konnte er dann jedoch subjektiv beschwerdefrei in die ambulante Nachbetreuung entlassen werden. Eine Hb-Kontrolle postoperativ wurde jedoch nicht durchgeführt.

Am 7. postoperativen Tag stellte er sich zunächst heimatnah in einem auswärtigen Haus wegen zunehmender Schwäche, Antriebs- und Appetitlosigkeit vor. Dort fand sich dann sonografisch freie Flüssigkeit (DD Hämatom) intraperitoneal und laborchemisch ein HB-Abfall von präoperativ 9,3 mmol/l auf 5,8 mmol/l, worauf eine Vorstellung bei uns erfolgte.

Unter der Annahme einer Nachblutung aus einer geklippten Vene erfolgte eine Relaparoskopie. Da jedoch eine Blutungsquelle nicht identifiziert werden konnte und die eingelegte Drainage weiterhin kontinuierlich förderte, erfolgte unverzüglich die Laparatomie. Jedoch konnte auch hier keine Blutungsquelle eruiert werden. Es zeigte sich lediglich eine diffuse Blutungsneigung. Nach sorgfältiger Blutstillung wurde der Eingriff schließlich beendet. Die eingelegte Drainage förderte jedoch weiterhin kontinuierlich frisches Blut.

Daraufhin erfolgte zusammen mit den Kollegen der Hämostaseologie eine Abklärung in Richtung einer Blutungsneigung. Dabei fand sich ein signifikant erniedrigter Wert der Faktor-XIII-Aktivität auf 37% (normal >70%). Es ergab sich somit der dringende Verdacht auf das Vorliegen eines hereditäreren Faktor-XIII-Mangels. Nach Substitution von 1250 I.E. Faktor-XIII kam es prompt zum Sistieren der Blutung. Der weitere Verlauf war dann komplikationslos.

Ein ausführliches Aufklärungsgespräch zusammen mit den Eltern des Patienten bezüglich der Erkrankung und der notwendigen Abklärung einschließlich der weiteren Familienmitglieder blieb jedoch leider erfolglos. Der Vater des Patienten wurde wenige Tage später am Knie endoskopisch operiert. Dabei erwähnte er gegenüber den behandelnden Ärzten mit keinem Wort die ihm bekannte Problematik. Die Folge war, dass er selbst am gleichen Tag noch zweimal operativ wegen einer Nachblutung revidiert werden musste. Erst daraufhin informierte die Ehefrau die Kollegen, welche sich dann unverzüglich von uns entsprechende Informationen einholen konnten.

Problemanalyse

In der routinemäßigen Befragung finden sich häufig, gerade bei jungen Patienten, keinerlei Hinweise auf das Vorbestehen einer hereditären Blutungsneigung. Auch retrospektiv konnten bei dem Patienten und seinen Familienangehörigen keinerlei Hinweise auf das Vorliegen einer solchen Veranlagung eruiert werden.

Trotz verzögertem Verlauf (Schwäche, Kreislaufdysregulation) wurde keine postoperative Hb-Kontrolle durchgeführt, da die Probleme, wohl aufgrund des jungen Alters des Patienten, als Orthostasereaktion fehlgedeutet wurden und der Allgemeinzustand des Patienten sich dann auch schnell besserte. Bei klinisch unauffälligem Abdomen wurde auch auf eine Kontrollsonografie verzichtet.

Ein weiteres Problem ergab sich daraus, dass trotz ausführlicher Aufklärung der Familie es offensichtlich nicht gelang, ihr Vertrauen zu gewinnen. Anscheinend waren die Eltern der Meinung, dass wir uns mit dieser Erklärung nur „herausreden“ wollten, um eine Komplikation „schön“ zu reden.

Schlussfolgerung

Auch wenn sich, wie in diesem Fall geschehen, eine vorbestehende Blutungsneigung nicht immer anamnestisch erkennen lässt, ist eine routinemäßige, eingehende Befragung im Vorfeld einer Operation von großer Bedeutung. Einerseits können, zumindest vereinzelt, Patienten mit einer Blutungsneigung bereits präoperativ identifiziert werden, andererseits kann man rechtliche Konsequenzen vermeiden, wenn dies auch entsprechend dokumentiert ist.

Prolongierte postoperative Verläufe müssen stets ernst genommen werden. Es müssen dann grundsätzlich auch die notwendigen diagnostischen Maßnahmen (in diesem Fall Sonografie, Hb-Kontrolle) erfolgen. Gerade junge Patienten tolerieren einen Hb-Abfall besser und die Komplikation wird dann larviert.

Bei nicht sicher eruierbarer chirurgischer Blutung muss, auch bei leerer Anamnese, immer an das Vorhandensein einer Blutungsneigung gedacht und entsprechende diagnostische Maßnahmen eingeleitet werden.

Literatur

1. Barthels M, Depka M (2003) Das Gerinnungskompendium. Georg Thieme Verlag, Stuttgart
2. Brettler DB, Levine PH (1994) Clinical manifestations and therapy of inherited coagulation factor deficiencies. In: Colman RW, Hirsh J, Marder VJ, Salzmann EW (eds) Hemostasis and Thrombosis: Basic Principles and Clinical Practice, 3rd edn. Lippincott Williams & Wilkins Co, Philadelphia, pp 169–183
3. McManus MC, Barqawi A, Meacham RB, Furness PD 3rd, Koyle MA (2004) Laparoscopic varicocele ligation: are there advantages compared with the microscopic subinguinal approach? Urology 64(2): 357–360
4. Reissigl A, Potempa DM (1995) Varikozele. In: Rassweiler J, Janetschek G, Griffith DP (Hrsg) Laparoskopische Chirurgie in der Urologie. Georg Thieme Verlag, Stuttgart New York, S 146–151
5. Weidner W (1998) Therapie der Varikozele – Versuch einer Standortbestimmung. Urol A 37:277–281

KOMMENTAR D. Fahlenkamp

Postoperative Blutungen gehören zu den häufigsten Komplikationen operativer Eingriffe. Vereinfachend ist festzustellen: Je größer das Gewebetrauma, je größer der Operationssitus, desto häufiger die Möglichkeiten der Nachblutung. Laparoskopische Operationen haben auch das Ziel, die Gefahr der postoperativen Nachblutungen zu reduzieren. Sie erreichen dies durch Minimierung des Operationstraumas, d.h. Minimierung der operativen Zugangswege. Für viele mit dieser Technik durchgeführte urologische Operationen konnte dies auch nachgewiesen werden.

Die laparoskopische Varikozelenligatur gehört zu den technisch einfachsten laparoskopischen Operationen. Sie ist, bei aller Problematik des Begriffes, eine „Anfänger"-Operation. In der Hand des mit dieser Technik Vertrauten besticht sie durch eine geringe Komplikationsrate [1, 2].

In einer Auswertung von 766, in 4 deutschen Kliniken durchgeführten, laparoskopischen Varikozelenligaturen erfassten wir bei 1,6% der operierten Patienten eine postoperative Nachblutung [2]. Diese oben zitierte Arbeit, sie erfasste Patienten nur bis 1997, zeigte schon in der damaligen laparoskopischen Anfängerzeit eine erfreulich niedrige Nachblutungsrate. Inzwischen, mit Weiterentwicklung von OP-Technik und Instrumentarium, konnte der Prozentsatz relevanter Nachblutungen weiter gesenkt werden. Eine aktuelle, nicht veröffentlichte Auswertung unserer Klinik registrierte bei 3 von 655 (0,45%) laparoskopischen Varikozelenligaturen eine Nachblutung.

Die von den Autoren beschriebene Nachblutung hat, schon der Titel lässt dies vermuten, mit der laparoskopischen OP-Technik nichts zu tun. Ursache ist vielmehr eine den Operateuren zum Zeitpunkt der Operation nicht bekannte Blutungsneigung, hier ein hereditärer Faktor-XIII-Mangel. „Die wichtigsten Mechanismen für die spontane Blutstillung sind die Blutkoagulation, die Retraktion des gebildeten Fibrinmaschenwerkes und die Gefäßkontraktion" [3]. Das gilt auch für laparoskopiche Operationen, seien sie auch noch so minimal invasiv.

Da der recht selten auftretende Faktor-XIII-Mangel überdies auch nicht mit den in der operativen Praxis gebräuchlichen Gerinnungsparametern Quick, PTT und Thrombinzeit erfasst wird, wird sich daran nicht nur wegen des inflationär häufig gebrauchten Begriffes „Zeiten knapper Kassen" nichts ändern. Was bleibt oder was lehrt uns das: Eine ausführliche Anamnese, hier mit dem Schwerpunkt „außergewöhnliche Blutungsneigung", kann Augenmerk auf ein wenn auch noch so seltenes Gerinnungsproblem lenken und sollte dann Anlass weitergehender *präoperativer* Diagnostik sein.

Literatur

1. Fahlenkamp D, Lindeke A, Steinmann J, Lenk S, Schönberger B (1996) Laparoskopische Varikozelenligatur. In: Fahlenkamp D, Lenk S, Weidner W (Hrsg) Moderne Aspekte der Diagnostik und Therapie der Varicocele testis. Blackwell, Berlin Wien, S 87–97
2. Fahlenkamp D, Rassweiler J, Fornara P, Frede T, Loening SA (1999) Complications of laparoscopic procedures in urology: Experience with 2407 Procedures at 4 german centers. J Urol 162:765–771
3. Hegemann G (1970) Blutung und Blutersatz. In: Hellner H, Nissen R, Vossschulte K (Hrsg) Lehrbuch der Chirurgie. S 23–36
4. Reissigl A, Potempa DM (1996) Varikozele. In: Janetschek G, Rassweiler J, Griffith DP (eds) Laparoscopic Procedures in Urology. Georg Thieme Verlag, Stuttgart New York, pp 123–128

9 Endourologie

9.1

Komplikationsmanagement ureteroskopischer und perkutaner Eingriffe am Harntrakt

D. Echtle

Einführung

Aufgrund der Verschiedenheit des Zugangsweges und des Instrumentariums bei ureteroskopischen und perkutanen Eingriffen werden beide Verfahren getrennt abgehandelt. Laparoskopische Operationen der Niere bzw. des Harnleiters sind – insbesondere wenn sie retroperitoneal ausgeführt werden – der Definition nach ebenfalls perkutane endoskopische Eingriffe. Sie werden an anderer Stelle behandelt.

Jedem der beiden Teilkapitel ist der Abschnitt „Prävention von Komplikationen" vorangestellt, der knapp die wichtigsten Indikationen und das Vorgehen beim Eingriff darstellt. Die Bedeutung der richtigen Indikationsstellung kann nicht genug betont werden. Sie entscheidet oft schon im Vorfeld über den Operationserfolg und mögliche Komplikationen. Ebenso wichtig ist das richtige Vorgehen beim Eingriff selbst. Daneben sind zur Vermeidung von Komplikationen bei endoskopischen Eingriffen am oberen Harntrakt gute Kenntnisse der Anatomie bzw. der topografischen Lagebeziehungen von Niere und Nachbarorganen und ein gutes räumliches Vorstellungsvermögen unerlässlich. Auch sollte jeder Operateur, der den perkutanen Zugang installiert oder über den retrograden Weg arbeitet, über ausreichende Erfahrung mit offenen Harnleiter- und Nierenoperationen verfügen.

Unabhängig davon sollte sich jeder verantwortungsbewusste Operateur davor hüten, in einer komplizierten Situation unbedingt alleine zu entscheiden und zu handeln. So ist die Hinzuziehung eines erfahreneren Kollegen genauso sinnvoll, wie die eines Chirurgen, sofern es sich beispielsweise um eine Pleura-, Leber-, Gallenblasen- oder Milzläsion handelt. Jeder falsche Stolz ist hier fehl am Platz!

Nicht nur aus forensischen Gründen muss jede Komplikation dokumentiert werden. Auch der Erfolg des Managements der Komplikation kann nur im Vergleich mit der ursprünglichen Situation beurteilt werden. Die Dokumentation wird bei endoskopischen Eingriffen am oberen Harntrakt, die ja generell auf einem Röntgentisch durchgeführt werden, zunächst immer radiologisch sein, wie beispielsweise die Kontrastmitteldarstellung eines Extravasates. In zweiter Linie ist oft auch die Dokumentation des endoskopischen Bildes mittels Videoprinter sinnvoll, wenn nicht gerade eine ausgeprägte Blutung jegliche Sicht zunichte macht.

Der Umfang des Kapitels über das Komplikationsmanagement darf nicht darüber hinwegtäuschen, dass endoskopische Eingriffe am oberen Harntrakt sicher, relativ komplikationsarm und effektiv sind. Die meisten – und insbesondere die gravierenden – der nachfolgend beschriebenen Komplikationen treten selten auf.

Ureteroskopische Eingriffe

Vorbemerkung

Der zur Durchführung der Ureterorenoskopie erforderliche apparative Aufwand ist beachtlich (Röntgen- und Durchleuchtungsanlage, Videokette, Irrigation). Die eigentliche Operationstechnik ist, wie keine andere, direkt von den Abmessungen und Fähigkeiten der Endoskope und Effektoren abhängig. Mit zunehmender Miniaturisierung und Flexibilität konnte die Indikationsstellung zur Ureterorenoskopie ausgeweitet werden. Das Haupteinsatzgebiet der Ureterorenoskopie, die Uretersteinbehandlung, ist im Vergleich zur extrakorporalen Stoßwellenbehandlung effektiver und die primäre Steinfreiheit des Ureters und des Nierenbeckenkelchsystems höher. Die Kosten/Nutzen-Relation wird wesentlich davon abhängen, ob die beiden konkurrierenden Methoden jeweils ambulant oder stationär durchgeführt werden. Der Zeitfaktor könnte dabei eine wesentliche Rolle spielen und die endoluminale Therapieform bevorzugen. Insofern ist die retrograde Endoskopie des oberen Harntraktes wesentlicher Bestandteil der Steintherapie und entsprechend häufig ist ihre Anwendung in der Klinik. Zahlenmäßig deutlich seltener ist ihr diagnostischer Einsatz. Gleichwohl ist die Ureterorenoskopie in der Diagnostik von Blutungen und intraluminalen Raumforderungen des oberen Harntraktes unverzichtbar. Die Möglichkeit der komplikationsarmen Biopsieentnahme ist bei der Entscheidung über die Therapie von Harnleiter- und Nierenbeckentumoren von wesentlicher Bedeutung. Somit hat die Ureterorenoskopie ihren festen Platz auch in der endoluminalen Diagnostik des oberen Harntraktes.

Zur Durchführung einer Ureterorenoskopie kann aufgrund einer deutlich reduzierten Komplikationsrate die Verwendung von semirigiden Miniskopen uneingeschränkt empfohlen werden, auch wenn die primäre Steinfreiheit im Vordergrund steht. Für die früher üblichen Instrumente von meist 11,5 Charr Durchmesser gibt es heute kaum noch Einsatzgebiete. Der Einsatz von flexiblen Instrumenten beschränkt sich nicht mehr auf den diagnostischen Sektor, sondern er ermöglicht auch die Extraktion von Kelchsteinen oder Desintegratresten nach ESWL.

Nach Darstellung der Indikation und dem Vorgehen wird das Management der folgenden Komplikationen diskutiert: Erschwerte oder erfolglose Passage einer Ureterobstruktion, Ureterläsion, Urinom, Harnleiterabriss, Verletzung von Nachbarorganen, Blutung, Steinreste, Fremdkörper (einschließlich dislozierter und vergessener Ureterkatheter), Reflux, Ureter- und Ostiumstenose, Nephritis, Pyonephrose, perinephritischer Abszess, Urosepsis und Lagerungsschäden bei Steinschnittlage.

■ Prävention von Komplikationen bei ureteroskopischen Eingriffen

Indikationsstellung ureteroskopischer Eingriffe

Die Indikation zur retrograden Endoskopie des oberen Harntraktes kann sowohl diagnostisch als auch therapeutisch sein (Tabelle 1). In diagnostischer Absicht kann sie zur Klärung oder zum Ausschluss einer intraluminalen Harnabflussbehinderung dienen. Insbesondere die Möglichkeit zur simultanen und zielgenauen Biopsieentnahme macht die Endoskopie anderen bildgebenden Verfahren überlegen. Dies kann zum Beispiel bei Vorliegen eines fibroepithelialen Polypen des Ureters von unschätzbarem Wert sein, da keine radiologische Bildgebung eine sichere Unterscheidung zwischen benigner und maligner Raumforderung zulässt. Außerdem kann ein benigner Tumor endoskopisch reseziert oder koaguliert werden. Diese Indikation wird zwar rein zahlenmäßig nicht sehr ins Gewicht fallen, aber sie erspart dem Patienten unter Umständen eine Nephroureterektomie oder eine Ureterotomie.

Tabelle 1. Indikationen zur retrograden Endoskopie des oberen Harntraktes

■ Diagnostisch	– Unklare intraluminale Raumforderung des oberen Harntraktes – Biopsie aus tumorsuspektem Mukosaareal – Abklärung einer Blutung des oberen Harntraktes (blutige Urinejakulation aus einem Ureterostium)
■ Therapeutisch	– Extraktion und/oder Lithotripsie von Harnleitersteinen – Entfernung von Fremdkörpern aus dem Ureter (z.B. dislozierter DJ-Katheter) – Resektion eines benignen Harnleitertumors (Rarität, zum Beispiel fibroepithelialer Polyp) – Koagulation einer Blutungsquelle (sehr selten)

Dagegen ist die Therapie (Lithotripsie) von Uretersteinen die wesentliche Indikation zur Ureteroskopie. Dies wird durch den Einsatz von Effektoren, die durch den Arbeitskanal des Instrumentes eingebracht werden können, erreicht. Sie ermöglichen sowohl die Lithotripsie als auch die Extraktion der Desintegrate und sind so geeignet, die primäre Steinfreiheit des Patienten anzustreben und oft auch zu erreichen.

Vorgehen bei ureteroskopischen Eingriffen

Vorausgehende Diagnostik, Patientenvorbereitung, Anästhesie, Lagerung, Desinfektion, Abdeckung und apparative und instrumentelle Vorbereitung sind wichtige Punkte, die jedoch nicht Gegenstand der Erörterung hier sein sollen. Vielmehr sollen – Step-by-step – die wichtigsten Operationsschritte der Ureterorenoskopie dargestellt werden.

1. *Schritt: Urethrozystoskopie und retrograde Darstellung*. Nach der Endoskopie des unteren Harntraktes erfolgt die Sondierung des betreffenden Ureterostiums mit einem Ureterkatheter (5 Charr, zentral offene Tie-

mann-Spitze). Im Fall einer diagnostischen Endoskopie kann eine Stufen-Urinzytologie aus dem oberen Harntrakt gewonnen werden. Anschließend wird regelhaft die retrograde Ureteropyelografie durchgeführt.

2. *Schritt: Flexibler Führungsdraht.* Über den Ureterkatheter wird ein flexibler Führungsdraht (gerade oder J-förmige Spitze) gelegt, wobei die Spitze des Drahtes ins Nierenbecken passieren sollte. Alternativ kann sie „unterhalb“ des obstruierenden Befundes (z. B. dem Stein) platziert werden.
3. *Schritt: Einführen des Ureteroskopes.* Das semirigide Miniskop (6,5–8,5 Charr) wird nach Passage des unteren Harntraktes parallel zum Führungsdraht ins Ureterostium eingeführt. Bei Problemen können folgende Tipps hilfreich sein:
   - Ein großer Prostatamittellappen und eine Ostienposition in einem tiefen Rezessus prostaticus können die Intubation unmöglich machen. Gegebenenfalls kann eine (partielle) transurethrale Elektroresektion der Querbarre und/oder des Prostatamittellappens der Ureterorenoskopie vorangestellt werden.
   - Die Rotation des Instrumentes um 180° ermöglicht ein leichteres Einführen, da die mediale Lippe des Ostiums nur von der dünneren Instrumentenschaftseite passiert werden muss. Die laterale Lippe, die durch den Detrusor unterstützt wird, ist besser geschützt, so dass ihr eher die Passage der dickeren Instrumentenschaftseite zugemutet werden kann.
   - Unter Zuhilfenahme eines zweiten (geraden) Führungsdrahtes, der durch den Arbeitskanal des Ureteroskopes in das Ostium eingeführt wird spannen beide Drähte das Ostium auf. Zwischen den Drähten gleitet das Instrument atraumatisch in den Harnleiter.
   - Ureteroskop gleitet *auf* dem Führungsdraht ins Ostium.
4. *Schritt: Ureterpassage (Passage der Obstruktion).* Unter endoskopischer Beurteilung wird das Instrument bis zum Stein, zum Tumor oder bei freier, unauffälliger Passage bis ins Nierenbecken hochgeführt. Der noch unbewehrte Arbeitskanal ermöglicht eine stärkere Irrigation und damit eine bessere Sicht.
   - Bei der Passage der Gefäßkreuzung muss oft das distale Instrumentenende deutlicher als erwartet abgesenkt werden, so dass die Optik das Ureterlumen einsehen kann.
   - Ein ebenfalls häufig auftretendes Problem ist die Schlängelung des proximalen Ureters. Ein flexibler (gerader) Führungsdraht ist hier meist hinsichtlich seiner Elastizität bzw. Steuerbarkeit überfordert. Er kann nicht ins Nierenhohlsystem vorgeschoben werden. Leichter passiert ein J-förmiger Draht das Kinking. Sollte auch das nicht gelingen, so empfiehlt sich die Verwendung eines hydrophil beschichteten Drahtes. Das Handling ist aufgrund der extremen „Glitschigkeit“ erschwert, aber der Erfolg bleibt trotzdem meist nicht aus. Auf jeden Fall sollten problematische Ureterabschnitte nur über Führungsdraht mit dem Instrument passiert werden.
5. *Schritt: Steinextraktion.* Bei Erreichen des Harnleitersteines oder des Desintegrates muss entschieden werden, ob eine In-toto-Extraktion mit Zange oder Körbchen infrage kommt. Gegebenenfalls kann es unter Berücksichtigung der geometrischen Verhältnisse (Stein zu Ureterlumen) zweckmäßig sein, den Stein unter Sicht (direkt vor der Optik) zu drehen oder zumindest so zu positionieren, dass er in „Längsrichtung“ gefasst wird. Bei der Steinextraktion darf keinerlei Gewalt angewandt werden, da eine Harnleiterläsion und im schlimmsten Fall ein Abriss die Folge sein kann. Insbesondere der intramurale Ureterabschnitt bis zum Ostium bietet bei der Steinextraktion häufig besonderen Widerstand und verhindert die Extraktion. In diesen Fällen ist eine Lithotripsie unerlässlich.

   Lithotripsie. Die Lithotripsie kann ballistisch, mittels Laser oder Ultraschall erfolgen. Die elektrohydraulische Lithotripsie sollte wegen der bekannten, relativ hohen Rate an Ureterläsionen nur sehr eingeschränkt Verwendung finden. Dabei ist unabhängig von der Art des Lithotriptors darauf zu achten, dass die Effektorspitze Steinkontakt hat und der Stein vor einem Widerlager behandelt wird. Dieses Widerlager wird, sofern keine Hilfsmittel benutzt werden, durch die Ureterwand gebildet. Sie ist durch die Manipulation stets gefährdet und bedarf der stetigen endoskopischen Kontrolle. Günstiger ist es jedoch, den Führungsdraht oder einen LithoCatch (Boston Scientific GmbH) als Widerlager zu benutzen.

- Die Anlage einer perkutanen Nephrostomie stellt für die Durchführung einer Ureterorenoskopie einen effektiven Schutzmechanismus dar. Diese Maßnahme verbietet sich natürlich bei Verdacht auf einen Tumor des oberen Harntraktes. Aber bei Vorliegen eines, insbesondere größeren oberen Uretersteines mit entsprechender Harnstauung macht diese Maßnahme mehrfachen Sinn: Zunächst wird eine Entlastung der Stauung erreicht und zweitens können auch bei länger dauernder ureteroskopischer Lithotripsie mit Desintegratausräumung irrigationsbedingte Drucksteigerungen im Nierenhohlsystem sicher vermieden werden. Schließlich kann eine antegrade Kontrastmittelapplikation in manchen Fällen hilfreich sein.

PE-Harnleitertumor. Unter endoskopischer Sicht wird mittels einer speziellen Zange der Tumor biopsiert. Es empfiehlt sich zur sicheren histologischen Beurteilung die mehrfache, beispielsweise 5fache, Biopsie.

6. *Schritt: Komplette Endoskopie* des Ureters bis ins Nierenbecken und Röntgendokumentation. Die beste Möglichkeit, die Uretermukosa zu inspizieren, ist beim langsamen Zurückziehen des Endoskops aus dem Nierenbecken bis in die Harnblase gegeben.
   - Sollte das Instrument im Ureter „festsitzen", so empfiehlt sich das äußerst langsame und behutsame Zurückziehen unter leicht rotierender Instrumentenbewegung.
7. *Schritt: Ureterstent.* Die Indikation des Harnleiterkatheters ergibt sich aus der Sicherheit der postoperativen Harndrainage, da nach ureterorenoskopischer Manipulation mit einem Mukosaödem des Ureters gerechnet werden muss. Im Allgemeinen hat sich ein solches Ödem nach etwa einer Woche zurückgebildet, so dass nach dieser Zeit eine Mangeldrainage der Niere nicht mehr befürchtet werden muss und der Stent entfernt werden kann, sofern keine extensive Läsion des Ureters (Perforation) stattgefunden hat.

   Nach Markierung des Pyelons mit einer kleineren Menge Kontrastmittel (ca. 3–5 ml) wird über den Arbeitskanal ein Führungsdraht mit der Spitze im Nierenbecken platziert, so dass nach der Ureterorenoskopie problemlos eine Ureterschiene gelegt werden kann. Alternativ kann der eingangs platzierte Führungsdraht dazu benutzt werden. Beim Entfernen des Instrumentes ist dafür Sorge zu tragen, dass der Draht nicht disloziert und in der Harnblase keine Schleife bildet. Mehrfache kurzzeitige Durchleuchtungskontrollen sind dabei hilfreich. Abschließend wird über ein Zystoskop bei leicht gestrecktem (ohne Schleifenbildung in der Harnblase) Führungsdraht in üblicher Weise ein zentral offener DJ-Katheter ins obere Hohlsystem platziert. Die Position des Ureterstents kann mittels Zange in gewissem Umfang korrigiert werden. Die vor dem Eingriff korrekt bestimmte Länge des Stents (gegebenenfalls am Röntgenbild ausgemessen) ist wichtig. Dagegen ist die Stärke der Ureterschiene von eher untergeordneter Bedeutung. Der Einfluss der Materialbeschaffenheit ist derzeit noch in der Diskussion (Kristallisation und Inkrustation). Nach Untersuchungen von Cormio et al. [6] weisen Silikonstents und hydrogelbeschichtete Stents eine bessere Biokompatibilität auf als andere Materialien.
   - Hydrophile Beschichtungen können hilfreich sein. Ihr Nutzen darf allerdings nicht überschätzt werden.
   - Bei Steinpatienten empfiehlt es sich, den Stent so lange liegen zu lassen, bis Steinfreiheit gegeben ist. Damit ist ein wirksamer Schutz vor steinbedingten Komplikationen gegeben. Nach spätestens 6 Wochen ist der Stent jedoch wegen der Gefahr der Inkrustation zu entfernen oder zu wechseln. Das 6-wöchige Intervall scheint relativ willkürlich gewählt, hat sich jedoch in der Praxis bewährt. Interindividuelle Unterschiede sind durch Kristallisationsneigung und Urindilutionsfähigkeit bedingt; diesbezüglich beinhaltet das 6-wöchige Intervall ausreichende Sicherheitsreserven. Neuere Materialien (Silikon) und Beschichtungen (Hydrogel) scheinen eine Verdoppelung der Liegezeit zu rechtfertigen, sofern eine ausreichende Harndilution gewährleistet ist.
   - Bei Blasenentleerungsstörung mit Restharnbildung und Infektneigung kann sich der freie Reflux durch den Ureterstent nachteilig auswirken, so dass eine passa-

gere Katheterentlastung der Harnblase (suprapubisch oder transurethral) sinnvoll ist.
- Eine passagere Infektprophylaxe ist – auch in diesem Zusammenhang – bei jedem ureterorenoskopischen Eingriff angemessen.

Management der Komplikationen ureteroskopischer Eingriffe

Erschwerte Passage einer Ureterobstruktion

Die Einlage eines Ureterkatheters dient häufig der Entlastung einer (infizierten) Harnstauung, deren Ursache meist Steine, Stenosen, eine externe Ureterkompression oder intraluminale Tumoren sein können. Die folgenden Tipps können in den meisten Fällen zu einem erfolgreichen Abschluss des Eingriffes beitragen.
- Eine Hilfe kann die Roadmappingfunktion der Durchleuchtungsanlage, auch Trace-Funktion genannt, sein: Die endoluminale Kontrastmittelapplikation markiert den Weg des Harnleiters. Mit Hilfe einer Doppelmonitoranlage mit Last-Image-Hold oder eines Monitors, der zwei Bilder übereinander projiziert darstellen kann, kann man mit dem Instrument auf dem vorgezeichneten Weg vorankommen.
- Ebenso hilfreich ist, insbesondere bei schlechten Sichtverhältnissen (Blutung), eine Bolusirrigation. Hierzu wird eine mit isotoner NaCl-Lösung gefüllte 10-ml-Spritze an das Auslassventil des Instrumentes angesetzt. Nach Schließen aller anderen Ventile werden bolusartig 1–3 ml irrigiert. Die passagere Dilatation unmittelbar vor dem Instrument kann zum kurzstreckigen Vortrieb des Instrumentes genutzt werden. In mehreren Etappen können so schwierige Passagen überwunden werden.
- Weithin bekannt ist die Möglichkeit, generell vor oder nach partieller Ureteroskopie bei unüberwindbarem Hindernis oder „starrer Harnleiterfixation“ zunächst einen DJ-Katheter oder Ureterkatheter einzulegen. Nach einer etwa 5-tägigen Liegezeit kann dann nahezu immer relativ problemlos eine komplette Ureteroskopie durchgeführt werden. Es sei allerdings davor gewarnt, den Zweiteingriff zu früh zu planen, da der Harnleiter zur „reflektorischen Weitstellung“ ausreichend Zeit benötigt.
- Eine besonders effektive Maßnahme zur Überwindung von narbigen Harnleiterengen, nach Strahlentherapie oder Implantationen, stellt die Kombination aus einem weichen, hydrophil beschichteten Draht und einer relativ starren Harnleiterschiene mit einer konusförmigen Tiemann-Spitze dar. Nachdem der Draht die Engstelle passiert hat, kann mit der Schiene eine Bougierung vorgenommen werden. Durch die Starrheit kann ausreichender Druck über den etwa 1 m langen Katheter auf dessen Spitze ausgeübt werden, während der Draht die intraluminale Richtung vorgibt und sichert.
- Weitere Maßnahmen haben nach Ansicht des Autors nur einen sehr begrenzten Nutzen. Der Vollständigkeit halber seien sie dennoch genannt: Kopftieflage, Atemmanöver, gegebenenfalls unterstützt durch manuelles Anheben des Nierenlagers. Die Einflüsse auf den Harnleiterverlauf sind jedoch eher minimal. Dennoch kann ihr Einsatz versuchsweise sinnvoll sein, nachdem andere Hilfsmittel versagt haben. Dagegen ist die i.v.-Gabe von N-Buthylscopolamin nicht ungefährlich. In therapeutischer Dosierung führt sie eher zur Tachykardie als zur Ureterdilatation, so dass eine engmaschige Überwachung seitens des Anästhesisten unumgänglich ist.

Unüberwindbares Passagehindernis im Ureter (erfolgloser retrograder Entlastungsversuch)

Trotz Anwendung der geschilderten Tipps und Hilfsmittel, einschließlich einer therapeutischen Ureteroskopie mit beispielsweise Lithotripsie, kann sich (selten) dennoch die Situation ergeben, dass eine retrograde Entlastung unmöglich ist. In diesen Fällen ist dann die Umlagerung des Patienten in Bauchlage und die Durchführung einer perkutanen Nephrostomie unumgänglich. Selbst eine zuvor nicht infizierte Harnstauung muss spätestens nach meist langwieriger retrograder Manipulation als potenziell infiziert gelten, so dass ein Abbruch des Eingriffes ohne Entlastung meist nicht vertretbar ist.

Ureterläsion, Urinom

Eine Ureterläsion sollte bei diagnostischen Endoskopien des oberen Harntraktes nicht auftreten – bei therapeutischen Eingriffen ist sie manchmal nicht zu vermeiden. Die Lithotripsie eines inkarzerierten Steines kann leicht zu einer Wandläsion im fragilen, entzündlichen Steinbett führen. Die Läsion selbst kann durch den Führungsdraht, das Ureteroskop, einen Effektor (Lithotripsiesonde, Zange, Körbchen) oder indirekt durch den Stein verursacht werden. Eine Ureterwandperforation ist mit 1,2% nach Fieber (11,7%) die zweithäufigste Komplikation der Ureteroskopie (Bezug: 4645 Eingriffe [2]).

Die Therapie richtet sich nach dem Ausmaß der Ureterläsion. Überwiegend handelt es sich um Mukosaverletzungen, seltener um kleine Perforationen. Aufgrund der Miniaturisierung der Instrumente sollten die Harnleiterwandläsionen relativ geringfügig bleiben und maximal 9 Charr Durchmesser betragen. Insofern ist meist die Ureterschienung (ca. 7-Charr-DJ-Katheter) über einen 6-wöchigen Zeitraum ausreichend [25]. Es resultiert eine restitutio ad integrum. Bei größeren Defekten sollte eine 3-monatige Schienung erfolgen, was den Wechsel der Ureterschiene nach 6 Wochen zweckmäßig erscheinen lässt. In jedem Fall sollte eine Schienung des Ureters durchgeführt werden. Im Fall einer nicht erfolgreichen Ureterpassage und einer Läsion im Obstruktionsbereich, sollte zunächst die perkutane Entlastung der Niere und im zeitlichen Intervall von wenigen Tagen die antegrade Schienung erfolgen. Oft ist der „umgekehrte" Weg schneller erfolgreich und weniger traumatisierend. Wird nach mehrwöchiger Ureterschienung der DJ-Katheter entfernt, so sollte direkt anschließend eine retrograde Darstellung erfolgen, die dann keine Extravasation mehr anzeigen sollte. Andernfalls ist eine fortgesetzte Schienung sinnvoll, deren Dauer sich nach dem Ausmaß der Läsion und dem bisherigen Heilverlauf richten sollte. Meist sind weitere 6 Wochen sinnvoll, um zu häufige Wechsel mit Überprüfung zu vermeiden und um dem Patienten nicht allzu häufig Eingriffe, dazu mit enttäuschendem Ergebnis, zuzumuten.

Ein durch eine Harnleiterläsion verursachtes **Urinom** tritt in 0,4% der Fälle auf (Bezug: 4645 Eingriffe [2]). Das Management beinhaltet nahezu immer die suffiziente Urindrainage. Das Urinom selbst wird relativ schnell resorbiert und bedarf nur bei Persistenz oder Größenzunahme einer Drainage. Es muss allerdings beachtet werden, dass es als zumindest potenziell infiziert gelten muss. Deshalb bedarf es einer kurzfristigen Kontrolle und sollte nicht erst dann entlastet werden, wenn ein periureteraler Abszess aufgetreten ist.

Neben der akuten Versorgung einer Ureterläsion darf eine mögliche Spätkomplikation, die Ureterstriktur, nicht unterschätzt werden (s. unten). Sie kann unter Umständen weit reichende Folgen haben, wie beispielsweise die Notwendigkeit einer Ureterozystoneostomie in Psoas-Hitch-Technik oder eines Uretersatzes mit Darminterponat (vgl. auch Abschnitt „Ureter- oder Ostiumstenose mit Harnstauung").

Harnleiterabriss

Aktuelle Ureteroskope, so genannte Miniskope, weisen zwar eine relativ dünne Instrumentenspitze (6–9 Charr) auf, besitzen aber eine nach distal zunehmende Schaftstärke. Somit erfahren Ostium und distaler Ureter eine relative Bougierung. Dies kann dazu führen, dass das Endoskop beim Versuch des Zurückziehens relativ „festsitzt". Seine Spitze befindet sich im Pyelon oder proximalen Ureter und die dickeren Schaftsegmente sind im distalen, meist intramuralen Ureter „eingespannt" und fixieren so das gesamte Instrument.

In dieser Situation empfiehlt es sich, sofern nicht schon durchgeführt, zunächst über das Ureterorenoskop Kontrastmittel zu applizieren, um das Nierenhohlsystem zu markieren. Dann sollte sicherheitshalber ein flexibler Führungsdraht gelegt werden. Anschließend kann das Instrument unter intermittierender Durchleuchtung (Instrument immer in Ureterachse!) äußerst langsam und behutsam schrittweise zurückgezogen werden, wobei eine stetige leicht rotierende (etwa +/- 60°) Endoskopbewegung empfehlenswert ist: Das Ureterorenoskop wird regelrecht „herausgewunden". Nachdem die ersten Zentimeter so zurückgelegt sind, ist meistens eine deutlich „freiere" Fortsetzung des Rückzuges des Endoskops möglich.

Auf jeden Fall darf auch in dieser Situation nie Kraft bzw. Gewalt angewandt werden, da ein Abreißen des Harnleiters strikt vermieden werden muss. Im Zweifelsfall kann die i.v.-Gabe von N-Buthylscopolamin versucht werden. Die Applikation von einem Gleitgel via Arbeitskanal ist selten hilfreich, da es nicht den Ort (distaler, meist intramuraler Ureter) erreicht, an dem es gebraucht wird.

Tritt bei der Entfernung des Ureteroskopes oder aus anderen Gründen ein Harnleiterabriss auf, so stellt dies eine der gravierendsten Komplikationen der Endoskopie des oberen Harntraktes dar. Sie tritt sehr selten auf. Die Häufigkeit wird mit unter 0,1% [3] beziehungsweise mit 0,06% angegeben [2]. In einem solchen Fall ist nahezu immer eine offene Operation unumgänglich. Nicht immer werden die Ureterstümpfe in einer Position aufgefunden werden, die eine Anastomose ratsam erscheinen lassen. Im Extremfall ist der Ureter gestrippt, befindet sich auf dem Endoskopschaft und wird mit ihm aus der Harnblase entfernt.

Bei der Entscheidung über die Art der offenen Reparatur sollten die folgenden Überlegungen eine Rolle spielen. Bei grenzwertiger Nierenfunktion oder bei dringlichem Verdacht auf das Vorliegen eines Malignoms der betreffenden Niere sollte ihre Entfernung erwogen werden. Die Nephrektomie bietet den unkompliziertesten Verlauf. Bei Einzelniere oder benignen Befunden sollte eine Rekonstruktion erfolgen. Dabei muss zunächst der Ureter beurteilt werden. Ein komplett gestrippter Harnleiter kommt für eine Rekonstruktion nicht in Betracht (Perfusionsstörung). In diesem Fall bietet sich ein kompletter Ureterersatz mit zwei Ileumschlingen – eventuell mit antirefluxiver Implantation in die Harnblase – an. Ist dagegen der Ureter lediglich im kranialen Drittel (subpelvin) abgerissen, so kann meist eine Nierenbeckenplastik vorgenommen werden. Fehlt zu viel „Strecke", so kann die Möglichkeit einer Kaudaltransposition der betreffenden Niere mit Gefäßanastomosen (Autotransplantation) in Frage kommen [19]. Bei prävesikalem Ureterabriss erfolgt eine antirefluxive Ureterozystoneostomie in Psoas-Hitch-Technik. Sollte der Abriss eher im mittleren Drittel erfolgt sein, so kommt oft noch eine Hitch-Technik mit einem ausreichend langen Boari-Lappen in Frage. Auf eine spannungsfreie Anastomose ist in jedem Fall zu achten und in Zweifelsfällen kann auch ein Darminterponat aus Ileum oder Kolon aszendens (rechts) oder deszendens (links) hilfreich sein. Zur Reparatur längerstreckiger Defekte der kranialen Ureterhälfte können transvers retubularisierte kurze Kolonsegmente verwandt werden [32]. Eine End-zu-End-Ureteranastomose kommt nur bei kurzstreckiger Läsion und – nach Mobilisation – ausreichend langen Ureterstümpfen in Frage. Es ist darauf zu achten, dass beide Harnleiterenden entgegengesetzt spatuliert und mit feinem Nahtmaterial (Stärke 5-0) spannungsfrei über einer Schiene anastomosiert werden.

Verletzung von Nachbarorganen

Die Möglichkeit der Verletzung von Nachbarorganen des Ureters ist generell bei retrograden endoskopischen Eingriffen am oberen Harntrakt gegeben, wenngleich sie in der Praxis selten vorkommt. Verletzungen der Iliakalgefäße in Höhe der Gefäßkreuzung treten beispielsweise bei lediglich 0,02% der Eingriffe auf [2]. Darmverletzungen sind noch seltener, können allerdings nach abdominellen Voroperationen, bei Entzündungen oder Tumoren auftreten, wenn der Ureter entsprechend adhärent ist und eine narbige Verbindung besteht. In diesen Fällen ist praktisch immer eine Ureterschienung allein nicht ausreichend, sondern man wird um eine offene Revision nicht herumkommen (s. entsprechenden Abschnitt im Kapitel „Management der Komplikationen von perkutanen Eingriffen"). Das dort gesagte gilt entsprechend auch für die Ureterorenoskopie.

Läsion Ostium/Harnblase. Im Gegensatz zu Verletzungen von periureteralen Organen ist eine Läsion des Ureterostiums in der Harnblase häufig, aber meist weniger schwerwiegend. Nahezu jede Ureteroskopie wird eine sichtbare Verformung, Dilatation oder Läsion des Ostiums hinterlassen, die sich jedoch relativ schnell und meist folgenlos zurückbildet. Bei liegendem DJ-Katheter wird sich ein bullöses Mukosaödem bilden, das etwa 10 Tage nach dessen Entfernung weitgehend zurückgebildet ist. Eine Schädigung auf Dauer, wie z. B. Stenose oder Reflux mit Beeinträchtigung des oberen Harntraktes wird in aller Regel nicht zu beobachten sein.

Dagegen wird eine weitergehende Läsion des Ureterostiums, die beispielsweise einer Zerreißung gleichkommt, meist eine bleibende und behandlungsbedürftige Inkompetenz zurücklassen. Die verbleibende Stenose mit Harnstauung oder der Reflux oder die gleichzeitige Kombination aus beidem wird zu einer Ureterozystoneostomie in Psoas-Hitch-Technik zwingen. Zuvor kann der Versuch eines minimal-invasiven Eingriffs gerechtfertigt sein, der bei Stenosierung aus einer Ballondilatation besteht. Bei Reflux kann (versuchsweise) die Unterspritzung der Ostiumlippen mit einer Substanz erlaubt sein, die mittels eines elastischen Polsters antirefluxiv wirkt (s. auch die Abschnitte „Ureterstenose" und „Reflux", unten).

Nierenbecken- und Parenchymläsion. Eine ureterorenoskopisch verursachte Läsion des Nierenbeckens oder eines Kelches wird aufgrund des kleinen Durchmessers des Instrumentes oder der eingesetzten Effektoren keine schwerwiegende Komplikation darstellen. Sie tritt bei 0,04% der Eingriffe auf [2]. Meist bedeutet eine Wandläsion innerhalb der Niere auch eine Parenchymläsion. Zu erwarten ist eine (geringfügige) Blutung, die die Sicht durch das Endoskop beeinträchtigt und ein gezieltes Weiterarbeiten meist nicht sinnvoll erscheinen lässt. Insofern sind der Abbruch des Eingriffes und das Legen einer Harnleiter-DJ-Schiene, die eine ausreichende Urindrainage aus der Niere gewährleistet, meist angemessen. Wichtig ist, dass eine solche Läsion sofort erkannt und eine weitergehende Schädigung vermieden wird.

Blutung

Blutungen treten bei ureterorenoskopischen Eingriffen in geringem Ausmaß sehr häufig und in gravierendem Ausmaß nur sehr selten auf, was auf das feine Instrumentarium zurückgeführt werden kann [28]. Blutungen resultieren immer aus Mukosa-, Wand- und/oder Parenchymläsionen der Niere. Kleinere Blutungen treten sowohl bei diagnostischen Endoskopien des oberen Harntraktes durch die PEs auf als auch bei therapeutischen Interventionen im Rahmen der Steinbehandlung. Das Management der Blutungskomplikation ist von ihrem Ausmaß (leichtgradig, mittelschwer oder stark) abhängig.

Die Therapie einer Blutungskomplikation ist bei kleineren (häufigen) Blutungen konservativ. Oft ist das größere Problem nicht die Blutung an sich, sondern die Beeinträchtigung der endoskopischen Sicht, so dass oft ein endoskopisches Weiterarbeiten nicht mehr sinnvoll ist. Man wird dann eine Ureterschiene einlegen und für eine ausreichende Harndilution (Infusionstherapie, Diuretika) sorgen, so dass eine Koagelbildung vermieden werden kann.

Bei stärkeren Blutungen ins Hohlsystem wird man eine bewusste Koagulation in Kauf nehmen und durch Tamponade im Pyelon und/oder Ureter eine Blutstillung erreichen. Passager wird die Ausscheidung der entsprechenden Niere zurückgehen. Nach Auflösung der Koagel durch die im Urin enthaltene Urokinase wird der Harntransport nach Tagen wieder in Gang kommen. Anschließend wird in den Folgetagen ein so genannter altblutiger Urin ausgeschieden werden, was nicht unbedingt zu dem Schluss führen darf, dass die Blutung wieder auflebt. Mit erfahrenem Auge wird sich anhand der Farbe des Urins die Differenzierung durchführen lassen.

Starke Blutungen mit Kreislaufreaktion und Substitutionspflichtigkeit sind bei ureteroskopischen Eingriffen äußerst selten und gehen auf direkte Gefäßläsionen größerer oder großer Gefäße (Iliaca communis oder Nierensegmentgefäße, z.B. untere Polgefäße der Niere) zurück. Ihre Beherrschung macht dann in aller Regel eine offene Operation erforderlich. Die Hinzuziehung eines gefäßchirurgisch erfahrenen Chirurgen ist zumindest bei der Notwendigkeit einer Gefäßprothese ratsam. Diesbezüglich darf auf den Abschnitt „Gefäßläsion" im Unterkapitel „Verletzung von Nachbarorganen" und auf das Unterkapitel „Blutung" des Kapitels „Management der Komplikationen perkutaner Eingriffe" verwiesen werden. Das Management starker Blutungen des oberen Harntraktes ist dort ausführlicher beschrieben, da bei perkutanen Eingriffen das Blutungsrisiko generell höher einzustufen ist.

Ausnahmsweise ist in manchen Fällen auch ein konservatives Management gerechtfertigt, das sich an den Leitlinien zur Versorgung von Nierentraumen orientiert. Dies sollte dann unter strenger Überwachung mit permanentem Monitoring auf einer Intermediate Care Unit geschehen. Der Zeitpunkt einer notwendigen Intervention darf keinesfalls verpasst werden.

Steinreste

Reststeine stellen nicht unbedingt eine Komplikation der Ureteroskopie dar. Das Anfang der 90er Jahre gängige Konzept für die Behandlung von Uretersteinen mit den damals neuen Miniskopen hieß „smash and go". Entsprechend bestand die Aufgabe der Ureteroskopie lediglich in der ausreichenden Lithotripsie. Immer häufiger setzte sich in den letzten Jahren der Trend zur primären Steinfreiheit durch. Diesem Konzept folgend sollte die Ureteroskopie einen steinfreien Patienten hinterlassen. Insofern markieren Steinreste weiterhin keine Komplikation, eher einen nicht ausreichenden Behandlungserfolg.

Das Management eines solchen Zustandes wird anhand der Abwägung aller Gesichtspunkte eines nötigen Zweiteingriffes im Abstand von Tagen und der Einschätzung der Möglichkeit des Spontanabganges des verbliebenen Steinmaterials zu treffen sein. Da nicht jeder der Lage, Form und Größe nach spontanabgangsfähige Stein innerhalb von Wochen auch spontan abgeht, neigt der Autor eher zu einem baldigen Zweiteingriff. Dies insbesondere deshalb, da die Risiken des Zweiteingriffes gering sind und die Steinfreiheit die Zufriedenheit des Patienten deutlich erhöht. Auch die Liegezeit der Ureterschiene beschränkt sich dann auf wenige Tage und letztlich findet die Therapie der Erkrankung einen – zumindest vorläufigen – Abschluss.

In diesem Zusammenhang dürfen so genannte „nicht signifikante" Steinreste nicht unerwähnt bleiben. Einerseits sind Reststeine nie insignifikant, da sie, sofern sie nicht spontan abgehen, Ausgangspunkt für eine weitere Episode des Steinleidens bei dem betreffenden Patienten sein können. Andererseits lassen sich manche kleinste Desintegrate mit dem heute zur Verfügung stehenden Instrumentarium auch einfach nicht entfernen, insbesondere bei der Verwendung von flexiblen Ureteroskopen und spitzenlosen Nitinolkörbchen (z. B.: Zero tip basket). Der Ansicht des Autors nach sollte das Steinmaterial soweit technisch möglich extrahiert werden. Ob dies unter DRG-Bedingungen allerdings noch erlösneutral abgebildet werden kann, kann derzeit nicht endgültig beantwortet werden.

Fremdkörper

Eine seltene Komplikation der Ureterorenoskopie kann der Verlust eines Teiles des Endoskops oder eines Effektors im oberen Harntrakt des Patienten sein. So kann z. B. bei der Lithotripsie die Frontlinse des Endoskops oder die Branche einer Zange bei unsachgemäßer Handhabung verloren gehen. Auch in diesen Fällen ist es wichtig, dass man das Problem sofort erkennt, das defekte Material austauscht, die verlorenen Fremdkörper auffindet und extrahiert. Im Falle einer (durchsichtigen) Frontlinse ist die endoskopische Suche oft erfolglos. Nach entsprechender Information des Patienten und der Haftpflichtversicherung ist – Wochen später – die Nachricht vom Instrumentenhersteller, dass die Frontlinse nicht verloren gegangen war, sondern bei der Lithotripsie lediglich in das Endoskop zurückgestoßen wurde, erlösend. Wichtig ist, dass solche Probleme von vornherein vermieden werden, in dem die Lithotripsie in einem ausreichenden Abstand vor der Spitze des Endoskops erfolgt und eine Steinfasszange in ihrem Fassungsvermögen nicht überschätzt wird.

Dislozierter Ureterkatheter (DJ-Stent). Die Dislokation einer Ureterschiene kann dadurch bedingt sein, dass sie in der Länge zu kurz gewählt wurde und der kaudale Kringel im Ureterostium „verschwindet". Das primäre „Versenken" im Ostium ist ein typischer Anfängerfehler beim Wechsel der Ureterschiene, wenn nicht die endoskopische, sondern die radiologische Kontrolle (Durchleuchtung) im Vordergrund steht. Eine weitere Möglichkeit der Dislokation besteht darin, dass die Schiene nach kaudal in die Harnblase disloziert, sozusagen „nach unten rutscht". Bei beiden Möglichkeiten der Dislokation stellt sich der Patient meist mit mäßiggradigen Flankenbeschwerden vor. Oft besteht auch eine Harnstauung, da ein dislozierter Ureterstent meist nicht ausreichend drainiert. Die Therapie dieser Komplikation besteht in allen Fällen darin, dass der dislozierte Katheter komplett entfernt und ein neuer DJ-Stent in den oberen Harntrakt (korrekt) platziert wird. Im Falle eines ins Ostium „versenkten" Stents muss die Entfernung ureteroskopisch (unter Sicht) erfolgen. Keinesfalls darf blind mit einer Fasszange ins Ostium eingegangen und nach dem kaudalen Ende der Ureterschiene blind „gesucht" werden – auch wenn das Durchleuchtungsbild (trügerischerweise) ein solches Vorgehen einfach erscheinen lässt, da der Ureter dabei unnötigerweise traumatisiert und leicht auch verletzt wird.

Inkrustierte „vergessene" Ureterschiene. Der „vergessene" Ureterstent stellt eine häufige Komplikation urologischer Eingriffe am oberen Harntrakt dar. Jede Praxis und jede Klinik kennt solche Fälle aus eigener Erfahrung und bei jedem urologischen Kongress werden Fallbeispiele berichtet. Praktisch immer sind die DJ-Katheter massiv inkrustiert, oft auch fragmentiert. Es empfiehlt sich in einem ersten Behandlungsschritt ein endoskopischer Eingriff in Regionalanästhesie oder Vollnarkose. Zunächst wird man die Lithotripsie des Inkrustationssteines in der Harnblase durchführen, der den kaudalen Kringel des Ureterstents umgibt, so dass ein erster Extraktionsversuch durch leichten Zug am distalen Ende des DJ-Katheters erfolgen kann. Meist wird damit allein noch nichts erreicht werden können, da häufig auch im Nierenbecken ein Inkrustationsstein am Kringel vorliegt. Dieser sollte mittels extrakorporaler Stoßwellenlithotripsie desintegriert werden. Bei vorliegenden Uretersteinen, die mit Wahrscheinlichkeit auch den Stent umfassen, ist die ESWL von „oben nach unten" entlang der Schiene sinnvoll. Nach ausreichender Desintegration erfolgt dann in einem weiteren Behandlungsschritt die zweite Endoskopie mit Extraktionsversuch. Bei Unmöglichkeit der Extraktion kann die ureteroskopische Lithotripsie erfolgen, wobei das Endoskop parallel zur liegenden Schiene eingeführt wird. Steine werden desintegriert, der Ureter selbst ist praktisch immer ausreichend weit, um die Passage des Endoskops zu ermöglichen. Die Endoskopie ist auch bei fragmentiertem Ureterstent unerlässlich, um alle Bruchstücke komplett zu entfernen. Unter Umständen können solche Eingriffe zeitraubend sein und das gesamte Können des Operateurs erfordern. Eine ausreichende Infektprophylaxe muss in diesen Fällen dringend empfohlen werden. Eine offene Operation zur Entfernung einer „vergessenen" Ureterschiene ist praktisch nie erforderlich.

An dieser Stelle darf nochmals betont werden, dass der Operateur, der die Ureterschiene einlegt, generell auch für ihre Entfernung Sorge zu tragen hat. Der klare Hinweis hierzu darf in keinem Arztbrief fehlen. Das Problem ist häufig in der Tatsache begründet, dass einlegende und entfernende Institution verschieden sind: Der DJ-Katheter wird z. B. nach Ureteroskopie in der Klinik gelegt und in der Praxis des niedergelassenen Urologen entfernt. Eine gute Kommunikation, Ultraschall- und Röntgenkontrollen sind zwingende Voraussetzungen zur Vermeidung „vergessener" Ureterschienen. In der Praxis hat sich in manchen Kliniken auch eine Buchführung (so genanntes Ureterschienenbuch, elektronisch oder in Papierform) bewährt, die allerdings ständig aktualisiert werden muss und die wiederholte telefonische Nachfrage voraussetzt. Die alleinige Information des Patienten über die Notwendigkeit der rechtzeitigen Entfernung seiner Harnleiterschiene ist nicht ausreichend.

Reflux

Ein relevanter Reflux, der als Folge eines retrograden endoskopischen Eingriffes am oberen Harntrakt auftritt, bedarf der Behandlung. Die Ursache ist nahezu immer eine Inkompetenz des Ureterostiums. Diese Komplikation tritt – gemessen an der Zahl der ureteroskopischen Eingriffe – selten auf. Ein minimal-invasiver Eingriff zur Behebung ist gerechtfertigt. Es kommt die Unterspritzung der Ostiumlippen mit Substanzen in Frage, die ein elastisches Polster aufbauen und somit einem Reflux entgegenwirken können ohne selbst eine Harnstauung zu verursachen. Die früher gebräuchliche Teflonpaste sollte nicht mehr Verwendung finden; heute sind Substanzen wie autologes Fett, festes texturiertes Silikon Polydimethylsiloxan (Macroplastique), Dextranomer/Hyaluronsäurekopolymer (Deflux) und andere im Gebrauch. Nachteilig ist bei allen diesen Injektionstherapien, dass die individuell nötige Menge und die genaue Platzierung problematisch sind und eventuell mehrfache Nachinjektionen nötig machen. Entsprechend sind auch mehrfache Röntgenuntersuchungen (Miktionszysturethrogramme) vonnöten. Neben den kurzfristigen sind auch Langzeitprobleme bekannt, so dass eine dauernde Überwachung gegeben sein sollte. Im Langzeit-Follow-up kann durch körpereigenen Abbau der injizierten Substanz oder Migration ein Nachlassen der antirefluxiven Wirkung drohen.

In jedem Fall sicher ist die offene Operation (Ureterozystoneostomie), die antirefluxiv in Psoas-Hitch-Technik ausgeführt werden sollte. Sie kann primär oder nach erfolglosem, oben beschriebenem minimal-invasiven Eingriff durchgeführt werden. Die vorherige Überprüfung der Nierenfunktionsleistung soll sicherstellen, dass nicht eine funktionslose Niere (so genannter Nephrektomietyp) rekonstruktiv behandelt wird.

Ureter- oder Ostiumstenose mit Harnstauung

Die Vorgehensweise bei Harnstauung nach Endoskopie des oberen Harntraktes durch eine Ostium- oder Ureterstenose ist analog zu der des Refluxes meist zweistufig. Ein zeitlich begrenzter minimal-invasiver Versuch mittels einer Ballondilatation kann zu rechtfertigen sein. Dabei wird ein Dilatationskatheter retrograd in den Ureter über Führungsdraht eingeführt und unter Durchleuchtung so platziert, dass je eine der beiden Metallringmarkierungen des Katheters proximal beziehungsweise distal der Stenose zu liegen kommt. Unter wiederholter Durchleuchtungskontrolle wird mit Hilfe der dem Katheterset beiliegenden Druckspritze der Ballon mit Kontrastmittel-NaCl-Lösung gefüllt, so dass die Stenose dilatiert wird. Es hat sich im praktischen Gebrauch als günstig erwiesen, einen Katheter zu wählen, dessen Ballon 4 cm lang und 4 oder 5 mm stark ist. Die Dilatation geschieht dann mit hohem Druck (16 ATM) bei einer Dauer von 3–5 min (eigene Erfahrungswerte). Anschließend sollte ein Ureterstent platziert werden. Die Erfahrung zeigt, dass eine einmalige Dilatation nicht ausreichend erfolgreich ist, sondern dass 4 solcher Behandlungen in etwa 6-wöchigen Intervallen günstiger sind und bessere Langzeitergebnisse zeigen. In manchen Fällen ist eine fünfte und sechste Sitzung sinnvoll, die dann mit einem 8-mm-Ballon durchgeführt werden kann, wenn die lokalen Verhältnisse dies zulassen. Die Indikationsstellung und

Durchführung sollte dem in dieser Technik Erfahrenen vorbehalten bleiben.

Die Stärke der DJ-Ureterschienen, die zwischen all den einzelnen Therapiesitzungen eingelegt bleiben sollen, kann durchaus dicklumiger (8 oder 9 Charr) sein als die Standardgröße (7 Charr). Die Ballondilatation von Ureterstenosen gilt derzeit durchaus noch als experimentelle Behandlung. Gesichertes Wissen darüber lässt sich in der Literatur noch kaum finden. Technik und Durchführung sind aus der interventionellen Radiologie (Ballon-PTA: perkutan transluminale Angioplastie von Gefäßverschlüssen) entliehen. Inwieweit eine Übertragung der Einwirkdrücke und -zeiten und die Wiederholungsraten auf die Harnorgane sinnvoll ist oder ob Modifikationen bessere Ergebnisse erbringen könnten, kann noch nicht abschließend beantwortet werden. Die Erfolgsaussichten sind, nach der Erfahrung des Autors, auf Dauer nicht höher als etwa 50%. Dennoch kann in manchen Fällen ein solcher minimal-invasiver Versuch sinnvoll sein.

Nach Versagen der minimal-invasiven Therapie, was in etwa der Hälfte der Fälle angenommen werden darf, oder auch primär, kann eine offene Operation erfolgen. Dabei sollte bei prävesikaler oder intramuraler (Ostium-) Stenose eine Ureterozystoneostomie in Psoas-Hitch-Technik durchgeführt werden. Höhere Stenosen (bis maximal Uretermitte) können eine Operation in Boari-Hitch-Technik erfordern. Das obere Ureterdrittel kann nach Mobilisation des proximalen Ureters (Perfusion beachten!) mittels Nierenbeckenplastik in Anderson-Hynes- oder Patel-Technik versorgt werden, wobei bei Längenproblemen auch eine Kaudaltransposition der betreffenden Niere (Autotransplantation) mit Gefäßanastomosen hilfreich sein kann. Ein Uterersatz durch eine oder zwei aus der Nahrungspassage ausgeschaltete Ileumschlingen [17] oder durch ein kurzes Dickdarmsegment (rechts: Kolon aszendens, links: Kolon deszendens), das längs inzidiert und quer zur Verlaufsrichtung zu einem dünnen Rohr vernäht wird (vgl. Monti-Nippelbildung), kann (in zweiter Linie) ebenso zum Einsatz kommen [24]. Im distalen Drittel oder bei komplettem Harnleiterersatz ist die Implantation in die Harnblase günstigerweise antirefluxiv auszuführen (Nippelbildung).

Nephritis, Pyonephrose, perinephritischer Abszess

Ausgehend von retrograden Eingriffen am oberen Harntrakt sind aszendierende bzw. aszendierte Infektionen nicht selten. Postoperativ auftretendes Fieber tritt in 11,7% der Fälle auf und ist die häufigste Komplikation der Ureteroskopie [2]. Auch die Steintherapie selbst setzt bei der Desintegration Bakterien in großer Zahl im Hohlsystem frei, so dass eine generelle antibiotische Prophylaxe bei der Ureterorenoskopie empfohlen wird [15]. Die möglichen Ausprägungsformen einer Infektion nach Ureteroskopie können eine Nephritis (stets Pyelon und Parenchym betroffen), ein Abszess oder eine Urosepsis sein.

Die Therapie der *Nephritis*, die im Allgemeinen unter stationären Bedingungen erfolgt, ist, nach Entnahme von Urin- und Blutproben (bakteriologische Untersuchung, Resistenztest) und der Beseitigung einer eventuell vorliegenden Obstruktion (DJ- oder Nephrostomiekatheter), die intravenösen Antibiotikagabe (Betalaktam-Antibiotikum oder Kombination aus Penizillin und Aminoglykosid über 10 Tage), eine ausreichende Urindilution (Flüssigkeitszufuhr) und die symptomatische antipyretische und analgetische Begleitmedikation.

Ätiologie, Infektionsweg, Pathogenese und Klinik der *Pyonephrose* entsprechen der der akuten Pyelonephritis. Zu einer Eiteransammlung im infizierten Pyelon kann es dann kommen, wenn die Ureterschiene nach Ureteroskopie oder der Nephrostomiekatheter nach perkutanem Eingriff nicht ausreichend drainiert. Zur sofortigen Entlastung der Pyonephrose ist der Wechsel der dislozierten oder verlegten Ureterschiene oder des Nephrostomiekatheters nötig. Sollte die Pyonephrose als Spätkomplikation nach Entfernung der Harndrainage auftreten, so sollte, aufgrund der kurzen Wegstrecke, der perkutanen Nephrostomie zur Entlastung der Pyonephrose der Vorzug gegeben werden. Hierbei soll allerdings eine Bakteriämie möglichst vermieden werden, das heißt, die Punktion soll mit möglichst kleiner Wundfläche (nur *eine* Punktion), *ohne* Druckerhöhung im Hohlsystem (Verzicht auf Kontrastmitteldarstellung) und mit Aspiration des Eiters durchgeführt werden.

Putride Herde einer Nephritis können konfluieren und einen medullären Nierenabszess verursachen. Durchbricht eine solche Abszesshöhle durch Einschmelzung die Nierenkapsel und kommt es zu einer Eiteransammlung zwischen Gerota'scher Faszie und der Capsula renalis, so spricht man von einem *perinephritischen Abszess*. Die Therapie besteht in der unverzüglich durchzuführenden perkutanen Abszessdrainage. Daneben gilt das im Abschnitt Pyonephrose gesagte bezüglich der Behandlung nach der Punktion. Spätestens im Intervall – nach Abklingen der akuten Symptomatik – ist die operative Sanierung erforderlich, mit Ausräumung der Abszesshöhle, ggf. Polresektion, Heminephrektomie oder Nephrektomie. Eine seitengetrennte Isotopenclearance der Nieren kann bei der Indikationsstellung zur Nephrektomie hilfreich sein (Funktionsleistung unter 20%). Unbehandelt führt der Nierenabszess meist zur Urosepsis und zum septischen Schock.

Urosepsis

Eine der schwerwiegendsten Komplikationen des bakteriellen Harnwegsinfektes ist die Urosepsis. Bei der häufigsten Form, der gramnegativen Sepsis, kommt es zu einem Endotoxinschock aus Toxinen abgestorbener Bakterien. Die Erreger sind in bis zu 70% der Fälle E. coli. Die Problemkeime Pseudomonas, Proteus mirabilis, Klebsiellen und die sonst häufig vertretenen Streptokokken sind in der Urosepsis eher selten als Keim nachzuweisen. Im *septischen Schock* kommt es zu einer Verbrauchskoagulopathie mit nachfolgender Oligurie bis Anurie, zu ungenügender peripherer Zirkulation, zu einer metabolischen Azidose, zu Blutungen sowie therapierefraktärer Hypotonie mit hoher Letalität (bis zu 50%). Deshalb sollten möglichst frühzeitig die gegebenenfalls lebensrettenden Sofortmaßnahmen ergriffen werden. Das Management dieser schwerwiegenden Komplikation umfasst die folgenden Schritte. Die Reihenfolge der Maßnahmen ist dabei zu beachten. Der Verlauf ist oft perakut und macht deshalb konsequentes Handeln erforderlich.

1. Zeitpunkt des Einsatzes des septischen Verlaufes nicht verpassen;
   Engmaschige Kontrolle der Klinik und des Serumlabors;
   Sepsisparameter: Thrombozyten, ATIII, Abfall des Fibrinogens und Anstieg der Fibrinogenspaltprodukte, Blutbild, Elektrolyte, Retentionswerte;
   Gegebenenfalls sind diese Werte in 4-stündigen Intervallen zu kontrollieren.
2. Urologisch-operative Fokussanierung:
   - Entfernung infektiösen Materials (Katheterwechsel),
   - Abszessdrainage, gegebenenfalls Exzision der betroffenen Areale oder Nephrektomie,
   - adäquate Harndrainage durch perkutane Nephrostomie oder Ureterschiene.

   Indikation auch und insbesondere bei schlechtem Allgemeinzustand des Patienten und problematischer Serumlaborkonstellation (Gerinnung: Thrombozyten, Quick).
3. Antibiotische Behandlung. Initial Verwendung von Antibiotika mit breitem Wirkungsspektrum, beispielsweise Aminoglykoside oder Cephalosporine. Später testgerechte Antibiose in angepasster Dosierung.
4. Intensivmedizinische Betreuung: Sicherung der Vitalfunktionen und adäquate Schockbehandlung. Substitution insuffizienter Organleistungen (Beatmung, Katecholamingabe, Hämofiltration, Dialyse, Blutgerinnungsfaktoren), Bilanzierung des Wasser- und Elektrolythaushaltes, Breitspektrum-Antibiotika- und Heparingabe.

Lagerungsschäden (Steinschnittlage)

Lagerungsschäden, die aus der Steinschnittlage resultieren, betreffen meist die Hüftgelenke, seltener Kniegelenke oder Lendenwirbelsäule. Somit ist anhand von Anamnese, Befund und Röntgenbild (Leeraufnahme des IVP's) die Lagerungsmöglichkeit (Gelenkprothesen (Hüfttotalendoprothese) oder -versteifung) abzuschätzen und zu berücksichtigen. Bei Luxation eines Gelenkes ist die konsiliarische Beurteilung und Therapie seitens des unfallchirurgischen oder orthopädischen Kollegen mit entsprechender radiologischer Dokumentation nötig.

Zur Vermeidung einer Peronaeusläsion ist die ausreichende Polsterung der Beinlagerungsschienen nötig. Bei Druckläsionen ist eine physiotherapeutische Therapie nach Maßgabe des neurologischen Konsiliarius erforderlich.

■ Flexible Ureterorenoskopie

Die Komplikationsmöglichkeiten durch den Einsatz flexibler Ureterorenoskope, die beispielsweise zur Steinbehandlung unterer Kelchsteine zunehmend häufiger eingesetzt werden, ist aufgrund ihrer speziellen flexiblen Fähigkeiten und dünnlumigen Ausführung als atraumatischer einzuschätzen. Auch die Effektoren (Laserlithotripsiesonde oder „zero tip basket") sind als gering traumatisierend und wenig komplikationsträchtig einzuschätzen. Das Ausmaß der Komplikationen ist wegen des indirekteren Handlings (keine Hebelwirkung) ebenfalls als geringer einzuschätzen. Dennoch gilt für sie uneingeschränkt das oben Gesagte. Der für den Eingriff nützliche Ureterschaft, der meist 11/13 Charr oder 12/15 Charr aufweist, ist aufgrund seiner Stärke – trotz hydrophiler Beschichtung – sehr viel eher in der Lage, eine Harnleiterläsion zu verursachen. Deshalb sollte ohne vorherige DJ-Einlage über mehrere Tage kein Ureterschaft eingelegt werden.

Die Fortschritte in der Endoskoptechnologie und der häufigere Einsatz flexibler Ureterorenoskope erlauben eine aggressivere Strategie in der Behandlung von Steinen des oberen Ureterdrittels. Die Effektivität hat sich dadurch in den letzten 10 Jahren nicht mehr wesentlich verbessert, aber die Endoskopie des oberen Harntraktes wird immer häufiger ambulant durchgeführt werden können, wie Daten aus der Mayo Clinic beweisen [4].

Perkutane Eingriffe

Vorbemerkung

Perkutane Operationen sind endoskopische Eingriffe am oberen Harntrakt, die durch einen tubulären Zugangsweg über die Flanke durchgeführt werden. Sie gehören seit Jahren zum Standardrepertoire eines jeden operativ tätigen Urologen. Sie werden überall in großer Zahl durchgeführt. Sie ergänzen oder flankieren andere Therapiemaßnahmen des Steinleidens, wenn beispielsweise vor einer extrakorporalen Stoßwellenlithotripsie bei Ventilstein die perkutane Entlastung der infizierten Harnstauungsniere erforderlich ist. Zahlenmäßig deutlich seltener ist die perkutane Litholapaxie als alleinige Steintherapie. Gleichwohl ist diese Maßnahme komplikationsträchtiger, da der Zugangsweg in die Niere ungleich dicklumiger ist und eine größere Gewebstraumatisierung mit sich bringt als bei der perkutanen Nephrostomie. Insofern werden ihre Komplikationsmöglichkeiten und deren Management beschrieben. Sinngemäß sind sie auch auf die (meist) geringfügigeren Komplikationen bei der dünnlumigeren Nephrostomie anzuwenden. Das Ausmaß einer Komplikation ist oft direkt proportional zu dem Ausmaß der Gewebeschädigung. Dennoch sind auch gravierende Komplikationen durch das Legen von 6–10 Charr Nephrostomiekathetern beschrieben worden, wie in einer aktuellen schwedischen Studie belegt [26]. Bei 4% (22/569) der Eingriffe traten sie auf: Herzstillstand, therapie- und substitutionsbedürftige Blutungen, Urosepsis, Hydro- und Pneumothorax. bei weiteren 38% der Fälle waren leichtgradige Komplikationen, wie z. B. Harnwegsinfektion (14%), Nephrostomiekatheterdislokation (14%), Katheterinkrustation, Urinleckage und Hautveränderungen an der Ausleitstelle.

Nach Darstellung der Indikation und des Vorgehens wird das Management der folgenden Komplikationen diskutiert: Fehlpunktion, Verletzung von Nachbarorganen, Blutung, Steinreste, dislozierter Nephrostomiekatheter, persistierende Urinfistel und Lagerungsschäden (Bauchlage mit Rolle). Bezüglich der entzündlichen Komplikationen (Nephritis, Abszess, Urosepsis) darf auch auf den entsprechenden Abschnitt des Kapitels „Management von Komplikationen ureteroskopischer Eingriffe“ verwiesen werden.

Prävention von Komplikationen bei perkutanen Eingriffen

Indikationsstellung zu perkutanen Eingriffen

Die Indikation zur Endoskopie des oberen Harntraktes kann sowohl diagnostisch als auch therapeutisch sein. In der Praxis dominieren therapeutische Eingriffe. Zahlenmäßig steht die perkutane Entlastung von infizierten Harnstauungsnieren durch eine *perkutane Nephrostomie* im Vordergrund. Deutlich seltener wird die *perkutane Litholapaxie* durchgeführt. Hier konkurriert das perkutane Verfahren mit der extrakorporalen Stoßwellenlithotripsie (ESWL), der offenen Steinsanierung und (weniger) mit der ureterorenoskopischen Lithotripsie. Differenzialtherapeutisch entscheidend sind Steingröße und -lokalisation. Als Maß der Steingröße nimmt man vereinfachend den maximalen Durchmesser (Röntgenbild). Das Therapieverfahren sollte danach ausgewählt werden, in welchem Ausmaß das jeweilige „ideale“ Indikationsgebiet getroffen wird.

- Die große zentrale Steinmasse ist die Domäne der perkutanen Litholapaxie (Nierenbeckenstein ≥2 cm).
- Kleinere (<2 cm) Steine können primär mittels ESWL behandelt werden.
- Mehrere, relativ große, periphere Steine in den Nierenkelchen sollten offen operiert werden (mehrere Kalikotomien).
- Kleine (<0,5 cm) Kelchsteine können auch ureteroskopisch behandelt werden, sofern sich mittels ESWL keine ausreichende Des-

integration erzielen lässt. Ein zusätzlich enger Kelchhals favorisiert die retrograde Endoskopie, da sich in gleicher Sitzung eine Inzision der Engstelle (Laser) durchführen lässt.

Weitere, allerdings seltenere, Indikationen können die perkutane Abszessdrainage sein oder die perkutane Resektion eines benignen Nierenbeckentumors (fibroepithelialer Polyp).

Vorgehen bei perkutanen Eingriffen
Vorausgehende Diagnostik, Patientenvorbereitung, Anästhesie, Lagerung, Desinfektion, Abdeckung und apparative und instrumentelle Vorbereitung sind wichtige Punkte, die jedoch nicht Gegenstand der Erörterung hier sind. Vielmehr sollen Step-by-step die wichtigsten Operationsschritte der Eingriffe Nephrostomie, Abszessdrainage und Litholapaxie dargestellt werden.

Nephrostomie

1. *Schritt: Punktion.* Patient in Bauchlage. Ultraschallgesteuerte Punktion eines kaudalen Kelches des Hohlsystems oder direkt auf den Stein (Steinkontakt mit der Punktionsnadel) auf kürzestem Weg, das heißt, mit geringster Gewebstraumatisierung. Man legt die Punktionsnadel etwa parallel zum Verlauf der untersten Rippe. Vom vorgesehenen Einstichpunkt der Haut ab wird der Schallkopf auf der im vorhergehenden Abschnitt beschriebenen Projektionslinie der Punktionsrichtung mit Gel auf die Haut aufgebracht und mit der linken Hand so fixiert. Sodann erfolgt durch nur leichte Schwenkbewegungen des Schallkopfes die Durchmusterung der Niere. Ein Konkavscanner eignet sich hierfür besser als ein planer Linearschallkopf, da häufig keine ausreichend große Auflagefläche zwischen Beckenschaufel und Rippenbogen zu Verfügung steht. Der Zugangsweg sollte, bis auf Ausnahmen, immer in einen dorsalen Kelch der unteren Kelchgruppe einmünden (geringste Traumatisierung). Außerdem ist auf Grund der Gefäßarchitektur der Niere das Unterpolareal weniger blutungsgefährdet als das mittlere Drittel.
   Bei der Punktion können die folgenden Tipps hilfreich sein:
   - *Nase-Nadel-Niere:* Die Einstellung erfolgt zunächst so, dass die Nase des Operateurs mit der Punktionsnadel und der Niere eine Ebene bildet. Damit ist auch die Körperhaltung des Operateurs in etwa auf die Punktionsebene eingestellt.
   - *Nadel sucht Schallebene*: Der Ultraschall-Schallkopf stellt das Punktionsziel (dilatiertes Nierenbeckenkelchsystem) in voller Größe dar. Bei der Punktion wird häufig der Fehler begangen, dass der leicht bewegliche Schallkopf die Nadel sucht und die Einstellung des Punktionszieles aufgibt. Genau das Gegenteil ist richtig: Schallkopf und Ziel bleiben fixiert und nach Zurückziehen der Nadel bis ins Subkutangewebe, wo sie praktisch immer gut dargestellt ist, erfolgt ein erneuter Punktionsversuch.
   - *Rhythmische Punktion*: Um stets darüber im Bilde zu sein, wo sich die Spitze der Nadel gerade befindet, ist es hilfreich, diese ständig leicht vor und zurück zu bewegen. Dabei erkennt man oft leichter, wenn sie sich aus der Ebene hinaus bewegt. Die Schallebene hat eine „Dicke“ von etwa nur 1 mm. So gering ist die Toleranzbreite bei der Punktion.
   - *Ballonureterkatheter*: Die vorherige Einlage eines Ureterkatheters bietet die Möglichkeit einer retrograden Kontrastmittel- und Farbstoffapplikation. Darüber hinaus kann – insbesondere wenn ein Ballon-UK zum Einsatz kommt – eine leichtgradige Dilatation des zuvor nicht oder nur wenig dilatierten Nierenbeckenkelchsystems erreicht werden. Die Punktion kann unter Durchleutungskontrolle erfolgen. Die zusätzliche Gabe von Farbstoff, zum Beispiel Methylenblau, kann in besonders schwierigen Fällen hilfreich sein: Die Punktion des Hohlsystems wird durch tropfenweisen Farbstoffaustritt aus dem distalen Ende der Punktionsnadel anzeigt.
   - *Intravenöse Kontrastmittelapplikation:* Die intravenöse Kontrastmittelapplikation kurz vor oder während des perkutanen Eingriffs kontrastiert das Punktionszielgebiet und führt durch die diuretische Wirkung des Kontrastmittels ebenfalls zu einer milden Aufweitung des Nierenbeckenkelchsystems. Sie erweist sich gegenüber der Ureterkathetereinlage als vorteilhaft, da kein Lagewechsel des Patienten erforderlich ist. Nachteilig ist dagegen, dass keine gezielte Steuerung des Füllungszustandes des Zielgebietes der Punktion möglich ist. Außer dem kann eine deutlich zeitverzö-

gerte und/oder flaue Kontrastmittelausscheidung bei Niereninsuffizienz die Praktikabilität der Methode deutlich einschränken und die Nierenfunktion weiter verschlechtern.

2. *Schritt: Urinaspiration und Kontrastmitteldarstellung.* Mit dem nächsten Schritt sollte erst dann die Prozedur fortgesetzt werden, wenn ein sicherer und dokumentierbarer Punktionsweg ins Nierenbeckenkelchsystem gelungen ist; keinesfalls sollte bei unklarer Situation eine Bougierung des perkutanen Kanals erfolgen.
3. *Schritt: Einbringen eines Lunderquist-Drahtes* in das Nierenbecken durch das Lumen der Punktionsnadel.
4. *Schritt: Dilatation* des Punktionskanales mit einem Kunststoffbougie (beispielsweise 8 Charr) mit ausgeprägt konischer Spitze. Das Vorschieben des Bougies auf dem Lunderquist-Draht sollte vorsichtig erfolgen, da diese Bougies meist wenig röntgendicht sind. Trotzdem gelingt es mit geübten Augen unter Durchleuchtungskontrolle die Spitze zu lokalisieren. Das Vorschieben mit der rechten Hand wird so durchgeführt, dass gleichzeitig mit der linken der Draht in Relation zum Patienten fixiert wird. Nach Passage des Nierenparenchyms kann der Bougie wieder entfernt werden. Der Draht wird belassen.
5. *Schritt: Einlage des Nephrostomiekatheters* (J-Form, 6–8 Charr) auf dem Draht gleitend unter wiederholter Durchleuchtungskontrolle bis ins Nierenbecken. Es darf keine Gewalt angewandt werden, da sonst die Gefahr besteht, das Nierenbecken medialseitig zu perforieren. Sobald die Spitze der Nephrostomie die mediale Nierenbeckenwand berührt, sollte der Lunderquist-Draht unter Durchleuchtungskontrolle leicht zurückgezogen werden bis der Kringel der Nephrostomie sich aufzurollen beginnt oder sich die Spitzen von Draht und Nephrostomie in gleicher Höhe befinden. Unter weiterem Zurückziehen des Drahtes und leichtem und sehr vorsichtigem Vorschieben der Nephrostomie bildet sich der J-förmige Kringel voll aus. Der Lunderquistdraht wird entfernt, wobei jetzt der Katheter mit der linken Hand fixiert („gesichert") wird. Gegebenenfalls ist eine geringfügige manuelle Lagekorrektur nötig. Dann wird der Nephrostomiekatheter knickfrei an der Haut fixiert.

Spezialfall: Pyonephrose. Wird – erwartet oder überraschenderweise – kein Urin sondern Eiter aspiriert, so sollten erhöhte Drücke im Nierenbecken dringend vermieden werden. Insofern ist es durchaus gerechtfertigt, auf eine Kontrastmitteldarstellung zu verzichten und direkt nach Punktion über Draht eine Nephrostomie als Drainage einzulegen. Sofern Unsicherheit über die Lage besteht, sollte versucht werden, mit möglichst wenig Kontrastmittel auszukommen. Nach Einlage des Nephrostomiekatheters sollte durch wiederholte Aspiration und Spülung mit NaCl-Lösung (ohne intrarenale Druckerhöhung) versucht werden, den kompletten Verhalt auszuspülen.

Perkutane Abszessdrainage. Bei retroperitonealen, oft perinephritischen Abszessen ist die perkutane Drainage meist kein Ersatz für die offene Spaltung und Drainage. In manchen Fällen kann ein perkutaner Eingriff jedoch eine schnelle, passagere Entlastung bringen, insbesondere wenn man die kurze Vorbereitungszeit und einen oft schlechten Allgemeinzustand des Patienten in Rechnung stellt. Die Punktion ist in aller Regel relativ einfach. Man sollte darauf achten, dass der Punktionskanal nach Möglichkeit nicht durch das Nierenparenchym verläuft, um Kontaminierung und bakterielle Einschwemmung zu verhindern. Oft genug ist jedoch die Niere Ausgangspunkt einer retroperitonealen Abszedierung, so dass gleichzeitig eine Pyonephrose oder zumindest eine infizierte Harnstauung besteht. Insofern tut man gut daran, in Zweifelsfällen auch eine (zweite) perkutane Nephrostomie in das Nierenhohlsystem zu platzieren, insbesondere wenn eine Dilatation vorliegt.

Eiter bedarf immer der sofortigen Entlastung. Bei seiner Aspiration ist initial, zur Vermeidung einer Druckerhöhung, eine Kontrastmitteldarstellung zu vermeiden. Problematisch kann jedoch die Entscheidung sein, welches Lumen der Drainage zur Entlastung erforderlich ist. Meist ist ein Lumen von unter 20 Charr nicht ausreichend. Unter Umständen kann in lokaler Betäubung (2×20 ml Lokalanästhetikum, z. B. Scandicain 1%) der Einsatz des Teleskop-Bougie-Sets bis 24 Charr und die Einlage einer 20-Charr-Robinsondrainage durchgeführt werden. Die Abszessdrainage sollte durch komplette Aspiration des Eiters und anschließende ausgiebige Spülung mit lokal desinfizierenden Lösungen (PVJ- und NaCl-Lösung) komplettiert werden. Die unmittelbar postoperative Überwachung muss ebenso engmaschig sein, wie im obigen Kapitel „Pyonephrose“ beschrieben. Praktisch immer muss eine offene Operation folgen. Das Ziel des perkutanen Eingriffes ist es nicht, diese überflüssig zu machen, sondern sie im Intervall nach Abklingen der akuten Symptomatik mit reduzierten Risiken durchführen zu können. Oft wird dabei auch die Nephrektomie nicht zu umgehen sein.

Perkutane Litholapaxie. Der optimalen Wahl des Zugangsweges kommt eine überragende Bedeutung bei dem gesamten Eingriff zu, denn sie entscheidet wesentlich über Erfolg und Komplikation. Die ersten Arbeitsschritte der perkutanen Litholapaxie entsprechen denen der perkutanen Nephrostomie (*Schritte 1 bis 3, s. oben*) mit dem Unterschied, dass nicht immer der kaudale dorsale Kelch das Ziel der Punktion ist, sondern der Kelch, über den sich der zu behandelnde Stein optimal erreichen lässt. Zunächst erfolgt unter kurzzeitiger Durchleuchtung die ungefähre Festlegung der Punktionsrichtung und Tiefe. Man legt dazu die Punktionsnadel etwa parallel zum Verlauf der untersten Rippe. Die Spitze der Nadel projiziert sich entweder auf einen schattengebenden Nierenbeckenstein, einen Kelch der unteren Kelchgruppe, der mit Kontrastmittel kontrastiert ist oder auf den vermuteten Nierenhilus (Weichteilschatten der nicht kontrastierten Niere). Durch die Nadel sind in Projektion auf die Körperoberfläche des Patienten Einstichpunkt, Punktionsrichtung und Tiefe festgelegt. Letztlich muss noch kontrolliert werden, ob sich im vorgesehenen und eingestellten Punktionsweg Strukturen befinden, die geschont werden müssen, wie z.B. Colon aszendens oder deszendens, andere Darmsegmente (häufiger nach abdominellen Voroperationen) oder selten auch Leber, Gallenblase oder Milz. In diesen Fällen muss eine entsprechende Korrektur des Punktionsweges erfolgen; sehr selten kann ein perkutaner Eingriff aus diesen Gründen auch unmöglich oder zu risikoreich sein. Eine eventuell nötige Korrektur kann eine Parallelverschiebung bedeuten, wobei dann zum Beispiel ein Kelch der mittleren Kelchgruppe oder sehr selten auch der kranialen Kelchgruppe punktiert wird. Vor der endgültigen Punktion sollte eine kurze gedankliche Überprüfung erfolgen, ob durch den Punktionskanal das Ziel des Eingriffes erreicht werden kann, oder ob aufgrund der anatomischen und topografischen Geometrie und der Physik des Effektors das Ziel (Stein) nur dann erreichen kann, wenn „gehebelt“ werden muss und die Niere unnötig traumatisiert wird. Diese Überprüfung kann relativ leicht durch Vergleich der Verhältnisse am Patient (Ultraschall und Durchleuchtung) mit seinem Röntgenbild (20 min Kontrastaufnahme des IVP) erfolgen.

- Zusätzlich zum Lunderquist-Draht kann bei erhöhtem Sicherheitsbedürfnis über eine Kunststoffschleuse ein so genannter Sicherheitsdraht gelegt werden. Zweckmäßigerweise wird man einen flexiblen J-förmigen Draht auswählen.

4. *Schritt: Bougierung bzw. Dilatation.* Nach Sicherung des Punktionskanales mit Draht erfolgt die Bougierung auf die erforderliche Weite. Dies kann mit dem Teleskopbougieset nach Alken, mit Kunststoffbougies in aufsteigender Weite oder mit einem Dilatationsballonkatheter erfolgen.

Teleskopbougieset nach Alken. Nach Einführen des Metallstabes über den Lunderquist-Draht wird dieser mit der linken Hand fixiert und mit den Bougies wird in aufsteigender Stärke (9, 12, 15, 18, 21, 24, 27 und 30 Charr) der Kanal dilatiert. Die rechtzeitige Inzision von Haut und gegebenenfalls der Faszie, kurzzeitige Durchleuchtungskontrollen und das in wechselnder Richtung rotierende Vorschieben der Bougies beim Einführen hilft, gröbere Kraftanwendung zu vermeiden und Komplikationen vorzubeugen, wie beispielsweise die Läsion der medialen Pyelonwand. Nach Entfernung des letzten Bougies (30 Charr) kann relativ problemlos der 28-Charr-Amplatzschaft über das Bougieset eingebracht werden. Der Vorteil des Amplatzschaftes liegt darin, dass sowohl 1–2 Führungsdrähte in seinem Lumen liegen können und dass dennoch für das Nephroskop (meist 22 Charr) ausreichender Bewegungsspielraum bleibt und unabhängig vom Typ des eingesetzten Instrumentes (eventuell ohne Rückspüleinrichtung) genügend Lumen vorhanden ist, um eine sichere Null-Druck-Ableitung des Nierenbeckens zu gewährleisten (Ausleitung > Einspülung).

Kunststoffbougieset. Kunststoffbougies sollten nur bei der fast atraumatischen Bougierung eines etablierten perkutanen Kanals, etwa zur Durchführung einer so genannten „Second-look-Nephroskopie“ benutzt werden, wenn zuvor ein relativ dicklumiger Nephrostomiekatheter von z.B. 22 Charr einlag. Ansonsten weisen Kunststoffbougies den Nachteil auf, dass in den Wechselpausen das traumatisierte Gewebe (Nierenparenchym) unbehindert blutet, da keine permanente Kompression, vergleichbar dem des Teleskopsets, besteht.

Dilatationsballonkatheter. Eine Ballondilatation (Nephromax, Fa. Boston Scientific Inc.) des perkutanen Kanals zur Niere sollte nur dann durchgeführt werden, wenn ein ausreichend dilatiertes Nierenbeckenkelchsystem vorliegt, da der Ballon an beiden Enden eine konische Form aufweist, die es zu berücksichtigen gilt. Insofern ist es ratsam, mindestens 1,5 cm „Spiel" im Pyelon für das konische Ballonende einzurechnen. Ansonsten kann eine Dislokation des Ballons auftreten und der perkutane Kanal wird zu kurzstreckig etabliert, er erreicht nicht das Hohlsystem, sondern endet im Parenchym.

Management der Komplikationen perkutaner Eingriffe

Fehlpunktion

Zunächst stellt eine Fehlpunktion bei perkutanen Eingriffen keine wesentliche Komplikation dar, sofern sie mit einer dünnen Nadel ausgeführt wird. Selbst die Punktion eines Nierensegmentgefäßes ist in aller Regel relativ problemlos. Das Management beschränkt sich darauf, die Punktionsnadel zurückzuziehen, besser ganz zu entfernen und eine Neupunktion durchzuführen. Bei der Punktion eines größeren Gefäßes sind sonografische Kontrollen nötig, um die Ausbildung eines Hämatoms zu erkennen, was jedoch keinen besonderen Aufwand darstellt, da die Fortsetzung der Punktion sowieso unter Ultraschallkontrolle durchgeführt wird.

Wesentlich gravierender als eine Fehlpunktion ist die teilweise oder komplette Etablierung des perkutanen Zugangskanals in Fehllage. Diese Komplikation dürfte eine der häufigsten sein; sie lässt sich nicht unbedingt vermeiden, da das Nierenhohlsystem nicht immer eine ideale Morphologie aufweist und manchmal das Verhältnis Stein zu Hohlsystem ungünstig ist. Dies ist beispielsweise der Fall, wenn bei einem Ausgussstein die Lumina von Stein und Hohlsystem nahezu identisch sind und keinen Platz lassen für einen Zugangsweg von etwa 1 cm Stärke.

Typischerweise kommt eine solche Fehllage des perkutanen Kanals wie folgt zustande: Nach schwieriger Punktion zeigt die Kontrastmittelapplikation durch die Punktionsnadel das Nierenhohlsystem. Nach Drahteinlage, Bougierung und Platzieren des Amplatzschaftes zeigt das Bild des Nephroskopes jedoch weder Mukosa noch Stein. Bevor andere Maßnahmen ergriffen werden, sollte zunächst überprüft werden, ob tatsächlich eine Fehllage vorliegt. Hierzu ist es günstig, zuerst alle endoskopischen Möglichkeiten auszuschöpfen. Das heißt, mit ausreichendem (meist vollem) Spülstrom wird geprüft, ob nicht doch das Hohlsystem der Niere erreicht werden kann. Man sucht am besten nach Steinmaterial und/oder Mukosaarealen. Im Falle des Erreichens des Pyelons sollte über den Arbeitskanal des Nephroskopes ein Führungsdraht ein- und in das Hohlsystem vorgeschoben werden. Bei Unsicherheit kann auch über einen einzubringenden Ureterkatheter (5 Charr) Kontrastmittel appliziert werden. Die nochmalige komplette Bougierung mit dem Teleskopbougieset wird dann zum Ziel führen.

Sofern endoskopisch weiterhin kein Zugang zum Nierenhohlsystem zu finden ist, sollte mittels Kontrastmittelgabe eine Darstellung unter Durchleuchtung erfolgen. Sie kann hilfreich sein und neben der Kontrastierung eines Extravasates auch das Nierenbeckenkelchsystem darstellen und so kann eine erneute Endoskopie dennoch zum Ziel führen. Dabei sollte man sich die geometrischen Verhältnisse einprägen, um sie dann bei der Endoskopie umsetzen zu können.

Im Falle einer Fehllage des perkutanen Kanals, bei der weder endoskopisch noch via Durchleuchtung ein Zugang ins Nierenbeckenkelchsystem gefunden werden kann, sollte man sich zunächst ein Bild über das Ausmaß der Gewebsschädigung machen. Das heißt, es muss überprüft werden, ob eine relevante Verletzung der Niere vorliegt, ob die Blutung gravierend ist und ob Nachbarorgane tangiert sind. Im einfachsten Fall kann – nach Entfernung des gesamten eingebrachten Materials – ein erneuter Punktionsversuch unternommen werden. Dieser wird nicht einfacher sein können als der erste, da durch die intra- und pararenale Gewebstraumatisierung Artefakte bei der Ultraschalldarstellung unvermeidbar sind. Auch kann eine Kontrastmittel-„Pfütze" (Extravasat der vorausgegangenen Punktion) die Niere überlagern und die Probleme verstärken. Im günstigsten Fall erschwert lediglich ein kleineres Hämatom den zweiten Anlauf. In diesem Zusammenhang ist es bedenkenswert, den Eingriff zu diesem Zeitpunkt abzubrechen und es zu einem späteren Zeitpunkt (nach Tagen) erneut zu versuchen. Es empfiehlt sich, zuvor eine Drainage in den Kanal einzulegen (beispielsweise eine Robinsondrainage 20 Charr oder einen Nephrostomiekatheter 22 Charr), die für eine kurze Liegezeit von wenigen Tagen vorzusehen ist.

Einer erschwerten Punktion kann manchmal dadurch vorgebeugt werden, dass in einem frühen Stadium der Behandlung die Weichen richtig gestellt werden. Im Fall eines über 2 cm im Durchmesser messenden Ventilsteines mit infizierter Harnstauung sollte die primäre Überlegung nicht nur die sofortige Entlastung der Niere sondern auch die spätere Steintherapie mit einbeziehen. Insofern ist die perkutane sicher einer retrograden DJ-Entlastung vorzuziehen, da dann über den bestehenden Kanal mittels einfacher Bougierung die perkutane Litholapaxie erfolgen kann. Andernfalls wird sich die Harnstauung und damit die Dilatation der Niere durch die DJ-Ureterschiene zurückbilden und die Punktion des nicht mehr dilatierten Hohlsystems deutlich und unnötig erschweren.

Verletzung von Nachbarorganen

Das Management von Verletzungen von Nachbarorganen entspricht weitgehend dem von Unfallverletzungen der betreffenden Organe. Zunächst einmal sollte durch eine lege artis durchgeführte Punktion jegliche Verletzung von Nachbarorganen der Niere vermieden werden. Nach vorausgegangenen Operationen, Bestrahlungen, Entzündungen oder Tumoren oder beim Vorliegen von Anomalien der Harnwege (z.B. einer Hufeisenniere) sollte der Operateur im individuellen Einzelfall die Indikation zum perkutanen Eingriff nochmals überprüfen. Zu den gefährdeten Organen gehören Pleura und Lunge, Leber oder Milz und Dickdarm (aszendens oder deszendens), selten Dünndarm, die großen Bauchgefäße (Aorta oder Vena cava) oder Skelettanteile (Rippen der unteren Thoraxapertur oder Wirbelkörper).

Gerade bei der Verletzung von Nachbarorganen spielt das Ausmaß der Gewebeschädigung eine entscheidende Rolle. Während eine Stichverletzung mit der dünnen Punktionsnadel von etwa 1 mm Durchmesser meist ohne gravierende Komplikation toleriert werden kann, ist die Fehllage des „dicken" Kanals (30 Charr) oft Ursache einer gravierenden Komplikation, da natürliche Reparaturmechanismen überfordert sind. Manchmal macht sich die Komplikation durch einen Pneumothorax oder, häufiger, durch eine relevante Blutung aus dem Kanal bemerkbar. Generell sollte dann der Anästhesist informiert werden, so dass er eventuell erforderliche Maßnahmen vorbereiten kann. Empfehlenswert ist in jedem Fall auch eine ausreichende antibiotische Prophylaxe mit einer Kombination aus beispielsweise Mezlocillin und einem Aminoglycosid und (bei Darmverletzung) Metronidazol (Clont).

Die lokalen Maßnahmen sind meist wie folgt durchzuführen. Zunächst sollte eine Dokumentation erfolgen. Sofern die Endoskopie ein verwertbares Bild zulässt, sollte dieses über einen Videoprinter ausgedruckt oder magnetisch (Videoband) oder digital (Speicherchip) dokumentiert werden. Im Falle einer Blutung ist das endoskopische Bild jedoch meist wenig aussagekräftig, wenngleich eindrucksvoll, so dass sofort mit dem nächsten Schritt fortgefahren werden kann.

Wichtiger als die endoskopische Dokumentation ist die radiologische. Die Technik ist einfach: zunächst Durchleuchtung und Dokumentation mittels Last-Image-Hold-Funktion (Leeraufnahme) und dann Kontrastmittelapplikation über den Arbeitskanal des Nephroskopes oder via Amplatzschaft und erneute Durchleuchtung und Röntgenfilmdokumentation. In Abhängigkeit von der Art und vom Ausmaß der Komplikation sollte dann weiter verfahren werden.

Pleuraverletzung. Mit einer Verletzung der Pleura muss nach einer retrospektiven Untersuchung des Duke University Medical Center (Durham, USA) bei unter 1% der Eingriffe gerechnet werden. Dabei spielt erwartungsgemäß die Höhe der Punktion eine entscheidende Rolle: Bei suprakostalen Zugangswegen steigt die Wahrscheinlichkeit auf 2,3 bzw. 6,3% wenn oberhalb der 12. bzw. oberhalb der 11. Rippe punktiert wird. Die rechtzeitige Erkennung ist wichtig, um lebensbedrohende Situationen verhindern zu können [16]. Die Behandlung ist meist relativ konservativ: Eine Pleuraläsion mit Ausbildung eines Pneus sollte durch eine Bülau-Thorax-Drainage behandelt werden. Der verursachende perkutane Kanal sollte nicht zur Drainage genutzt werden, da eine Etablierung dieser fausse route unbedingt vermieden werden sollte. Das in den Kanal eingebrachte Material (Amplatzschaft etc.) muss entfernt werden. Eine Sogbehandlung der Pleura über wenige Tage führt meist zum Verkleben der Leckage, so dass die Bülau-Drainage dann entfernt werden kann. Entsprechende Röntgenkontrollaufnahmen (Röntgen Thorax in zwei Ebenen) sind erforderlich. Eine Thorakotomie oder Thorakoskopie mit Dekortikation ist nur sehr selten nötig. Sehr viel seltener als ein Pneumothorax tritt ein Hydrothorax auf. Auch er bedarf der sofortigen Entlastung mittels Saugdrainage.

Leberläsion. Eine Leberläsion ist eine Komplikation perkutaner Eingriffe, die meist einer offenen Revision bedarf. Ein konservatives Vorgehen ist nur unter strengstem Monitoring mit permanenter Kontrolle der Vitalwerte (Puls, Blutdruck etc.) und engmaschiger Kontrolle der Serumlaborwerte und der Bildgebung (Sonografie, Computertomografie) auf einer Wachstation (Intermediate Care Unit) gerechtfertigt. Die Maßnahmen entsprechen prinzipiell denen der Traumatologie. In aller Regel wird der Urologe gut beraten sein, wenn er den chirurgischen Kollegen über die Komplikation informiert und gemeinsam mit ihm das weitere Vorgehen festlegt. Eine Koagulation der Läsion über den perkutanen Zugang mit beispielsweise Infrarotkoagulator kann in seltenen Fällen hilfreich sein, bei einer stärkeren und persistierenden Blutung und bei einer röhrenförmigen Läsion des Leberparenchyms muss die offene Operation erfolgen.

Gallenblase. Genau wie Leberläsionen sind Gallenblasenläsionen sehr selten. Eine Verwechslung der gefüllten (und eventuell steinhaltigen) Gallenblase mit dem gestauten Nierenbecken ist dennoch denkbar. Eine Läsion, die dicklumiger ist als die Punktionsnadel, macht die Absaugung der Galle über das Instrument oder den Amplatzschaft erforderlich. Nach Umlagerung sollte dann in gleicher Narkose die offene Revision durch den chirurgischen Kollegen erfolgen, da die Ausbildung einer galligen Peritonitis droht, die noch immer eine schlechte Prognose aufweist.

Milzläsion. Ähnlich der Läsion der Leber sollte eine Verletzung der Milz aufgrund der Blutungsneigung zur chirurgischen Intervention führen. Operativ erfahrene Urologen werden sicher auch aus der Erfahrung der eigenen Klinik Fälle kennen, bei denen im Rahmen einer komplizierten Nephrektomie die Splenektomie erforderlich wurde.

Darmläsion. Darmläsionen können häufiger auftreten als die der Leber oder Milz, da sonografisch manchmal die Erkennung eingeschränkt sein kann. Umso wichtiger ist die Erkennung der Läsion, um Art und Ausmaß abschätzen und die erforderlichen Maßnahmen einleiten zu können. Auch bei den Darmläsionen hängt die Schwere der Komplikation meist direkt mit der Fläche der verletzten Darmwand zusammen. So mag es Fälle gegeben haben, bei denen die Darstellung einer perkutanen „Nephrostomie" Dickdarmlumen kontrastierte und die einzige Maßnahme darin bestand, die 8 Charr starke Nephrostomie zu entfernen. Bei Läsionen von 30 Charr ist das Vorgehen sicher anders.

Generell ist, wie oben ausgeführt, eine Darstellung der Läsion durchzuführen. So wird man in aller Regel anhand des Lumens schnell zwischen Dünn- und Dickdarmläsion differenzieren können. Eine Darmwandläsion ausreichender Größe wird eine lokale oder auch generalisierte Peritonitis auslösen. Insofern ist die offene operative Revision unumgänglich. Am sichersten ist es, diese sofort in gleicher Narkose nach Umlagerung des Patienten durchzuführen. Ob der Urologe diese Erweiterung der Operation selbst durchführt oder einen chirurgischen Kollegen hinzuzieht, sollte seiner Einschätzung der eigenen operativen Fähigkeiten und seiner Erfahrung mit der Darmchirurgie überlassen bleiben. Dünndarmläsionen sind sehr selten, Dickdarmläsionen treten im Aszendens- (rechte Niere) oder Deszendensbereich (linke Niere) relativ häufiger auf, wenngleich nicht wirklich häufig. Bei Dickdarmläsionen sollte sofort eine antibiotische Behandlung mit Einschluss des Anaerobierspektrums begonnen werden (Metronidazol, Clont). Zur Vermeidung einer Dickdarmläsion sollte an die Möglichkeit eines aberranten retrorenalen Dickdarmverlaufes gedacht werden und, sofern eine präoperative Computertomografie vorliegt, sollte dem juxtarenalen Verlauf des Kolons besondere Beachtung geschenkt werden.

Die Gefahr, dass bei der Etablierung des perkutanen Kanales eine peritoneale Läsion nicht erkannt wird, ist aufgrund der dünnen Schichtdicke ebenfalls hoch. Die Komplikation einer Läsion ist relativ niedrig. Noch seltener, aber in der Literatur als Fallberichte immer wieder beschrieben, ist die Ausbildung eines Hydroperitoneums und eines Hyponatriämiesyndromes mit metabolischer Azidose, manchmal auch in Kombination mit Peritonismus [9]. In diesen Fällen ist die sofortige intraperitoneale Drainage zur Entlastung notwendig [7].

Gefäßläsion. Die versehentliche Verletzung der großen Gefäße ist ebenfalls eine seltene Komplikation perkutaner Eingriffe. Dabei ist weniger die Punktion oder die Schaffung des perkutanen Arbeitskanals die Ursache als die Steintherapie im Nierenbecken selbst. Die Läsion der medialen Pyelonwand und mit „Druck" ausgeübte Lithotripsie mit relativ traumatischen und dünnen spitzen Desintegratoren (Lithoclast) kann bei nicht sachgemäßer Anwendung zu einer penetrierenden Verletzung von Aorta (via linkem Pyelon) oder Vena cava (via rechtem Pyelon) führen. Immer wieder werden auf Kongressen Fallberichte derartiger Komplikationen dargestellt. Intraoperativ imponieren derartige Läsionen immer durch eine äußerst starke Blutung, die das endoskopische Arbeiten sofort unmöglich macht, da keine Sicht mehr gegeben ist. Sofort sollte der Versuch einer passageren Tamponade via Amplatzschaft durchgeführt werden, um Zeit zur Einleitung der definitiven versorgenden Maßnahmen zu gewinnen. Ein Absaugungsversuch zur vermeintlichen Rückgewinnung endoskopischer Sicht sollte unterbleiben. Je nach Größe der Läsion kann die Tamponade mit einem Instrument – auch dem Nephroskop – gelingen. Der Einsatz anderer Manipulatoren kann ebenso versucht werden. Letztlich kann nach Entfernung der Arbeitsinstrumente auch das digitale Verschließen der äußeren Amplatzschaftöffnung als passagere Minimalmaßnahme hilfreich sein („Daumen drauf"). In dieser vital bedrohlichen Situation sind schnellstmöglich Blutersatzstoffe zu verabreichen und die gefäßchirurgisch offene Revision einzuleiten.

Läsion von Rippe oder Wirbelkörper. Sehr selten sind knöcherne Verletzungen des Skelettes durch einen perkutanen Eingriff, da Knochen bei der Ultraschalldarstellung leicht erkennbar sind und die Festigkeit des Skelettes der Punktionsnadel einen natürlichen Widerstand bietet. Bei ausgeprägter Osteoporose oder anderen Knochenprozessen kann eine Fraktur einer Rippe der unteren Thoraxapertur durchaus vorkommen. Die Fraktur als solche wird in aller Regel konservativ zu behandeln sein, wobei auf eine ausreichende Analgesie zu achten ist, um eine Schmerzschonatmung zu verhindern. Problematisch kann eher die Blutung der am kaudalen Rand der Rippen verlaufenden Gefäße sein. Nahezu immer ist eine konservative Therapie auch hier ausreichend, eine offene Revision nicht erforderlich. Wirbelkörperläsionen sind meist konservativ zu behandelnde Raritäten.

Nierenparenchymläsion. Eine Nierenparenchymläsion ist zunächst nicht als Komplikation, sondern als zwangsweise Folge des perkutanen Eingriffs zu werten. Dennoch kann nach Fehllage eines perkutanen Kanals diese durchaus komplikationsträchtig sein. Eine passagere Drainage ist sicher sinnvoll. Im Vordergrund der Komplikation können Blutung und Urinfistel stehen. Bei einer persistierenden oder stärkeren Blutung empfiehlt es sich, die Drainage zumindest initial für ein bis zwei Stunden abzuklemmen, um mit Hilfe einer Tamponade (auch des Nierenbeckens) die Blutstillung zu ermöglichen. Bei persistierender Blutung kann auch ein längeres Abklemmen nötig sein. Sofern diese Maßnahmen nicht zum Erfolg führen, wenn z. B. die Drainage die Blutungsquelle „offen hält", ist die Entfernung der Drainage angezeigt. Dies sollte dann unter klinischer Kontrolle mit Monitoring und wiederholter Bildgebung (Sonografie, Computertomografie) erfolgen, so dass eine fortgesetzte Blutung sicher und zeitgerecht erkannt und eine alternative Behandlungsform rechtzeitig eingeleitet werden kann. In Frage kommt zunächst die von den interventionellen Radiologen durchzuführende superselektive Embolisation der Blutungsquelle im Nierenparenchym, deren Ursache meist Pseudoaneurysmen oder a.v.-Fisteln sind (vergleiche hierzu auch Abschnitt „Blutung"). Sollte diese Maßnahme nicht dauerhaft erfolgreich sein, so ist die offene Operation mit Freilegung der Niere und, als ultima ratio, auch die Nephrektomie die Therapie der Wahl.

Nierenbeckenläsion. Eine Nierenbeckenläsion ist zunächst wie die Parenchymläsion keine Komplikation, da bei der perkutanen Operation auch das Nierenhohlsystem bei der Punktion zwangsläufig eröffnet werden muss. Unabhängig davon kann das Nierenbecken insbesondere medialseits perforiert werden, was zu therapiebedürftigen Komplikationen führen kann. Hierbei ist zu unterscheiden zwischen blutungsrelevanten Läsionen mit beispielsweise Gefäßläsionen von Nierensegmentarterien oder -venen, der Arteria oder Vena renalis oder gar der Aorta oder Vena cava. Hierzu darf auf den vorhergehenden Abschnitt verwiesen werden. Ein einfaches Extravasat des Nierenbeckens wird unter konsequenter und suffizienter Urindrainage abheilen. Die erforderliche Urindrainage kann durch eine ausreichend dicke Nephrostomie von z.B. 20 Charr Stärke bewerkstelligt werden. Ansonsten ist auch eine zusätzliche Ureterschiene möglich. Letztere weist allerdings die bekannten Nachteile auf, wie fehlende Funktionsüberprüfung, keine Möglichkeit des Anspülens bei Verlegung durch Koagel oder Steine und Entfernung nur durch einen Folgeeingriff möglich.

Nicht selten (2%) kann (9) Monate nach perkutaner Litholapaxie eine *Infundibulumstenose* auftreten [23]. Sie wird durch mehrfache perkutane Steinbehandlungen bei großer Steinlast der Niere mit jeweils langen Operationszeiten und mehrwöchiger Liegezeit des Nephrostomiekatheters begünstigt. Ätiologisch kommen narbige Veränderungen nach chronischen Entzündungsprozessen in Frage. Leichtgradige Stenosen werden beobachtend, mittelgradige durch Ballondilatation und schwergradige operativ behandelt.

Blutung

Blutungen sind die häufigsten Komplikationen perkutaner Operationen. In den allermeisten Fällen sind sie vorübergehender Natur und bedürfen keiner besonderen Therapie. Dies entspricht im Wesentlichen der Behandlungsstrategie der Nierentraumatologie, die ebenfalls weitgehend konservativ ausgelegt ist. So hat auch der einzulegende Nephrostomiekatheter neben der Urindrainagefunktion die Aufgabe, durch eine (relative) Kompression des Nierenparenchyms die Blutung zu begrenzen. Deshalb sollte die Stärke des Katheters im Verhältnis zum Lumen des Amplatzschaftes gewählt werden. Es sollte die maximale Dicke gewählt werden, die gerade noch durch den Schaft eingeführt werden kann. Beispielsweise kann durch einen 28-Charr-Amplatzschaft ein 24-Charr-Katheter eingeführt werden. Entsprechend passt durch einen 26-Charr-Schaft ein 22-Charr-Nephrostomiekatheter.

Oft beobachtet man, trotz Berücksichtigung der obigen Empfehlung, nach Einbringen des Nephrostomiekatheters und Entfernen des Amplatzschaftes eine deutliche venöse Blutung aus und neben dem Katheter. In diesen Fällen hilft es meistens, den Nephrostomiekatheter für etwa 1–2 Stunden abzuklemmen und die Ausleitstelle des Katheters aus der Haut mittels einer einengenden Umstechungsligatur, die gleichzeitig Annaht des Nephrostomiekatheters sein kann, zu versorgen. Der den Patienten postoperativ aufnehmenden Station sollte der Zeitpunkt mitgeteilt werden, wann die Nephrostomie wieder geöffnet werden soll. Anschließend bedarf der Patient allerdings der besonderen Überwachung, so dass keine unkontrollierte Blutung auftreten kann. Es ist auch empfehlenswert, an den Nephrostomiekatheter ein Stundenurimeter anzuschließen, das konstruktionsbedingt durch Tamponade im Urimeterglas einem ausgeprägteren Blutverlust vorbeugt.

Stärkere Parenchymblutungen, die in etwa 0,6 [18] bis 2,3% [10] der Fälle auftreten, werden in den meisten Fällen ebenfalls konservativ behandelt werden (entsprechend den Leitlinien der Behandlung der Nierentraumata). In diesen Fällen sollte durch Schnittbildverfahren (Sonografie, Computertomografie) das Ausmaß des retroperitonealen Hämatoms dargestellt und überwacht werden. Bei Absinken des Serumhämoglobinwertes oder des Blutdruckes ist neben der Substitution eine diesbezügliche Kontrolluntersuchung angezeigt.

Persistierende oder progrediente Blutungen, die eventuell aus einer Einreißung des Nierenparenchyms resultieren, können eine notfallmäßige Re-Intervention erforderlich machen. Zunächst ist aber der Versuch einer superselektiven Embolisation der parenchymatösen Blutungsquelle anzuraten [10, 31]. Sie kann – sofern nötig – unter Umständen auch wiederholt werden. Kessaris et al. (Long Island Jewish Medical Center, New York) fanden bei 17 von 2200 (0,8%) perkutanen Nephrolitholapaxien, die retrospektiv analysiert wurden [14], eine behandlungsbedürftige Blutung. Sie empfehlen eine Angiographie und die superselektive Embolisation in den folgenden drei Fällen:

1. Unmittelbar postoperative Blutung, die nach stundenlangem Abklemmen des Nephrostomiekatheters nicht steht,
2. In der früh postoperativen Phase (Tag 2 bis 7), wenn der Patient nach Substitution des intraoperativen Blutverlustes mehr als 3 oder 4 Blutkonserven benötigt und
3. Bei akuter Blutung nach dem 7. postoperativen Tag.

Die Transkatheterembolisation wird mit Minispiralen, die mit Dacronfasern besetzt sind, mit Gelfoam (Gelatineschwammpartikel), mit Polyvinylalkoholpartikeln oder (seltener) mit Flüssigembolisaten, wie z.B. Histoacryl-Lipiodol

(Gewebekleber + Lipiodol) oder Ethibloc durchgeführt. Ihre Anwendung ist sicher und effektiv und praktisch ohne Parenchymverlust, sofern die Gefäßläsion (oft iatrogene Pseudoaneurysmen) nicht zu ausgedehnt ist [11].

Bei wiederholt insuffizienter Embolisation und fortgesetzter Blutung muss die offene Nierenfreilegung erfolgen. Sie wird gemäß den Richtlinien der Urotraumatologie durchgeführt. Infrage kommt dabei auch die Einlage eines Vicrylnetzes. Wenn diese Maßnahmen nicht greifen sollten, so muss intraoperativ auch die Nephrektomie erwogen und gegebenenfalls durchgeführt werden. Bei nierenerhaltendem Eingriff sollte intraoperativ auch die Steinsanierung nicht außer Acht gelassen werden. Das kann unter Umständen bei einer blutenden Niere durchaus schwierig sein. In Zweifelsfällen gebührt aber dem Organerhalt der Vorzug. Sollte präoperativ die Funktion der Niere bekannt sein (seitengetrennte Isotopenclearance), so kann das bei der Entscheidung über eine Nephrektomie hilfreich sein. Man wird sich beispielsweise bei einer deutlich funktionsgeminderten, steintragenden und blutenden Niere sinnvollerweise eher zur Nephrektomie entscheiden als bei einer so genannten 50%-Niere.

Steinreste

Sofern beim perkutanen Eingriff keine komplette Steinfreiheit erreicht werden kann, sollte nach vorangegangener Röntgenkontrolle, gegebenenfalls auch CT bei nicht oder wenig schattengebenden Steinen, und der Abschätzung des Erfolges ein perkutaner Zweit- oder auch Dritteingriff eingeplant werden. Oft ist hierbei der Einsatz eines flexiblen Instrumentes (z. B. Zystoskop 15 Charr) zur Ausräumung von Desintegratresten aus Kelchen sinnvoll. Jeder Operateur ist gut beraten, wenn er präoperativ anhand der Röntgenbilder, den Möglichkeiten des zur Verfügung stehenden Instrumentariums und seiner eigenen Fähigkeiten die taktische Vorgehensweise beim Re-Eingriff und dessen Erfolgsaussicht bedenkt. Der Re-Eingriff kann manchmal in einer leichten Analgesie durchgeführt werden. Bei zeitlich aufwändigeren oder schwierigeren Eingriffen mit beispielsweise flexiblen Instrumenten ist jedoch eine erneute Vollnarkose sinnvoller, schon allein aus dem Grund, dass der Patient ruhig liegt. Die nicht zu unterbindende Atembeweglichkeit der Nieren genügt häufig, um den Eingriff schwierig genug erscheinen zu lassen.

An dieser Stelle soll nicht die Definition der Steinfreiheit diskutiert werden. Aber jeder radiologisch oder endoskopisch nachweisbare Stein sollte entfernt werden, denn die wirkliche Steinfreiheit ist prognostisch so genannten insignifikanten Steinresten überlegen. Andererseits sollte auch jeder perkutane Eingriff zeitlich begrenzt sein, ohne dass hierfür ein absolutes Maß angegeben werden könnte. In den Augen des Autors können etwa 2 h ein sinnvolles Maß darstellen. Längere Eingriffe sind oft ineffektiver, ein Re-Eingriff kann 2 bis 3 Tage danach wesentlich einfacher sein, da die Desintegratreste dann häufig eine zentralere Position im Nierenbeckenkelchsystem einnehmen und eventuell leichter zu „pflücken" sind.

Bei Steinresten in Kelchen, die entweder der Lage, Form und Größe nach spontan abgangsfähig sein sollten oder die mittels ESWL weiter zerkleinert werden sollen, empfiehlt es sich, auf antegradem Weg eine DJ-Ureterschiene zu legen. Die Entscheidung hierzu muss nicht davon abhängig gemacht werden, ob ein perkutaner Zweiteingriff (nach ESWL) geplant ist. In gewissem Maß kann eine Ureterschiene auch intraoperativ verhindern, dass während der Lithotripsie Desintegrate in den Ureter dislozieren, die dann eventuell nur erschwert oder gar nicht auf perkutanem Weg extrahiert werden können. Eine weitere und elegante Möglichkeit dies zu verhindern, besteht darin, dass man bei der Lithotripsie des Nierenbeckensteines zuerst ein größeres Fragment abtrennt und es mit einer Zange vor den Ureterabgang platziert. Es muss der Größe nach allerdings geeignet sein, diese Ventilfunktion zu erfüllen und das Nierenbecken muss für ein solches Manöver ausreichend Raum bieten. Die Abschätzung und Durchführung dieser Operationsschritte erfordert große Erfahrung mit perkutanen Litholapaxien.

Dislozierter Nephrostomiekatheter

Die Relevanz eines dislozierten Nephrostomiekatheters ergibt sich aus der Möglichkeit des Harnabflusses aus dem Nierenbecken. Sofern dieser nicht gegeben sein sollte, ist die erneute Einlage eines Nephrostomiekatheters erforderlich. Bei wiederholter Dislokation in zeitlich engen Abständen, sollte auch die Möglichkeit einer retrograden Entlastung mittels Ureterschiene erwogen werden. In den Fällen jedoch, in denen ein Ballon-Nephrostomiekatheter nach perkutaner Litholapaxie disloziert, kann, sofern erstens kein Re-Eingriff (second look) vorgesehen werden muss, da Steinfreiheit besteht, und zweitens keine relevante Blutung aus der peripheren Kanalöffnung besteht, ersatzlos auf den Nephrostomiekatheter verzichtet werden. Erste Berichte von nephrostomiekatheterfreien Nephrolitholapaxien bestätigen, dass bei unbehindertem Harnabfluss über den Ureter eventuell schon früh auf die externe Urindrainage verzichtet werden kann [1].

Persistierende Urinfistel

Sofern Tage nach erfolgreicher perkutaner Steinsanierung der Nephrostomiekatheter entfernt wird und eine Urinfistel persistiert, sollte an einen insuffizienten Harnabfluss gedacht werden. Nach ausreichender Urindrainage, die in diesen Fällen am besten durch eine retrograde Ureterschienung durchgeführt werden sollte, wird nach wenigen Tagen die Urinfistel austrocknen und die Wunde wird sich verschließen. Bei einer eventuell vorliegenden Blasenentleerungsstörung sollte – zur sicheren Ausschaltung eines Refluxes bzw. einer intravesikalen Drucksteigerung, die sich retrograd bis ins Nierenhohlsystem fortsetzen kann – eine zusätzliche Entlastung der Harnblase durch einen transurethralen oder, besser, suprapubischen Katheter erfolgen. Zusätzlich kann der Vorgang durch die vorübergehende kontralaterale Seitenlagerung des Patienten und das Aufbringen eines Druckverbandes, der eventuell mit einem Sandsack beschwert ist, unterstützt werden.

Nephritis, Abszess, Urosepsis

Bei perkutanen Eingriffen muss nicht in jedem Fall eine antibiotische Prophylaxe erfolgen. In der Praxis wird dennoch sehr häufig eine solche Therapie durchzuführen sein. Im Falle der perkutanen Entlastung einer infizierten Harnstauungsniere wird sie mit therapeutischer Zielsetzung verabreicht werden und bei der perkutanen Litholapaxie empfiehlt sie sich als Prophylaxe und sollte schon am Vorabend eingeleitet werden. Meist ist eine ausreichend breite Abdeckung mit einer Zweierkombination von beispielsweise einem Penizillinderivat und einem Aminoglykosid oder alternativ einem Gyrasehemmer bei Niereninsuffizienz sinnvoll, da jeder Harnstein als infiziert gelten muss und die Lithotripsie zu einer massiven Bakterienfreisetzung führen kann. Durch die Wundfläche des Nierenparenchyms, die durch den perkutanen Zugangsweg entstanden ist, muss mit einem gewissen Maß an bakterieller Einschwemmung in die Blutbahn gerechnet werden.

Insofern ist in der Praxis postoperativ häufig eine entzündliche Reaktion mit Auftreten von Fieber und Leukozytose festzustellen, wenngleich schwerwiegende Nephritiden, Abszesse oder gar eine Urosepsis selten auftreten. Die Rate beträgt dennoch 2,2% [18]. Offensichtlich ist in den allermeisten Fällen die Entfernung des Fokus durch die Steinsanierung und die suffiziente Harndrainage aus dem Nierenbecken mittels dicklumiger Nephrostomie in Kombination mit der antibiotischen Prophylaxe nicht immer ausreichend.

Sollte es dennoch zur Ausbildung einer gravierenden Nephritis kommen, so wird diese konservativ mit resistenzgerechter Antibiose und Antiphlogistika behandelt. Es darf hier nochmals betont werden, dass die kontinuierliche Harndrainage via Nephrostomiekatheter sicherlich günstig ist. Deshalb sollte er erst dann entfernt werden, wenn der Patient die akute Phase der Erkrankung überstanden hat, das heißt, wenn er wieder fieberfrei ist. Vor Entfernung des Nephrostomiekatheters sollte der Harnabfluss über den Harnleiter geprüft werden.

Bezüglich der Therapie entzündlicher Komplikationen darf auch auf die entsprechenden Abschnitte („Nephritis, Pyonephrose, perinephritischer Abszess“ und „Urosepsis“) des vorausgegangenen Kapitels „Management der Komplikationen ureteroskopischer Eingriffe“ verwiesen werden.

Lagerungsschäden (Bauchlage mit Rolle)

Die für perkutane Eingriffe erforderliche Bauchlage mit Unterstützung durch eine Rolle in Höhe des Oberbauches dürfte in aller Regel keine Lagerungsschäden verursachen. Die Problematik kann allerdings dann relevant werden, wenn eine ausgeprägte Kyphoskoliose eine Modifikation der Lagerung erforderlich macht. Auf eine ausreichende Polsterung der aufliegenden Körperareale auf dem planen Röntgentisch ist zu achten. Besondere Beachtung verdient in jedem Fall die Lagerung der Arme und des Kopfes des Patienten. Eventuell aufgetretene Plexusläsionen sind nach neurologischer Konsiliaruntersuchung zur Feststellung des Ausmaßes des Schadens nach dessen Empfehlung meist physiotherapeutisch zu behandeln. Die Durchführung einer MR der Wirbelsäule und des Spinalkanales kann eventuell ratsam sein.

Literatur

1. Aghamir SM, Hosseini SR, Gooran S (2004) Totally tubeless percutaneous nephrolithotomy. J Endourol 18(7):647–648
2. Alapont Alacreu JM, Broseta Rico E, Pontones Moreno JL, Oliver Amoros F, Palmero Marti JL, Boronat Tormo F, Jimenez Cruz JF (2003) Complications of uretero-renoscopy. Actas Urol Esp 27(9):692–699
3. Butler MR, Power RE, Thornhill JA, Ahmad I, McLornan I, McDermott T, Grainger R (2004) An audit of 2273 ureteroscopies – a focus on intraoperative complications to justify proactive management of ureteric calculi. Surgeon 2(1):42–46
4. Chow GK, Patterson DE, Blute ML, Segura JW (2003) Ureteroscopy: effect of technology and technique on clinical practice. J Urol 170(1):99–102
5. Clayman RV, McDougall EM, Nakada SY (1998) Endourology of the Upper Urinary Tract: Percutaneous Renal and Ureteral Procedures, Charr 94, Sect XIII Endourology and Laparoscopy. In: Walsh PC, Retik AB, Vaughan ED, Wein AJ (eds) Campell's Urology, vol 3, 7th edn. Section XIII. WB Saunders, Philadelphia London Toronto Montreal Sydney Tokyo, pp 2789–2874
6. Cormio L, Talja M, Koivusalo A, Mäkisalo H, Wolff H, Ruutu M (1995) Biocompatibility of various indwelling double-J stents. J Urol 153:494–496
7. Cortellini P, Frattini A, Ferretti S, Larosa M (1997) Major complications of percutaneous nephrolithotripsy (PCNL). Analysis of our cases. Minerva Urol Nefrol 49(4):203–206
8. Echtle D, Kalem T (2003) Indikation, Ausrüstung, Patientenvorbereitung und Anästhesie (S 87–99), Perkutane Eingriffe an der Niere (S 101–123), Perkutan antegrade Eingriffe am Ureter (S 125–135), Tipps und Tricks (S 141–144). In: Steffens J, Echtle D, Kalem T (Hrsg) Endourologie. Steinkopff Verlag, Darmstadt
9. Ghai B, Dureja GP, Arvind P (2003) Massive intraabdominal extravasation of fluid: a life threatening complication following percutaneous nephrolithotomy. Int Urol Nephrol 35(3):315–318
10. Gremmo E, Ballanger P, Dore B, Aubert J (1999) Hemorrhagic complications during percutaneous nephrolithotomy. Retrospective studies of 772 cases. Prog Urol 9(3):460–463
11. Guenther RW (2002) Kommentar zu: Pseudoaneurysma eines Nierenarterienastes nach perkutaner Nephrolitholapaxie. In: Steffens J, Langen PH (Hrsg) Komplikationen in der Urologie. Steinkopff Verlag, Darmstadt, S 42
12. Huffman JL (1998) Ureteroscopy, Charr 93, Sect XIII: Endourology and Laparoscopy. In: Walsh PC, Retik AB, Vaughan ED, Wein AJ (eds) Campell's Urology, vol 3, 7th edn. WB Saunders, Philadelphia London Toronto Montreal Sydney Tokyo, pp 2755–2785
13. Kalem T, Echtle D (2003) Retrograde Ureteropyelographie (S 57–59), Harnleiterschienung (S 59–62), Ureterorenoskopie (S 62–68), Lithotripsie (S 68–72), Ureterotomie (S 72–78). In: Steffens J, Echtle D, Kalem T (Hrsg) Endourologie. Steinkopff Verlag, Darmstadt
14. Kessaris DN, Bellman GC, Pardalidis NP, Smith AG (1995) Management of hemorrhage after percutaneous renal surgery. J Urol 153(3 Pt 1):604–608
15. Knopf HJ, Graff HJ, Schulze H (2003) Perioperative antibiotic prophylaxis in ureteroscopic stone removal. Eur Urol 44(1):115–118
16. Lallas CD, Delvecchio FC, Evans BR, Silverstein AD, Preminger GM, Auge BK (2004) Management of nephropleural fistula after supracostal percutaneous nephrolithotomy. Urology 64(2):241–245
17. Lask D, Abarbanel J, Luttwak Z, Manes A, Mukamel E (1995) Changing trends in the menagement of iatrogenic ureteral injuries. J Urol 154:1693–1695
18. Lewis S, Patel U (2004) Major complications after percutaneous nephrostomy-lessons from a department audit. Clin Radiol 59(2):171–179
19. Maier U (2002) Autotransplantation der Niere bei Harnleiternekrose nach Ureteroskopie. In: Steffens J, Langen PH (Hrsg) Komplikationen in der Urologie. Steinkopff Verlag, Darmstadt, S 108–110
20. Matouschek E (1984) New technologies in imaging systems and flexible ureterorenoscopy (pp 384–394), Ureterorenoscopy (pp 395–399), Transurethral endoscopic ureterstone surgery (pp 401–412), Blind treatment of ureteric lesions (pp 413–430). In: Matouschek E (ed) Endourology, 3rd Congress ISUE, Karlsruhe 1984. BuA-Verlag Werner Steinbrück, Baden-Baden
21. Matouschek E (1987) Die transurethrale Ureterorenoskopie, Kap 16. In: Matouschek E (Hrsg) Urologisch-endoskopische Operationen. Schattauer, Stuttgart New York, S 169–196
22. Matouschek E (1987) Perkutane Nierenoperationen, Kap 17. In: Matouschek E (Hrsg) Urologisch-endoskopische Operationen. Schattauer, Stuttgart New York, S 197–231
23. Parsons JK, Jarrett TW, Lancini V, Kavoussi LR (2002) Infundibular stenosis after percutaneous nephrolithotomy. J Urol 167(1):35–38
24. Pope J, Koch MO (1996) Ureteral replacement with reconfigured colon substitute. J Urol 155:1693–1695
25. Preston JM (2000) Iatrogenic ureteric injury: common medicolegal pitfalls. BJU international 86:313–317

26. Radecka E, Magnusson A (2004) Complications associated with percutaneous nephrostomies. A retrospective study. Acta Radiol 45(2):184–188
27. Reuter HJ (1987) Transurethrale Ureterorenoskopie (TUS), Spezielle Methoden, Steine der oberen Harnwege. In: Reuter (Hrsg) Atlas der urologischen Endoskopie. Thieme, Stuttgart New York, S 250–277
28. Schuster TG, Hollenbeck BK, Faerber GJ, Wolf JS (2001) Complications of ureteroscopy: Analysis of predictive factors. J Urol 166:538–540
29. Sosa RE (1997) Ureteropyeloscopy, Charr 1-8, Sect I. In: Sosa RE, Albala DM, Jenkins AD, Perlmutter AP (eds) Textbook of endourology. Section I. WB Saunders, Philadelphia London Toronto Montreal Sydney Tokyo, pp 3–89
30. Sosa RE (1997) Percutaneous nephrotomy, Charr 9–17, Sect II. In: Sosa RE, Albala DM, Jenkins AD, Perlmutter AP (eds) Textbook of endourology. WB Saunders, Philadelphia London Toronto Montreal Sydney Tokyo, pp 93–212
31. Treiber U, Hartung R (2002) Pseudoaneurysma eines Nierenarterienastes nach perkutaner Nephrolitholapaxie. In: Steffens J, Langen PH (Hrsg) Komplikationen in der Urologie. Steinkopff Verlag, Darmstadt, S 39–41
32. Ubrig B, Waldner M, Roth S (2002) Langstreckige Ureterstriktur nach perkutaner Nephrolitholapaxie – Rekonstruktion mit rekonfiguriertem Kolonsegment. In: Steffens J, Langen PH (Hrsg) Komplikationen in der Urologie. Steinkopff Verlag, Darmstadt, S 84–87

Arteriovenöse Fistel nach perkutaner Litholapaxie

M. Remzi und G. Heinz-Peer

Einleitung

Obwohl bereits 1941 ein Nierenstein über eine Nephrostomie entfernt wurde [7], berichteten zuerst Fernstrom und Johansson 1976 [2] über eine perkutane Nephrolitholapaxie (PNL) zur Steinentfernung aus der Niere. Seit diesem Zeitpunkt hat die PNL sukzessive die offene Steinoperation verdrängt, so dass offene Steinextraktionen in den Industrieländern eine Rarität geworden sind.

Marberger berichtete, dass nach Überwinden der Lernkurve die Rate schwerer Komplikationen in Abhängigkeit der Komplexität des Steins bei der PNL bis zu 18% beträgt [5]. Blutungen tragen hier zum Hauptteil der Komplikationen bei. Sekundäre Blutungen von arteriovenösen Fisteln (AV-Fisteln) oder Pseudoaneurysmen, die eine akute Embolisation erfordern, treten in 0,8% der Fälle auf [4]. Signifikante AV-Fisteln als Spätkomplikationen nach perkutaner Nephrostomie wurden bisher kaum berichtet [3, 6].

Nichtsdestotrotz hat die PNL die offene Operation bei komplexen Steinen ersetzt.

Kasuistik

Im Jahre 1997 stellte sich der damals 61-jährige Patient wegen Flankenschmerzen links vor. Zu diesem Zeitpunkt waren bei dem Patienten nur ein latenter Diabetes mellitus II (Body Mass Index 26,8 kg/m^2) und eine unbehandelte Hyperurikämie von 8,4 mg/dl bekannt. Grund der Flankenschmerzen war ein 10 cm im Durchmesser, nicht Schatten gebender, alle Kelche ausfüllender Ausgussstein links (Abb. 1). Eine Harnkultur blieb steril. Als Therapie wurde eine PNL am 17. 10. 1997 durchgeführt. Die Punktion des Nierenhohlraumsystems erwies sich als schwierig (Abb. 2 und 3). Es gelang jedoch nicht, über diesen Arbeitskanal den Stein zu zertrümmern. Daher wurde eine erneute Punktion durchgeführt, der Stein letztendlich angebohrt und zertrümmert. Es konnte aufgrund der großen Steinmasse keine Steinfreiheit erzielt werden. Erschwerend kam hinzu, dass es zu einem Extravasat und einer Blutung kam. Die Blutung konnte konservativ beherrscht werden. Eine definitive Steinfreiheit konnte nicht erzielt werden. Die Steinanalyse ergab Harnsäure 100%. Am 29. 10. erhielt der Patient eine innere Harnleiterschiene und die Restkonkremente wurden medikamentös aufgelöst. Bis auf eine Hyperurikämie konnten andere Ursachen ausgeschlossen werden. Es erfolgte eine Metaphylaxe durch Alkalisierung des Harns mittels Uralyt U (Harn-pH 6,2–6,7) und einer ausreichenden Flüssigkeitszufuhr (2–3 l).

Im Dezember 1997 wurden 2 erfolgreiche extrakorporale Stosswellenlithotripsien (ESWL) bei Harnsäurekelchsteinen beidseits durchgeführt.

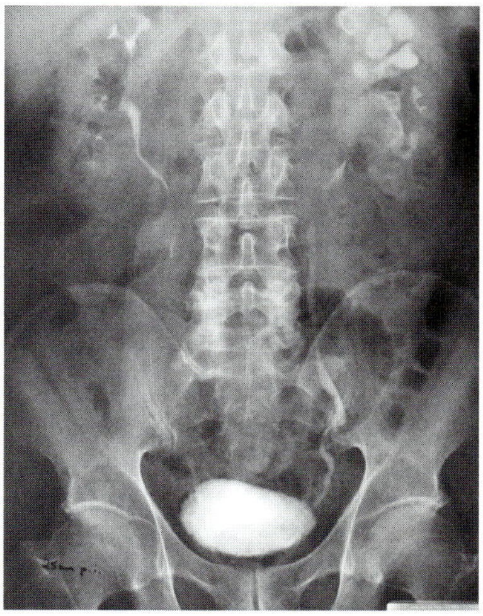

Abb. 1. September 1997: Intravenöses Pyelogramm (25-min-Bild). Es zeigt den alle Kelche ausfüllenden Ausgussstein der linken Niere.

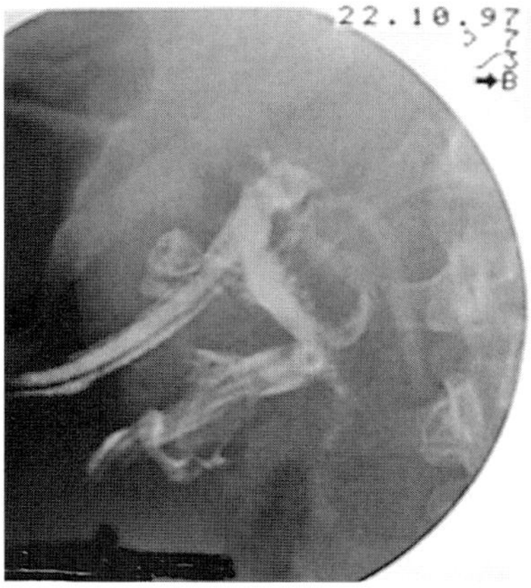

Abb. 2. Oktober 1997: Intraoperatives Bild. Es waren 2 Punktionen (untere und mittlere Kelchgruppe links) notwendig, um einen adäquaten Zugang zum Stein zu bekommen. Das Nierenbecken stellt sich aufgrund der Größe des Steins (∅ 10 cm) kaum dar.

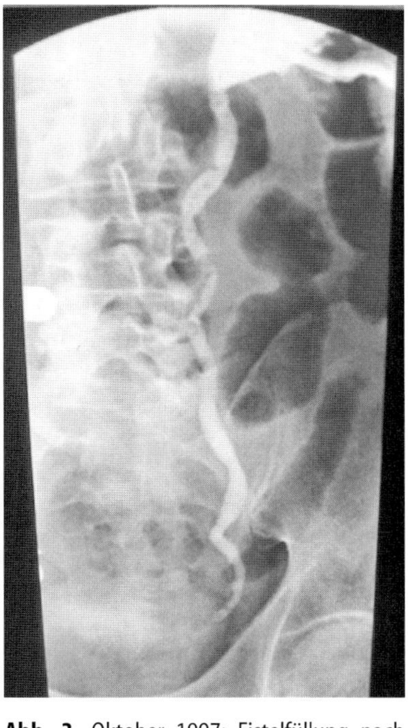

Abb. 3. Oktober 1997: Fistelfüllung nach PNL links. Immense Steinmasse im Harnleiter, die eine konsekutive Schienung notwendig machte.

Im Februar 1999 wurde der Patient erneut wegen Flankenschmerzen links und Fieber bis zu 40 °C (CRP 18 mg/dl, Leukozyten 16 300, Kreatinin 1,72 mg/dl, Harnsäure 6,1 mg/dl, Leukozyturie) vorstellig. Die Sonografie ergab eine Stauung II° der linken Niere. Therapeutisch wurde eine perkutane Nephrostomie gesetzt und eine Kontrastmittelaussparung von 1,5 cm

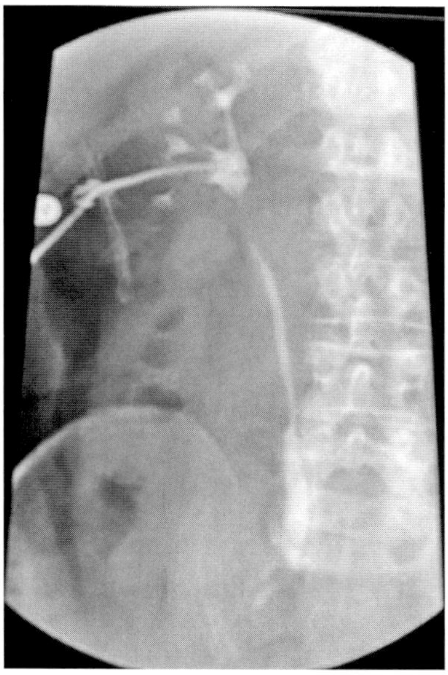

Abb. 4. 2000: Zugang der PNL rechts, welche ebenfalls zu einer AV-Fistel führte, die 7 Tage nach Entlassung zu einer signifikanten Blutung führte. Therapeutisch wurde eine komplikationslose Embolisation rechts durchgeführt.

Durchmesser im Infundibulum konnte nachgewiesen werden. Der Stein wurde mittels PNL nach Sanierung des Infektes entfernt. Die Operation verlief komplikationslos. Die Therapie der Kelchsteine rechts erfolgte im April 1999 mittels ESWL suffizient.

Im Mai 2000 wurde wegen eines 1,3 cm großen, nicht Schatten gebenden Kelchausgussstein (Harnsäure 100%) in der unteren Kelchgruppe rechts eine komplikationslose PNL durchgeführt (Abb. 4). 7 Tage nach Entlassung kam es zu einer Makrohämaturie mit Blasentamponade. Die Sonografie zeigte Koagel und ein dilatiertes Nierenhohlraumsystem rechts. Es wurde eine Angiografie bei Verdacht auf AV-Fistel rechts durchgeführt. Die Embolisation der rechten untere Segmentarterie mittels 3 Mikrocoils führten zu einem Sistieren der Blutung.

Im August 2000 wurden zwei 7 mm große Kelchsteine im oberen und mittleren Kelch links mittels ESWL erfolgreich therapiert. Der Kreatininwert betrug 1,15 mg/dl.

Im Februar 2001 hatte der Patient eine periphere Pulmonalembolie, die eine 6-wöchige Antikoagulation notwendig machte. Die Genese der Pulmonalembolie blieb offen.

Im März 2002 erfolgte nach akutem Harnverhalt von 600 ml eine transurethrale Elektroresektion der Prostata bei infravesikaler Obstruktion Schäfer IV.

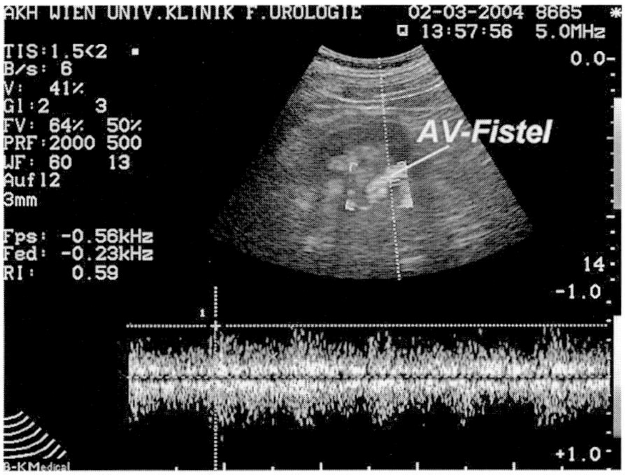

Abb. 5. März 2004: Der Doppler-Ultraschall verdeutlicht das große Shuntvolumen der AV-Fistel.

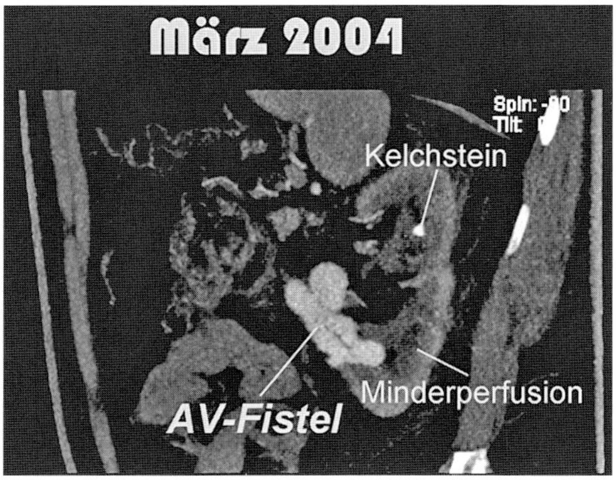

Abb. 6. März 2004: KM-CT-Rekonstruktion, die auch eine Minderperfusion des Nierenparenchyms des unteren Pols darstellt.

Im Januar 2004 kam der Patient zu einer Routineuntersuchung in unsere Steinambulanz. Der Patient war beschwerdefrei. Eine Leer-Computertomografie (CT) vom September des vorangegangenen Jahres beschrieb bis auf eine Verschmälerung des Parenchyms links keine Auffälligkeiten. Die Metaphylaxe war insofern schlecht eingestellt, als der Patient zwar wusste dass eine Alkalisierung des Harns möglich ist, ihm aber die außerordentliche Bedeutung der Metaphylaxe nicht klar war und somit nur halbherzig durchgeführt wurde. In der Nephrosonografie stellte sich der Verdacht auf 2 Kelchsteine links. Zusätzlich fiel hier ein Gefäßkonvolut im Bereich des unteren Pols der linken Nieren auf. Eine Doppler-Sonografie der linken Niere zeigte eine arteriovenöse Fistel mit einem hohen Shuntvolumen (Abb. 5). Ein Leer- und Kontrast-

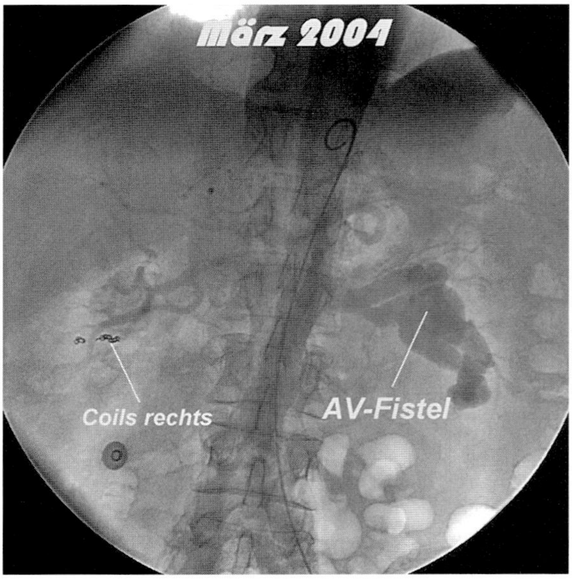

Abb. 7. März 2004: Angiografie links mit Darstellung der voluminösen AV-Fistel links mit gleichzeitiger Darstellung der Coils von der Embolisation 2000 rechts.

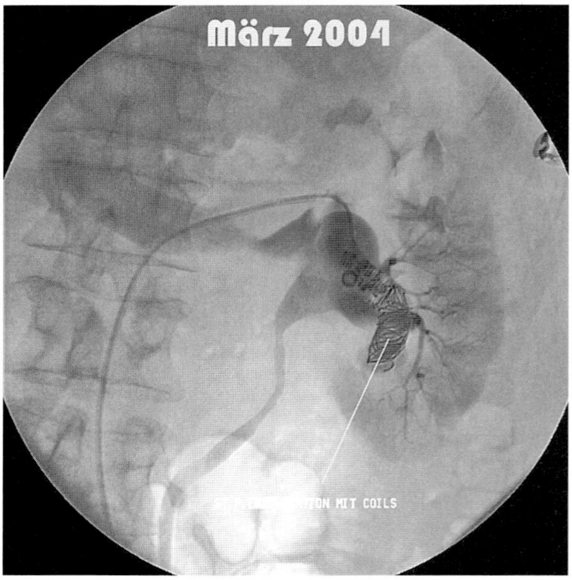

Abb. 8. März 2004: Angiografie nach Embolisation der AV-Fistel. Man erkennt, wie viele Coils zum Verschluss der AV-Fistel notwendig waren, bei gleichzeitigem Erhalt der Nierenperfusion auch im unteren Pol.

mittel-Spiral-CT bestätigte den Verdacht auf eine AV-Fistel und die Kelchsteine (Abb. 6). Im Rahmen der weiteren Abklärung zeigte sich in der Echokardiografie eine konzentrische Herzhypertrophie. Im Karotisduplex zeigten sich keine hämodynamisch wirksamen Stenosen. Die

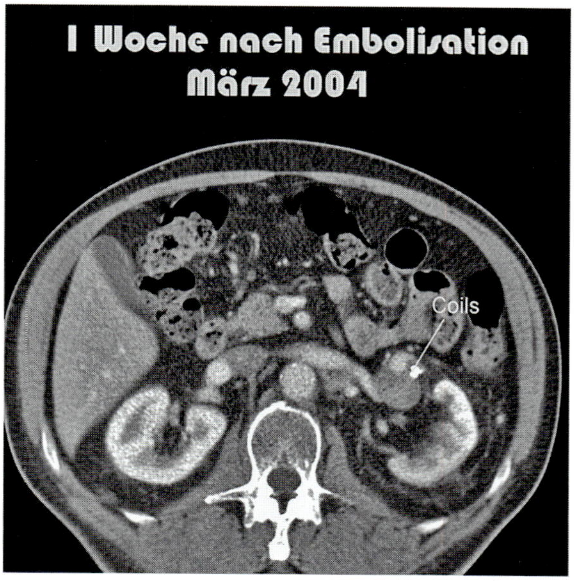

Abb. 9. März 2004: Kontroll-KM-CT, 1 Woche nach Embolisation. Coils in situ, Niere gut perfundiert als Dokumentation der erfolgreichen Embolisation.

Angiografie bewies eine sehr große AV-Fistel (Abb. 7) mit hohen Shuntvolumen und es wurde eine erfolgreiche selektive Embolisation mit 9 Mikrocoils durchgeführt (Abb. 8 und 9).

Die Alkalisierung des Harns war suffizient und der Harn-pH betrug ab Anfang März immer 6,2–6,4. Die Therapie der Hyperurikämie erfolgte mit Allopurinol 300 mg.

Problemanalyse

Die direkte Verbindung zwischen einer Arterie und der Begleitvene (AV-Fistel) ist meist die Folge einer perforierenden Verletzung und kann zu Zirkulationsstörungen im peripheren Gefäßabschnitt und infolge des Kurzschlusses zu schweren Herzveränderungen führen.

Blutungen nach PNL sind schwere Komplikationen und kommen in bis zu 1% der Fälle vor. Kessaris et al. berichteten von 17/2200 (0,8%) signifikanten Blutungen mit anschließender Embolisation nach PNL in einem Zeitraum zwischen 1983 und 1992 [4]. In der Angiografie konnten als Ursache 7 AV-Fisteln, 4 Pseudoaneurysmen, 2 Fisteln und Pseudoaneurysmen, sowie 2 lazerierte Gefäße identifiziert werden. Risikofaktoren für die Entstehung von signifikanten Blutungen konnten nicht evaluiert werden. Spätblutungen von AV-Fisteln wurden von Patterson in 0,6% nach PNL berichtet [3, 6]. Marberger bezeichnete dies als schwerwiegendste Komplikation nach PNL [5]. Bei dem hier berichteten Fall kam es zu einer signifikanten Blutung, 13 Wochen nach perkutaner Nephrostomie, die mittels Angiografie und Embolisation beherrscht werden konnte.

Es kam bei dem Patienten zu einem Entstehen von AV-Fisteln auf beiden Seiten, wobei die AV-Fistel auf der rechten Seite „klassisch" [4] mit einer postoperativen Blutung innerhalb von 10 Tagen einherging, während die AV-Fistel links subjektiv ohne Symptome blieb und klinisch nur durch die shuntbedingte Rechtsherzbelastung auffiel.

Entscheidend für das Verständnis der Blutungskomplikationen ist das genaue Verständnis der renalen vaskulären Versorgung [8]. Von den 5 Segmentarterien laufen 4 transvers über die Vorderfläche des Nierenbeckens, während nur eine im dorsalen Bereich verläuft. Eine posterolaterale Punktion minimiert das Risiko einer Arterienverletzung. Bei der Punktion des Nierenhohlraumsystems im Rahmen der ersten PNL musste bei dem Patienten ein Kompromiss aus streng posterolateralen infrakostalen Zugang und Möglichkeit der Punktion des Nierenhohlraumsystems gefunden werden, da der Stein das Nierenhohlraumsystem komplett ausgekleidet hatte (s. Abb. 1). Dieses erhöhte aufgrund der anatomischen Gefäßversorgung das Risiko einer Blutung drastisch. Die Entstehung von AV-Fisteln korreliert direkt mit dem Trauma und eine Vermeidung lässt sich durch eine präzise Punktion, atraumatische Aufdehnung und vorsichtige Manipulation am Besten vermeiden [5].

Ein weiterer Risikofaktor für das Entstehen einer AV-Fistel ist die Arteriosklerose, da die Fähigkeit der verletzten Gefäße zum Verschluss, durch Verlust von Muskulatur und elastischen Fasern, verringert ist [4].

Retrospektive Analysen der vorhandenen Bilder haben ergeben, dass die AV-Fistel bereits 2000 hätte nachgewiesen werden können, während sonografische Kontrollen immer als unauffällig beschrieben wurden, da die AV-Fistel noch sehr klein war und bei einer Kontrollsonografie der Niere außerhalb des routinemäßig geschallten Bereichs der Niere lag (Abb. 10 und 11). Ob eine Behandlung der AV-Fistel schon früher den schleichenden Kreatininanstiegs in den Bereich der kompensierten Niereninsuffizienz verhindert hätte, bleibt unklar, da bei dem Patienten gleichzeitig eine diabetische Nephropathie be-

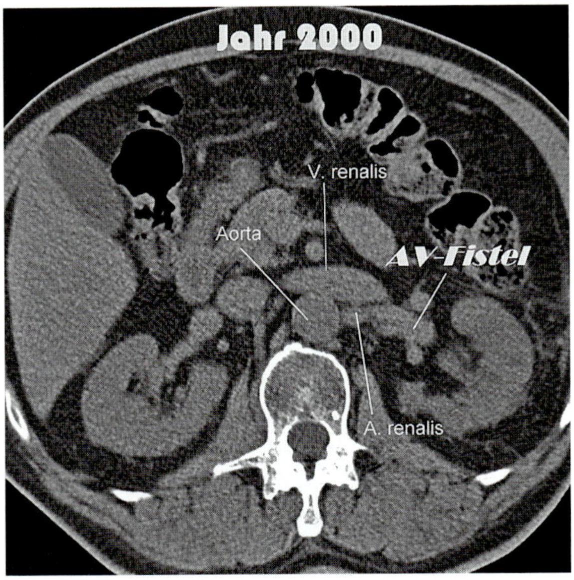

Abb. 10. 2000: Die retrospektive Analyse ergab, dass die AV-Fistel links schon im Jahr 2000 sichtbar war. Das Volumen der AV-Fistel ist deutlich geringer als im September 2003 und im März 2004 (s. Abb. 5 und 6).

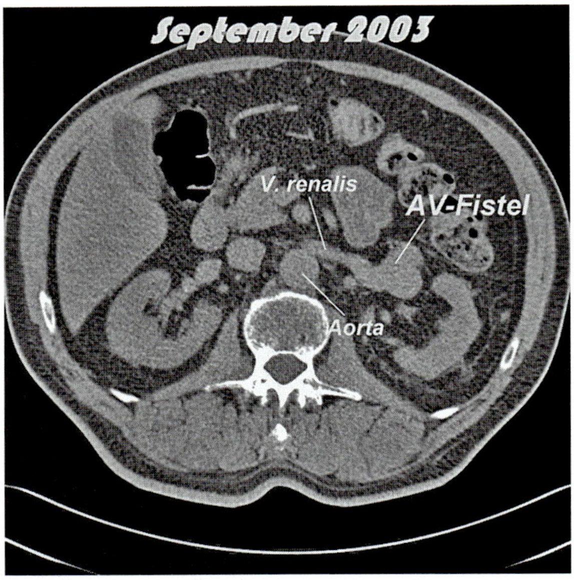

Abb. 11. September 2003: Deutliche Volumenzunahme der AV-Fistel links. Radiologisch erst retrospektiv beschrieben.

steht. Bei weiterer Beobachtung wird sich zeigen, inwiefern die AV-Fistel zur Entwicklung der arteriellen Hypertonie beigetragen hat.

Ein weiterer Eckpfeiler in der Behandlung von Harnsäuresteinen ist die Metaphylaxe und hier vor allem die Alkalisierung des Harns (pH 6,2–6,8), eine ausreichende Flüssigkeitszufuhr (2 l Harn), diätetische Reduktion von tierischem Eiweiß, und die medikamentöse Behandlung der Hyperurikämie (Allopurinol 300 mg/d) [9]. Chemolyse-Erfolgsraten von bis zu 80% wurden bei Steinen <1 cm beschrieben, allerdings ist die perkutane und/oder retrograde Chemolyse bei größerer Steinmasse nicht kosteneffektiv [1] und der PNL unterlegen. Daher war die Indikation der 2. PNL im Jahre 1997 gegeben.

Retrospektiv zeigte sich auch, dass die dem Patienten immer wieder nahegelegte Metaphylaxe von ihm nicht vollständig verstanden wurde. Obwohl es keine exakten Richtlinien zur Dauer der Metaphylaxe gibt, wird eine Weiterführung der Metaphylaxe nach Auflösen des letzten Steins für mindestens 3 Monate empfohlen [10]. Der Patient setzte die Alkalisierung meist nach Auflösen des letzten Steins ab und achtete auch nicht mehr auf eine ausreichende Trinkmenge. Von ärztlicher Seite wurde bei den Kontrollen (obwohl hier der Harn-pH immer im therapeutischen Bereich lag) verabsäumt, auf die Wichtigkeit der Metaphylaxe hinzuweisen und den Patienten die Wichtigkeit immer wieder klar zu machen. Letztendlich bleibt es unklar, ob diese striktere Einhaltung der Metaphylaxe erneute invasive Steintherapien hätte verhindern können. In diesem Zusammenhang ist auch relevant, ob die Kontrollintervalle (alle 6 Monate) v.a. zu Beginn (Jahr 1997–2000) richtig gewählt wurden. Immerhin hatte sich in diesem Zeitraum immer so viel Steinmasse gebildet, dass eine PNL notwendig war (>2 cm). Die Kombination aus suffizienter Metaphylaxe und kurzfristigeren Kontrollen hätte möglicherweise eine erneute PNL verhindern können.

Schlussfolgerung

Anhand dieses komplexen Falles konnte gezeigt werden, dass die konservative Therapie (Lysetherapie) und die Metaphylaxe oft einen zu geringen Stellenwert haben. Zusätzlich ist dieser Fall auch ein sehr gutes Beispiel dafür, dass in der täglicher Routine oft der Weitblick fehlt. Sowohl von radiologischer, internistischer (Behandlung des DM II) als auch urologischer Seite wurde der stetige Kreatininanstieg sowie die entstandene arterielle Hypertonie hingenommen und medikamentös behandelt, ohne diese weiter abzuklären. Retrospektiv hätte man die AV-Fistel schon im Jahre 2000 erkennen können. Bei gleichzeitig bestehendem Diabetes mellitus II bleibt unklar, ob eine Vermeidung der Spätkomplikationen (arterielle Hypertonie, Kreatininanstieg, Rechtsherzbelastung) hätte verhindert werden können. In solchen Fällen sollte an eine mögliche AV-Fistel gedacht werden, und eine weitere Abklärung in diese Richtung erfolgen.

Literatur

1. Bernardo NO, Smith AD (2000) Chemolysis of urinary calculi. Urol Clin North Am 27:355
2. Fernstrom I, Johansson B (1976) Percutaneous pyelolithotomy: a new extraction technique. Scand J Urol Nephrol 10:257–259
3. Gavant ML, Gold RE, Church JC (1982) Delayed rupture of renal pseudoaneurysm: a complication of percutaneous nephrostomy. AJR 138:948
4. Kessaris DN, Bellman GC, Pardalidis NP, Smith AG (1995) Management of hemorrhage after percutaneous renal surgery. J Urol 153(3):604–608
5. Marberger M (1991) Percutaneous stone manipulation. In: Marberger M, Fitzpatrick JM, Jenkins AD, Pak CYC (eds) Stone Surgery. Churchill Livingstone, pp 107–110
6. Patterson DE, Segura JW, Leroy AJ, Benson RC Jr, May G (1985) The etiology and treatment of delayed bleeding following percutaneous lithotripsy. J Urol 138:447
7. Rupel E, Brown R (1941) Nephroscopy with removal of stone following nephrostomy for obstructive calculous anuria. J Urol 46:177–182
8. Sampaio FJB (1992) Review: Anatomic background for intrarenal endourologic surgery. J Endourol 6:301
9. Shekarriz B, Stoller ML (2002) Uric acid nephrolithiasis: current concepts and controversies. J Urol 168:1307–1314
10. Sökeland J, Schulze H, Rübben H (2002) Metaphylaxe von Harnsäure Steinen. In: Urologie – Verstehen – Lernen – Anwenden. Georg Thieme Verlag, Stuttgart, S 352–354

KOMMENTAR R. W. Günther

Die Entwicklung einer arteriovenösen Fistel nach perkutaner Litholapaxie ist selten, jedoch aufgrund der beschriebenen Vorgeschichte mit mehrmaligen perkutanen Eingriffen nicht verwunderlich. Dass die AV-Fistel auf beiden Seiten auftrat und linksseitig verzögert diagnostiziert wurde, macht die Besonderheit dieses Falles aus.

Eine rechtsseitige, im Rahmen einer Nephrolitholapaxie aufgetretene, Blutung im Mai 2000 wurde unter der Annahme einer rechtsseitigen AV-Fistel durch Embolisation der rechten unteren Segmentarterie mit Minispiralen erfolgreich behandelt.

Linksseitig kam es im Rahmen einer perkutanen Nephrolitholapaxie im Oktober 1997 zu einer konservativ beherrschbaren Blutung. Im Februar 1999 erfolgte links erneut eine perkutane Litholapaxie, diesmal ohne Komplikationen.

Im Januar 2004 entdeckte man bei einer Routineuntersuchung im unteren Pol der linken Niere dopplersonografisch eine arteriovenöse Fistel mit hohem Shuntvolumen. Aufgrund der Vorgeschichte ist diese AV-Fistel vermutlich auf den im Jahr 1997 durchgeführten perkutanen Eingriff zurückzuführen, nicht wahrscheinlich ist ein Zusammenhang mit den zwischenzeitlich durchgeführten ESWL-Therapien. Bemerkenswert ist, dass diese AV-Fistel klinisch nur durch eine shuntbedingte Rechtsherzbelastung auffiel und retrospektiv bereits im Jahr 2000 hätte nachgewiesen werden können.

Die daraufhin eingeleitete perkutane Behandlung durch Embolisation mit Mikrospiralen ist das Verfahren der Wahl bei iatrogenen Blutungs- und anderweitigen vaskulären Komplikationen nach Niereneingriffen. In Form einer „Punktschweißung“ kann unter größtmöglicher Schonung des Nierenparenchyms eine nicht-invasive interventionelle Behandlung erfolgen.

Pleurafistel nach suprakostaler perkutaner Nephrostomie

H. Augustin

Einleitung

Die perkutane Nephrostomie (PCN) ist eine hervorragende Methode zur Harnableitung bei obstruktiver Pyelonephritis und Pyonephrose. Die PCN wird bevorzugt über den Kelchen der unteren Kelchgruppe angelegt [1]. Bei einem ursächlich zugrunde liegenden Steinleiden kann dieser Zugang nach Abheilung der akuten Entzündung auch zur etwaigen Steinsanierung genutzt werden. Allerdings kann sich bei Affektion des kranialen Anteils eines Doppelnierensystems die Anlage einer PCN schwierig gestalten. Unter diesen Voraussetzungen beschreibt der vorliegende Fall die Spätkomplikationen nach Anlage einer suprakostalen PCN und frustranen Steinextraktion.

Kasuistik

Eine Woche postpartal wurde eine 31-jährige Patientin mit bekannter Doppelniere aufgrund einer obstruktiven Pyelonephritis und Urosepsis vorstellig. Sonografisch fand sich eine Ektasie der kranialen Kelchgruppen. Unter Antibiose wurde umgehend die Entlastung durch eine subkostal geführte PCN durchgeführt. Hierbei fand sich nach Kontrastmittelapplikation ein Kontrastmittelstopp im kleinen Becken. Ca. eine Woche später wurde durch den behandelnden Radiologen die subkostale PCN entfernt und durch eine PCN über einen suprakostalen Zugang ersetzt. Anschließend wurde mit Hilfe eines Dormiakörbchens frustran versucht, das Konkrement antegrad zu entfernen. Schlussendlich wurde der Eingriff mit einer externen und internen Drainage beendet. Eine Woche nach dieser Intervention erfolgte die Abflussprüfung, hierbei fanden sich unbehinderte Abflussverhältnisse, ein Konkrement konnte nicht dargestellt werden, worauf der Harnleiterstent und die PCN entfernt wurden. Zwei Wochen später wurde die Patientin abermals mit Fieber und einer neuerlichen Ektasie der oberen Kelchgruppen vorstellig. Im Ausscheidungsurogramm zeigte sich am Konfluens ein 2 cm großes, schwach Schatten gebendes Harnleiterkonkrement mit konsekutiver Harnstauung des kranialen Anteiles der Doppelniere. Nunmehr wurde das Konkrement durch eine komplikationslose Ureterolithotomie entfernt. Die chemische Analyse ergab einen typischen Infektstein, bestehend aus Struvit. Ca. 3 ½ Jahre später trat eine schmerzhafte Schwellung im Bereich der suprakostalen Punktionsstelle auf. An einer chirurgischen Abteilung erfolgte die Exzision des Tumors. Postoperativ kam es zum Auftreten einer Wundheilungsstörung, und die Patientin wurde 2 Monate nach dem Ersteingriff einer Wundrevision unterzogen. Aufgrund der weiter bestehenden Wundheilungsstörung wurde eine Magnetresonanztomografie (MRT) veranlasst, welche auf eine renokutane transpleurale Fistel hinwies (Abb. 1). In Zusammenarbeit mit den Thoraxchirurgen wurde die Niere über einen Flankenschnitt freigelegt. Das Fistelgewebe zeigte angrenzend an den oberen Nierenpol ausgeprägte Verwachsungen mit der Pleura parietalis. Nach einer partiellen Pleuraexzision, welche die Anlage einer Thoraxsaugdrainage erforderlich machte, konnte das Fistelgewebe in toto entfernt werden (Abb. 2). Bei der histopathologischen Aufarbeitung des Exzitates fanden sich im Fistelgang mehrere stecknadelkopfgroße Konkremente.

Problemanalyse

Der suprakostale Weg ist im Vergleich zum subkostalen mit einer erhöhten Komplikationsrate behaftet, er kann aber für einige endourologische Manöver einen günstigeren Zugang bieten [1, 2]. In dieser Absicht wurde, um einen güns-

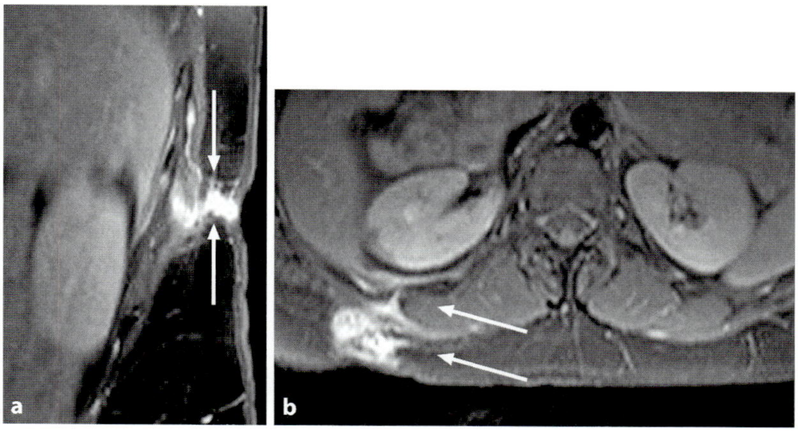

Abb. 1 a, b. MRT-Abdomen: renokutane transpleurale Fistel rechts mit gesteigerter KM-Aufnahme. **a** Koronare, T1-gewichtete TSE-Sequenz nach Kontrastmittel, **b** transversale, T1-gewichtete TSE-Sequenz nach Kontrastmittel. (Mit freundlicher Genehmigung vom Diagnostikum Graz Süd-West, Univ.-Doz. Dr. D. Szolar).

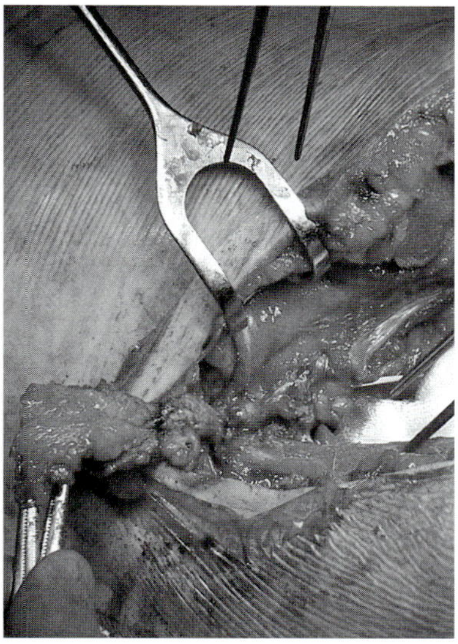

Abb. 2. OP-Situs: partiell eröffneter Fistelgang; der eröffnete Recessus pleurae ist unter dem Haken erkennbar.

tigeren Winkel für die antegrade Steinextraktion zu erlangen, die primär subkostal angelegte PCN offen gelassen und über einen suprakostalen Zugang neu angelegt. Anschließend wurde mit einer Dormiaschlinge versucht, ein dafür zu großes Konkrement zu extrahieren. Soweit es bei den narbigen Verwachsungen am OP-Situs erkennbar war, wurde der Recessus pleurae bei der PCN-Anlage durchstochen. In weiterer Folge dürften bei den frustranen Extraktionsversuchen mit dem Dormiakörbchen einzelne abgesplitterte Fragmente im Punktionskanal zurückgeblieben sein, welche eine chronische Entzündung unterhielten. Im Verlauf einiger Jahre führten sie zur Ausbildung eines entzündlichen Hautinfiltrates und nach dessen Exzision zur Fistelbildung.

Schlussfolgerung

Wegen der Gefahr einer möglichen Pleuraverletzung sollte die Indikation zur Anlage einer PCN über den suprakostalen Zugang, auch wenn es sich um die Drainage des kranialen Anteils eines Doppelnierensystems handelt, zurückhaltend gestellt werden. Kommt es bei diesen anatomischen Verhältnissen zum Vorliegen eines tiefsitzenden Harnleiterkonkrementes, sollte eine ureteroskopische Steinentfernung oder ggf. Ureterolithotomie bevorzugt werden.

Literatur

1. Lee WJ (1995) Nephrostomy drainage. In: Smith DA (ed) Controversies in endourology. Saunders, Philadelphia, pp 60–65
2. Munver R, Delvecchio FC, Newman GE, Preminger GM (2001) Critical analysis of supracostal access for percutaneous renal surgery. J Urol 166:1242–1246

KOMMENTAR H. Brandt

Transpleurale Punktionen bei suprakostaler Anlage einer perkutanen Nephrostomie (PCN) sind durch die anatomischen Gegebenheiten keine Seltenheit und gut dokumentiert [2, 3, 6]. Aus diesem Grunde sollte die Punktion der Niere – wie vom Autor beschrieben – möglichst über die untere Kelchgruppe zumindest aber immer subkostal erfolgen. Liegt jedoch eine Doppelanlage der Niere vor und ist die obere Anlage gestaut, so kann sich die Anlage einer PCN schwierig gestalten, da ggf. ein interkostaler und damit risikoerhöhter Zugang erforderlich ist [4, 7].

In diesem speziellen Fall wird nicht darüber berichtet, ob die Einlage einer DJ-Schiene in die obere Anlage versucht wurde, da dies die primäre und risikoärmste Intervention gewesen wäre, zumal nach Entlastung der oberen Anlage durch den DJ-Katheter bereits der Harnleiter optimal vorbereitet wäre für eine ureteroskopische Steinsanierung.

Leider ist es jedoch nicht in jedem Fall möglich, einen okkludierenden Harnleiterstein mit einem Ureterstent zu passieren, besonders da hier der Stein im Ureter-fissus-Bereich lag. In diesem Fall ist die PCN das Mittel der Wahl und es wurde eine Nierenfistelung vom subkostalen (risikoarmen) Zugangsweg angelegt. Warum diese Nierenfistelung gegen eine suprakostale ausgetauscht wurde, wird vom Autor ausführlich erklärt: es sollte eine antegrade Steinsanierung im kleinen Becken erfolgen, die jedoch letztendlich scheiterte und durch die Reaktion auf kleinste Konkrementreste im Punktionskanal nach Jahren zur Pleurafistel geführt hat.

In seiner Schlussfolgerung beschreibt der Autor zu Recht, dass eine ureteroskopische Steinsanierung nach Entlastung der oberen Doppelanlage das Mittel der Wahl gewesen wäre. Die Leitlinien der Deutschen Gesellschaft für Urologie zur Steintherapie [1] geben unter Punkt 6.2 bei distalen Harnleitersteinen für die Ureteroskopie eine Erfolgsrate von 94–98% an, gefolgt von der ESWL mit 80%, wobei hier in 18% Mehrfachbehandlungen beschrieben werden. Bei den heutigen modernen Ureteroskopen in Verbindung mit dem Einsatz von Lasern zur Steindesintegration (Holmiumlaser, Neodym: Yaglaser) ist gerade der distale Ureterstein die ideale und somit erste Indikation für diese Methode. Nur wenn Ureteroskopie und ESWL versagen (<2%), besteht noch die Indikation zur Ureterolithotomie. In unserem Krankengut wurde in den letzten drei Jahren bei rund 2000 Steinpatienten nur noch eine einzige offene Steinoperation an einem atypisch gelegenen, durch mehrere gynäkologische Voroperationen fixierten Ureter durchgeführt.

Es ist das Verdienst des Autors, auf die Komplikation der suprakostalen Punktion durch Pleuraverletzungen bei der Anlage eines Nierenfistelkatheters hinzuweisen. Eine Punktion oberhalb der 11. Rippe soll laut Wolf und Clayman [6] in jedem Fall vermieden werden, da ein signifikantes Risiko einer Lungenverletzung besteht. Selbst Punktionen oberhalb der 12. Rippe sind in 6–32% der Fälle mit Flüssigkeits- oder Luftansammlungen im Pleuraraum vergesellschaftet. Somit kann nicht nur die vom Autor beschriebene Spätkomplikation die Folge dieses risikoreichen Punktionsweges sein, sondern auch, wie wir es aus unserem eigenen Patientengut wissen, im schlimmsten Fall der akute Pneumothorax, der in 5% der Fälle auftritt und die notfallmäßige Einlage einer Thoraxdrainage erforderlich macht [6]. Die moderne urologische Steintherapie [5] kann diese risikoreichen Praktiken heutzutage erfolgreich vermeiden.

Literatur

1. Deutsche Gesellschaft für Urologie (1997) Leitlinien zur Diagnostik und Therapie urologischer Erkrankungen. Der Urologe A 36:578
2. Fuchs EF, Forsyth MJ (1990) Supracostal approach for percutaneous ultrasonic lithotripsy. Urol Clin North Am 17:99
3. Jocham D, Miller K (1994) Praxis der Urologie Bd I:556
4. Narasimham DL, Jacobsson B, Vijayin P et al (1991) Percutaneous nephrolithotomy through an intercostal approach. Acta Radiol 32:162
5. Tiselius HG, Ackermann D, Alken P, Buck C, Conort P, Galucci M (2001) Guidelines on Urolithiasis. Eur Urol 40:362
6. Wolf JS, Clayman RV (1997) Percutaneous Nephrolithotomy – What is its role in 1997? Urol Clin North Am 24:43
7. Young AT, Hunter DW, Castanada-Zuniga WR et al (1985) Percutaneous extraction of urinary calculi: Use of the intercostal approach. Radiology 154:633

„Bohrkopf auf Irrwegen" – eine seltene Komplikation der perkutanen Nephrolitholapaxie

J. BIRZELE, D. HAURI und H. JOHN

Einleitung

Die perkutane Nephrolitholapaxie (PNL) ist heute die sicherste und am wenigsten invasive Methode zur Behandlung einer Nephrolithiasis bei Konkrementen, die aufgrund ihrer Größe oder Lokalisation nicht mittels ESWL oder URS therapiert werden können. Insbesondere wird sie dann eingesetzt, wenn diese alternativen Methoden nicht zum Erfolg führen oder die Steinmasse zu groß ist. Wie bei jeder operativen Therapieform sind typische und allgemeine Komplikationen bekannt. Ein Abbrechen des Ultraschallbohrkopfes wurde bisher jedoch noch nicht beschrieben.

Kasuistik

Bei dem 33-jährigen Patienten wurde aufgrund eines symptomatischen Nierenbeckenausgusssteines der rechten Niere (Abb. 1) die Indikation zur PNL gestellt. Die Vorbereitungen (Urethrozystoskopie, retrograde Darstellung rechts, Einlage eines Ballonkatheters, um den Ureter zu blockieren, Auffüllen des rechten Hohlsystems mit Methylenblau) verliefen regelrecht, so dass der Patient in die Bauchlage umgelagert werden konnte. Ebenso gelang die sonografisch gesteuerte Punktion einer mittleren Kelchgruppe mit Einlage einer Nephrostomie in die obere Kelchgruppe. In der Folge wurde die untere Kelchgruppe punktiert, der Arbeitskanal entsprechend dilatiert und der Amplatz-Schaft korrekt eingebracht. Die nephroskopische Inspektion zeigte mehrere Konkremente, die mittels Lithotriptor und Fasszange entfernt werden konnten. Bei der Aufarbeitung des Hauptkonkrementes im Pyelon von der Peripherie her mit dem Ultraschalllithotriptor brach dieser völlig unerwartet und ohne forcierte Anwendung nach ca. 1/4 der Arbeit ab. Eine Bergung des abgebrochenen Bohrkopfes (4×7 mm) mittels Fasszange gelang nicht. Vielmehr kam es zu einer vermehrten Blutung, die die Sichtverhältnisse deutlich einschränkte. Eine ante- und retrograde Kontrastmitteldarstellung zeigte, dass der Bohrkopf das Hohlsystem verlassen hatte und nun medial des Hilus lokalisierbar war (Abb. 2). In dieser Situation entschied man sich zur Einlage eines Doppel-Pigtail-Katheters und zu einem offenen Zweiteingriff zur Bergung des Bohrkopfes und zur Entfernung des Steinmaterials.

Die offene Pyelolithotomie wurde 5 Tage später durchgeführt. Die Konkremente konnten bis auf winzigste Residuen entfernt werden. Der Bohrkopf fand sich jedoch nicht an der zuletzt bekannten Stelle. Die radiologische Ortung zeigte ihn in der linken Lunge (Abb. 3). Er musste also die rechte Nierenvene penetriert und über die Vena cava und die rechte Herzhälfte bis in eine Lungenarterie gespült worden sein.

Hiernach entwickelte der Patient noch beidseitige Lungenembolien, weswegen eine Voll-

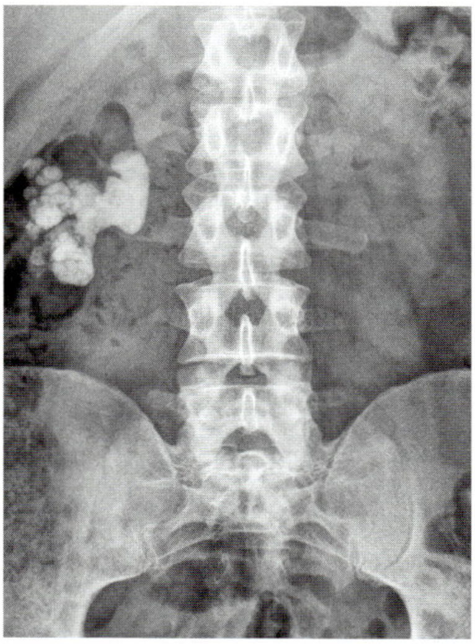

Abb. 1. Abdomen leer: Nierenbeckenausgussstein rechts präoperativ.

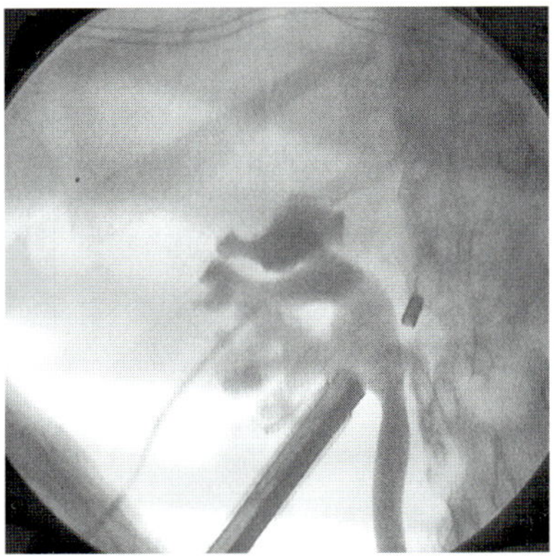

Abb. 2. Intraoperativ: abgebrochener Ultraschallbohrkopf außerhalb des Nierenbeckenhohlsystems.

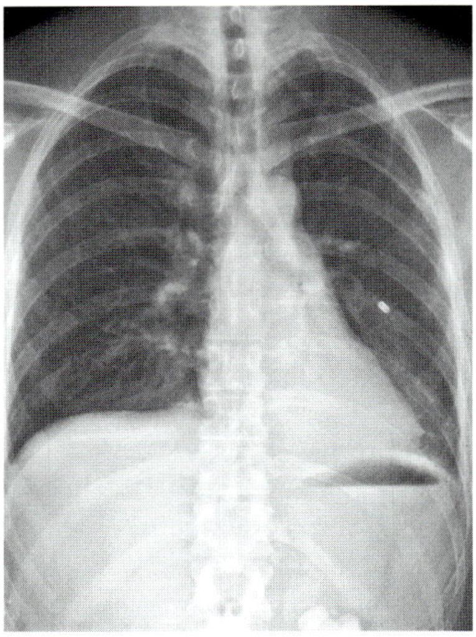

Abb. 3. Thorax p.a.: Ultraschallbohrkopf in der linken Lunge.

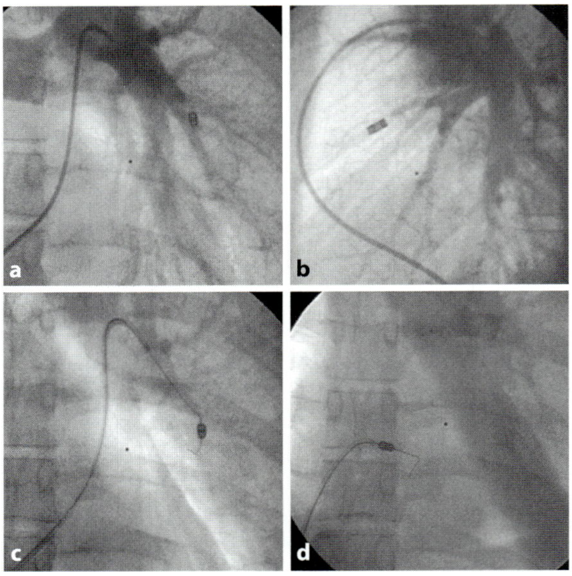

Abb. 4a–d. a Pulmonalisangiografie a.p., **b** Pulmonalisangiografie seitlich, **c** Auffädeln des Bohrkopfes mit einem Führungsdraht (Softdraht; 7F) und **d** Rückzug des Bohrkopfes mittels Ballonkatheter (3 mm Ballon; 12 atm).

liqueminisierung erfolgte, sowie einen Spannungspneumothorax rechts, worauf eine Thoraxdrainage eingelegt werden musste. Nach Rücksprache mit den Kollegen der interventionellen Kardiologie entschied man sich zum Versuch der kathetertechnischen Bergung des Bohrkopfes, da eine weitere Penetration und Verletzung von Gewebe aufgrund der scharfen Kanten angenommen werden musste.

Der Eingriff konnte dann 11 Tage nach dem Primäreingriff durchgeführt werden. Über eine Punktion der rechten Vena femoralis erfolgte primär eine Pulmonalisangiografie (Abb. 4a und b), bei der sich die den Bohrkopf enthaltende und zwischenzeitlich thrombotisch verschlossene Segmentarterie darstellen ließ. Es gelang, einen Softführungsdraht (7F) durch den Thrombus und das Lumen (~2,5 mm) des Bohrkopfes hindurch zu schieben (Abb. 4c) und folgend einen Ballonkatheter über den Draht einzuführen. Dieser wurde so platziert, dass der Bohrkopf mittig auf dem Ballon lokalisiert war. Nach Aufpumpen des Ballons (3,0 mm; 12 atm) konnte der Katheter mitsamt Bohrkopf zurückgezogen (Abb. 4d) und über eine Venotomie entfernt werden. Nach 17-tägiger Hospitalisation konnte der Patient in gutem Allgemeinzustand entlassen werden.

Die Restkonkremente konnten dann nach entsprechender Rehabilitation mittels ESWL gut und komplikationsfrei therapiert werden.

Problemanalyse

Ein Abbrechen des Bohrkopfes gehört nicht zu den üblichen Komplikationen der PNL und wurde bislang nicht beschrieben. Gelingt in einem solchen Fall die sofortige endoskopische Entfernung nicht, da das Bruchstück z.B. das Hohlsystem verlassen hat und oder persistieren noch größere Steinmassen, muss über alternative Methoden nachgedacht werden. Hierbei stehen eine erneute PNL oder, als nächst-invasiver Eingriff, eine offene Pyelolithotomie zur Diskussion.

In unserem Fall bot sich die offene Variante an, da sowohl das Bruchstück als auch die Restkonkremente zu entfernen waren. Gegen eine sofortige offene Operation stand zum Einen die fehlende Aufklärung des Patienten und damit dessen fehlendes Einverständnis sowie zum Anderen die aufgetretene starke Blutung, die vorgängig zum Stillstand gebracht werden musste, um nicht die Niere insgesamt zu gefährden.

Ob man aufgrund der Blutung direkt von einer Penetration des Bruchstückes in die Nierenvene hätte ausgehen müssen, bleibt fraglich. In diesem Fall hätte man eventuell frühzeitig ein endoluminales Vorgehen mit z.B. Einsetzen eines Kavaschirmes überlegen können. Ebenso zur Diskussion steht der Einsatz einer weiterführenden bildgebenden Diagnostik zur exakten, organbezogenen Lokalisation solcher Fragmente und damit zur Abschätzung von sich möglicherweise ergebenden Problemen. Wäre vor der offenen Operation bekannt gewesen, dass das Bruchstück nicht mehr in räumlicher Beziehung zur Niere stand, hätte man das interventionelle Vorgehen von kardiologischer Seite vorziehen und eine erneute PNL nach Abheilung anschließen können.

Die interdisziplinäre Diskussion komplexer Probleme und Situationen kann, wie in diesem Fall geschehen, Lösungsansätze aufzeigen, die mitunter nicht zu den konventionellen Therapieformen zählen.

Typische Komplikationen

Die üblichen Komplikationen der PNL lassen sich entsprechend des Vorgehens unterteilen in Komplikationen bei der Punktion, der Dilatation und der Steinentfernung.

Verletzungen benachbarter Organe wie Leber, Milz, Pleura oder Kolon während der Punktion treten selten auf. Entsprechend des Ausmaßes können sowohl ein konservatives wie auch ein operatives Vorgehen indiziert sein [3, 4, 7]. Die Punktion eines nicht optimalen Nierenkelches (Ziel ist ein Kelch der mittleren Kelchgruppe, bzw. bei einem Kelchstein der betroffene Kelch) sollte vor der Dilatation korrigiert werden. Durch die Punktion verursachte Blutungen treten gelegentlich auf und sind meistens venös und selten (~0,5%) arteriell [1, 6]. In der Regel werden sie durch die Dilatation zum Stillstand gebracht.

Bei einer mobilen Niere kann diese durch die Dilatation weggeschoben werden, ohne den Arbeitskanal zu weiten. Bei zu tiefer Intubation während der Dilatation kann das Hohlsystem zur Perforation gebracht werden. In dieser Situation kann ein Abbruch mit erneutem Versuch nach 48–72 Stunden Erfolg bringen.

Venöse Blutungen während der Lithotripsie können einen Abbruch der Operation erzwingen. Sie können jedoch auch durch Abklemmen der Nephrostomie und Gabe von Diuretika gelegentlich tamponiert werden, was ein Fortsetzen der Operation ermöglicht. Akute arterielle Blutungen kommen im Intervall bis zu 10 Tagen postoperativ in ca. 0,5–1% der Fälle vor. Im Kreislauf destabilisierenden Fall muss eine Angiografie mit Embolisationsmöglichkeit durchgeführt werden, da andernfalls eine Nierenteilresektion oder Nephrektomie die Folge wäre [6]. Eine solche Embolisation kann auch mehrfach nötig werden [8]. Bei Perforation des Hohlsystems und Extravasation der Spülflüssigkeit nach retroperitoneal (selten) oder intraabdominell (sehr selten) kann die Operation fortgesetzt und eine diuretische Therapie eingeleitet werden [2]. Sollte sich eine venöse Fistel gebildet haben, ist aufgrund der zunehmenden Einschwemmung die Operation abzubrechen.

Bei Restkonkrementen im Hohlsystem ist je nach Größe eine erneute PNL oder eine ESWL zu planen. Konkremente, die ins Parenchym oder nach extrarenal verlagert wurden, müssen nicht entfernt oder therapiert werden.

Als Spätkomplikation kann sich in ca. 2% der Fälle eine infundibuläre Stenose entwickeln [5]. Diese zeigt eine Korrelation zur Operationszeit und tritt in der Regel innerhalb des ersten postoperativen Jahres auf. Je nach Ausmaß besteht die Indikation zur endourologischen oder zur offenen Revision.

Schlussfolgerung

- Die PNL ist eine sichere und meistens wenig invasive Methode zur Therapie einer Nephrolithiasis mit großer Steinmasse.
- Auftretende Komplikationen können meistens konservativ beherrscht werden und zwingen nur selten zu einer offenen Revision.
- Trotz größter Sorgfalt können selten auch vitale Komplikationen auftreten.

■ Die interdisziplinäre Besprechung und Behandlung dient der Lösung komplexer Probleme.

Literatur

1. Atallah N, Slaba S, Karam R, Salem C, Merhej S (1999) Complications of percutaneous nephrostomy. Apropos of 481 procedures: the value of puncture of the median calices. J Med Liban 47(2): 92
2. Carson CC, Nesbitt JA (1985) Peritoneal extravasation during percutaneous lithotripsy. J Urol 134(4): 725
3. LeRoy AJ, Williams HJ Jr, Segura JW, Patterson DE, Benson RC (1985) Colon perforation following percutaneous nephrostomy and renal calculus removal. Radiology 155:83
4. Morse RM, Spirnak JP, Resnick MI (1988) Iatrogenic colon and rectal injuries associated with urological intervention: report of 14 patients. J Urol 140(1):101
5. Parsons JK, Jarrett TW, Lancini V, Kavoussi LR (2002) Infundibular stenosis after percutaneous nephrolithotomy. J Urol 167(1):35
6. Patterson DE, Segura JW, LeRoy AJ et al (1985) The etiology and treatment of delayed bleeding following percutaneous lithotripsy. J Urol 133:447
7. Vallancian G, Capdeville R, Veillon B, Charton M, Brisset JM (1985) Colonic perforation during percutaneous nephrolithotomy: case report. J Urol 134:1185
8. Wagner K, Suter S, Allgayer B, Schmucki O (2004) Hämodynamisch wirksame Blutung nach perkutaner Nephrolitholapaxie. Poster an der Jahrestagung der Schweizerischen Gesellschaft für Urologie

KOMMENTAR R. W. Günther

Es handelt sich um eine ungewöhnliche Komplikation einer Migration eines zur Nephrolithiasis verwendeten Schallkopfes in die linke Pulmonalarterie. Die Schwierigkeit der perkutanen Extraktion eines Fremdkörpers aus der Lungenarterie liegt im Aufsuchen des embolisierten Gefäßes. Die Vielzahl der vorhandenen Gefäße macht die Sondierung nicht einfach. Die Extraktion ist mit den gegenwärtigen Instrumenten – sei es mit einer Drahtschlinge oder einem Dormiakorb – in der Regel ohne größere Schwierigkeiten möglich. Die Autoren verwendeten eine sehr ausgefeilte Technik, schoben den Führungsdraht durch das Lumen des Bohrkopfes hindurch, darüber einen Ballonkatheter und konnten auf diese Weise den Bohrkopf aus der Lungenarterie extrahieren und bis in die Beckenvene herunterziehen. Noch eleganter wäre es allerdings gewesen, wenn dann der Bohrkopf auch perkutan hätte extrahiert werden können, was bei geeigneter Technik durchaus möglich gewesen wäre. Dies schmälert jedoch nicht den Erfolg der perkutanen Entfernung des Fremdkörpers aus der Lungenarterie.

Läsion der A. iliaca interna bei Endoureterotomie

C. Patsialas und D. Rohde

Einleitung

Die extrakorporale Stoßwellenlithotripsie (ESWL) und Endoskopie – Ureterorenoskopie (URS) und perkutane Nephrolitholapaxie (PNL) – sind die Methoden der Wahl zur operativen Behandlung der Urolithiasis. Die Komplikationsrate nach URS wird mit ca. 10% angegeben; hierzu gehören Harnwegsinfekte, Blutungen, Perforation, Harnleiterabriss und als Spätkomplikation die Striktur, wobei die mechanischen Komplikationen dominieren (77%). Eine offene operative Intervention ist nur selten nötig (1,4%).

Kasuistik

Ein 43-jähriger Patient wurde mit einem linksseitigen, mittleren Harnleiterstein (3×5 mm auf Höhe LWK II) aufgenommen. Anamnestisch bestand eine Steindiathese mit spontanem Steinabgang vor 6 Jahren. Sonografisch und röntgenologisch (Ausscheidungsurogramm) zeigte sich aktuell ein zweitgradig gestautes Nierenbeckenkelchsystem und ein dilatierter Harnleiter links bis zum Konkrement. Unauffällige kontralaterale Niere. Nach zweimaler frustraner ESWL in situ wurde die Indikation zur ureterorenoskopischen Steinbehandlung gestellt. Die Ureterorenoskopie erfolgte in Allgemeinnarkose.

Nach Vorlage eines Ureterkatheters (Charr 4), der sich problemlos in den Harnleiter einführen ließ, konnte das Ureterorenoskop (Charr 11,5) glatt in das linke Ostium eingeführt werden. Im pelvinen Harnleiter fand sich eine Enge, die mit dem Ureterorenoskop nicht überwindbar war. Die Striktur (1 cm lang, Gefäßkreuzung) wurde daraufhin mit einem elektrischen Häkchen inzidiert. Da das Ureterorenoskop das Segment immer noch nicht passieren konnte, wurde über das Ureterorenoskop unter Röntgenkontrolle ein Doppel-J-Katheter in den linken Harnleiter vorgeschoben. Der Harnleiterstein wurde dadurch ins Nierenbecken reponiert. Nach Entfernung des Ureterorenoskops kam es zu einer massiven Blutung, so dass ein Spülkatheter gelegt werden musste. Unter Spülung sistierte zwar die Hämaturie, jedoch wurde der Patient transfusionspflichtig.

Sonografisch fand sich konsekutiv linksseitig ein massives, extraperitoneal und paravesikal gelegenes Hämatom (5×7 cm). Es wurde eine Angiografie durchgeführt, die eine aktive Blutung im Versorgungsgebiet der linken A. iliaca interna diagnostizierte. Der Befund entsprach bildmorphologisch dem Aspekt eines Aneurysmas spurium (Abb. 1). Da die Gefäßläsion nicht in einem terminalen Ast lokalisiert war, konnte eine radiologisch-interventionelle Maßnahme (Embolisation) nicht erfolgen. Der Patient wurde daher unverzüglich nach Diagnosesicherung durch eine pararektale Laparatomie links exploriert. Das Hämatom wurde ausgeräumt und eine spritzende Blutung aus der A. iliaca interna

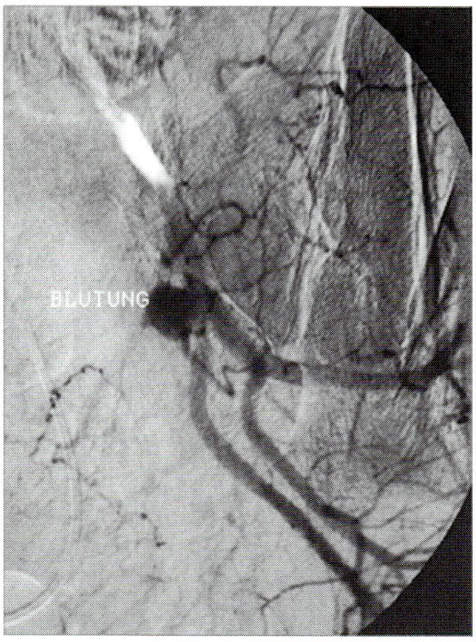

Abb. 1. Bildmorphologischer Aspekt eines postinterventionellen Aneurysma spurium.

(distal des Abgangs der A. glutealis superior) wurde versorgt.

Der postoperative Verlauf gestaltete sich komplikationslos. Sechs Wochen postoperativ konnte das in-situ befindliche Harnleiterkonkrement durch insgesamt zwei weitere ESWL-Behandlungen komplett desintegriert werden (Steinanalyse: 50% Kalziumoxalatmonohydrat und 50% Kalziumoxalatdihydrat). Nach der Entfernung des Doppel-J-Katheters und Durchführung eines abschließenden Ausscheidungsurogrammes ließ sich lediglich ein gering verplumptes Nierenbeckenkelchsystem links diagnostizieren. Eine Lithiasis oder Harnstauung lag nicht mehr vor.

Problemanalyse

Die Verletzung der iliakalen Gefäße während einer ureterorenoskopischen Intervention ist eine Rarität. Im vorgestellten Fall ist sie auf den Einsatz des elektrischen Häckchens auf Höhe der Gefäßkreuzung zurückzuführen.

Schlussfolgerung

Zur Vermeidung ähnlicher Komplikationen ist empfehlenswert:

- Verwendung von dünnen und/oder flexiblen Instrumenten,
- Aufspannen des Harnleiters zwischen 2 endoluminalen Drähten statt Einlage eines Ureterenkatheters; bei Problemen evtl. Anlage einer Nephrostomie mit konsekutiv antegradem Vorgehen und
- Vermeidung einer Inzision des distalen Ureters auf Gefäßniveau und – wenn überhaupt – dann in dieser Höhe ventromedial und nicht dorso-lateral.

Literatur

1. Anderson KR, Keetsch DW, Albala DM et al (1994) Optimal therapy for the distal ureteral stone; extracorporeal shock wave lithotripsy versus ureteroscopy. J Urol 152:62–65
2. Bagley DH (1988) Indications for ureteropyeloscopy. In: Huffmann JL, Bagley DH, Lyon ES (eds) Ureteroscopy. W. B. Saunders, Philadelphia, pp 17–30
3. Biester R, Gillenwater JY (1986) Complications following ureteroscopy. J Urol 136:380
4. Francesca F, Scattoni V, Nava L, Pompa P, Grasso M, Rigatti P (1995) Failures and complications of transurethral ureteroscopy in 297 cases: conventional rigid instruments vs. small caliber semirigid ureteroscopes. Eur Urol 28(2):112–115
5. Hollenbeck BK, Schuster TG, Faerber GJ, Wolf JS Jr (2001) Comparison of outcomes of ureteroscopy for ureteral calculi located above and below the pelvic brim. Urology 58(3):351–356
6. Huffmann JL (1989) Ureteroscopic injuries of the urinary tract. Urol Clin North Am 16:45–65
7. Knoll T, Trojan L, Haecker A, Michel MS, Kohrmann KU, Alken P (2003) Urolithiasis: minimal invasive Therapie. Aktuel Urol 34(5):313–318
8. Schuster TG, Hollenbeck BK, Farber GJ, Wolf JS Jr (2001) Complications of ureteroscopy: analysis of predictive factors. J Urol 166(2):538–540
9. Siablis D, Liatsikos EN, Kalogeropoulou CP, Zabakis P, Tsota I, Karnabatidis D, Fokaefs E, Barbalias GA (2002) Arterioureteral fistula – a rare complication of ureterolithotomy : treatment with embolisation. J Endourol 16(2):97–99
10. Sosa RE, Huffmann JL (1988) Complications of ureteroscopy. In: Huffmann JL, Bagley DH, Lyon ES (eds) Ureteroscopy. W. B. Saunders, Philadelphia, p 157

KOMMENTAR H. Brandt

Die elektrische Schlitzung einer Ureterstenose und die damit verbundenen Komplikationen sind vor allem bekannt geworden durch Schlitzung einer Nierenbeckenabgangsstenose als endourologischer Eingriff [1, 2, 4, 6]. In dieser Kasuistik beschreibt der Autor die Schlitzung einer Ureterstenose im Bereich der Iliakalgefäßkreuzung mittels elektrischem Häkchen, die zu einer operationspflichtigen Blutung führt, und in seinen Schlussfolgerungen kommentiert er selber, wie die von ihm beschriebene Komplikation vermieden werden kann.

Die modernen Ureterorenoskope sind deutlich dünner geworden und die Spitze der rigiden und semirigiden Instrumente verfügt meist über einen Autobougierungsmechanismus, mit dem die meisten Ureterstenosen aufbougiert werden können. Dabei darf nicht außer Acht gelassen werden, dass durch die Bougierung mit dem Ureterorenoskop sich der Harnleiter so fest auf dem Instrumentenschaft festsetzen kann, dass beim Zurückziehen des Instrumentes ein Harnleiterabriss droht [2, 3].

Bei einer sehr engen Ureterstenose sollte daher versucht werden, die Stenose weiter als die Größe des Ureterorenoskops zu bougieren, damit das Instrument die bougierte Enge passieren kann, ohne dass der Harnleiter auf dem Instrumentenschaft festsitzt. Um dies zu erreichen, stellt die Industrie eine Vielzahl von unterschiedlichen Hilfsmitteln zur Verfügung: aus den Anfängen der Ureterorenoskopie kennen wir die Bougiekatheter für die Harnleiterostien, die über einen langstreckigen Ballon, der mit Hochdruck durch Luft oder Kochsalz gefüllt wurde, das Ostium auf die gewünschte Größe dehnte. Diese Bougiekatheter stehen ebenfalls für Harnleiterstenosen zur Verfügung und wurden vor allem entwickelt für Tumorstenosen, die den Ureter von außen komprimieren und das Einlegen eines Tumorstents erforderlich machen.

Eine andere Methode der Bougierung von Ureterstenosen sind die Koaxialschleusen [7, 8], bei denen über eine Führungsschiene (z. B. Ureterkatheter) Kunststoffschleusen mit zunehmender Charrièregröße geschoben werden, bis eine ausreichende Bougierung der Stenose vorliegt. Anschließend werden der Führungsdraht und alle Schleusen bis auf die größte entfernt und diese Schleuse bildet dann einen Arbeitskanal, über den das Ureterorenoskop eingeführt werden kann, z. B. zur Steinsanierung und abschließender DJ-Katheter-Einlage, ohne dass eine weitere Schädigung des Ureterurothels entsteht oder die Gefahr eines Harnleiterabrisses gegeben ist. Diese Bougierungsmethode ist den Urologen von der Anlage eines Nephrostomiekatheters bekannt und sie wird auch sehr häufig eingesetzt zum Schutz des Urothels bei ureteroskopischer Steinsanierung von großen Steinen, bei denen das Ureteroskop häufiger eingeführt werden muss, um Steinfragmente zu bergen oder als Arbeitskanal für flexible Ureteroskope zur Steinsanierung im Nierenhohlsystem.

Ist mit den o. a. Methoden eine Passage der Ureterstenose nicht möglich, so bleibt endoskopisch nur die Schlitzung der Enge durch ein elektrisches Häkchen als letzte und risikoreichste Therapieoption übrig. In diesem Fall muss sich der Operateur – wie es von den Autoren richtig gefordert wird – über die genaue Lokalisation der Stenose und die umliegende Gefäßanatomie im Klaren sein. Wie in dem hier geschilderten Fall birgt eine dorso-laterale Inzision an der Überkreuzungsstelle des Ureters mit den Iliakalgefäßen ein hohes Risiko der Gefäßverletzung, das durch ventro-mediale Inzision deutlich vermindert worden wäre. Bei einer elektrischen Inzision des Ureters besteht jedoch immer die Gefahr einer Blutung mit Hämatombildung, denn selbst wenn man durch die ventro-mediale Inzision in diesem speziellen Fall eine Verletzung der A. iliaca interna vermieden hätte, hätte die Gefahr einer venösen Blutung mit Hämatombildung aus den periureteralen Gefäßen weiter bestanden und je nach Größe des Hämatoms wäre nach dessen Fibrosierung eine neue, therapiebedürftige Ureterstenose entstanden. Die Autoren haben somit völlig recht, wenn sie in ihren Schlussfolgerungen die Vermeidung einer endoskopischen Ureterinzision und die Anwendung anderer, risikoärmerer Verfahren fordern [5].

Literatur

1. Chandhoke PS, Clayman RV, Stone AM et al (1993) Endopyelotomy and endoureterotomy with the Acucise ureteal cutting balloon device: Preliminary experience. J Endourol 7:45–51
2. Huffmann JL (1989) Ureteroscopic injuries of the urinary tract. Urol Clin North Am 16:45–65

3. Schuster TG, Hollenbeck BK, Farber GJ, Wolf JS Jr (2001) Complications of ureteroscopy: analysis of predictive factors. J Urol 166(2):538–540
4. Thomas R (1994) Endopyelotomy for ureteropelvic junction obstruction and ureteral stricture disease: A comparison of antegrade and retrograde techniques. Curr Opin Urol 4:174–179
5. Tiselius HG, Ackermann D, Alken P, Buck C, Conort P, Galucci M (2001) Guidelines on Urolithiasis. Eur Urol 40:362
6. Van Cangh PJ, Nesa S (1996) Endoureteropyeotomy. Urol Clin North Am Vol 4:43–58
7. Woerdehoff A, Froehlich G, Broch D (1990) Improvement of retrograde manipulations with new ureteral catheter seath. AUA An Meet New Orleans
8. Woerdehoff A, Stratmeyer R, Froehlich G (1991) Vereinfachung retrograder Eingriffe durch die Harnleiterschleuse. 32. Tagung SW-Deutsche Gesell für Urologie

Komplikationen der inneren Harnleiterschienung

S. Lebentrau und D. Fahlenkamp

Einleitung

Harnleiterverweilkatheter gehören neben Harnblasenkathetern zu den am häufigsten eingesetzten urologischen Implantaten.

Das Indikationsspektrum umfasst die steinbedingte Harnwegsobstruktion sowie in- und extrinsische Harnleiterengen mit und ohne sekundäre Pyelonephritis und die Harnleiterprotektion im Rahmen anderer Eingriffe.

Die Insertion der Schiene gelingt in bis zu 94% aller Fälle [2]. Unbestreitbare Vorteile der Schiene gegenüber der perkutanen Nephrostomie sind die Vermeidung eines Nierenparenchymtraumas und der Verzicht auf ein externes Urinsammelsystem. Nachteilig ist die für jede Manipulation an der Schiene notwendige Zystoskopie.

Geringgradige Komplikationen durch die „Eigenmorbidität" der Schienen sind häufig und in der Regel mit einer symptomorientierten Therapie gut beherrschbar.

Schwere Komplikationen sind zwar selten, ziehen jedoch erhebliche Folgekrankheiten und mitunter schwere Verläufe nach sich.

Anhand einer Medline-Recherche und von zwei Kasuistiken sollen Komplikationen von Harnleiterschienen und entsprechende Therapieoptionen dargestellt werden.

Die kombinierte Suche nach ureter* und stent* und complicat* ergab von 1986–2002 42 Treffer mit relevanten Informationen. Die Verweildauer der Schiene beträgt im Mittel 15 Tage (min. 1, max. 84 Tage).

Auffällig ist die maximale Verweildauer von nur 84 Tagen, da in der Literatur diesbezüglich Angaben bis 13 Jahre [1] verfügbar sind.

Die folgende Tabelle zeigt die Ergebnisse bezüglich der Komplikationsrate und dem Modus der Schienenentfernung (Tabelle 1).

Der Anteil septischer Komplikationen erscheint recht hoch.

Tabelle 1. Komplikationsrate und Modus der Schienenentfernung, in [%] (zusammengestellt nach einer Medline-Recherche, Literatur beim Verfasser)

Komplikationen	min [%]	max [%]	med [%]
Harnblasenirritation	18,8	62,4	29,0
Makrohämaturie	5,4	41,6	13,6
Bakteriurie	5,6	61,0	7,5
Flankenschmerzen	24,0	34,2	14,5
Harnstauung	1,2	15,9	5,6
Fieber	3,7	17,2	14,5
Sepsis	12,0	25,0	18,5
Inkrustation	10,5	76,3	23,1
Migration	3,0	53,8	5,5
Fragmentation	0,3	23,1	6,6
Kontenbildung		2*	
Ureteroarteriale Fistel		6*	
Extraktionsmodus			
endoskopisch	50	100	88,3
offen operativ	0	50	19,4
multimodal	6,4	100	68,8

* Anzahl von Einzelfallbeschreibungen

Unter dem Extraktionsmodus multimodal überwiegt die Kombination von ESWL und zystoskopischer Schienenentfernung.

Kasuistik

Fall 1. Bei einem 72-jährigen Patienten erfolgte am 11. 12. 2000 die abdominoperineale Rektumexstirpation nach Quenue/Miles wegen eines Adenokarzinoms des Rektums pT2 G2 L1 pN0 R0, Stadium I, Dukes C.

Wegen Schwierigkeiten bei der Identifikation der Harnleiter wurden intraoperativ durch den hinzugezogenen Urologen beidseits Harnleiterschienen eingelegt.

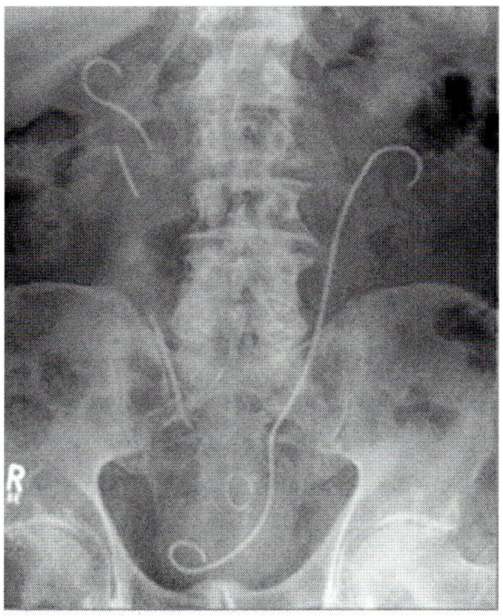

Abb. 1. Leeraufnahme mit Darstellung der fragmentierten Schiene.

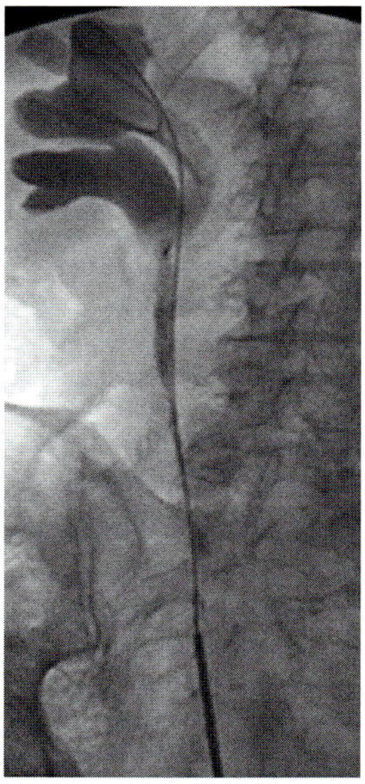

Abb. 2. Ureteroskop am narbig fixierten Harnleiterabschnitt, dichotomes NBKS retrograd kontrastiert.

Bei Entlassung wurde dies in der Epikrise vermerkt und die Schienenentfernung nach geplanter adjuvanter Radiatio angemahnt.

Von Januar bis Juni 2001 erfolgte die adjuvante Radiochemotherapie, der beschwerdefreie Patient befand sich in regelmäßiger onkologischer Nachsorge.

Im Februar 2003 beklagte der Patient Flankenschmerzen rechts und dysurische Beschwerden.

- *Sonografie*: Harnstauung I. Grades rechts, unklare Echostruktur im Nierenbecken.
- *Leeraufnahme*: fragmentierte Schiene rechts, intakte Schiene links (Abb. 1).
- *Ausscheidungsurogramm*: rechts gering verzögerte Ausscheidung in ein gering erweitertes dichotomes Hohlsystem, 1 Fragment im oberen Anteil, 2 Fragmente im unteren Anteil des Hohlsystems, 1 Fragment in Projektion auf die Harnblase. Kein Hinweis auf eine Inkrustation.

Am 19. 03. 2003 wurden die linke Schiene und das in der Blase liegende distale Ende der rechten Schiene problemlos entfernt. In gleicher Sitzung sollten die o. g. Fragmente ureteroskopisch entfernt werden.

Der nach Rektumexstirpation und Radiatio am Promontorium kurzstreckig erheblich nach dorsal abweichende und dort narbig fixierte Ureter konnte mit dem semirigiden Ureteroskop nicht passiert werden (Abb. 2), Beendigung des Eingriffs mit der erneuten Einlage einer Harnleiterschiene.

Am 22. 4. 2003 erfolgte der zweite Extraktionsversuch, nun mit einem flexiblen Ureteroskop. Zwar gelang die Passage über den narbig fixierten Bereich hinaus, jedoch war die Entfernung der Fragmente mit den für die flexible Ureteroskopie geeigneten, schlecht zupackenden Fasszangen nicht möglich. Entschluss zur perkutanen Fragmentextraktion in gleicher Sitzung. Die Einlage eines Okklusionskatheters gelang leider nicht. Das somit ungestaute rechte Hohlsystem konnte bei zusätzlich erschwerender, erheblicher Adipositas nicht punktiert werden.

Am 26. 5. 2003 wurde die offene Pyelotomie durchgeführt, das sehr enge dichotome Hohlsystem ließ sich kaum einsehen. Mittels Spülung und Steinfasszange konnten zwei Fragmente entfernt werden. Mit einem über die Pyelotomie eingeführten Ureteroskop wurde ein weiteres Fragment aus dem proximalen Harnleiter geborgen. Abschließend Einlage jeweils einer Nephrostomie in den oberen und unteren Anteil des Hohlsystems. Die postoperative Röntgenkontrolle zeigte eine Dislokation der unteren Nephrostomie und 4(!) Fragmente im oberen Hohlsystem, die offenbar durch eine weitere Frakturierung im Zuge der Operation entstanden waren (Abb. 3).

Am 26. 9. 2003 erfolgte die perkutane Extraktion (Zugang über den bestehenden Nephrostomiekanal) der verbliebenen Fragmente mit starrem und flexiblem Instrumentarium, wobei ein etwa 10 mm großes Fragment in das untere Hohlsystem dislozierte und dort endgültig belassen wurde (Abb. 4).

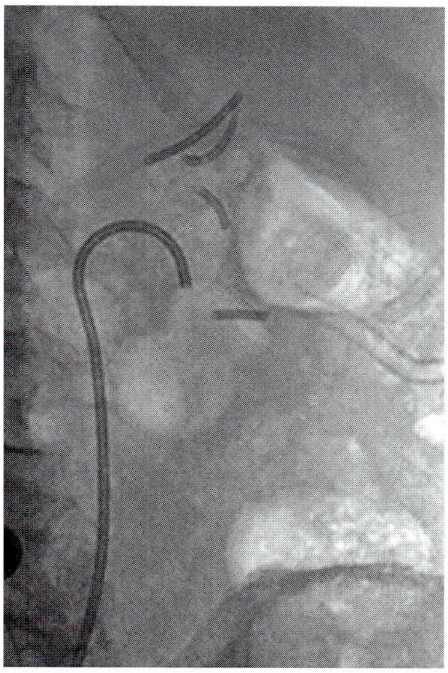

Abb. 3. Leeraufnahme mit Darstellung der erneut frakturierten Fragmente.

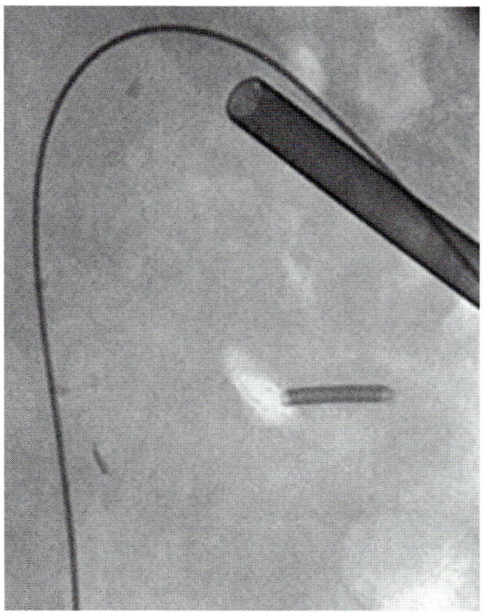

Abb. 4. Nephroskop im oberen Anteil, belassenes Fragment im unteren Anteil des Hohlsystems.

Der Patient befindet sich in urologischer Kontrolle und ist asymptomatisch.

■ **Fall 2.** Bei einer 38-jährigen Patientin erfolgten von Februar bis September 1999 mehrere Sitzungen EWSL wegen beidseitiger Steine in allen Kelchen. *Steinanalyse*: Apatit und Struvit. Wegen einer rezidivierenden symptomatischen Harnstauung links im Zuge des Desintegratabgangs wurde im Juli 1999 eine Harnleiterschiene links eingelegt. Weiteren Behandlungsterminen blieb die Patientin trotz schriftlicher Erinnerungen fern.

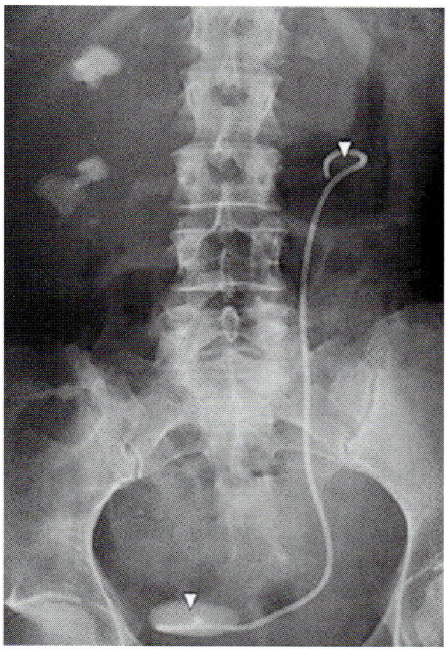

Abb. 5. Gut Schatten gebender Blasenstein, kaum Schatten gebender Nierenbeckenstein (Pfeile).

Im September 2001 suchte die Patientin wegen einer geringen terminalen Algurie den Urologen auf und wurde bei sonografisch gesicherter großer Steinmasse in der linken Niere und der Blase stationär eingewiesen.

- *Paraklinik*: pathologischer Urinbefund, Retentions- und Entzündungsparameter normal.
- *Sonografie*: linke Niere mit großer Steinmasse in Nierenbecken und unterer Kelchgruppe sowie isolierter Stauung der oberen Kelchgruppe. Rechte Niere mit oberem und unterem Kelchstein sowie isolierter Stauung der unteren Kelchgruppe. Harnblase mäßig gefüllt mit 4 cm großem Blasenstein.
- *Leeraufnahme*: Ausgussstein des Nierenbeckens und der unteren Kelchgruppe links, das proximale Schienenende ist in den Stein einbezogen (Abb. 5). Großer Blasenstein unter Einbeziehung des distalen Schienenendes. Oberer und unterer Kelchausgussstein rechts.

Am 21. 9. 2001 wurde die Schiene links entfernt. Hierfür waren die transurethrale Blasensteinlithotrypsie und die ureteroskopische Lithotrypsie des Nierenbeckensteins links erforderlich. Abschließend wurde nach retrograder Ureterografie links ohne Nachweis eines Extravasates erneut eine Harnleiterschiene links eingelegt.

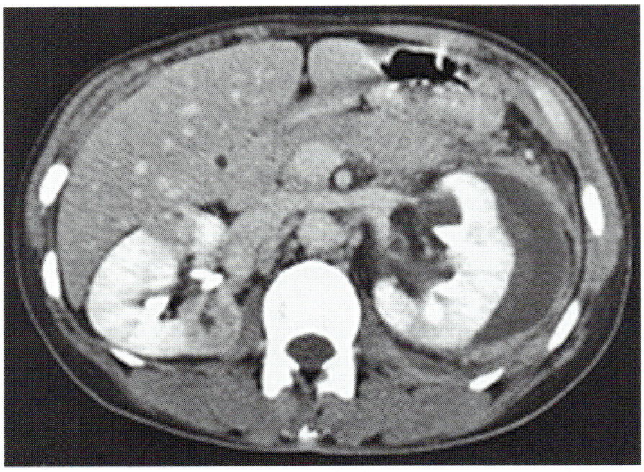

Abb. 6. Subkapsuläre Flüssigkeit links ohne Kontrastmittelaufnahme, 2 von 3 Nierentumoren rechts.

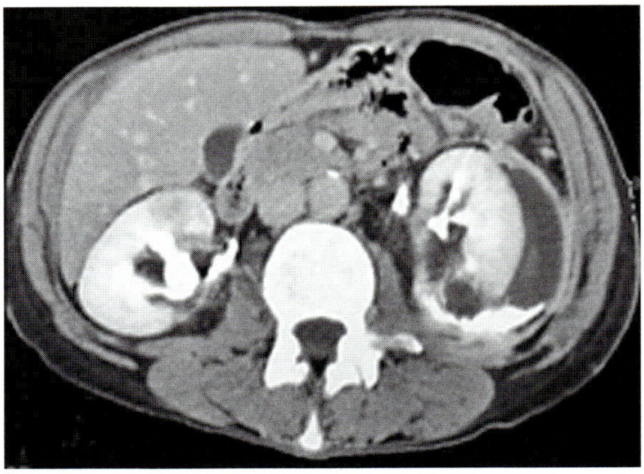

Abb. 7. Deutliche dorsale Urinextravasation rechts.

Nach zunächst komplikationslosem Verlauf beklagte die Patientin am 4. postoperativen Tag Flankenschmerzen links.

Sonografisch zeigte sich neben Reststeinen in der unteren Kelchgruppe links und der bekannten Stauung der oberen Kelchgruppe perirenale Flüssigkeit. Des Weiteren wurde ein ventral im mittleren Drittel der rechten Niere gelegener, nahezu parenchymisoechogener solider Tumor mit nur minimaler Konturvorwölbung beschrieben.

Die zur Befundabklärung durchgeführte Computertomografie vom 26. 9. 2001 zeigte eine Parenchymruptur dorsal im unteren Drittel der linken Niere mit einem subkapsulären Extravasat ohne sichere Urinextravasation sowie 3(!) 2–2,6 cm große solide Tumoren an der rechten Niere (Abb. 6).

Die Parenchymruptur links kann anhand des Verlaufs nur im Gefolge der URS entstanden sein.

Wir entschlossen uns zunächst zu einem konservativen Therapieversuch durch antibiotische Therapie und Einlage eines transurethralen Katheters (drucklose Ableitung bei liegender Schiene).

- *Nierenfunktionsszintigrafie vom 27. 9. 2001*: rechts 60%, links 40% Anteil an der Globalfunktion.
- *CT-Kontrolle vom 5. 10. 2001*: nun sichere Urinextravasation in den subkapsulären Raum (Abb. 7).

  Daraufhin erfolgte am 8. 10. 2001 die retroperitoneale Nierenfreilegung links mit Einlage einer Nephrostomie und Übernähung des Parenchymdefektes.

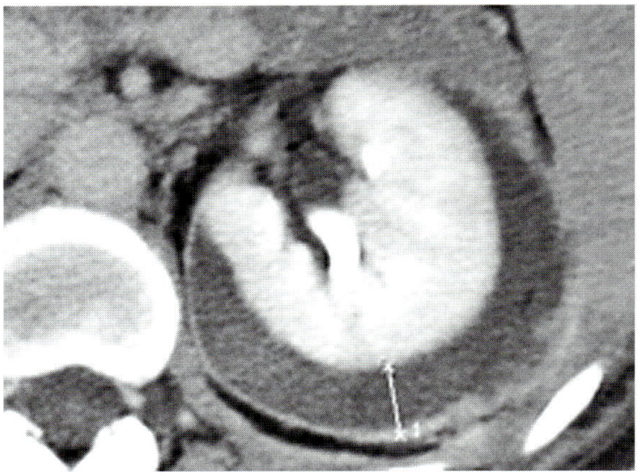

Abb. 8. Subkapsuläre Flüssigkeit links, postoperativ wieder ohne Kontrastmittelaufnahme.

- *CT-Kontrolle vom 18. 10. 2001*: bei abgeleiteter Nephrostomie keine Urinextravasation mehr (Abb. 8).

Am 12. 11. 2001 wurde die Patientin radikal transperitoneal nephrektomiert, histologisch ergab sich ein multilokuläres Nierenzellkarzinom pT1 G2 pN0.

Die Reststeine in der linken Niere wurden von Dezember 2001 bis Februar 2002 mit 4 Sitzungen ESWL vollständig desintegriert.

Am 6. 6. 2002 wurde die noch liegende Harnleiterschiene links entfernt. Die Nierenfunktion war im gesamten Verlauf mit Kreatininwerten um 100 µmol/l stabil.

Problemanalyse

Im ersten Fall muss von einer unzureichenden Aufklärung des Patienten über die Notwendigkeit der Entfernung der Harnleiterschienen ausgegangen werden, obwohl dies explizit im Entlassungsbrief angemahnt wurde.

Folge des vergessenen Stents waren für den Patienten 4 stationäre Aufenthalte mit jeweils aufwendigen operativen Eingriffen.

Neben der erheblichen Belästigung und Gefährdung des Patienten ist hier auch ein erheblicher sozioökonomischer Schaden entstanden.

Im zweiten Fall lag das Problem zunächst vordergründig in der mangelnden Compliance der Patientin, da von Seiten des Krankenhauses und des niedergelassenen Urologen die Aufforderung zur Entfernung der Harnleiterschiene erging.

Selbstkritisch ist anzumerken, dass eine vor dem Versuch der Schienenentfernung links durchgeführte ESWL (Steinanalyse Infektstein) mit hoher Wahrscheinlichkeit die Nierenruptur links hätte verhindern können. Somit wären der Patientin ein operativer Eingriff und eine Vielzahl diagnostischer Prozeduren erspart geblieben. Die zufällige Entdeckung und nachfolgende kurative Therapie des Nierenzellkarzinoms sind zwar erfreulich und für die Patientin wahrscheinlich lebensrettend, jedoch nicht ausschließlich unser Verdienst.

Schlussfolgerung

Ein so kleiner Eingriff wie eine Harnleiterschienung kann im ungünstigen Falle erhebliche Komplikationen nach sich ziehen.

Gerade im Falle einer unvorhergesehenen Harnleiterschienung während eines operativen Eingriffs ist nachfolgend eine sorgfältige Aufklärung des Patienten unbedingt sicher zu stellen. Schienenpässe können hierbei hilfreich sein. Zusätzlich muss eine Information aller (soweit bekannten) nachbehandelnden Ärzte erfolgen.

Bei bildgebend nachgewiesener Inkrustation der Schiene – vor allem der proximalen Schienenanteile – ist die ESWL vor dem Versuch der Schienenentfernung unbedingt empfehlenswert. Eine subtile bildgebende Diagnostik vor dem Therapiebeginn kann vor bösen Überraschungen im weiteren Verlauf schützen.

Literatur

1. Wood SJ, Tansley PDT, Appleton DS, Doyle PT (1997) J Urol 157:943–944
2. Yossepowitch O, Lifshitz DA, Dekel Y, Gross M, Keidar DM, Neuman M, Livne PM, Baniel J (2001) J Urol 166(5):1746–1749

KOMMENTAR W.-D. Beecken und D. Jonas

Die retrograde Einlage von Harnleiterschienen ist wahrscheinlich der häufigste Eingriff in der Urologie. Gemessen an der Häufigkeit des Eingriffs ist die Nebenwirkungs- bzw. Komplikationsrate bei der Einlage der Schienen relativ gering. Jedoch können die Komplikationen beträchtlich sein und bei z. B. ausgedehnten Harnleiterverletzungen oder sogar Harnleiterabrissen zu operativen Interventionen führen.

Die in den Kasuistiken beschriebenen Komplikationen, basierend auf der überlangen Verweildauer von Harnleiterschienen, stellen Fälle dar, die jeder Urologe bereits gesehen hat. Die Entfernung von überlang liegenden Harnleiterschienen kann, wie in den Kasuistiken gut beschrieben, einer langwierigen und zusätzliche Komplikationen hervorrufender Therapie bedürfen. Dies ist für den behandelnden Urologen um so schmerzlicher, als das einem in jedem Fall bewusst ist, dass die Komplikationen vermeidbar gewesen wären.

In unserer Klinik, wie wohl auch in den meisten anderen urologischen Kliniken, verwenden wir extreme Bemühungen und Sorgfalt auf die Aufklärung der Patienten. Es werden, wie auch von den Autoren der Kasuistiken erwähnt, Patienteninformationsblätter, welche die Komplikationen der verlängerten Liegezeit beschreiben, sowie eine Einverständniserklärung (in doppelter Ausfertigung), welche den Patienten über die maximale Liegezeit der Schiene informiert, ausgehändigt. Hinzu kommt ein ärztliches Aufklärungsgespräch mit dem Patienten. Am Ende muss der Patient die Einverständniserklärung unterschreiben, wovon ein Exemplar in die Patientenakte geht und ein Exemplar dem Patienten, als schriftliche Erinnerung, ausgehändigt wird. Zusätzlich wird auf die einliegende Schiene sowie den spätest möglichen Entfernungszeitpunkt im Arztbrief hingewiesen. Die ausführliche Dokumentation der Aufklärung und Information des Patienten ist auch aus rechtlichen Gründen sinnvoll, da eine vergessene Harnleiterschiene, verbunden mit einer mangelhaften bzw. nicht stattgefundenen Aufklärung, rechtlich nicht wesentlich anders als eine bei operativen Eingriffen im Bauch vergessene Schere zu bewerten ist.

Trotz dieses aufwendigen Informationssystems sehen wir gelegentlich Patienten mit verlängert liegenden Harnleiterschienen. Allerdings handelt es sich hierbei zumeist um Fälle schlechter Patientencompliance.

Die Entfernung von verlängert liegenden Harnleiterschienen kann, wie oben bereits erwähnt und in den Kasuistiken hervorragend dargestellt, mit nicht unerheblichen Problemen einhergehen und langwierig sein. Zeigen sich auf der Röntgenaufnahme keinerlei Verkrustungen, sollte ein Entfernungsversuch unter Durchleuchtungskontrolle durchgeführt werden. Zeigen sich dabei nur geringste Probleme in Form von Verlagerung der Niere unter Zug an der Schiene oder Festsitzen der Schiene, sollte der Versuch sofort abgebrochen werden. In diesem Fall sollte eine oder ggf. auch mehrere ESWL Behandlungen auf die Schiene erfolgen. Nach unseren Erfahrungen lässt sich der Großteil der verlängert liegenden Harnleiterschienen nach 1–2 ESWL-Behandlungen problemlos entfernen.

Allerdings finden sich in der Literatur auch deutlich komplexere Fälle, wobei es zum Einwachsen der Schiene in die Harnleiterwand gekommen ist und eine operative Intervention notwendig wurde [1].

Literatur

1. Ivil K, Suresh G (2001) Incorporation of a forgotten stent into the ureteral wall. J Urol 165: 1991–1992

Venös präkardiale Lage einer Ureterschiene – Komplikation nach „blindem" Einbringen einer Mono-J-Ureterschiene

G. Solleder und R. Vorreuther

Einleitung

Eine in der Urologie täglich zur Anwendung kommende Ableitungsform bei Stauungsniere ist, alternativ zu den perkutanen Verfahren, die innere Harnleiterschienung mittels Doppel-J-Katheter, Mono-J-Katheter oder Ureterkatheter (UK). Dokumentierte Komplikationsbeschreibungen sowie verlässliche Daten zu den möglichen Komplikationen bei der Einlage der Stents sucht man in der Literatur nahezu vergebens.

Komplikationen bei Einlage einer DJ- oder Mono-J-Schiene dürften zwar nicht hinsichtlich des Ausmaßes und der Folgen, aber hinsichtlich der Häufigkeit, mindestens denen der Ureterorenoskopie entsprechen. Hier werden in 8–17% der Fälle Harnleiterperforationen unterschiedlichen Ausmaßes beschrieben.

Bei jeder Form der ableitenden Intervention ist der Operateur auf eine funktionierende konventionelle oder digitale Röntgeneinheit mit und ohne Durchleuchtungsmöglichkeit angewiesen. Ohne diese ist der Patient einer deutlich höheren Komplikationsgefahr ausgesetzt.

Kasuistik

Eine 73-jährige Patientin wurde mit Harnstauungsnieren beiderseits und unklarer Genese stationär in der urologischen Abteilung der Klinik aufgenommen. Der behandelnde niedergelassene Urologe, den die Patientin aufgrund einer erstmals schmerzhaften(!) Makrohämaturie aufsuchte, führte eine Zystoskopie durch und äußerte wegen schlechter Sichtverhältnisse während der Untersuchung den Verdacht auf das Vorliegen eines Harnblasentumors.

Die adipöse Patientin war bei Aufnahme in klinisch gutem Allgemeinzustand ohne wesentliche Beschwerdesymptomatik. Die weiteren Befunde zeigten eine mäßige Makrohämaturie bei nitritpositivem Urin, eine sonografisch zweitgradig gestaute Niere rechts mit gutem Parenchymsaum und die linke Niere ebenfalls zweitgradig gestaut mit allerdings deutlicher Verminderung des Parenchymsaums sowie ausgeprägten Parenchymeinziehungen. Ein Ausscheidungsurogramm wurde aufgrund des auf 2,4 mg/dl erhöhten Serum Kreatinin nicht durchgeführt.

Nach erfolgter antibiotischer Therapie und einer kontinuierlichen Blasenspülung wurde die Patientin zur weiteren invasiven Diagnostik vorbereitet. Geplant war eine Blasenspiegelung in TURB-Bereitschaft, retrogrades Ureterogramm beiderseits mit Ableitung der Stauungsniere rechts (sonografisch „bessere" Niere). Der Eingriff erfolgte in Allgemeinnarkose. Bimanuell war ein verhärteter Blasenboden, der vom hinteren Scheidendach nur eingeschränkt verschieblich war, zu tasten. Die Zystoskopie erbrachte den Nachweis eines offenbar ausgedehnten papillären Urothelkarzinoms des Blasenbodens mit Infiltration des linken Ostiums, welches primär nicht zu identifizieren war. Das rechte Ostium war ebenfalls makroskopisch befallen aber zu identifizieren. Nach Entnahme der Urinzytologie aus der Blase erfolgte die Kanülierung des rechten Ostiums mit einem 5-Charr-Ureterkatheter mit Tiemann-Spitze. Nach ca. 1 cm widerstandsfreiem Vorschieben des UK hätte die retrograde Darstellung erfolgen sollen. In dieser Phase der Operation fiel die Röntgeneinheit komplett aus, so dass die korrekte Lage des UK und die retrograde Darstellung des Harnleiterverlaufs nicht durchgeführt werden konnte. Ein Anspülen des UK war problemlos möglich, eine Spontanentleerung erfolgte jedoch nicht. Vorsorglich wurde über den nun ca 1 cm im Ostium liegenden UK ein so genannter Guide wire (hydrophiler Terumo-guide-wire-M-Führungsdraht mit weicher Spitze) problemlos vorgeschoben und über diesen dann ein Mono-J-Katheter platziert. Die intraoperativ zusätzlich durchgeführte Ultraschall-

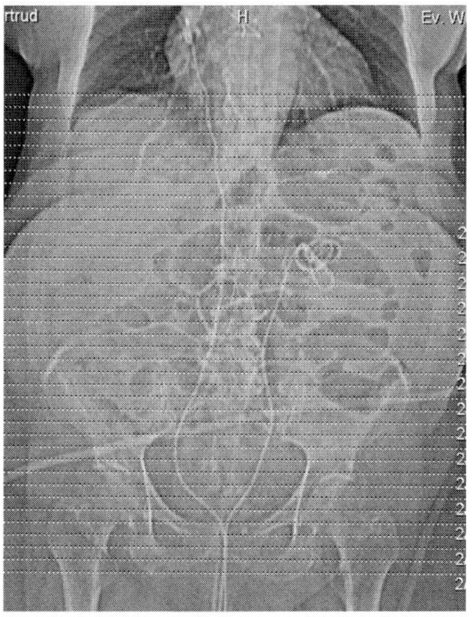

Abb. 1–4. CT-Abdomen nach Einlage der Mono-J-Sonde.

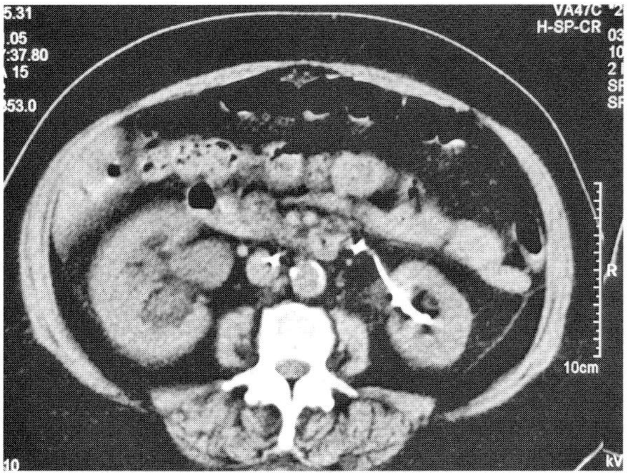

Abb. 3.

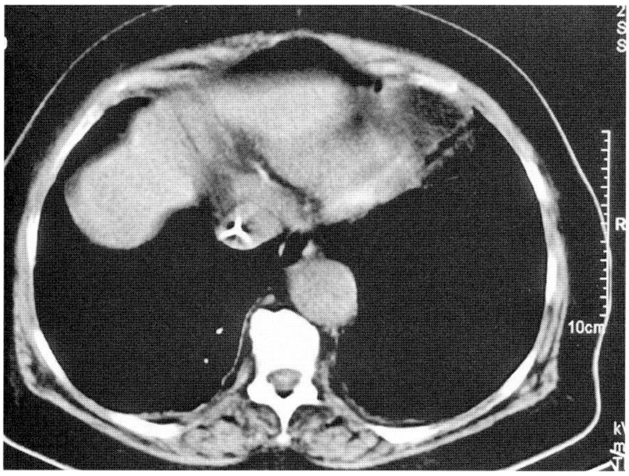

Abb. 2.

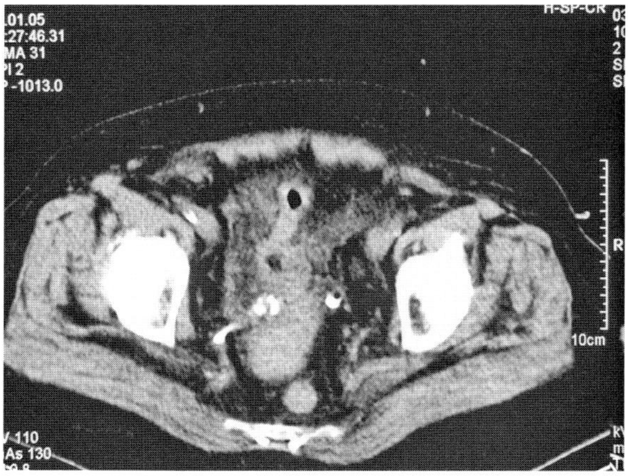

Abb. 4.

kontrolle brachte bei adipösem Abdomen keine verwertbaren Erkenntnisse. Auffällig war nach Entfernung des Guide-wire, dass der Mono-J-Katheter wenig und blutig förderte. Nach Freiresezieren des linken Ostiums wurde auch diese Seite in gleicher Technik abgeleitet. Postoperativ wurde ein Computertomogramm zur Lagekontrolle der gelegten Ableitungen angefordert (Abb. 1–4).

In dem postoperativ angefertigten CT zeigte sich der rechts gelegte Mono-J-Katheter im venösen Abstromgebiet der Vena iliaca interna zur V. iliaca communis, V. cava bis hoch zur rechten Herzseite. Nun wurde der in Fehllage befindliche Mono-J-Katheter in Rechtsseitenlage der Patientin mit gefüllter Blase wieder entfernt und unter intensivmedizinischer Überwachung nach weiteren 4 h ein Kontroll-CT angefertigt. Die Patientin wurde bis dahin unter der Vorstellung der Autokompression der Leckagestelle durch die gefüllte Harnblase in Rechtsseitenlage belassen. Die Blase wurde nach ca. 60 min wieder entleert. Im Kontroll-CT zeigte sich kein Hämatom und auch kein Anhalt für eine akute Blutung im Perforationsgebiet im kleinen Becken. Auch der weitere klinische Verlauf gestaltete sich komplikationsfrei. Auf eine Ableitung der noch gestauten Niere rechts wurde bis zur Wiederaufnahme der Patientin bei Beschwerdefreiheit zunächst verzichtet, der kontralateral gelegte Mono-J-Katheter auf einen Doppel-J-Katheter umgeschient.

Histologisch bestätigte sich der Tumorverdacht eines muskelinvasiven Urothelkarzinoms mindestens pT2a GIII. Die später nach offen operativer Therapie gewonnene Histologie erbrachte ein pT3b, G III, N1 (9/12), L1, Urothelkarzinom.

Problemanalyse

Das Problem resultiert letztendlich aus der nicht funktionsfähigen Röntgeneinheit. Eine „blind" gelegte Harnableitung erhöht offenbar signifikant das Komplikationsrisiko. Des Weiteren bleibt offen, ob eine postoperativ anzufertigende Abdomen-Leeraufnahme ausgereicht hätte, um die Fehllage zu diagnostizieren. Die exakte Lagebestimmung und die zusätzlich durch das CT gewonnenen Informationen rechtfertigen aber unserer Meinung nach das oben genannte Vorgehen.

Schlussfolgerung

Innere Harnableitungen – auch wenn sie dem Operateur völlig problemlos erscheinen – sollten immer einer radiologischen Lagekontrolle intra- oder postoperativ unterzogen werden.

Die einzige Ausnahme ist wohl die gravide Patientin, die bei gegebener strenger Indikationsstellung dennoch wegen einer schwangerschaftsbedingten Harnstauung abgeleitet werden muss. Hier ist die sonografische Kontrolle in den meisten Fällen ausreichend.

Literatur

1. Collier MD, Jerkins GR, Noe HN, Soloway MS (1979) Proximal stent displacement as complication of pigtail ureteral stent. Urology 13(4):372–375
2. el Khader K (1996) Complications of double J Ureteral stents (Article in French). Urol (Paris) 102(4):173–175
3. Lawrentschuk N, Russell JM (2004) Ureteric stenting 25 years on: routine or risky? ANZ J Surg 74(4):243–247
4. Martov AG, Zenkov SS, Chepurov AK, Mazo EB, Pokrovskii SK (1995) The hazards and complications of internal drainage of the upper urinary tract (Article in Russian). Urol Nefrol (Mosk) 1:29–31
5. Vallejo Herrador J, Burgos Revilla FJ, Alvarez Alba J, Saez Garrido JC, Tellez Martinez-Fornes M, Sanchez de la Muela P, Martin-Laborda y Bergasa F (1998) Double J ureteral catheter. Clinical complications (Article in Spanish). Arch Esp Urol 51(4): 361–373
6. Slaton JW, Kropp KA (1996) Proximal ureteral stent migration: an avoidable complication? J Urol 155(1):58–61

KOMMENTAR D. Brkovic

Jeder kennt die beschriebene Situation: Im entscheidenden Augenblick bricht die Röntgenanlage zusammen (meistens freitags). Schicksalhaft, aber der Patient liegt auf dem Tisch und nach kurzer Abwägung muss eine Entscheidung her. Die meisten Operateure würden sich wohl für eine blinde Stentung entscheiden, insbesondere im Falle einer Narkose.

Der vorliegende Bericht fügt den bekannten intraoperativen (Blutung, Harnleiterperforation, Paravasation) und postoperativen (Schmerzen, Infektion, Inkrustration, Migration u.v.a.) Komplikationen eine besonders illustre Folge einer inneren, blinden Harnleiterschienung mit Dislokation des Mono-J in den Vorhof hinzu. Dabei wurden – sieht man von dem Ausfall der Röntgeneinheit ab – in dem geschilderten Falle alle Vorsichtsregister gezogen: Die Schienung erfolgte über einen hydrophilen Terumo-Draht, es wurde intraoperativ sonografiert und der Mono-J wurde nicht durch einen DJ ersetzt (wie es vermutlich unerfahrene Operateure mit fatalen Folgen durchgeführt hätten). Und vor allem: der Operateur hatte nach der Operation ein „schlechtes" Gefühl. Ich glaube, dass die kritische Beurteilung der Einzelbefunde (Sonografie fragwürdig, Mono-J zwar anspülbar aber nicht rückläufig) letztendlich zu der computertomografischen Lagekontrolle der Splinte geführt hat.

Das postoperative Management der Komplikation war überzeugend und erfolgreich, des Weiteren war die Entscheidung, die rechte Niere trotz persistierenden Staus nicht über eine Nephrostomie abzuleiten richtig: häufig aggraviert ein solcher Aktionismus die Gesamtsituation.

Die Schlussfolgerung der Autoren ist nur zu unterstützen: Die Einlage einer Harnleiterschiene bedarf einer intraoperativen Lagekontrolle. Die einzige Ausnahme (Schwangerschaft) ist beschrieben.

Ich möchte diesem seltenen Beispiel ein zweites, wesentlich häufigeres Szenario hinzufügen: Der Assistent möchte vor einer DJ-Einlage lege artis eine retrograde Darstellung machen und bekommt vom erfahrenen assistierenden Pfleger den wohlwollenden Hinweis, dass sowohl der Chef als auch andere namhafte Kapazitäten (einschließlich aller früheren Chefs oder längst ausgeschiedener Oberärzte) dies ausschließlich blind durchführen würden (Zitat: Das hat außer Ihnen noch keiner so umständlich gemacht). Die Lektüre der vorliegenden Kasuistik möge dem gewissenhaften Assistenten dazu verhelfen, solche oder ähnliche Ratschläge kurz und prägnant zu erwidern, die wohlgemeinte Diskussion zu unterbinden und sich in seiner weiteren Arbeit nicht beirren zu lassen.

Dislozierter Doppel-J-Ureterkatheter bei Nierenbeckenausgussstein

G. Linnenbrink und P. H. Walz

Einleitung

Größere Nierensteine verursachen häufiger Komplikationen bei der ESWL als kleinere. Daher ist es sinnvoll, bei größeren Steinen präventiv einen Doppel-J-Katheter einzulegen. Dieser lässt kleinere Desintegrate passieren, während größere Fragmente im Nierenbecken zurückgehalten werden [2]. Durch diesen perioperativen Einsatz von inneren Harnleiterschienen kann die durch die ESWL bedingte Morbidität verringert werden. Denn in Abhängigkeit von zunehmender Steingröße konnte ein Anstieg von Komplikationen wie Fieber oder Obstruktion und die Notwendigkeit von auxiliären Maßnahmen bewiesen werden [6, 12]. Die Therapie des Ausgusssteins mit der ESWL wurde anfangs mit großem Enthusiasmus betrieben. Die Resultate waren allerdings eher ernüchternd. Die Steinfreiheitsraten lagen um 44–60% bei 40–90% Wiederholungsbehandlungen. Zusätzlich war eine hohe Rate an auxiliären Eingriffen nötig [2]. In jeder urologischen Klinik gehört die retrograde Harnleiterschienung als „auxiliäre Maßnahme" zur Routine in der Therapie der Nephrolithiasis. Vielleicht wird gerade deshalb die mögliche Patientengefährdung durch diese Manipulation unterschätzt.

Kasuistik

Eine 49-jährige Patientin mit linksseitigem Nierenbeckenausgussstein sei auswärts, unter antibiotischer Prophylaxe, zunächst mittels Harnleiterschienung (Doppel-J-Ureterkatheter) links versorgt worden. Anschließend sei dreimal eine ESWL erfolgt. Da der Ureterkatheter okkludierte, sei ein Wechsel notwendig geworden. Dieser Wechsel habe sich sehr schwierig gestaltet und sei in Narkose ureterorenoskopisch durchgeführt worden. Die antibiotische Therapie sei im Verlauf zweimal umgestellt worden. Initial sei eine seitengetrennte nuklearmedizinische Nephroclearance angefertigt worden, diese habe bei regelrechter Gesamtclearance eine Seitenverteilung von re:li = 66:34% erbracht. Da die Patientin das Vertrauen in ihre behandelnden Ärzte verlor, stellte sie sich in unserer Klinik vor. Bei stationärer Aufnahme in unserer Klinik berichtete die Patientin über Abgeschlagenheit und Unwohlsein. Der körperliche Untersuchungsbefund war, bis auf ein druckschmerzhaftes Nierenlager links, unauffällig. Die Urosonografie zeigte eine unauffällige rechte Niere, die linke Niere wies eine deutliche Kelchektasie der mittleren und unteren Kelchgruppe mit multiplen Steinschlagschatten auf. Ein Doppel-J-Reflex konnte in der Harnblase nachgewiesen werden. Das Routinelabor zeigte, bis auf Hb 10,5 g/dl und Krea 1,20 mg/dl, unauffällige Werte. In der Abdomenleeraufnahme konnten eine gute Steindesintegration des Nierenbeckenausgusssteines links und noch multiple Steindesintegrate in der mittleren und unteren Kelchgruppe nachgewiesen werden. Die auswärtigen Röntgenaufnahmen des Anfangsbefundes lagen nicht vor. Der linke Doppel-J-Ureterkatheter erschien regelrecht positioniert (Abb. 1). Eine neu angefertigte MAG3-Clearance ergab eine Nierenfunktion von 350 ml/min/1,73 m^2 (re:li = 79:21%), wobei die linke Niere eine schwere Obstruktion und chronische Beeinträchtigung der Parenchymfunktion aufwies.

Im Abdomen-CT zeigte sich links die Spitze des Doppel-J-Katheters medial ventral des Nierenbeckens (Abb. 2). Die Perforationsstelle des Harnleiters konnte nicht identifiziert werden. Zusätzlich stellten sich deutliche Nierensteinreste in der dilatierten mittleren und unteren Kelchgruppe dar. Notfallmäßig erfolgte die perkutane Nephrostomie durch einen Kelch der mittleren Kelchgruppe. Es entleerte sich trüber Urin. In einer Urinkultur konnten massenhaft Leukozyten, jedoch keine Mikroorganismen nachgewiesen werden. Nach Kontrastmittelgabe stellten sich deutlich ektatische Kelche mit ste-

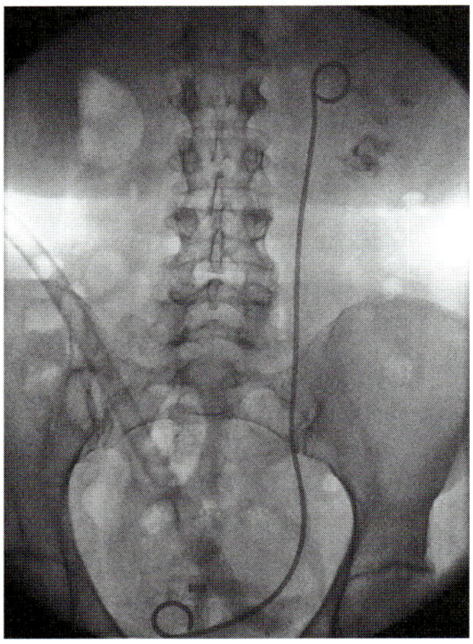

Abb. 1. Leeraufnahme: Doppel-J-Katheter, scheinbar gut positioniert.

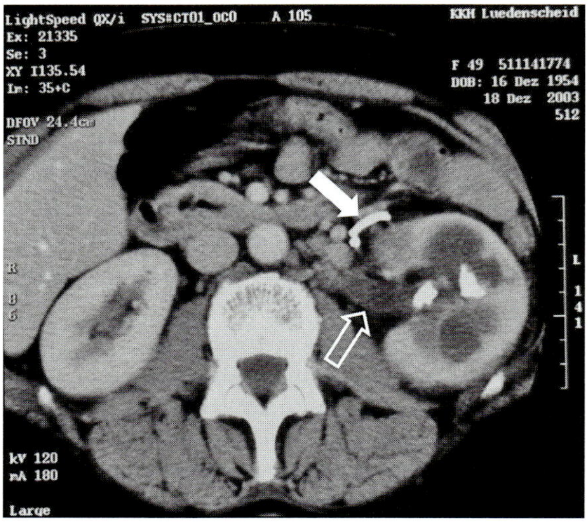

Abb. 2. Abdomen-CT: Doppel-J-Katheter (geschlossener Pfeil) liegt ventral der linken Nieren, Nierenbecken (offener Pfeil) dilatiert.

nosierenden Kelchhälsen der mittleren und unteren Kelchgruppe dar (Abb. 3). Mit Hilfe eines Angiografiekatheters gelang die schwierige Passage durch den engen Kelchhals in das Nierenbecken. Danach wurde ein 8-Charr-Single-J-Katheter in die obere Kelchgruppe und eine 6,5-Charr-Single-J-Katheter in den Ureter platziert. Dieser passierte den liegenden Doppel-J-Katheter. Anschließend wurde zystoskopisch der Doppel-J-Katheter entfernt. Nach Laborkontrolle wurde die Patientin zunächst in poststationäre Behandlung entlassen. Später erfolgte die mehrzeitige perkutane Nephrolitholapaxie zur kompletten Steinsanierung der linken Niere.

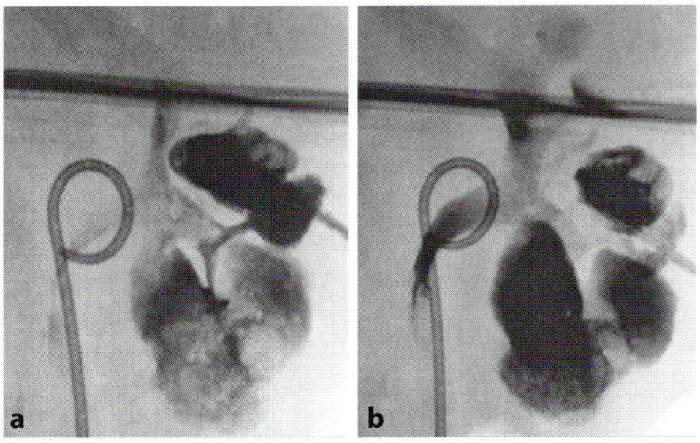

Abb. 3 a, b. Zustand nach perkutaner Nephrostomie. **a** Massiv dilatierte Kelche der mittleren und unteren Kelchgruppe mit Kelchhalsstenosen, **b** antegrade Pyelografie: Doppel-J-Katheter liegt außerhalb des Ureters und des Nierenbeckens.

Problemanalyse

Bei der Indikationsstellung für eine Harnleiterschienung vor ESWL gelten folgende Überlegungen:

- Die Vorteile der Harnableitung mittels Harnleiterschienen sind nur bei größeren Steinen nachweisbar [2].
- Der Abgang der Steindesintegrate wird nicht beschleunigt [9].
- Der Ureterkatheter bedingt eine „Eigenmorbidität", die über Miktionsbeschwerden, Hämaturie und vesikorenalen Reflux hinausgehen kann [9].
- Auch eine antibiotische Prophylaxe kann die bakterielle Kolonisierung der inneren Harnleiterschiene nicht verhindern, wie bei permanenten Stents in 100% und bei kurzzeitig liegenden Stents in 69% der Fälle nachgewiesen werden konnte [11].
- Es stellen sich in 38% Flankenschmerzen, 26% Reizblasensymptomatik und in 42% Makrohämaturien bei Steinpatienten mit inneren Harnleiterschienen ein und die Beschwerden werden in 6% als intolerabel eingestuft [1].
- Zusätzlich kann es bei allen Schritten der Harnleiterschienung zu Verletzungen des Harnleiters kommen. Diese reichen von Abscherung der Harnleitermukosa, Harnleiterperforation in jeder Höhe des Harnleiters bis zum Harnleiterabriss und Materialschaden des Ureterkatheters [4].
- Das Auftreten eines Hämatoperitoneums bei Gefäßanomalie [3] oder die intravasale Migration des Ureterkatheters in eine Pulmonal-

arterie mit akuter Thrombose der A. pulmonalis [8] gehören zu den sehr seltenen, aber möglichen Komplikationen.
- Die beschriebenen ureteroarteriellen, -venösen und -sigmoidalen Fisteln infolge einer Drucknekrose bei liegender Harnleiterschiene sind selten und meist mit schweren Grunderkrankungen wie Strahlenschäden, Tumorinfiltration oder Gefäßerkrankungen vergesellschaftet [5, 13].

Schlussfolgerung

Die Gefahr einer verdeckten Harnleiterperforation bei retrograder Harnleiterschienung kann verringert werden, wenn der Harnleiterverlauf vorher durch eine retrograde (oder ggf. antegrade) Kontrastmitteldarstellung identifiziert wird. Auch in gängigen Lehrbüchern [7] und in aktuellen Beschreibungen zur Qualitätskontrolle [14] wird die retrograde Harnleiterschienung zwar unter Durchleuchtungskontrolle und über einen Führungsdraht, aber ohne vorherige Ureteropyelografie beschrieben. Somit kann ein bestehendes Hindernis, wie z. B. eine vorbestehende Ureterstenose, ein Ureterkinking oder ein röntgennegativer Harnleiterstein nicht vor der Manipulation diagnostiziert werden und zu Komplikationen führen. Eine geplante Harnleiterschienung zur Harnableitung bei steininduzierter Harnstauungsniere gelingt primär in 80% der Fälle. In 20% der Fälle muss auf ein abweichendes Verfahren wie die perkutane Nephrostomie zurückgegriffen werden [10]. Dieses wird sogar in standardisierten Operationsaufklärungsbögen über die Harnleiterschienenanlage erwähnt und auf die eventuelle Erweiterung des Eingriffes zur perkutanen Nephrostomie hingewiesen. Die primäre Harnableitung mittels perkutaner Nephrostomie gelingt laut dieser randomisierten Studie zu 100% [10]. Auffallend ist, dass die Patienten mit liegender Nephrostomie nur sehr selten über unangenehme Nebenerscheinungen klagen [10]. In neueren Arbeiten wird inzwischen auf die drohende Gefahr der postoperativen Harnleiterstriktur nach auxiliären Maßnahmen aufmerksam gemacht. So wird empfohlen, nach jeder ureteroskopischen Manipulation routinemäßig ein Ausscheidungsurogramm oder gar ein Abdomen-CT einzuleiten. Dieses soll das Aufdecken von postoperativen Harnleiterstrikturen erleichtern [15].

Literatur

1. Bregg K, Riehle RA Jr (1989) Morbidity associated with indwelling internal ureteral stents after shock wave lithotripsy. J Urol 141(3):510–512
2. Chaussy C, Wilbert DM (1997) Extrakorporale Stoßwellenlithotripsie heute – eine Standortbestimmung. Urologe A 36:194–199
3. Chitale SV, Ho ET (2002) Haemoperitonaeum secondary to ureteric stenting. Int Urol Nephrol 34(2):197–198
4. Eisenberger F, Miller K (1987) Gefahren und Komplikationen. In: Urologische Steintherapie. Georg Thieme Verlag, Stuttgart New York, S 80
5. Kar A, Angwafo FF, JhunJhunwala JS (1984) Ureteroarterial and ureterosigmoid fistula associated with polyethylene indwelling stents. J Urol 132(4):755–757
6. Libby JM, Meachum RB, Griffith DP (1988) The role of silicone ureteral stents in ESWL of large renal caliculi. J Urol 139:15
7. Liedl B (2003) Drainage des Harntrakt. In: Jocham D, Miller K (Hrsg) Praxis der Urologie, Bd I. Georg Thieme Verlag, Stuttgart New York, S 346–347
8. Michalopoulos AS, Tzoufi MJ, Theodorakis G, Mentzelopoulos SD (2002) Acute postoperative pulmonary thromboembolism as a result of intravascular migration of a pigtail ureteral stent. Anesth Analg 95(5):1185–1188
9. Miller K (1994) Interventionelle und operative Steintherapie. In: Jocham D, Miller K (Hrsg) Praxis der Urologie, Bd I. Georg Thieme Verlag, Stuttgart New York, S 550
10. Mokhmalji H, Braun PM, Martinez Portillo FJ, Siegsmund M, Alken P, Köhrmann KU (2001) Percutaneous nephrostomy versus ureteral stents for diversion of hydronephrosis caused by stones: a prospective, randomised clinical trial. J Urol 165(4):1088–1092
11. Riedl CR, Plas E, Hubner WA, Zimmerl H, Ulrich W, Pflugler H (1999) Bacterial colonization of ureteral stents. Eur Urol 36(1):53–59
12. Sulaiman MN, Buchholz NP, Clark PB (1999) The role of ureteral stent placement in the prevention of Steinstrasse. J Endourol 13(3):151–155
13. Teuton ME, Viner NA, Zuckerman HL, Butler DL (1987) Ureteroiliacal vein fistula associated with a polyethylene indwelling ureteral stent. J Urol 137(5):975–976
14. Urologische Prozeduren in der Urologie (2004) Basisgerüst für ein internes Qualitätshandbuch. Extracta urologica, Ausgabe 1–2
15. Weizer AZ, Auge BK, Silverstein AD, Delvecchio FC, Brizuela RM, Dahm P, Pietrow PK, Lewis BR, Albala DM, Preminger GM (2002) Routine postoperative imaging is important after ureteroscopic stone manipulation. J Urol 168(1):46–50

KOMMENTAR H. Brandt

Was haben wir Urologen eigentlich in der Zeit vor dem Doppel-J-Ureterkatheter gemacht? Diese Frage stellt sich eigentlich nur medizingeschichtlich orientierten Urologen, denn der DJ-Katheter gehört zum täglichen Werkzeug in der Urologie. Daher ist die kritische Arbeit zum Umgang mit dem Doppel-J-Ureterkatheter von G. Linnenbrink und P.H. Walz aus Lüdenscheid ein wichtiger Beitrag, Selbstverständliches noch einmal zu überdenken.

In ihrer Problemanalyse berichten die Autoren u.a. über eine Eigenmorbidität des DJ-Katheters, die über Miktionsbeschwerden (26%), Hämaturie (42%) und vesikorenalem Reflux (38%) hinaus gehen kann bis hin zur Harnleiterperforation oder gar zur intravasalen Migration [2, 4].

Die beschriebene Kasuistik stellt einen typischen Fall dar, bei dem der DJ-Katheter beim Versuch der Passage des okkludierenden Steins den Harnleiter perforiert und statt einer Entlastung der Niere eine zusätzliche Belastung des Organismus hervorruft. Dieses Risiko tritt vor allem auf beim Versuch des „push back" eines proximalen Uretersteins, der fest in der Ureterwand sitzt, oder – wie in der Kasuistik – bei einem, das ganze Nierenbecken ausfüllenden, Ausgussstein [5]. Zu Recht fordern die Autoren, dass vor einem solchen Manipulationsversuch ein retrogrades Ureteropyelogramm erfolgen soll, damit eine maximale Orientierung über den Harnleiterverlauf und das Nierenhohlsystem gegeben ist und der Operateur die Platzierung des DJ-Katheters sicher beurteilen kann. Aber gerade bei okkludierenden Steinen fließt das Kontrastmittel nicht immer am Stein vorbei. Hier ist der Operateur gezwungen, den Stein möglichst mit einem weichen Führungsdraht zu passieren, den DJ-Katheter über diesen Führungsdraht zu platzieren und *anschließend* ein retrogrades Ureteropyelogramm durchzuführen, um sicher zu sein, dass der DJ-Katheter wirklich im Nierenhohlsystem liegt. Hat der DJ-Katheter hingegen den Harnleiter perforiert, so wird er, bevor er weiteren Schaden anrichtet, entfernt und sofort eine Nephrostomie angelegt.

Ein weiterer wichtiger Punkt wird von den Autoren in ihrer Kasuistik angesprochen: die ESWL-Behandlung bei Nierenausgusssteinen. Zurecht weisen sie darauf hin,. dass die Steinfreiheitsraten „nur" bei 44–60% liegen bei 40–90% Wiederholungsbehandlungen plus einer hohen Rate an auxiliären Maßnahmen wie DJ-Wechsel und/oder ureteroskopischer Entfernung der Fragmente [1, 8]. Hinzu kommt die lange Zeit der Behandlung, bis ein Patient wieder arbeitsfähig ist. Erheblich verkürzt und optimiert wird die Behandlung von Nierenausgusssteinen durch die perkutane Nephrolithotapaxie (PCN), die durch die Euphorie der ESWL-Behandlung fast in Vergessenheit geraten ist. Durch die PCN kann zumindest die große Masse des Ausgusssteins in einer Sitzung entfernt werden, kleinere Kelchkonkremente, die über den Zugang nicht erreichbar sind, können dann in einer zweiten Sitzung durch ESWL behandelt werden. Wegen des erheblich kleineren Volumens der Fragmente wird die Anzahl der auxiliären Maßnahmen und eventueller Komplikationen deutlich vermindert und die Behandlungsdauer erheblich reduziert [6, 7].

Kritisch muss jedoch mit den Schlussfolgerungen der Autoren umgegangen werden: die Forderung nach einer retrograden Ureteropyelographie vor oder auch – wie oben erläutert – nach DJ-Einlage muss vollständig unterstützt werden. Die Aussage, dass eine primäre Harnableitung mittels perkutaner Nephrostomie in 100% der Fälle gelingt und die Patienten nur selten – im Gegensatz zu den Patienten mit DJ-Katheter – über unangenehme Nebenerscheinungen klagen, ist jedoch zumindest kritisch zu bewerten, wie auch eine andere Kasuistik in diesem Buch ausführlich beschreibt. Die Nephrostomie, ob als operativer Zugang oder als Nephrostomiekathetereinlage, hat einen vergleichbaren Prozentsatz an Komplikationen wie die DJ-Kathetereinlage und kann in seltenen Fällen den Patienten ebenso ernsthaft gefährden [3]. Insofern stellt die Einlage von DJ-Kathetern zur Harnableitung bei steininduzierter Harnstauungsniere, die in 80% der Fälle erfolgreich ist, immer noch die erste Therapie-Wahl dar [5], den Autoren ist es jedoch zu verdanken, wenn dies in Zukunft besser reflektiert und mit einem größeren Sicherheitsverhalten geschieht.

Die Forderung jedoch, „nach jeder ureteroskopischen Manipulation routinemäßig ein Ausscheidungsurogramm oder gar ein Abdomen-CT einzuleiten", übersteigt meiner Meinung nach das Sicherheitsverhalten: 1. beinhalten diese Untersuchungen ebenfalls Risiken (z.B. Kontrastmittelreaktion) und Strahlenbelastung für den Patienten und 2. verursachen diese Untersuchungen im Zeitalter der DRGs Kosten, die die moderne Steintherapie in die sichere Minusbilanz der Krankenhäuser führt oder den MDK mit dem Vorwurf der Unwirtschaftlichkeit auf den Plan ruft. Postoperative Harnleiterstrikturen lassen sich einfacher und billiger durch postoperative und in der Nachsorge durchgeführte Sonografieuntersuchungen aufdecken, wird dabei eine Harnstauungsniere nachgewiesen, so können diese Untersuchungen gezielt und sinnvoll eingesetzt werden.

Literatur

1. AWMF Arbeitsgemeinschaft der Wissenschaftlichen Medizinischen Fachgesellschaften: Leitlinien der Deutschen Gesellschaft für Urologie. AWMF Leitlinienregister Nr. 043/028. Internet: http://www.uni-duesseldorf.de/WWW/AWMF/ll/043-028.htm
2. Bregg K, Riehle RA Jr (1989) Morbidity associated with indwelling internal ureteral stents after shock wave lithotripsy. J Urol 141:510
3. Fuchs EF, Forsyth MJ (1990) Supracostal approach for percutaneous ultrasonic lithotripsy. Urol Clin North Am 17:99
4. Libby JM, Meachum RB, Griffith DP (1988) The role of silicone ureteral stents in ESWL of large renal calculi. J Urol 139:15
5. Miller K (1994) Interventionelle und operative Steintherapie. In: Jocham D, Miller K (Hrsg) Praxis der Urologie, Bd I. Georg Thieme Verlag, Stuttgart New York, S 550
6. Stream SB, Geisinger MA, Risius B et al (1987) Endourologic "sandwich" therapy for extensive staghorn calculi. J Endourol 1:253
7. Stream SB (1997) Sandwich therapy. Urol Clin North Am 24:213
8. Tiselius HG, Ackermann D, Alken P, Buck C, Conort P, Galucci M (2001) Guidelines on Urolithiasis. Eur Urol 40:362

Langstreckige distale Harnleiterstenose – eine seltene Komplikation der retrograden Varikozelensklerosierung

T. Schneider, M. Schenck und H. Rübben

Einleitung

Die Varikozele testis stellt eine abnorme Dilatation des Plexus pampiniformis dar, die für den Patienten als störend empfunden werden kann, aber auch durch Temperaturerhöhung des Hodens zu einer Einschränkung der Ejakulatparameter führen kann. Aufgrund der Einmündung der V. testicularis in die V. renalis tritt die Varikozele testis meist links auf. Wenngleich sie selten vor dem Alter von 10 Jahren beobachtet wird, findet man sie bei bis zu 15% der postpubertären Jugendlichen und bei 10–15% aller Erwachsenen [6]. Es existieren multiple Formen der operativen Therapie der Varikozele testis, eine davon ist die retrograde Sklerosierung der V. testicularis. Diese gilt als komplikationsarm und wird in lokaler Betäubung durchgeführt. In der nachfolgenden Kasuistik ist es zur Ausbildung einer langstreckigen distalen Harnleiterenge gekommen, die unserer Kenntnis nach erstmalig in der Literatur vorgestellt wird.

Kasuistik

Aufgrund einer Varikozele testis 3. Grades links wurde bei einem 20-jährigen Patienten eine retrograde Varikozelensklerosierung durchgeführt (Abb. 1). Intraoperativ zeigten sich keine Besonderheiten, dennoch kam es im weiteren Verlauf zu zunehmenden Flankenschmerzen links, so dass 6 Tage postoperativ eine erneute stationäre Aufnahme notwendig wurde. Hier zeigte sich sonografisch eine auf 1,5 cm aufgeweitete Niere links. Im Infusionspyelogramm (IVP) war eine Harnabflussstörung links mit Stenosierung der distalen 10 cm des Ureters nachzuweisen (Abb. 2). Bei zunehmender Beschwerdesymptomatik nach Ablauf einer weiteren Woche und unverändertem Nachweis einer Harnabflussstörung links im IVP erfolgte 14 Tage nach retrograder Varikozelensklerosierung die Einlage einer 7-Charr-zentral-offenen DJ-Schiene in Narkose. Im weiteren postoperativen Verlauf war der Patient beschwerdefrei und konnte die Klinik mit einliegendem DJ links verlassen. Bei intermittierend erneut aufgetretenen Beschwerden der linken Flanke erfolgte 3 Tage nach Entlassung die notfallmäßige Wiederaufnahme. Hier konnte durch eine Computertomografie des Abdomens ein Abszess ausgeschlossen werden. Auffällig war lediglich weichteildichtes Gewebe distal periureteral. Unter analgetischer Therapie mit Metamizol kam es zu einer deutlichen Besserung der Beschwerden. Sechs Wochen nach DJ-Einlage konnte diese entfernt wer-

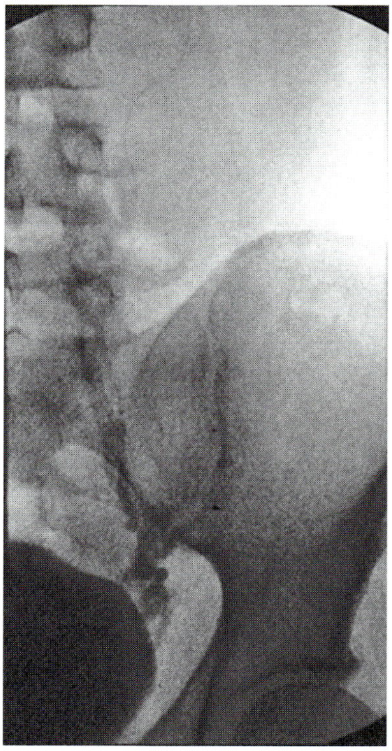

Abb. 1. Retrograde Phlebografie der V. testicularis vor Sklerosierung.

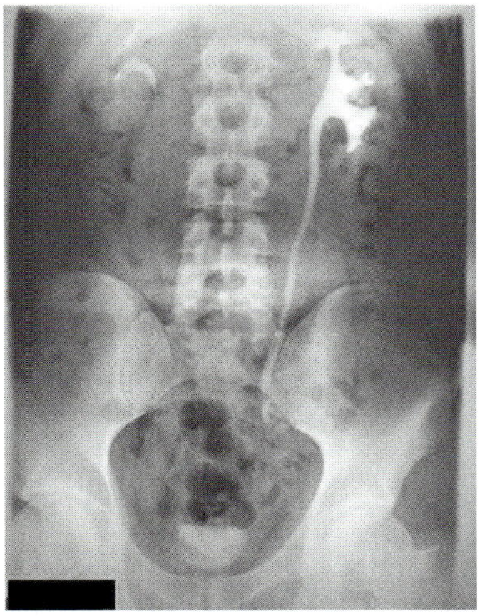

Abb. 2. Distale Harnleiterenge 6 Tage nach retrograder Varikozelensklerosierung (IVP).

den. Die retrograde Kontrastmitteldarstellung des Nierenbeckens und Harnleiters zeigte einen freien Kontrastmittelabfluss ohne Nachweis einer Harnleiterenge. Zum Zeitpunkt der Entlassung war der Patient beschwerdefrei, die linke Niere sonografisch aber noch auf 1cm aufgeweitet. Ein Jahr nach DJ-Entfernung erfolgte die antegrade Varikozelensklerosierung bei persistierender Varikozele 3. Grades und persistierenden lokalen Beschwerden. Eine parallele sonografische Kontrolle zeigte unauffällige Nieren beiderseits ohne Anhalt für Harnabflussstörung links.

Problemanalyse

Die Varikozele testis kann sowohl zu lokalen Problemen als auch zu einer Einschränkung der Ejakulatparameter führen. Während früher jede Varikozele unter der Vorstellung eines negativen Einflusses auf die Fertilität therapiert wurde, so stellen heute lokale Beschwerden, eingeschränkte Ejakulatparameter und eine Größenreduktion des jeweiligen Hodens die Indikation zur Varikozelenoperation dar. Bei regelhaften Ejakulatparametern und fehlenden Beschwerden besteht hingegen keine Indikation zur Operation.

Die offen-operativen Verfahren beinhalten die suprainguinale Resektion und Ligatur der V. testicularis (OP nach Bernardi), ggf. in Kombination mit Resektion und Ligatur der A. testicularis (OP nach Palomo). Die Rezidivraten liegen bei 5–20%. Bei der Operationstechnik nach Ivanisevich werden die Vv. testicularis im Bereich des Samenstranges und äußeren Leistenringes mikroskopisch ligiert. Seit kurzer Zeit wird die Therapie der Varikozele testis auch laparoskopisch durchgeführt, wobei allerdings die deutlich höheren Kosten zu berücksichtigen sind [1].

Seit 1987 wird die antegrade Sklerosierung der V. testicularis durchgeführt und hat sich als ambulantes Verfahren neben den offenen Operationen etabliert [5]. Die Methode kann meist in lokaler Betäubung komplikationsarm durchgeführt werden. Mögliche Komplikationen erwachsen aus lokalen Komplikationen oder Fehlkanülierungen bzw. -präparationen des Samenstranges, so dass immer eine radiologische Darstelllung der V. testicularis vor Verödung gefordert werden muss.

1978 wurde erstmalig durch Iaccarino die perkutane Sklerosierung einer Varikozele testis in Kombination mit einer vorgeschalteten diagnostischen Phlebografie beschrieben [4]. Seitdem wird die retrograde Varikozelensklerosierung meist über einen femoralen Zugang in lokaler Betäubung als komplikationsarmes Verfahren durchgeführt. Selten erfolgt sie über die V. jugularis oder basilaris. Zur Verödung der Vene haben sich Spiralen und die Sklerosierung mittels Verödungsmittel (z.B. Tetradecylsulfat) durchgesetzt. Die Rezidivraten betragen bis zu 10% [6].

Typische Komplikationen des Verfahrens sind Phlebitis des Plexus pampiniformis sowie moderate inguinale oder lumbale Schmerzen über 3–4 h. Eine Hämaturie oder größere Hämatome inguinal werden selten beobachtet. Weiterhin kommt es in seltenen Fällen zu arteriellen Fehlpunktionen. Insgesamt beträgt die Komplikationsrate bis zu 10%. In seltenen Fällen kann die retrograde Sklerosierung aufgrund von ausgeprägten Kollateralen und damit möglicherweise unkontrolliertem Abfluss des Verödungsmittels nicht durchgeführt werden. Auch nicht zu sondierende Venen oder aber die Perforation der V. renalis oder testicularis lassen eine Verödung nicht zu, so dass eine retrograde Sklerosierung in 10–20% der Fälle nicht durchzuführen ist [2, 3]. Das Verödungsmittel wird üblicherweise auf Höhe der Iliakalgefäße appliziert, da der Harnleiter an dieser Stelle weit von der V. testicularis entfernt ist. Teilweise erfolgt vorher absichtlich die Läsion der Gefäßintima durch den Führungsdraht. Parallel erfolgt das Valsalva-Manöver durch den Patienten.

In oben genanntem Fall ist es in zeitlichen Zusammenhang zu einer retrograden Sklerosierung der V. testikularis links bei Varikozele testis zu einer Harnabflussstörung gekommen, die durch Einlage einer DJ-Schiene kurativ therapiert werden konnte. Welche Ursache dieser seltenen Komplikation zugrunde liegt kann retrospektiv nicht sicher beantwortet werden. Insgesamt erscheint eine Perforation und extravenöse Applikation der Sklerosierungsmittels unwahrscheinlich. Anzunehmen ist eher eine Begleitreaktion des das Venenkonvolut umgebenden Gewebes auf die Sklerosierung mit konsekutiver Einengung des distalen Harnleiters.

Schlussfolgerung

Die Harnabflussstörung als Folge einer retrograden Varikozelensklerosierung ist eine sehr seltene Komplikation. Sie kann meist durch korrekte Applikation des Sklerosierungsmittels im Bereich der Iliakalgefäße vermieden werden, da die V. testicularis dort weit vom Harnleiter entfernt verläuft. Bei Nachweis eines Paravasates durch Perforation oder aber erschwerter Sondierung der V. testicularis sollte die retrograde Sklerosierung nicht durchgeführt werden. Kommt es aber postoperativ zu einer Harnabflussstörung, ist die passagere Einlage einer DJ-Schiene über zumindest 4 Wochen die Therapie der Wahl. Zur Erhärtung der Diagnose sollte zunächst ein IVP angefertigt werden, eine Computertomografie des Abdomens ist nicht notwendig. In oben genanntem Fall kam es zu einer Restitutio ad integrum, sollte aber eine distale, ggf. langstreckige Harnleiterenge persistieren, können weitere Maßnahmen im Sinne einer offenen Operation mit Harnleiterneueinpflanzung in die Blase (z. B. Psoas-Hitch, Boari-Plastik) notwendig werden.

Literatur

1. Abdulmaaboud MR, Shokeir AA, Farage Y, Abd El-Rahman A, El-Rakhawy MM, Mutabagni H (1998) Treatment of varicocele. A comparative study of conventional open surgery, percutaneous retrograde sclerotherapy, and laparascopy. Urology 52: 294–300
2. Bähren W, Lenz M, Porst H, Wierschin W (1983) Side effects, complications and contraindications for percutaneous sclerotherapy of the internal spermatic vein in the treatment of idiopathic varicocele. Röfo Fortschr Geb Röntgenstr Neuen Bildgeb Verfahr 183:172–179
3. Bähren W, Biehl C, Danz B (1992) Failed sclerotherapy trial with the V spermatica interna. A retrospective analysis in 1141 patients with idiopathic varicocele. Rofo Fortschr Geb Röntgenstr Neuen Bildgeb Verfahr 157:355–360
4. Iaccarino V (1980) A non surgical treatment of varicocele: Trans-catheter sclerotherapy of the gonadal vein. Ann Radiol 23:369–370
5. Tauber R, Pfeiffer D (2003) Die antegrade Sklerotherapie der Varicocele testis. Urol A 42:1238–1243
6. Trombetta C, Liguori G, Bucci S, Ciliato S, Belgrano E (2003) Percutaneous treatment of varicocele. Urologia internationalis 70:113–118

KOMMENTAR D. Pfeiffer und R. Tauber

Der seltene Fall einer symptomatischen Harnstauungsniere bei distaler Ureterstenose links nach retrograder Sklerosierung einer ipsilateralen Varikozele ist nach Meinung der Autoren am ehesten auf ein Übergreifen der durch das Verödungsmittel verursachten Phlebitis auf das umgebende Gewebe mit Einbeziehung des Ureters zurückzuführen. Dies setzt enge topografische Beziehungen zwischen Testikularvene und Ureter voraus. Eine solche topografische Nähe kann distal bis etwa in Höhe der Gefäßkreuzung des Ureters in Höhe S1/S2 bestehen [3], wenn auch der Testikularvenenverlauf außerordentlich variantenreich ist. Etwa in dieser Höhe zeigt das in der vorgestellten Kasuistik präsentierte, sekundär angefertigte Ausscheidungsurogramm einen Kalibersprung.

Allerdings stellt sich die Frage, warum diese klinisch symptomatische Frühkomplikation trotz der mittlerweile durchgeführten mehreren tausend retrograden, aber auch antegraden Sklerosierungsbehandlungen nicht häufiger beschrieben wurde [6, 10].

Unserer Meinung nach müssen besondere Bedingungen im Behandlungsverlauf zur Interpretation herangezogen werden. Auch eine iatrogene Gefäßperforation mit Extravasation von Sklerosans, Nekrose der äußeren Wandschichten und Einengung des Ureters kann nicht ausgeschlossen werden.

Gefäßperforationen treten bei retrograden Sklerosierungen nach verschiedenen Angaben mit einer Häufigkeit von 1–3% [1, 2, 8], aber auch 14% [7] auf und sind auf die Manipulation mit den Kathetern und Führungsdrähten zurückzuführen.

Neben proximalen wurden auch distale Perforationen beschrieben [1]. Die Höhe der Perforationsstelle ist abhängig von der angestrebten Lage der Katheterspitze in der Testikularvene. Als geeignete Position betrachten Braedel et al. [2] etwa die Höhe L3/4, Bähren et al. [1] dagegen L4/5. Gelegentlich wird die Katheterspitze noch tiefer positioniert, z.B. bis in Höhe der unteren Begrenzung der Sakroiliakalfuge [7], um distal gelegene Kollateralen zu überbrücken. Unter Verwendung von koaxialen Kathetersystemen positionieren Fobbe et al. [4] die Katheterspitze noch weiter kaudal, in Höhe des inneren Leistenringes.

Das Risiko der distalen Perforation steigt allerdings, wenn die Katheterspitze in distale, engerlumige, z.T. geschlängelt verlaufende Venenabschnitte vorgetrieben wird [1, 7].

Im Allgemeinen werden Perforationen durch eine orientierende Phlebografie rechtzeitig erkannt und führen zum Abbruch der Behandlung vor Applikation des Verödungsmittels. Wir halten es jedoch nicht für ausgeschlossen, dass sie gelegentlich – zumal in den Händen eines weniger Erfahrenen – übersehen werden. Die initiale Phlebografie gibt nicht in jedem Fall auch die Situation bei der anschließenden Verabreichung des Sklerosans wieder:

Wird eine Gefäßläsion durch weiteres Vorschieben des Katheters zunächst abgedichtet, bleibt sie bei der Phlebografie unerkannt, kann aber nach Applikation des Verödungsmittels und dem Zurückziehen des Katheters zur Extravasation von Sklerosans führen.

Einige Therapeuten [1, 7, 8] lassen den Patienten wiederholt Valsalva-Manöver bei angehobenem Oberkörper (30°-Position) durchführen, um einerseits im Rahmen der initialen Phlebografie einen venösen Reflux zu beweisen und zuführende Kollateralen darzustellen. Andererseits soll so während der nachfolgenden Verödung sichergestellt werden, dass das Sklerosans sich distal auf Höhe der Iliakalgefäße verteilt und nicht unkontrolliert über Kollateralen abströmt. Unter Valsalva kommt es allerdings zu erheblichen Druckanstiegen in der linken Testikularvene (48–109 mmHg), wie intravasale Druckmessungen ergeben haben [5].

Es ist daher anzunehmen, dass sich die Position der Katheterspitze zur Venenwand im Zuge der Atemexkursion verändert, und es ist nicht ausgeschlossen, dass die Spitze gelegentlich nach einem unauffälligen Phlebogramm im Verlauf der Applikation des Verödungsmittels unter Valsalva sekundär disloziert. Eine Kontrollphlebografie zur abschließenden sorgfältigen Inspektion der Venenwände wird nicht regelhaft durchgeführt [8, 9].

Nicht zuletzt unter forensischen Gesichtspunkten muss eine genaue Dokumentation des Behandlungsverlaufes gefordert werden. Dies schließt selbstverständlich auch die Angabe der Behandlungsstrategie, der Kathetermaterialien und des verwendeten Sklerosans mit ein.

Im vorliegenden Fall fehlen diese Angaben. Die Analyse der aufgetretenen Komplikation wird dadurch erheblich erschwert und muss teilweise spekulativ bleiben.

Literatur

1. Bähren W, Biehl C, Danz B (1992) Frustrane Sklerosierungsversuche der V. spermatica interna. Fortschr Röntgenstr 157:355–360
2. Braedel HU, Steffens J, Ziegler M, Polsky MS (1990) Out-patient sclerotherapy of idiopathic left-sided varicocele in children and adults. Br J Urol 65:536–540
3. Ellis H, Logan B, Dixon A (eds) (1991) Human cross-sectional anatomy: Atlas of body sections and CT images. Butterworth-Heinemann, Oxford, pp 104
4. Fobbe F, Hamm B, Sörensen R, Felsenberg D (1987) Percutaneous transluminal treatment of varicoceles: where to occlude the internal spermatic vein. Am J Roentgenol 149:983–987
5. Gall H, Rudofsky G, Bähren W, Roth J, Altwein JE (1987) Intravasale Druckmessungen und Phlebographie der Vena renalis: Ein Beitrag zur Ätiologie der Varikozele. Urologe [A] 26:325–330
6. Gall H, Bähren W (1996) Dopplersonographische Diagnostik der Varikozele. In: Fahlenkamp D, Lenk S, Weidner W (Hrsg) Moderne Aspekte der Diagnostik und Therapie der Varicocele testis. Podium Urologie Bd 2. Blackwell, Berlin, S 59 ff
7. Morag B, Rubinstein ZJ, Goldwasser B, Yerushalmi A, Lunnenfeld B (1984) Percutaneous venography and occlusion in the management of spermatic varicoceles. Am J Roentgenol 143: 635–640
8. Sigmund G, Bähren W, Gall H, Lenz M, Thon W (1987) Idiopathic varicoceles: feasibility of percutaneous sclerotherapy. Radiology 164:161–168
9. Stockheim D, Lenk S, Romaniuk P (1996) Die retrograde Sklerosierung der Vena testicularis. In: Fahlenkamp D, Lenk S, Weidner W (Hrsg) Moderne Aspekte der Diagnostik und Therapie der Varicocele testis. Podium Urologie Bd 2. Blackwell, Berlin, S 99 ff
10. Tauber R, Pfeiffer D (2003) Die antegrade Sklerotherapie der Varicocele testis – Mögliche und vermeidbare Komplikationen. Urologe [A] 42: 1238–1243

KOMMENTAR R. W. Günther

Die perkutane transfemorale Varikozelensklerosierung ist ein komplikationsarmes Standardverfahren. Die hier berichtete Komplikation einer langstreckigen distalen Harnleiterstenose ist extrem selten. Aufgrund der Beschreibung in der Kasuistik ist davon auszugehen, dass es sich im Hinblick auf das frühzeitige Auftreten innerhalb von 6 Tagen nach dem Eingriff um einen chemisch induzierten, entzündlichen Prozess handelt. Die Therapie bestand in der Einlage eines Doppel-J-Stents, der nach 6 Wochen entfernt wurde. Eine dauerhafte narbige Stenose entstand dadurch offenbar nicht.

Um eine Mitreaktion des Ureters zu vermeiden, sollte die Varikozelensklerosierung am besten unterhalb des Beckenkammniveaus erfolgen, da an dieser Stelle die Vena spermatica und der Harnleiter weiter voneinander entfernt sind.

10 Kinderurologie

Komplikationen der Pyeloplastik

W. H. RÖSCH

Einleitung

Seit der ersten erfolgreichen Pyeloplastik von Kuster im Jahre 1891 [7] wurden zahlreiche Techniken zur offen-operativen plastischen Umformung des pyeloureteralen Überganges beschrieben. Gemeinsames Ziel aller Techniken ist es, langfristig einen zuverlässig breiten, trichterförmigen pyeloureteralen Übergang zu schaffen, um:
- die Nierenfunktion zu erhalten (oder zu verbessern),
- irreversible Parenchymschäden bei Pyelonephritiden zu verhindern und
- schwerwiegende klinische Symptome (Koliken, Konkrementbildungen, etc.) zu beseitigen.

Die von Anderson und Hynes im Jahre 1949 beschriebene Technik [1] ist heute am weitesten verbreitet und stellt auch gewissermaßen den Standard dar. Trotzdem haben je nach anatomischer Situation des Hohlsystems andere Techniken, wie die Y-V-Plastik nach Foley [6] beim so genannten hohen Ureterabgang oder so genannte Flaptechniken, wie der Spirallappen nach Culp und De Weerd [4] oder der vertikale Schwenklappen nach Scardino [8] insbesondere bei Rotationsanomalien der Nieren weiterhin ihre Bedeutung, um auch bei ungewöhnlichen topografischen Situationen ein optimal funktionelles Ergebnis erzielen zu können. Es ist deshalb vorteilhaft, wenn der Operateur nicht nur eine Technik beherrscht, sondern gegebenenfalls auf eine besser geeignete alternative Technik umsteigen kann. Dies hat in den letzten Jahren sogar noch an Bedeutung zugenommen, da die Ausscheidungsurografie aus der Diagnostik der pyeloureteralen Übergangsstenose nahezu verschwunden ist und die präoperative morphologische Diagnostik des Nierenbeckens trotz Sonografie etwas in den Hintergrund gerückt ist.

Eine Alterseinschränkung für die Nierenbeckenplastik gibt es prinzipiell nicht. Basierend auf den Erkenntnissen zahlreicher funktioneller Langzeitstudien der letzten Jahre bestehen aber kaum noch Indikationen für Eingriffe im frühen Säuglingsalter und selten vor dem 6. oder 9. Lebensmonat. Lupenbrille und feines Nahtmaterial ermöglichen auch beim Säugling eine exakte Anastomose. Die früher häufig praktizierte, initiale Harnableitung über einen Nephrostomiekatheter sollte nur Ausnahmesituationen, wie der septischen Pyonephrose vorbehalten bleiben. Das Fremdmaterial des Katheters und rezidivierende Infektionen führen stets zu pflastersteinartigen Auftreibungen der Nierenbeckenschleimhaut und nachfolgend zu einer raschen Fibrosierung und Verdickung der Nierenbeckenwand, was eine erfolgreiche plastische Rekonstruktion stets schwierig gestaltet.

Alternative Verfahren, wie die endoskopische Schlitzung der pyeloureteralen Anastomose, haben aufgrund hoher Komplikationsraten bei einer nahezu 100%igen Erfolgsrate der offen-operativen Techniken eine mehr als fragwürdige Indikation im Säuglings- und Kindesalter [2]. Die laparoskopische/videoskopische Pyeloplastik wird dagegen an einigen Zentren bereits erfolgreich durchgeführt, trotzdem kann sie aufgrund fehlender Langzeitergebnisse und einzelner technischer Besonderheiten noch nicht als Standardtechnik gelten. Insbesondere gibt es derzeit noch keine Daten, ob die weniger invasive retroperitoneale videoskopische Technik genauso zuverlässig und erfolgreich durchgeführt werden kann, wie das transperitoneale laparoskopische Vorgehen.

Mögliche Komplikationen im chronologischen Verlauf der Operationsschritte

Anästhesieeinleitung und Lagerung

Auch bei der Pyeloplastik kommen heute rückenmarksnahe, regionale Schmerztherapieverfahren zur Anwendung. Als präemptive Anlage kombinieren sie die Vorteile eines erniedrigten perioperativen Schmerzmittelbedarfes und eine Verbesserung des postoperativen Schmerzmanagements einschließlich früherer Mobilisation und schnellerem Kostaufbau.

Bei atraumatischem Zugangsweg (dorsale Lumbotomie) bietet die Kaudalanästhesie als Single-shot-Gabe die meisten Vorteile. Durch eine entsprechende Volumengabe ist eine sensible Ausbreitung des Lokalanästhetikums bis in die betroffenen Segmente möglich. Bei traumatischeren Zugängen (Flankenschnitt) kann der Kaudalkatheter oder die kontinuierliche Epiduralanästhesie alternativ zur Anwendung kommen.

Sowohl für die hintere Lumbotomie als auch für den klassischen lumbalen Flankenschnitt liegen die Patienten ab dem 6. Lebensmonat in Seitenlage auf der gesunden Seite. Der Operationstisch ist in der Lendengegend eingeknickt, der Arm der kranken Seite nach oben gelagert, wodurch sich die Distanz zwischen Rippenbogen und Darmbeinkamm vergrößert. Es ist jedoch darauf zu achten, dass eine Überstreckung um >90° im Schultergelenk ausgeschlossen ist, um Plexusschäden zu vermeiden. Ein flaches Kissen oder eine Gelmatte stützt den Oberschenkel der gesunden Seite und schützt vor Drucknekrosen. Mit einem breiten gepolsterten Gurt wird der Patient in dieser Stellung auf dem Tisch fixiert. Zusätzlich kann eine Stoffwindel oder ein Bauchtuch unter den Bauch geschoben werden, um die ipsilaterale Niere dem Operateur entgegen zu drücken. Eine zweckmäßige Lagerung erleichtert den Zugang zur Niere und damit den ganzen Eingriff beträchtlich. Gerade bei den Seitenlagerungen sollte das Lagern daher nicht dem Pflegepersonal überlassen, sondern vom Operateur am besten selbst durchgeführt oder zumindest sorgfältig kontrolliert werden.

Bei Säuglingen unter 6 Monaten hat sich aufgrund der in diesem Alter sehr tiefstehenden Nieren und des häufig noch unreifen, unvollständig gestreckten Harnleiters ein pararektaler Zugang bewährt. Dazu wird der Patient in leicht überstreckter Rückenlage gelagert, wobei die betroffene Seite mit einer zusätzlichen Gelmatte unterpolstert und damit etwas angehoben wird.

- **Intra- und postoperatives Schmerzmanagement:** Periphere Blockaden.
  Eingeschränkte Sichtverhältnisse, Drucknekrosen, Unterkühlung: Bedarfsgerechte, optimale Lagerung, Gel- und Wärmematten.

Inzision

1. Dorsale Lumbotomie

Die dorsale Lumbotomie (muskelschonender Lumbodorsalschnitt n. Lurtz) [3, 9] ist an unserer Klinik der Standardzugang für die Pyeloplastik im Kindesalter. Voraussetzung ist eine topografisch regelrechte Lage der Niere, ohne Malrotation und ohne kaudale Dystopie. Dieser Zugang bietet eine exzellente Exposition des Nierenbeckens und des proximalen Harnleiters von dorsal, ohne dass eine artifizielle Rotation der Niere erforderlich ist und somit das Risiko einer ungewollten Torsion im Bereich des pyeloureteralen Übergangs nach der Anastomose erheblich reduziert werden kann. Ein weiterer ganz wesentlicher Vorteil dieses transfaszialen Zugangs ist, dass im Gegensatz zum transmuskulären Flankenschnitt keine Muskeln durchtrennt werden. Die deutlich reduzierte, postoperative Morbidität mit geringem Schmerzmittelbedarf und rascher Mobilität beschleunigt die Genesung wesentlich und verleiht dadurch dieser offenen Operation einen vergleichsweise minimal invasiven Charakter.

Als Leitstruktur dient der M. quadratus lumborum. Der N. iliohypogastricus verläuft stets auf seiner Unter-/Innenseite, so dass man das tiefe Blatt der Fascia thoracolumbalis sicher am Vorderrand des M. quadratus inzidieren kann, ohne den Nerv zu verletzen.

Ein Nachteil ist die starke Narbenbildung trotz intrakutaner Naht, wenn der Hautschnitt entsprechend der Orginaltechnik die Langer-Hautlinien kreuzt. Aus diesem Grunde sollte der Hautschnitt stets möglichst entlang des Verlaufs der Hautlinien erfolgen, um dann nach ausreichender subkutaner Mobilisation problemlos den Zugang muskelschonend über die Inzision des oberflächlichen und tiefen Blattes der Faszia thoracolumbalis durchzuführen.

2. Lumbaler Flankenschnitt
Er gilt in vielen Kliniken als Standardzugangsweg für die Pyeloplastik und sollte in jedem Fall bei dystopen Lagen oder Rotationsanomalien, einschließlich der Hufeisenniere, als Zugang gewählt werden. Da sämtliche Muskelschichten durchtrennt werden müssen, ist die postoperative Morbidität im Vergleich zum Lumbodorsalschnitt höher, die funktionellen und kosmetischen Ergebnisse sind jedoch sehr gut.

3. Pararektaler Zugang
Die Pyeloplastik im Alter unter 6 Monaten ist, wie bereits erwähnt, eher selten geworden. Charakteristisch dabei sind die meist noch vergleichsweise kaudal liegenden Nieren, sowie ein unreifer Harnleiter mit so genannter fetaler Schleifenbildung. In diesen Fällen hat sich nach unserer Erfahrung ein extraperitonealer, pararektaler Zugang bewährt. Die Schnittführung erfolgt entlang dem lateralen Rand des M. rectus. Nach Inzision der Fascia transversalis lässt sich das Peritoneum mühelos nach ventral abschieben bis die Gerota'sche Faszie zur Darstellung kommt. Nach Eröffnen der Gerota kann das Nierenbecken und der Harnleiter bis ins mittlere Drittel problemlos dargestellt werden, ohne ihre Gefäßversorgung zu kompromittieren. Im Bedarfsfall kann die Niere mobilisiert werden oder der Harnleiter bei ausgeprägtem Kinking gestreckt werden. Durch die oberflächliche Lage des pyeloureteralen Überganges kann die Anastomose problemlos mit der Lupenbrille durchgeführt werden. Die postoperative Morbidität ist wie bei dem weiter kaudal gelegenen pararektalen Zugang für die extravesikalen Antirefluxtechniken sehr gering.

■ Selbsthaltende Retraktoren

Steht kein 2. Assistent zur Verfügung, der einen tiefen Kinderbauchhaken hält und ihn den Bedürfnissen entsprechend in seiner Lage korrigieren kann, ist ein Selbsthalter notwendig, um die ausreichende Übersicht zu gewährleisten. Unangenehme Einrisse des in diesem Alter dünnen Bauchfells durch die Retraktorvalven können vermieden werden, indem man vor Einsetzen des Wundsperrers das Peritoneum ausreichend weit nach ventral von der Bauchdecke stumpf abschiebt. Während beim pararektalen Zugang keinerlei druckbedingte Nervenläsionen zu erwarten sind, sollte beim Flankenschnitt der N. subcostalis und der N. ilioinguinalis vorher identifiziert werden, um eine Druckschädigung durch den Sperrer zu vermeiden. Retraktorbedingte Schädigungen der Rippen müssen im Kindesalter ausgeschlossen werden. Beim Lumbodorsalschnitt gilt es zu bedenken, dass der N. iliohypogastricus am ventralen Rand des M. quadratus lumborum verläuft und unter dem dorsalen Retraktorhaken zu liegen kommt. Die Polsterung mit einer Kompresse hat sich dabei bewährt.

- **Druckschäden durch Selbsthalter.** Zuverlässige Identifizierung und ggf. Mobilisierung der vulnerablen Strukturen, korrekte Positionierung des Retraktors, bedarfsgerechte Hakengröße.

■ Dismembered Pyeloplastik nach Anderson-Hynes

Die von Anderson und Hynes im Jahre 1949 beschriebene Technik [1] stellt bis heute den Standard dar. Sie ist für die meisten Formen der Anomalien im Bereich des Nierenbeckens und des pyeloureteralen Überganges anwendbar, natürlich auch bei Vorliegen eines kreuzenden Unterpolgefäßes. Der Hauptvorteil ist, dass das adynamische hypoplastische Segment komplett exzidiert werden kann. Bei extrem vergrößertem, extrarenalem Nierenbecken kann zudem eine partielle Resektion des Pyelons durchgeführt werden. Dies sollte aber vorsichtig erfolgen, um mit der Anastomosennaht nicht zu nahe an den Hilus zu kommen. Weiterhin sollte darauf geachtet werden, dass die Anastomose möglichst weit kaudal des Einganges zum unteren Nierenkelch zu liegen kommt. Dies erreicht man durch eine möglichst weit nach kaudal reichende, dependierende Lippe, durch parallele, nach kranial gerichtete Inzisionen der Vorder- und Hinterwand des Nierenbeckens, wie es die Modifikation der Anderson-Hynes-Plastik nach Sigel [9] beschreibt. Vor Durchtrennung des pyeloureteralen Überganges empfiehlt es sich, an der Lateralseite des Ureters, einige Zentimeter von der geplanten Anastomose entfernt, eine feine Haltenaht anzulegen, um eine ungewollte Torsion des Ureters bei der Anastomose zu vermeiden. Neben der dependierenden Lippe ist auch eine ausreichend lange Spatulierung des Harnleiters zu gewährleisten. Auch hier gilt es peinlichst darauf zu achten, dass die Inzision exakt auf der zum Pyelon zugewandten Seite angelegt wird und die Längsrichtung streng eingehalten wird, um eine Verdrehung zu vermeiden. Auch geringe Torsionen können die Ursache einer postoperativen partiellen oder vollständigen Obstruktion sein. Die ersten drei

Nähte sind zweifellos die wichtigsten, da an dieser Stelle stets der engste Teil der Anastomose sein wird. Es gilt zu überprüfen, dass der erste Stich am Nierenbecken tatsächlich am tiefsten Punkt der dependierenden Lippe angelegt wird. Er soll als evertierende Naht das Nierenbecken mit dem tiefsten Punkt der Ureterspatulation verbinden. Kommt die Anastomose nicht am tiefsten Punkt des Nierenbeckens zu liegen, so führt die pyeloureterale Transition, ebenso wie beim hohen Abgang, zu intermittierender Obstruktion bei hohen Ausscheidungsmengen durch das Nierenbecken selbst, wie beim so genannten hohen Ureterabgang. Weiterhin muss gewährleistet sein, dass auch bei dem in Seitenlage in der Lendenregion überstreckten Patienten die Anastomose völlig spannungsfrei zu liegen kommt. Hinter- und Vorderwand werden danach jeweils mit einer neuen Naht fortlaufend wasserdicht vernäht.

Dieses universelle Verfahren stößt bei weitgehend intrarenal gelegenem Nierenbecken, so genannten hohem Ureterabgang und bei langstreckig engen Segmenten des proximalen Ureters an seine Grenzen.

Für alle Formen der Pyeloplastiken gilt ein möglichst schonendes Gewebehandling, um postoperative Ödeme im Bereich der Anastomose zu vermeiden. Die Blutstillung sollte sehr sorgfältig und am Nierenbecken ausschließlich bipolar erfolgen. Bei Säuglingen hat sich der Einsatz der Lupenbrille zur Gewährleistung einer exakten Anastomose bewährt.

Non-dismembered Pyeloplastiken

1. Foley-Y-V-Plastik [6]
Diese Technik hat sich besonders bewährt bei der pyeloureteralen Übergangsstenose in Verbindung mit einem so genannten hohen Ureterabgang. Bei korrekter Technik ist stets ein sehr sicherer, breiter pyeloureteraler Übergang gewährleistet. Eine Reduktion des Nierenbeckens ist bei diesem Verfahren nicht möglich.

2. Spirallappen- und Vertikallappentechniken [4, 8]
Beide Verfahren setzen ein ausreichend großes, extrarenales Nierenbecken voraus und haben sich vor allem für Situationen mit langstreckigen Obstruktionen des proximalen Ureters bewährt.

Harnleiterschienung

Die Frage, ob die Anastomose durch eine Ureterschiene und/oder eine Pyelostomie drainiert werden muss, wird nach wie vor kontrovers diskutiert. Mit der Schienung soll das Risiko eines postoperativen Urinextravasates und der damit verbundenen peripyelären Entzündung, Fibrose und nachfolgender Rezidivstenose weiter reduziert werden. Derzeit werden die verschiedensten Ableitungsformen praktiziert:

Ausgeleitete Harnleiterschienen, Kombination Pyelostomie und ausgeleitete Schiene oder komplett versenkte Harnleiterschienen.

Aufgrund der mit unter 1% sehr niedrigen Rate erforderlicher Rezidivoperationen während der vergangenen 20 Jahre im Erlanger und Regensburger Krankengut, haben wir bis heute das Konzept der inneren Harnleiterschienung als Routine beibehalten. Dazu wird nach Narkoseeinleitung ein transurethraler Blasenverweilkatheter eingelegt, der abgeklemmt wird, um eine leichte Füllung der Blase während des Eingriffes zu gewährleisten. Nachdem die Hinterwand der Anastomose genäht wurde, wird ein Double-J-Katheter – je nach Alter des Kindes 3, 4, 7 oder 8 Charr – eingelegt. Das Rückfließen des Urins aus der Blase bestätigt die korrekte Lage des Stents. Der DK wird daraufhin geöffnet und die wasserdichte Anastomose des pyeloureteralen Überganges komplettiert. Einziger Nachteil dieses sehr sicheren Verfahrens bleibt, dass nach 6 Wochen im Rahmen einer ambulanten Kurznarkose der Splint zystoskopisch entfernt werden muss.

Zusammenfassung

Aufgrund der bekannt limitierten Aussagefähigkeit der derzeit zur Verfügung stehenden diagnostischen Möglichkeiten, gilt es grundsätzlich die Indikation zur Pyeloplastik sehr sorgfältig zu prüfen. Besteht der geringste Verdacht auf eine zusätzliche anatomische Anomalie (Malrotation, Fusion, hoher Ureterabgang, etc.) sollte auf eine präoperative morphologische Bildgebung nicht verzichtet werden. Sie ist im Einzelfall entscheidend für die Wahl des operativen Verfahrens, aber auch des Zugangsweges. Aufgrund der Ergebnisse aus der Literatur und den eigenen Erfahrungen ist den Pyeloplastiken mit Kontinuitätsdurchtrennung im Bereich des pyeloureteralen Überganges im Routinefall der Vorzug zu geben. Bei exakter Indikationsstellung und möglichst gewebeschonender, standardisierter Durchführung stellt die Pyeloplastik besonders beim Kind und Jugendlichen einen dankbaren und erfolgversprechenden Eingriff dar.

Literatur

1. Anderson JC, Hynes W (1949) Retrocaval ureter: A case diagnosed pre-operatively and treated successfully by a plastic operation. Br J Urol 21:209–214
2. Beetz R, Fisch M, Hohenfellner R (2000) Ureteropelvine Stenose. In: Thüroff JW, Schulte-Wissermann H (Hrsg) Kinderurologie in Klinik und Praxis. Thieme, Stuttgart New York, S 235–240
3. Churchill BM, Feng WC (2001) Ureteropelvic Junction Anomalies: Congenital UPJ Problems in Children. In: Gearhart JP, Rink RC, Mouriquand PDE (eds) Pediatric Urology. Saunders, Philadelphia London New York, pp 339–343
4. Culp O, DeWeerd J (1951) A pelvic flap operation for certain types of ureteropelvic obstruction: Preliminary report. Mayo Clinic Proc 26:483
5. Desai D, Dhillon HK, Duffy PG (1999) Pelvi-ureteric junction obstruction: Management Concepts. In: Progress in Paediatric Urology, vol 2. Penwel Publishers PIC, New Delhi London Washington, pp 18–23
6. Foley F (1937) New plastic operation for stricture of the ureteropelvic junction. J Urol 38:643
7. Kuster (1892) Ein Fall von Resection des Ureters. Arch Klin Chir 44:850
8. Scardino P, Prince C (1953) Vertical flap ureteropelvioplasty. Preliminary report. South Med J 46:325
9. Sigel A, Schrott KM (1986) Kongenitale Fehlbildungen des oberen Harntraktes. Grundlagen und Ergebnisse operativer Therapie. Helv Chir Acta 53: 225–235

Komplikationen der extravesikalen Antirefluxplastik

A. Ebert und W. H. Rösch

Einleitung

Ziel der operativen Therapie des vesikoureterorenalen Refluxes ist es, Schäden am oberen Harntrakt durch Refluxpersistenz bzw. Progredienz bereits vorhandener Parenchymnarben zu verhindern sowie potenzielle Spätkomplikationen (Refluxnephropathie) zu minimieren.

Die Techniken der offen-operativen Antirefluxplastiken (ARP) wurden in den letzten 40 Jahren derartig verfeinert, dass sowohl intra- als auch extravesikale Verfahren Erfolgsraten von 92–98% erreichen [1, 3]. Meist wird in einer Klinik diejenige Technik favorisiert, die dem Operateur am besten vertraut ist. Eine eindeutige Überlegenheit einer speziellen operativen ARP ist, was die Eingriffssicherheit und Erfolgschancen angeht, nicht bekannt. Mögliche Vorteile einer Methode liegen in der postoperativen Morbidität, dem Grad der Hämaturie, der Länge des stationären Aufenthaltes und der Notwendigkeit einer Schienen- bzw. Kathetereinlage und müssen kontrovers diskutiert werden.

Komplikationen operativer Antirefluxplastiken treten insgesamt selten auf und zeigen sich hauptsächlich in Refluxrezidiven, Harnleiterobstruktionen, postoperativen Blasenentleerungsstörungen und Persistenz von rezidivierenden Harnwegsinfekten. Seltene Komplikationen sind periureterale Divertikel, ein De-novo-Reflux der Gegenseite und ein Harnleiterödem nach bilateraler ARP, das zur Anurie führt [3].

Anforderung an eine ideale ARP:

- ausreichender passiver Antirefluxmechanismus durch Verlängerung des intramuralen Harnleiterverlaufes,
- ohne Obstruktion des oberen Harntraktes,
- ohne Blasenentleerungsstörung und
- mit geringer Morbidität.

Aus unserer Sicht vereint die extravesikale ARP nach Lich-Gregoir in erfahrenen Händen und unter standardisiertem Vorgehen diese Forderungen.

Mögliche Komplikationen im chronologischen Verlauf der Operationsschritte

Anästhesieeinleitung, Lagerung und Operationsvorbereitung

Ergänzend zur Allgemeinanästhesie werden heute Regionalanästhesieverfahren in der modernen Kinderanästhesie standardmäßig eingesetzt. Der Kaudalblock hat vor Operationsbeginn im Sinne einer präemptiven Schmerztherapie den Vorteil einer Reduktion des intra- und perioperativen Schmerzmittelbedarfes und erleichtert damit die Steuerung des postoperativen Schmerzmanagements. In den USA hat die Einführung des Kaudalblockes wesentlich dazu beigetragen, dass der stationäre Aufenthalt nach operativer ARP in den Stundenbereich verkürzt werden konnte [1, 8]. Die Kinder werden in leicht überstreckter Rückenlage, einer partiellen Trendelenburg-Lage, operiert. Trotz überschaubarer Operationszeiten sind Gelunterlagen empfehlenswert, um Drucknekrosen zu vermeiden. Der Operationszeitpunkt für die ARP liegt idealerweise wegen der noch unreifen Blasenfunktion jenseits des 12. Lebensmonats und wird individuell festgelegt. Auch in diesem Alter ist eine ausreichende Saaltemperatur und gegebenenfalls eine Wärmezufuhr durch Wärmematten oder Wärmedecken essenziell, um die Kinder vor Auskühlung zu schützen.

Nach korrekter Lagerung, Hautdesinfektion und sterilem Abdecken wird ein transurethraler Katheter steril eingelegt und in Sandwich-Technik steril abgedeckt. Er sollte während der Operation erreichbar sein, so dass durch artifizielle Blasenfüllung der Harnleiterverlauf bei voller und leerer Blase intraoperativ geprüft werden kann. Das Abklemmen des Katheters erleichtert bei bestehender Blasenfüllung das Eingehen in den Paravesikalraum.

■ **Intraoperatives Schmerzmanagement:** Kaudalanästhesie. Kindgerechte Lagerung und Wärmevorsorge, Dauerkathetereinlage.

■ Inzision

Die Schnittführung beginnt mit einem bogenförmigen Hockeyschlägerschnitt, so genannter „Gibson-Schnitt", der einen direkten pararektalen Zugang zum distalen Ureter erlaubt. Die Inzision sollte ausreichend groß gewählt werden, um die Darstellung der Symphyse und der iliakalen Gefäßkreuzung zu erlauben. Manchmal verbessert das transversale Durchtrennen des Rektusmuskelansatzes zusätzlich die Übersicht. Anschließend wird die Aponeurose des M. obliquus abdominis externus und der M. transversus abdominis im Bereich der Rektusscheide gespalten. Darunter finden sich die Vasa epigastrica profunda, die immer ligiert werden sollten, um eine etwaige Nachblutung z. B. nach forciertem Hakenzug zu verhindern. Zur besseren Übersicht kann in diesem Schritt bereits das paravesikale Fett zu den Iliakalgefäßen definiert werden und ein Spatel die gefüllte Blase nach medial weghalten. Nach Inzision der Transversusaponeurose, am besten mit dem Messer, kann das Peritoneum weit nach kraniomedial abgeschoben werden und erleichtert so das Auffinden des Harnleiters an der iliakalen Gefäßkreuzung. Das Ligamentum umbilicale laterale wird durchtrennt und ligiert. Das mediale Ende wird angeschlungen und das daran adhärente Peritoneum wird großzügig von der Blasenseitenwand abpräpariert, um ein späteres Einschnüren des Ureters zu verhindern. Eine vollständige Mobilisation des Peritoneums ist erst durch die komplette Mobilisation des Samenstranges bzw. des Ligamentum teres uteri über dem inneren Leistenring durch Abschieben des Peritonealsackes möglich. Die Samenstranggefäße sollten angeschlungen werden, der Verlauf des Ductus deferens sollte klar dargestellt werden, da forsches Präparieren zu einer Durchtrennung bzw. Verletzung der Spermatikalgefäße oder des Ductus deferens führen kann. Der angeschlungene Ureter wird unter strenger Schonung des Mesoureters ureternah bis zu seinem Eintritt in die Blase verfolgt.

■ **Ligatur der Vasa epigastrica profunda wegen Nachblutungsgefahr**
- Konsequentes Ablösen des Peritoneums nach Durchtrennen des Ligamentum umbilicale laterale sowie Freipräparieren des Funikulus um Einschnüren des Ureters zu vermeiden
- Samenstrang- und Duktusverletzung vermeiden

■ Intra- und postoperative Komplikationen der ARP

1. Rezidivreflux

Die Rate des Refluxrezidives wird je nach Erfahrung des Zentrums mit ca. 2,5% angegeben [1]. Die extravesikale ARP eignet sich mit einer Erfolgsrate von nur 80% weniger für dilatierte refluxive Megaureteren [1]. Nach der Regel von Paquin, die das Harnleiter-Tunnel-Verhältnis mit 1:4(–5) angibt [8], sollte bei atonen refluxiven Megaureteren nach Modellage eine sicherere transvesikale Einpflanzung (z. B. mittels Psoas-Hitch) gewählt werden. Gregoir stellte die notwendige Tunnellänge bei halb gefüllter Blase dem Alter des zu operierenden Kindes gegenüber: Bei Kindern unter 2 Jahren sollte sie 3 cm, zwischen 2–4 Jahren 3–4 cm und bei Kindern jenseits des 5. Lebensjahres mindestens 5 cm betragen [2, 8]. Das Belassen der Uretermündung im trigonalen Verbund durch sorgfältige Präparation schafft nicht nur beim Tunnelverschluss ein passives, muskuläres Widerlager, sondern verhindert auch das Herausgleiten des Ureters aus dem Tunnel. Dies sorgfältige Vorgehen kann evtl. auch das Auftreten eines De-novo-Refluxes auf der Gegenseite durch Erhalt des intakten trigonalen Verbundes verhindern. Die Ätiologie des De-novo-Refluxes und seine klinische Relevanz wird auch wegen der hohen Spontanmaturationsrate kontrovers diskutiert [1]. Unterschiedlich bleibt auch das Management der postoperativen Urindauerableitung. Wir haben den Eindruck, dass eine transurethrale Dauerableitung für 3 Tage nach Stabilisierung der Wundheilung ein Herausgleiten des Ureters aus dem Tunnel verhindern kann. Die Ureteropexie am Eintritt fixiert den Ureter spannungsfrei in der vordefinierten Lage und verhindert die Entwicklung eines periureteralen Divertikels [9]. Das Fassen des Ureters im Tunnelverlauf beim Knüpfen der Detrusornähte ist sicherlich nicht sinnvoll. Eine postoperative vesikale Fehlfunktion kann einen geringgradigen

Rezidivreflux bei ansonsten technisch einwandfreier Operation erklären und erfordert eine Nachbehandlung mit Anticholinergika.

■ **Korrelation der Tunnellänge mit Alter und Ureterweite**
- Passives Widerlager des Tunnels durch trigonalen, muskulären Support
- Verbleiben der Uretermündung im trigonalen Verbund, Urindauerableitung sowie
- Ureteropexie am Hiatus verhindern das Herausgleiten des Ureters aus dem Tunnel.
- Postoperative Blasendysfunktion kann Rezidivreflux unterhalten.

2. Obstruktion
Temporäre Obstruktionen nach ARP sind aufgrund des Tunnelödems, insbesondere bei funktionseingeschränkten Nieren mit koexistenter Harnleiterdysplasie und verminderter Peristaltik nicht ganz selten. Auch ein Tunnelhämatom kann zu einer vorübergehenden Obstruktion führen, so dass auf eine subtile Blutstillung bei der Myotomie geachtet werden sollte. Temporäre Obstruktionen erfordern engmaschige sonografische Kontrollen, die Fortführung der Reinfektionsprophylaxe sowie ggf. eine anticholinerge Therapie und verschwinden nach wenigen Wochen komplett. Dauerhafte Ureterobstruktionen kommen in 2–4% vor [1, 8] und bedingen eine operative Revision.

Die wichtigsten Ursachen sind:
- ■ *Devaskularisation des terminalen Ureters durch Verletzung des Mesoureters und durch laterale Präparation im Bereich der Harnleitermündungsstelle mit Verletzung der A. ureterica posterior:* Daher ist eine schonende Präparation des Ureters laterodorsal im Bereich der Uretermündung und der Erhalt der Gefäßversorgung der Adventitia essenziell. Zusätzlich bietet sich ein y-förmiges Einschneiden der Detrusormuskulatur am Uretereintritt mit Erhalt der ureterotrigonalen Einheit und seiner Durchblutung als Schutz vor einer Stenose, durch Verhinderung einer Strangulation und zur Stabilisierung des hinteren Blasenwandwiderlagers an [4].
- ■ *Mechanische Knickbildung des Ureters durch einen rechtwinkligen Austritt aus dem Tunnel bei Blasenfüllung oder einen zu engen Neohiatus:* Einem Abknicken des Ureters aufgrund eines zu senkrechten Harnleiteraustritt aus dem Tunnel bei voller Blase kann ein geschwungener bogenförmiger Tunnelverlauf vorbeugen. Der Ureterverlauf sollte nach Knüpfen der Tunnelnähte bei voller und leerer Blase beobachtet werden. Darüber hinaus muss der Tunnel weit genug präpariert und der Neohiatus ausreichend weit gewählt werden. Auch Doppelureteren können so in gleicher Weise ohne Trennung in der Waldeyer'schen Scheide in einen ausreichend weiten Tunnel ohne Obstruktion eingepflanzt werden. Die Tunnelweite am Eintritt sollte mittels Overholtklemme geprüft werden. Ureteropexienähte am Uretereintritt verhindern das Herausgleiten des Ureters aus dem Tunnel, eine Knickbildung bzw. das Entstehen eines periureteralen Divertikels. Für die bilaterale Ureteropexie wird 6,0 Monocryl verwandt [9].
- ■ *Strangulation des Ureters im Verlauf durch das nicht ausreichend weit abpräparierte Peritoneum oder das Belassen des Ligamentum umbilicale laterale:* Daher ist nach unserer Erfahrung das mediolaterale Abpräparieren des Peritoneums und das Durchtrennen des Ligamentum umbilicale laterale obligat.
- ■ *Akzidentelles Fassen des periureteralen Gewebes bzw. Fassen von zu viel Detrusormuskulatur bei der ersten Tunnelnaht:* Daher sollte die erste Tunnelnaht genau auf Höhe der Uretermündung liegen und nur die oberflächliche Muskelschicht greifen. Auch wenn der Ureter an seinem Eintritt akzidentell nicht mitgefasst wurde, kann bei tiefen Muskelnähten durch eine entzündliche Umgebungsreaktion eine hochgradige Harnleiterobstruktion verursacht werden. Zudem können durch tiefgreifende Nähte laterodorsal der Uretermündung Fasern des Plexus pelvicus gefasst werden. Auch ungeeignetes und zu dickes Nahtmaterial kann zu einer fortgeleiteten Entzündung und damit zu einer entzündlich-mechanischen Obstruktion der Uretermündung führen.

3. Blasenentleerungsstörungen
Postoperative Blasenentleerungsstörungen werden in 5–26% berichtet [1, 3, 6] und betreffen hauptsächlich Patienten nach bilateralen extravesikalen Eingriffen. Als Ursache wird eine partielle transiente bzw. definitive Blasendenervierung diskutiert, wobei auch nach verschiedenen subtilen technischen Modifikationen der distalen Harnleiterpräparation Blasenentleerungs-

störungen auftraten [1, 6, 7]. Die meisten dieser vesikalen Dysfunktionen verschwinden nach intensivem symptomatischem Management, inklusive CIC, nach wenigen Monaten. Anatomische Studien haben eindrucksvoll die Nähe des Plexus pelvicus zur Harnleitermündung darstellen können [5]. Die Harnleiterpräparation sollte von der iliakalen Gefäßkreuzung deszendierend begonnen werden und sollte peinlich das Mesoureter, nicht nur wegen der vaskulären Versorgung, schonen. Auf grobe blutstillende Nähte muss in diesem Bereich unbedingt verzichtet werden. Laterodorsal des Uretereintritts in die Blase sollte die Muskulatur wegen der darin verlaufenden Plexus-pelvicus-Fasern geschont werden [5]. Nach Myotomie darf die erste Tunnelnaht nicht zuviel Detrusor fassen, um die benachbarten Nerven nicht zu kompromittieren.

Präparation nahe am Harnleiter unter Schonung des Mesoureters
- Keine Präparation laterodorsal des Harnleitereintritts in die Blase
- Keine subtrigonale Präparation oder durchgreifende Nähte
- Vorsichtige Blutstillung am distalen Ureter

Postoperatives Management/ Schmerzbehandlung

Der postoperative Verlauf wird wesentlich durch das Schmerzmanagement, die Kathetereinlage und das Einsetzen einer ungehinderten problem- und schmerzlosen Spontanmiktion bestimmt. Wenn auch die Dauer der Harnableitung in verschiedenen Zentren unterschiedlich gehandhabt wird, legen nahezu alle Kliniken intraoperativ einen Katheter ein, der, wenn auch oft nur für kurze Zeit, postoperativ belassen bleibt. Bei liegendem transurethralem Dauerkatheter stehen postoperativ Blasenkrämpfe im Vordergrund. Daher wird bereits im Aufwachraum eine anticholinerge Therapie begonnen. In den meisten Fällen ist die Gabe von Trospiumchlorid für die Liegedauer des transurethralen Dauerkatheters ausreichend. Alternativ zur oralen Therapie mit einer Maximaldosierung von 1 mg/kgKG Trospiumchlorid, lassen wir aus Trospiumchloridtabletten Suppositorien mit einer 0,75 mg- bzw. 0,35 mg-Dosierung herstellen. Zusätzlich erhalten die Kinder Paracetamol zur ausreichenden Analgesie. In Amerika wird Ketorolac, ein nichtsteroidales Antirheumatikum mit hoher analgetischer, antipyretischer und antiinflammatorischer Potenz eingesetzt [1, 7]. In unserer Klinik verbleibt der transurethrale Katheter für 72 h zur Stabilisation des Tunnels, da ein frühes Belasten der Blase auch zu einem Herausgleiten des Ureters aus dem Tunnel führen kann. In den USA erfolgt die Entlassung der Kinder nach 36–48 h [1, 4]. Die ARP kann dann als „outpatient procedure" realisiert werden, wenn das Kind erfolgreich spontan miktioniert hat, was bei 70% der Patienten unter suffizienter Schmerztherapie und adäquater ambulanter Nachsorge möglich ist [7]. Bei adipösen Kindern legen wir für 24 h eine tiefe Redondrainage ein, wobei viele Zentren komplett auf die Einlage von Drainagen verzichten [1, 7].

Nach Entlassung verbleiben die Kinder bei sonografisch unbelastetem oberen Harntrakt für eine weitere Woche unter Low-dose-Antibiotika-Prophylaxe. Hauptgrund für das Fortführen der Prophylaxe liegt in den in bis zu 20% dokumentierten postoperativen Harnwegsinfekten [8]. In der Literatur werden für die Dauer der postoperativen Reinfektionsprophylaxe Zeiträume zwischen 6–12 Wochen angegeben. Zeigen die regelmäßigen Sonografiekontrollen einen unauffälligen oberen Harntrakt, kann man heute bei den bekannten hohen Erfolgsraten auf die früher übliche routinemäßige MCU-Kontrolle nach 3 Monaten verzichten [1, 3, 8].

Zusammenfassung

Die extravesikale ARP ist in erfahrenen Händen unter standardisiertem Ablauf eine sehr sichere, komplikationsarme und mit einer geringen Morbidität behaftete Therapieoption des primären Refluxes. Wesentlich für die Vermeidung von Komplikationen ist das anatomiegerechte, subtile Präparieren des Harnleiters unter Schonung der vaskulären Versorgung und des Plexus pelvicus, das konsequente Ablösen des Peritoneums und Durchtrennen des Ligamentum umbilicale laterale, sowie eine unzweifelhafte Lage und Weite des Harnleitertunnels. Zur Minimierung postoperativer Komplikationen und zur Verkürzung des stationären Aufenthaltes trägt eine moderne suffiziente Schmerztherapie ganz essenziell bei. Vorübergehende Harntransportstörungen bzw. Blasendysfunktionen sollten konsequent therapiert und kontrolliert werden, um Langzeitkomplikationen zu vermeiden.

Literatur

1. Elder JS (2000) Guidelines for consideration for surgical repair of vesicoureteral reflux. Curr Opin Urol 10:579–585
2. Gregoir W, van Regemorter GV (1964) Le reflux vesicoureterale congenital. Urol Int 18:122
3. Heidenreich A, Özgur E, Becker T, Haupt G (2004) Surgical management of vesicoureteral reflux in pediatric patients. World J Urol 22:96–106
4. Lapointe SP, Barrieras D, Leblanc B, Williot P (1998) Modified Lich-Gregoir ureteral reimplantation: experience of a canadian center. J Urol 159: 1662–1664
5. Leißner J, Hohenfellner R, Allhoff EP (2001) Die Topographie des Plexus pelvicus und seine Bedeutung für Antireflux-Operationen. Aktuelle Urologie 32:444–449
6. Lipsky BA, Mitchell ME, Burns MW (1998) Voiding dysfunction after bilateral extravesical ureteral reimplantation. J Urol 159:1019–1021
7. Marotte JB, Smith DP (2001) Extravesical ureteral reimplantations for the correction of primary reflux can be done as outpatient procedures. J Urol 165:2228–2231
8. Riedmiller H, Bonfig R (2004) Antirefluxplastik nach Lich-Gregoir. Aktuelle Urologie 35:513–524
9. Schrott KM (1993) Konservative medikamentöse und operative Therapie des VUR-Refluxes. Urologe A 32:35–37

Komplikationen der Standardorchidopexie

W. H. Rösch

Einleitung

Die drei entscheidenden Prinzipien für den dauerhaften Erfolg der operativen Verlagerung eines nicht-deszendierten Hodens sind seit über 100 Jahren bekannt (Bevan 1899, 1903) und gelten bis heute:

- adäquate Mobilisation des Funikels (speziell der Gefäße),
- Versorgung eines meist vorhandenen Prozessus vaginalis und
- dauerhafte Fixation des Hodens im Skrotum.

Die Komplikationsrate für ein Rezidiv oder eine postoperative Atrophie des Hodens ist heute zwar weniger hoch als früher, aber immer noch 1% und darüber im Hinblick auf die Atrophie und 1–5% im Hinblick auf das Rezidiv [3, 5] und somit Ausdruck dafür, dass die Operation anspruchsvoll ist und deshalb nur von erfahrenen Operateuren durchgeführt werden sollte.

Mögliche Komplikationen im chronologischen Verlauf der Operationsschritte

Anästhesieeinleitung und Lagerung

Ergänzend zur Allgemeinnarkose gelten die peripheren Blockaden heute als Standard einer modernen Kinderanästhesie auch bei der Orchidopexie. Dieses erfolgt in Form von rückenmarksfernen Verfahren, wie der Blockade des Nervus ilioinguinalis (Ilioinguinalisblock) oder durch rückenmarksnahe Verfahren, wie der Kaudalanästhesie (Transsacralblock). Die Anlage der Regionalanästhesieverfahren vor Operationsbeginn im Sinne einer präemptiven Schmerztherapie haben den Vorteil einer Reduktion des intraoperativen Schmerzmittelbedarfes und einer wesentlich erleichterten Steuerung der postoperativen Schmerzmittelapplikation. Besondere Bedeutung kommt diesen Aspekten dadurch zu, dass vielerorts die Standardorchidopexie inzwischen ambulant durchgeführt wird. Zahlreiche Studien belegen, dass es durch die regionale Infiltration des N. ilioinguinalis zu keiner Erhöhung des Risikos für Wundheilungsstörungen führt.

Die Kinder werden in leicht überstreckter Rückenlage operiert. Trotz vergleichsweise kurzer Operationszeit sind Gelunterlagen empfehlenswert, um Drucknekrosen zu vermeiden. Der ideale Operationszeitpunkt für die Standardorchidopexie liegt zwischen dem 13. und 21. Lebensmonat. In diesem Alter ist eine ausreichende Saaltemperatur und die Verwendung von Patientenwärmesystemen notwendig, um die Kinder vor Auskühlung zu schützen.

- **Intra- und postoperatives Schmerzmanagement.** Periphere Blockaden. Drucknekrosen, Unterkühlung: Gel- und Wärmematten

Inzision

Die Schnittführung beginnt mit einer queren, inguinalen Inzision, entlang der Hautlinien im Bereich einer meist vorhandenen Hautfalte. Eine schräge Inzision, wie sie bei Erwachsenen bei Hernienoperationen bevorzugt wird, ist aus kosmetischen Gründen abzulehnen. Es ist trotzdem darauf zu achten, dass sie groß genug ausgeführt wird, um durch entsprechende Mobilisation später sowohl nach kaudal den Skrotaleingang, als auch nach kranial den Leistenkanal in seiner ganzen Länge darstellen zu können. Anschließend wird die Scarpa-Faszie inzidiert, um den äußeren Leistenring und die Aponeurose des M. obliquus externus darzustellen. Dabei ist darauf zu achten, dass der Hoden in seltenen Fällen als Testis reflexus nach kranial umgeschlagen auf der Externus-Aponeurose liegen und in der Scarpa-Faszie retiniert sein kann. Forsches Präparieren kaudal des Hodens mit vermeintlichem Durchtrennen von Gubernakulumsträngen kann so rasch zu einer Durchtrennung bzw. Verletzung der Spermatikalgefäße oder des Ductus deferens führen.

■ **Samenstrangverletzung bei der Inzision.** Testis reflexus ausschließen

Intra- und postoperative Komplikationen der Funikulolyse

1. Ductus-deferens-Läsion
Außer bei der Hodenektopie kann auch in den seltenen Fällen eines „looping vas deferens" der Ductus distal und kaudal des Hodens gelegen sein [1]. Es ist deshalb notwendig, das Gubernakulum stets sorgfältig darzustellen und am günstigsten möglichst hodenfern schrittweise zu durchtrennen, um bereits zu diesem Zeitpunkt eine Läsion des Ductus deferens zu vermeiden.

Für die Funikulolyse ist die großzügige Spaltung der Aponeurose des M. obliquus externus in jedem Fall indiziert, um eine ausreichende Übersicht zu gewährleisten. Die Skelettierung mit Durchtrennen der Kremasterfasern muss subtil unter Schonung sämtlicher Spermatikalgefäße erfolgen; sie verlangt manuelles Geschick und führt bei Unerfahrenen rasch zu Schädigungen der zarten Strukturen. Insbesondere ist darauf zu achten, dass der Dct. deferens nicht komplett skelettiert wird, sondern die begleitenden Gefäße in seiner direkten Umgebung erhalten bleiben, um Nutritionsstörungen des Dct. deferens mit dem Risiko einer nachfolgenden Okklusion zu vermeiden. Bei Vorliegen eines weit offenen Prozessus vaginalis gilt es stets zu prüfen, ob vor Durchtrennung auch der median gelegene Ductus von der Wand des Prozessus abgeschoben und isoliert wurde. Je proximaler diese Abpräparation erfolgt, um so sicherer gelingt sie, ohne den Proc. vaginalis selbst zu eröffnen. Bessere Übersicht und leichtere Präparation durch zusätzlichen Raumgewinn erhält man gerade in diesen Fällen, wenn man rechtzeitig die Faszia transversalis von kranial mit einem Scherenschlag erweitert. Es ist dabei aber zu beachten, dass die unmittelbar kaudal quer davon verlaufenden epigastrischen Gefäße nicht verletzt werden.

2. Hodenatrophie
Die Atrophie entsteht immer aufgrund einer Zirkulationsstörung und wird auch bei der Standardoperation in über 1% beobachtet [1, 3, 5]. Die drei wichtigsten Hauptursachen sind:

1. Verletzung bzw. Durchtrennen der Spermatikalgefäße bei der Skelettierung des Funikels.
2. Durch zu starken Zug am Funikel entweder intraoperativ bei der Präparation oder häufiger durch persistierende Spannung des Funikels bei unzureichender Mobilisation nach kranial oder anatomisch zu kurzen Gefäßen und forcierter Fixation des Hodens im Skrotum. Gelingt durch die subtile Skelettierung des Funikels noch keine spannungslose Verlagerung des Hodens, so sollten die retroperitonealen Bindegewebsstränge oberhalb des inneren Leistenringes, oft als Lig. spermatikum laterale bezeichnet, vorsichtig durchtrennt werden. Dadurch kommen die Spermatikalgefäße mehr nach medial zu liegen, wodurch eine beträchtliche Verlängerung erreicht werden kann. Durch die bereits erwähnte Einkerbung der Fascia transversalis wird dieser Effekt noch verstärkt. Der Effekt des zusätzlichen so genannten Prentiss-Manövers (Isolierung der inferioren epigastrischen Gefäße mit nachfolgender mediokaudaler Transposition des Samenstranges) ist in der Literatur umstritten [1].
3. Unbeabsichtigtes Verdrehen des Gefäßstils bei der Verlagerung und Pexie des Hodens im Skrotum.

3. Rezidiv der dystopen Lage
Abgesehen von den Fällen mit extrem kurz angelegten Spermatikalgefäßen sind die Ursachen für ein Rezidiv in erster Linie die ungenügende retroperitoneale Skelettierung zur Verlängerung der Gefäße (Sagittal- und Frontaldreieck) sowie die unvollständige Kremasterdurchtrennung. Die Rezidivrate wird in der Literatur mit 1–5% bei der Standardorchidopexie angegeben [1, 3, 5].

4. Verletzung des N. ilioinguinalis
Bei der Rekonstruktion der Externusaponeurose kann der N. ilioinguinalis mitgefasst werden, was später meist zu erheblichen Schmerzen führt und zu einer Revision der Wunde zwingt. Aus diesem Grund muss der Nerv bereits bei der Spaltung der Aponeurose identifiziert und stumpf nach medial abgeschoben werden. Bei der Fasziennaht muss er nochmals sicher identifiziert werden, um ein Einnähen zu vermeiden. Das Durchtrennen des Nervs ist weniger kompromittierend, führt aber zur vollständigen Gefühllosigkeit seines inguinalen Versorgungsgebietes.

Intra- und postoperative Komplikationen der Pexie

Zur dauerhaften Fixation des mobilisierten Hodens im Skrotum sind derzeit noch verschiedene Methoden in Anwendung:

- Bei der so genannten intraskrotalen Pexie ist darauf zu achten, dass resorbierbares Nahtmaterial verwendet wird und dass die Naht nicht komplett nach außen durch die Skrotalhaut gestochen wird, da es ansonsten zu aufsteigenden Infektionen mit nachfolgendem Hodenverlust kommen kann.
- Die alleinige, vielerorts immer noch praktizierte temporäre Fixation des Hodens mittels Fadens, der außerhalb des Skrotums über einen Tupfer geknotet wird birgt ebenfalls ein erhöhtes Infektionsrisiko sowie ein erhöhtes Risiko zur späteren Torsion bei ungenügender Verklebung mit der Umgebung. Hauptnachteil der beiden Methoden ist jedoch die transparenchymal gestochene Naht. Der größtmögliche Schutz des Hodens vor einem operativen Trauma sollte heute Standard sein. Dazu gehört die Vermeidung unnötiger Hodenbiopsien ebenso, wie die Vermeidung einer transparenchymalen Fixationsnaht. So ist das relative Risiko einer späteren Infertilität bei Patienten mit transparenchymaler Fixationsnaht um 7,6-mal höher im Vergleich zu untangierten Hoden [2].
- Aus diesem Grunde gilt heute die Bildung einer Dartos-Tasche (Methode nach Shoemaker [4]) als Methode der Wahl. Dabei wird der Hoden zwischen Tunica dartos und Skrotalhaut fixiert. Nachdem der Hoden durch die Tunica dartos gezogen wurde, wird die Öffnung durch 2–3 Nähte wieder eingeengt. Dabei dürfen die Strukturen des Samenstranges nicht gefasst werden und die Einengung darf zu keiner Durchblutungsstörung führen. Mit dieser Methode wird einerseits der Hoden optimal fixiert, andererseits wird durch die Elastizität der Tunica dartos eine etwaige primäre leichte Spannung der Gefäße abgefangen und so eine mögliche Zirkulationsstörung verhindert. Die Skrotalhaut wird mit resorbierbarem Nahtmaterial intrakutan verschlossen. Die sehr sorgfältige Reinigung und Desinfektion des äußeren Genitales bei der Lagerung ist Voraussetzung, um Wundheilungsstörungen und skrotale Nahtdehiszenz zu vermeiden.

Zusammenfassung

Sekundäre Atrophie oder ein Rezidiv können nach einer Orchidopexie nie ganz ausgeschlossen werden, deshalb ist auch die Standardorchidopexie keine Anfängeroperation! Durch ausreichend große Inzisionen und schonende Präparation sowie standardisiertes Vorgehen bei der Funikulolyse und Pexie kann das Komplikationsrisiko gesenkt werden.

Literatur

1. Baker LA, Silver RI, Docimo SG (2001) Cryptorchidism. In: Gearhart JP, Rink RC, Mouriquand PDE (eds) Pediatric Urology. WB Saunders, Philadelphia London New York, pp 747–752
2. Coughlin MT, Bellringer MF, Lee PA (1999) Age at unilateral orchiopexy: Effect on hormone levels and sperm count in adulthood. J Urol 162:986–989
3. Hadziselimovic F, Herzog B (2000) Hodendystopie In: Thuroff JW, Schulte-Wissermann H (Hrsg) Kinderurologie in Klinik und Praxis. Thieme Verlag, Stuttgart New York, pp 493–495
4. Herzog B (1981) Zum Kryptorchismus. Chirurg 52:142
5. Rösch WH (2001) Maldescensus testis. In: Sigel A, Ringert RH (Hrsg) Kinderurologie. Springer, Berlin Heidelberg New York, S 460 –476

Komplikationen bei und nach Zirkumzision

M. Riccabona

Einleitung

Die Zirkumzision ist nicht nur der älteste (der erste Nachweis einer Beschneidung ist die Darstellung in einer ägyptischen Grabkammer in der Totenstadt von Sakkara um 2400 v. Ch.) chirurgische Eingriff, sondern auch der am häufigsten durchgeführte.

Diese Operation ist wohl auch meist die erste, die im Rahmen der Fachausbildung, zunächst unter Anleitung und dann selbständig, durchgeführt wird, wohl unter der Annahme, dass sie relativ leicht auszuführen ist. Dieser Eingriff wird heute noch in den USA vorwiegend am Neugeborenen durch den Geburtshelfer, in vielen muslimischen Ländern von nicht-ärztlichen „Spezialisten" aber auch in europäischen Ländern häufig ambulant in den Praxen der niedergelassenen Kollegen durchgeführt.

Komplikationen nach Zirkumzision hat jeder chirurgisch Tätige, in steigender Frequenz der Geübte, der Ungeübte und vor allem der, mit mangelnder chirurgischer Sorgfalt Operierende. Komplikationen werden mit einer Häufigkeit von 0,2% bis ca. 6% in der Literatur angegeben.

Akute Komplikationen

- Blutung
- Harnverhalt
- Intraoperative Verletzung
- Wundinfektion
- Wunddehiszenz, Paraphimose

Blutung

Die frühe oder spätere Nachblutung ist mit 1–3% die häufigste Komplikation nach einer Zirkumzision. Sie tritt durch eine mangelhafte Blutstillung auf, nach Verbandverlust, bei postoperativer, kindlicher Unruhe, sowie auch nach nächtlichen Erektionen. Oft kann durch die Anlage eines Kompressionsverbandes die Blutung zum Stillstand gebracht werden. Ist dies nicht möglich, so ist eine Sekundärnaht in neuerlicher Anästhesie notwendig. Nach Neugeborenenzirkumzisionen ist die Nachblutung vor allem am 3. postoperativen Tag nach der Geburt durch den physiologischen Abfall des Vitamin-K-Spiegels verursacht.

Vermeidung der Nachblutung
Nur die subtile, sorgfältige Blutstillung mittels bipolarer Koagulation während der Zirkumzision lässt das Risiko einer Nachblutung deutlich absinken. Zusätzlich ist die Anlage eines leichten Druckverbandes ggf. mit Hochschlagen des Penis sinnvoll. Die Eltern des Kindes bzw. der Patient ist über das Risiko der Nachblutung aufzuklären.

Bei Neugeborenen kann durch zur Operation zeitgleicher Gabe von Vitamin K das Nachblutungsrisiko deutlich abgesenkt werden. Eine Blutungsneigung muss präoperativ obligatorisch abgefragt werden. Die routinemäßige Durchführung eines Gerinnungsstatus ist nicht notwendig.

Harnverhaltung

Manchmal kann es, vor allem bei Kindern zu einem postoperativen Harnverhalt kommen. Insbesondere wenn in gleicher Narkose die Harnröhre instrumentiert wurde, kann der erste Miktionsversuch schmerzhaft sein und durch hinzukommende Angst eine Harnverhaltung auslösen. Ein warmes Wannenbad mit Miktionsversuch oder im Einzelfall auch die Punktion der Blase oder der transurethrale Katheterismus bringen Abhilfe.

Vermeidung der Harnverhaltung
Nach einer Endoskopie beim Kind sollte anschließend obligat ein Lokalanästhetikum in die Harnröhre instilliert werden, um eine schmerzhafte Miktion zu vermeiden, auch sollte ein zu

straff angelegter Verband vermieden werden. Zusätzlich fördert die Gabe von Antiphlogistika ein rasches Abschwellen des Operationsgebietes.

■ Intraoperative Verletzung

Durch mangelhafte Sorgfalt und durch zu brüske Zirkumzision kann glanduläres Gewebe, die Harnröhre oder die Schwellkörper verletzt werden. Wenn die Schere zur Spaltung der phimotischen Vorhaut blind eingeführt wird, kann eine Branche der Schere irrtümlich in den Meatus gelangen und so zu einer distalen Verletzung der Harnröhre führen. Durch zu tiefe Zirkumzision kann es zu Schnittverletzungen im Bereich der Glans kommen, ebenso ventral im Bereich des Corpus cavernosum bzw. auch ganz selten zu einer Eröffnung der Harnröhre. In aller Regel sind diese Schnittverletzungen gleich erkennbar und werden mit dünnen, atraumatischen Fäden versorgt. Im Einzelfall ist auch über schwerwiegende Verletzungen der Glans bis hin zur Amputation berichtet worden.

Vermeidung von Verletzungen
Durch vorsichtiges Führen des Skalpells und Schneiden mit der Schere nur unter Sicht können diese Verletzungen vermieden werden. Besondere Sorgfalt ist an der Ventralseite des Penis geboten.

■ Wundinfektion

Durch mangelhafte lokale Hygiene, bei fehlender lokaler postoperativer Pflege aber auch durch unvernünftiges Verhalten des operierten Patienten können Wundinfektionen entstehen. Diese Infektionen werden mit lokalen Antiseptika und wenn notwendig mit zusätzlicher Antibiotikagabe behandelt. Vor allem bei Kindern kann die normale Wundheilung durch eine Windeldermatitis (Soor) verzögert werden.

Vermeidung der Wundinfektion
Aseptisches Operieren und eine sorgfältige postoperative Pflege mit Kamille oder Antiseptika verhindert eine Wundinfektion. Klare Anweisungen über das Verhalten des Patienten postoperativ sind notwendig.

■ Wunddehiszenz

Durch ein vorzeitiges Lösen der Nähte kann es vor allem bei Jugendlichen und Erwachsenen zu ausgedehnten Wunddehiszenzen nach Erektionen kommen. Ein Sekundärverschluss nach Anfrischen der Wundränder ist notwendig.

Vermeidung von Wunddehiszenzen
Vor allem bei Jugendlichen und Erwachsenen sollten zumindest die so genannten „Ecknähte“ mit nicht zu schnell resorbierbaren Fäden genäht werden.

■ Paraphimose

Nach vorhauterhaltenden Phimoseoperationen oder nur sparsamer Zirkumzision kann es zu einer akuten Paraphimose postoperativ kommen. Durch Aufbringen einer anästhesierenden Salbe (Emla) und Verabreichung eines Penisblockes lässt sich mittels bimanueller Reposition die Paraphimose beheben. Bei zu engem Schnürring und deutlicher Anschwellung des Vorhautrestes ist die Reposition nur in Narkose und nach Inzision des paraphimotischen Schnürringes möglich. Eine sekundäre, radikale Zirkumzision ist im entzündungsfreien Intervall zu empfehlen.

Vermeidung der Paraphimose
Der primäre phimotische Schnürring muss mittels dorsaler Einfach- oder Mehrfachinzision ausreichend inzidiert sein, um ein müheloses Vor- und Rückschieben der Vorhaut zu ermöglichen. Das Einbringen von gut gleitenden Salben auf die Glans unmittelbar postoperativ erleichtert die postoperative Reposition. Die Patienten müssen informiert werden, nach den postoperativen Gliedbädern die Vorhaut unmittelbar nachher wieder nach vorn zu schieben.

Spätkomplikationen

■ Meatusstenose

Eine der häufigsten Komplikationen nach Zirkumzision ist die Meatusstenose, die sich überwiegend am Boden einer Meatitis entwickelt. Ist die phimotische Vorhaut mit der Glans zirkulär bis knapp an den Meatus verlötet, so führt das Lösen der Vorhaut zu einem breiten Epitheldefekt, der sich in der postoperativen Phase bei mangelhafter Pflege leicht entzündet und häufig den Meatus mit einschließt. Aufgrund vorausgegangener Balanitiden kann bereits zum Zeitpunkt der Operation der Meatus durch postentzündliche Narbenbildung relativ eng sein. Die Meatusstenose sollte unabhängig vom Patientenalter mit zarten chirurgischen Instrumenten versorgt werden. Der stenotische Meatus wird mit einer Mikroschere eingeschnitten und die Urethralschleimhaut an die Glansschleimhaut mit ganz dünnen, atraumatischen, rasch resorbierbaren Fäden adaptiert. Das Klemmen der Meatusstenose mit einer Moskitoklemme nach ventral, unmittelbar vor der Meatotomie um eine Blutung zu verhindern, ist traumatisch und obsolet.

Vermeidung der Meatusstenose
Die postoperative Meatuspflege mit einer antibiotischen Salbe für einige Tage wird empfohlen.

Mangelhafte Kosmetik

Das kosmetisch mangelhafte Ergebnis nach Zirkumzision durch ungeübte und unerfahrene Operateure ist relativ häufig. Oft bleibt zu viel vom inneren Vorhautblatt, aber auch von der Penisschafthaut zurück, was zu einer störenden „Rüschchenbildung" führt. Des Weiteren erfolgt immer wieder die Resektion asymmetrisch, so dass die Vorhautreste dorsal und ventral oder seitlich sehr unterschiedlich breit sind. Der Übergang von der Penishaut zum inneren Rest des Vorhautblattes sollte glatt sein. Viel seltener wird zu viel Penishaut, vor allem ventral reseziert, was zu unangenehmen Hautspannungen bei der Erektion führen kann. Das kosmetische Ergebnis nach Zirkumzisionen mit der Plastikglocke (Plastibell) ist selten zufriedenstellend.

Vermeidung von kosmetischen Fehlern
Der Ungeübte sollte vor Zirkumzision die Inzisionslinien, sowohl am inneren Vorhautblatt, wie auch an der äußeren Penishaut anzeichnen. Auch eine Markierung der Mitte dorsal und ventral am Penis erleichtert die anatomiegerechte Anastomose.

Rezidivphimose

Eine inkomplette Resektion des engen Vorhautsegmentes oder eine falsche Indikationsstellung zur vorhauterhaltenden Operation endet in einem Phimoserezidiv. Auch ein Unterbleiben der vereinbarten lokalen Pflege oder das Unterlassen der regelmäßigen Reposition der Vorhaut unmittelbar nach einem vorhauterhaltenden Eingriff können Ursache eines Rezidivs sein.

Vermeidung der Rezidivphimose
Auf die Wichtigkeit der postoperativen Maßnahmen bei vorhauterhaltenden Operationen (z.B. Triple-Inzision) muss bereits präoperativ eindringlich hingewiesen werden, vor allem auf das Risiko, dass bei Ausbleiben dieser Maßnahmen ein Rezidiv droht. Wenn die Sinnhaftigkeit einer vorhauterhaltenden Operation präoperativ nicht ausreichend beurteilt werden kann, muss sich der Operateur präoperativ absichern, intraoperativ in Abhängigkeit der lokalen Anatomie frei über die Operationsmethode entscheiden zu können.

Urethrakutane Fistel

Sehr selten kann es durch eine zu tiefe Naht im Bereich der distalen Harnröhre, vor allem bei der Versorgung einer Blutung aus der Arteria frenularis oder durch zu extensive Koagulation in diesem Bereich zu einer sekundären urethrakutanen Harnröhrenfistel kommen.

Vermeidung der Fistel
Die Wundversorgung ventral im Bereich der Glans, vor allem im Frenulumbereich soll ausschließlich mit atraumatischen, runden Nadeln erfolgen. Ein tiefes Einstechen im Bereich des Sulcus coronarius ist zu vermeiden. Es sollte ausschließlich und nur vorsichtig eine bipolare Koagulation in der Phimosechirurgie verwendet werden.

Literatur

1. Baskin L (1997) Circumcision: Handbook of pediatric urology. Lippincott-Raven, pp 1–9
2. Spencer-Barthold J, Cass EJ (2002) Complications of circumcision. In: Belman AB, King LR, Kramer SA (eds) Clinical pediatric urology, 4th edn. Martin Dunitz Verlag, London, pp 1094–1096

Komplikationen nach Hypospadiechirurgie

M. Riccabona

Einleitung

Die operative Korrektur einer kongenitalen Hypospadie ist ein anspruchsvoller, delikater, rekonstruktiv-chirurgischer Eingriff, der einer ausreichenden operativen Erfahrung und regelmäßiger Übung bedarf.

Therapieziel

Unser therapeutisches Bemühen liegt in der subtilen Rekonstruktion der meist komplexen Fehlbildung mit dem operativen Ziel eines funktionell und optisch „normalen Penis". Dazu zählen ein glandulär platzierter, schlitzförmiger, ausreichend weiter Meatus mit ventral adaptierter Glans, ein bei Erektion gerader Penis, ein mit guter Haut bedeckter Penisschaft, sowie eine anatomiegerechte Position von Penis und Skrotum zueinander (Tabelle 1).

Dieses Ziel sollte heute bei den meisten Hypospadieformen durch einen einmaligen operativen Eingriff erreicht werden.

OP-Zeitpunkt

Der ideale Operationszeitpunkt liegt heute zwischen dem 9. und 12. Lebensmonat. In diesem Zeitfenster, das individuell auf 6 bis 15 Monate erweitert werden kann, ist ein operativer Eingriff im Genitalbereich für die psychologische und emotionale Entwicklung des Kindes am günstigsten. Die bewusste Entwicklung der sexuellen Identität beginnt erst nach dem 2. Lebensjahr.

Das Narkoserisiko ist ab dem 3. Lebensmonat nicht anders als im 3. oder 4. Lebensjahr. Die operative Korrektur im ersten Lebensjahr ist für den Geübten nicht schwieriger als im Kleinkindesalter. Die perioperative Pflege und das Management eines Säuglings im Krankenhaus ist in diesem Alter viel einfacher als zwischen dem 2. und 4. Lebensjahr. Auch die Harnableitung wird im Windelalter besser toleriert.

Tabelle 1. Operatives Ziel

- Glandulärer, schlitzförmiger Meatus
- Geschlossene, konische Glans
- Gerader Penis bei Erektion
- Gute, narbenarme Hautdeckung
- Normale Position von Penis und Skrotum

OP-Techniken

Über 200 publizierte Operationsmethoden belegen die intensive Suche durch ein Jahrhundert nach einem erfolgreichen Therapiekonzept. Seit einigen Jahren scheinen sich vor allem zwei Konzepte, die auf fast alle Hypospadieformen anwendbar sind international durchzusetzen.

Zum einen ist es der Erhalt der Urethralplatte, wenn immer nur möglich, zum anderen die Tubularisation der Urethralplatte mit oder ohne medianer Inzision. Diese bereits vor über 130 Jahren von Thiersch und Duplay beschriebene Tubularisation wurde in der Folge von der französischen und amerikanischen Schule propagiert und verfeinert und in den letzten Jahren, vor allem von Snodgrass popularisiert [10].

Das zu verwendende operative Verfahren lässt sich in Abhängigkeit von der hypospadischen Meatuslage häufig aber nicht immer präoperativ vorausahnen, da die verschiedenen Hypospadiekomponenten zum Teil erst intraoperativ beurteilt werden können. Die Wahl des geeigneten Verfahrens beeinflusst die postoperative Komplikationsrate.

Die Häufigkeit von postoperativen Komplikationen wird in der Literatur sehr unterschied-

Tabelle 2. Komplikationen – internationaler Vergleich

Autoren	Jahr	Kompl.	Fälle	%
■ **Primäre OP**				
Malone et al.	1999	2	32	6,2
Snodgrass*	2000	35	431	8,0
Khoury et al.	2003	4	48	8,3
Riccabona et al. [5]	2003	15	188	7,9
■ **Sekundäre OP**				
Shanberg et al. [6]	2001	2	13	15,0
Borer et al. [2]	2001	5	25	20,0
Snodgrass et al. [8]	2002	3	15	20,0
Riccabona et al. [5]	2003	5	40	12,5

* Sammelstatistik: Ergebnisse aller bis 2000 von verschiedenen Autoren veröffentlichten Snodgrass-Operationen

lich, mit einer Frequenz zwischen 10 und über 50%, angegeben. Neueste Studien aus den letzten Jahren aus großen Zentren belegen eine Inzidenz von Komplikationen in der primären Hypospadiekorrektur von 5–10% und in der sekundären Hypospadiechirurgie mit 10–20% (Tabelle 2).

Allgemeine Prävention von Komplikationen

Viele unterschiedliche Faktoren helfen mit, peri- und postoperative Komplikationen zu vermeiden. Zunächst ist es wichtig, die Eltern über den geplanten Eingriff, eventuelle Komplikationen, sowie den Aufenthalt im Krankenhaus im Detail zu informieren. Die durchgehende Begleitung des Kindes durch einen oder beide Elternteile sollte heute obligat ermöglicht werden. Moderne Anästhesieverfahren in Kombination von Allgemein und Regionalanästhesie mit einem 24-h-Kinderschmerzdienst sind Voraussetzung für erfolgreiche Operation und postoperative Phase. Zur Harnableitung im Säuglingsalter hat sich der transurethrale Drippingstent mit Doppelwindeltechnik bewährt. Der Verzicht auf einen Ballonkatheter minimiert die Inzidenz von Blasentenesmen, und der Verzicht auf einen Harnbeutel erleichtert wesentlich das postoperative Management. Bei eventueller Kindesunruhe kann der Säugling jederzeit von den Eltern in die Arme genommen werden, was letztlich wieder zur motorischen Ruhe beiträgt. Eine Fixierung des Kindes mit Hand- und/oder Fußmanschetten ist heute obsolet. Die Doppelwindeltechnik (die innere Windel dient als Stuhlschutz, die äußere zum Aufsaugen des Harnes) ermöglicht eine sorgfältige lokale Pflege. Der Meatus bzw. die Austrittsstelle des Drippingstents wird bei jedem Windelwechsel inspiziert, ggf. von Inkrustationen mit warmen Kochsalz gereinigt und ein- bis zweimal täglich lokal mit einer Antibiotikasalbe benetzt.

Eine zeitgerechte operative Korrektur, im Idealfall innerhalb des ersten Lebensjahres, die intraoperative Auswahl des richtigen OP-Verfahrens unter modernen anästhesiologischen Bedingungen, postoperative Schmerzfreiheit, transurethrale Drippingstentharnableitung, sowie professionelle, spezialisierte kinderurologische Pflege mit obligater Elternbegleitung während des gesamten Aufenthaltes helfen wesentlich mit, Komplikationen nach einer operativen Korrektur einer Hypospadie zu vermeiden.

Komplikationen

■ Nachblutung

Meistens bereits am Operationstag, selten später kann es zum Auftreten einer Nachblutung kommen. Bei einer leichteren Nachblutung genügt die Anlage eines zirkulären Kompressionsverbandes, ist dieser nicht ausreichend, so ist eine Wundrevision mit Blutstillung und Sekundärnähten in neuerlicher Anästhesie notwendig. Das intra- und postoperative Blutungsrisiko kann durch eine sorgfältige intraoperative Blutstillung minimiert werden. Die Inzisionslinien werden mit Adrenalin/NaCl (1:100000) unterspritzt. Während der Umschneidung der glandulären Urethralplatte bis zur Rekonstruktion

Tabelle 3. Übersicht über die häufigsten Komplikationen

■ Nachblutung	■ Splint-/Katheterverlust
■ Wundinfekt	■ Harnröhrenstriktur
■ Hypospadierezidiv	■ Wunddehiszenz
■ Verbandverlust	■ Tenesmen
■ Harnröhrenfistel	■ Harnröhrendivertikel
■ persistierende Krümmung	■ Haare
■ Blockade/Abknicken des Katheters	■ Schmerzen
■ Meatusstenose	■ Retraktion des Meatus
■ Penistorsion	■ Balanitis xerotica obliterans

des glandulären Gewebes erleichtert die Anlage eines Tourniquets mittels Vessel-loop die operative Übersicht. Die sorgfältige Blutstillung erfolgt ausschließlich mit bipolarer Koagulation.

Katheterblockade/-verlust

Die Katheterblockade durch Blutkoagel nach Hypospadieoperation ist äußerst selten. Viel häufiger erfolgt diese durch ein Abknicken des Katheters oder des Schlauches des Harnbeutels. Bei Kindesunruhe oder Schmerzäußerung ist stets die freie ungehinderte Harndrainage zu überprüfen. Die Verwendung des Drippingstents (Tarkington Stent, Cook) minimiert das Risiko einer Blockade, da dieser Stent lediglich 10–15 cm über den Meatus hinaus reicht und mit einem Steristrip auf der inneren Windel fixiert wird. Bei Katheterverlust (transurethral oder suprapubisch) muss sehr rasch wieder ein neuer Katheter eingelegt werden. In Abhängigkeit der Komplexität des vorausgegangenen Eingriffes, der Kooperation des Kindes und des elterlichen Umfeldes ist dies mit oder ohne Sedierung im Krankenbett oder in neuerlicher kurzer Anästhesie im Operationssaal notwendig.

Blasentenesmen

Diese treten häufiger bei Ballonkathetern auf, die regelmäßige Gabe von Oxybutynin (0,5 mg/kgKG 2×tgl.) ist zu empfehlen. Zusätzlich kann etwas Flüssigkeit vom Katheterballon abgezogen werden. Der Pigtailanteil des suprapubischen Katheters oder eines Drippingstents verursachen sehr selten Tenesmen.

Ödem

Ein postoperatives Anschwellen der Haut und Glans mit Ödembildung ist häufig. Durch die obligate Gabe von Antiphlogistika und die Anlage eines Kompressionsverbandes kann das Ausmaß dieser Komplikation deutlich vermindert werden.

Wundinfektion

Die Wundinfektion in der Hypospadiechirurgie ist beim Säugling und Kleinkind ein seltenes Problem, peripubertär jedoch etwas häufiger. Mehrere Maßnahmen vor, während und nach der Operation sind notwendig, um eine Wundinfektion zu verhindern. Nach Lösen der nahezu obligaten Konglutinationen zwischen dorsaler Präputialschürze und Glans und Entfernung von Smegma ist der gesamte Operationsbereich nochmals zu desinfizieren. Atraumatische Operationstechnik, gut durchblutete Hautlappen verringern das Risiko einer Wundinfektion, Durchblutungsstörungen, partielle Hautnekrosen erhöhen das Risiko. Die prophylaktische Gabe von Antibiotika beeinflusst kaum das Auftreten einer Wundinfektion. Die perioperative Gabe von Antibiotika während der Katheterdrainage, vor allem auch nach Einlage eines stets offenen Drippingstents ist indiziert und verhindert Harnwegsinfekte. Postoperative Verbandwechsel sind unter sterilen Kautelen auszuführen und eine penible lokale Hygiene ist so lange notwendig, bis alle Fäden resorbiert sind. In dieser Zeit sollte auch kein öffentliches Schwimmbad besucht werden, da die Nähte die Haupteintrittsstellen von Bakterien und somit Auslöser postoperativer Wundinfektion sind.

Harnröhrenfistel

Harnröhrenfisteln sind die häufigsten Komplikationen nach operativer Hypospadiekorrektur. Vor 15–20 Jahren wurde noch über Inzidenzraten von 15–45% berichtet, diese Rate konnte in den letzten Jahren deutlich gesenkt werden. Die Fistel kann als Frühkomplikation schon beim ersten Miktionsversuch auftreten, meist entsteht sie in den ersten Wochen nach dem operativen Eingriff, während oder nach der Resorption des Nahtmaterials. Sehr selten kommt es zu Spätfisteln Jahre nach der Operation. Verschiedene Ursachen führen zur Fistelbildung, wohl der häufigste Grund ist eine insuffiziente Operationstechnik, im besonderen insuffiziente Nahttechnik, Verwendung von schlecht durchblutetem Gewebe zur Bildung der Neourethra, zu eng genähte Anastomosen, falsches Nahtmaterial, sowie distale Harnröhrenstenosen, vor allem im Bereich des Meatus oder der Glans. Harnwegsinfektionen sowie Wundinfektionen können ein vorzeitiges Auflösen von Nähten bedingen und somit zur Fistelbildung führen. Am häufigsten findet man die urethrakutane Fistel im Bereich des Sulcus coronarius, an der Stelle, wo sich Nahtreihen kreuzen. Je länger die neu konstruierte Harnröhre, um so höher das Fistelrisiko.

Mehrere Faktoren minimieren das Risiko einer Fistelbildung. Zunächst soll heute jede Hypospadiekorrektur ausschließlich mit Mikroinstrumenten unter Zuhilfenahme einer Lupenbrille mit einer Vergrößerung von 2,5–5× durchgeführt werden. Wesentlichen Einfluss auf die Fistelbildung hat auch das Nahtmaterial. Zu empfehlen sind in Abhängigkeit vom Alter dünne atraumatische, resorbierbare Fäden in einer

Größe zwischen 6,0 und 8,0 (Vicryl, Monocryl). Fäden mit einer sehr langen Resorptionszeit wie z.B. PDS sollen in der Hypospadiechirurgie nicht verwendet werden. Obligat sollte zwischen Harnröhre und Haut zusätzliches Gewebe eingebracht werden. Beim Primäreingriff bietet sich dafür ein gestielter Subkutanlappen aus der dorsalen Präputialschürze an. Ist die Vorhautschürze durch Voroperationen bereits aufgebraucht, kann alternativ ein gestielter Tunica-vaginalis-Lappen aus dem Skrotum zur Abdeckung der Neourethra verwendet werden. Dieser Lappen wird distal im Bereich der Glans, unmittelbar unterhalb und lateral des Neomeatus verankert.

Die Fistelkorrektur sollte frühestens nach 3–6 Monaten durchgeführt werden.

■ Meatusstenose

Eine häufige Komplikation, vor allem bei Anfängern, ist die Meatusstenose. Hauptursache ist der zu eng genähte Meatus bzw. die zu weit nach distal durchgeführte Adaptation der Glansflügel. Der Meatus soll primär ovalär konstruiert werden und bedarf einer sorgfältigen postoperativen Pflege, da sonst die chronische Meatitis zur obligaten Meatusstenose führt. Die regelmäßige Beseitigung von eventuellen Inkrustationen und das tägliche Auftragen einer antibiotischen Salbe, solange Stent oder Katheter liegen, minimiert das Risiko der Stenose.

■ Harnröhrenstriktur

Zu Harnröhrenstrikturen kommt es am ehesten bei Verwendung von Tubes im proximalen oder distalen Anastomosenbereich, seltener bei Verwendung von Onlays. Die ovaläre End-zu-End-Anastomose senkt das Risiko einer Striktur. Der Verdacht einer Striktur wird gestellt durch Beobachtung der Miktion, indirekt sonografisch bei verdickter Blasenwand und Restharnbildung, beim älteren Kind mittels Uroflowmetrie. Die Diagnose wird letztlich gestellt durch Kalibrierung der Harnröhre mit Bougie-aboule, endoskopisch oder präoperativ über ein MCU.

■ Harnröhrendivertikel

Divertikelartige Ausstülpungen der Harnröhre nach ventral bis hin zur Ausbildung einer Megalurethra sind meist Folge eines zu großzügig und breit gewählten Onlay-Lappens. Dies führt im Laufe der Zeit durch den Druck des Harnstrahles zu einer allmählichen Aussackung der Harnröhre. Ganz typisch in dieser Situation ist das Harnträufeln nach der Miktion. Beschleunigt wird diese Divertikelbildung durch ein zu enges glanduläres Harnröhrensegment, eine distale Harnröhrenstriktur oder Meatusstenose. Diese ventrale Vorwölbung der Harnröhe ist bei der Miktion gut erkennbar und bedarf letztlich der offenen chirurgischen Divertikelresektion.

■ Retraktion des Meatus

Das Absinken des Meatus meist bis in die koronare Position („retrusive meatus") ist Folge einer mangelhaften Operationstechnik. Wurde der glanduläre Harnröhrenanteil mit zu wenig oder zu dünnem glandulärem Gewebe bedeckt, so schrumpft letztlich dieses minderwertige glanduläre Gewebe und lässt den Meatus nach kaudal verrutschen. Führt dies zu einer deutlichen Deviation des Harnstrahles nach unten und ist dies auch kosmetisch störend, so ist eine neuerliche operative Korrektur zu empfehlen.

■ Persistierende Krümmung. Die persistierende Krümmung des Penis bei Erektion über 10–15° ist eine sehr unangenehme Spätkomplikation. Ursächlich kommt wohl eine insuffiziente Orthoplastik beim Primäreingriff in Frage. Selten eine überschießende Narbenbildung. Diese persistierende Krümmung kann verhindert werden, in dem obligat bei jeder Hypospadiekorrektur nach Abpräparation der Penishaut ein Erektionstest durchgeführt wird und dann je nach Krümmung ein geeignetes Verfahren zur Korrektur der Deviation gewählt wird. Bei diskreten Krümmungen empfiehlt sich die Baskin-Methode durch Anlegen von Plikationsnähten in der medianen avaskulären Zone am Dorsum des Penis, bei stärkeren Krümmungen Plikationsnähte in Schröder-Essed-Technik, die Yachia-Methode oder auch die klassische Nesbit-Methode. Bei hochgradigen Krümmungen ist es notwendig, die Harnröhre samt Corpus spongiosum von den Corpora cavernosa zu isolieren und ventral die Tunica albuginea großzügig zu inzidieren. Dieser Defekt der Schwellkörperfaszie wird anschließend mit einem gestielten Tunica-vaginalis-Lappen gedeckt.

■ Störende Kosmetik

Vor allem durch inadäquate Deckung des Penisschaftes mit Haut während des Primäreingriffes oder nach wiederholten Rezidiveingriffen kann es zu sehr störender Narbenbildung kommen, was den Betroffenen vor allem im peripubertären Alter zunehmend belastet. Meist sind es dicke Narbenstränge, Gewebebrücken, Talgretentionszysten, Vorhautreste, auffallend unterschiedliche Pigmentierung der Haut, manchmal auch bei Erektion schmerzhafte Narbenzüge. Nach Vorbehandlung der Penishaut mit Dehydrotestosteron-Salbe über 6 Wochen oder nach Verwendung von Gewebeexpandern im Einzelfall kann durch eine Sekundärkorrektur in erfahrener Hand das kosmetische Ergebnis in aller Regel deutlich verbessert werden.

Penistorsion

Selten ist der Penis nach operativer Hypospadiekorrektur torquiert. Ursache dafür kann eine nicht korrigierte kongenitale Torsion oder eine intraoperativ, meist durch gestielte Lappen entstandene Torsion sein. Eine Penistorsion von über 30–45° bedarf einer neuerlichen operativen Korrektur.

Haare. Heute nur mehr sehr selten finden sich nach Verwendung von Skrotal- oder Penishaut Haare in der rekonstruierten Harnröhre, die zu chronischen Harnwegsinfekten bis hin zu Inkrustierungen führen können. Durch Instillation von Epilationscremen in die Harnröhre für ca. 5 Minuten und anschließender ausgiebiger-Miktion lassen sich die Haare mühelos entfernen.

Balanitis xerotica obliterans

Die Balanitis xerotica obliterans ist eine Form von Lichen sklerosus et atrophicans. Diese chronische Entzündung erfasst den Meatus, die glanduläre Schleimhaut und auch die distale Harnröhre. Im Anfangsstadium kann die topische Therapie mit Steroidsalbe Besserung bringen, in rezidivierenden Fällen ist letztlich die Excision der Schleimhaut notwendig mit anschließender Defektdeckung mit Lippen- oder Wangenmukosa.

Zusammenfassung

Die Hypospadiekorrektur ist eine anspruchsvolle Chirurgie, die mit Komplikationen behaftet ist. Zarte mikrochirurgische Instrumente, optische Hilfen, sowie dünnes, rasch resorbierbares Nahtmaterial sind heute Standard. Die Wahl des Operationsverfahrens hängt wesentlich von der Erfahrung und der Präferenz des Operateurs ab. Jeder Operateur hat Komplikationen, diese sollten heute in der Primärchirurgie unter 10% liegen. Die operative Korrektur im 1. Lebensjahr ist anzustreben, eine Vorbehandlung des Gliedes mit Dehydrotestosteron-Salbe vor einer Primärkorrektur ist nicht notwendig, sondern erhöht eher postoperativ das Risiko einer Komplikation. Durch die Hormonstimulation wächst kurzzeitig die Urethralplatte, nach Abklingen des Hormoneffektes schrumpft diese wieder zu ihrer anfänglichen Größe, was wiederum Ursache für eine Harnröhrenstruktur sein kann. Die komplexe Rezidivkorrektur in der Hypospadiechirurgie gehört in erfahrene Hände an ein spezialisiertes Zentrum.

Literatur

1. Borer J, Retik A (1999) Current trends in Hypospadias repair. Urol Clin of N Am 26:15–37
2. Borer JG, Bauer S, Peters G, Diamond DA, Atala A, Cilento B et al (2001) Tubularized incised plate urethroplasty: expanded use in primary and repeat surgery for hypospadias. J Urol 165:581–585
3. De Filippo RE, Bauer SB (2001) New surgical techniques in pediatric urology. Curr Opin Urol 11:591–596
4. Hadidi AT, Azmy AF (2004) Complications and late seqelae. Springer Verlag, Heidelberg New York, pp 273–301
5. Riccabona M, Oswald J, Koen M, Beckers G, Schrey A, Lusuardi L (2003) Comprehensive Analysis of Six Years Experience in Tubularized Incised Plate Urethroplasty and is Extended Application in Primary and Secondary Hypospadias Repair. Eur Urol 44:714–719
6. Shanberg AM, Sanderson K, Duel B (2001) Reoperative repair using the Snodgrass incised plate urethroplasty. BJU Int 87:544–547
7. Westenfelder M (2001) Hypospadie. In: Sigel A, Ringert R-H (Hrsg) Kinderurologie, 2 Aufl., Springer, Berlin, Kap 24.1
8. Snodgrass WT, Lorenzo A (2002) Tubularized incised-plate urethroplasty for hypospadias reoperation. BJU Int 89:98–100
9. Snodgrass W, Koyle M, Manzoni G, Hurwitz R, Caldamone A, Ehrlich R (1996) Tubularized incised plate hypospadias repair: results of a multicenter experience. J Urol 156:839–841
10. Snodgrass W, Koyle M, Manzoni G, Hurwitz R, Caldamone A, Ehrlich R (1998) Tubularized incised plate hypospadias repair for proximal hypospadias. J Urol 159:2129–2131

10.6

Übersehene Harnleiterektopie

T. Enzmann, W. Wisotzki und R. Pauli

Einleitung

Die Anamneseerhebung bei der Enuresis nocturna bzw. Harninkontinenz ist ein ganz wesentlicher Baustein für die Diagnosefindung.

Kasuistik

Uns wurde ein 9-jähriges Mädchen mit einer vermeintlichen Enuresis nocturna vorgestellt. Die bisherige Therapie (Klingelhose, Behandlung von Harnwegsinfekten, Minirin) brachte bisher keinen Erfolg.

Bei der Anamneseerhebung stellte sich heraus, dass das Mädchen auch am Tage, wenn auch wenig, Urin verliert! Das Mädchen verbrauchte 1–2 Vorlagen pro Tag, die feucht wären. Vor 2 Jahren wäre ein Harnwegsinfekt behandelt worden.

Die Mutter führte am Ende des ersten Gespräches noch beiläufig an, dass Julia nur eine Niere hätte. Bei weiterem Nachfragen ergab sich, dass vor 1 Jahr eine Nierenfunktionsszintigraphie durchgeführt worden war.

Problemanalyse

Da das Mädchen auch am Tage, wenn auch wenig, Urin verlor, handelte es sich um eine Harninkontinenz und nicht um eine Enuresis nocturna. Die Harninkontinenz ist ein Symptom, dessen Ursachen mannigfaltig sein können.

- Die körperliche Untersuchung ergab keinen pathologischen Befund.
- In der Sonografie stellte sich die linke Niere vergrößert dar. Eine rechte Niere war nicht darstellbar.
- Cystoskopisch war das rechte Ostium nicht nachweisbar.
- In der Vaginoskopie zeigte sich 5 mm laterokaudal eine aufgeworfene Schleimhaut (Ostium?), die allerdings nicht sondierbar war.
- Im MRT stellte sich die vergrößerte linke Niere normotop dar – rechts war keine rudimentäre Niere auszumachen.
- Im Nierenszintigrafiebefund zeigte sich 1 Jahr zuvor eine hyperplastische linke Niere. Im rechten Unterbauch wurde ein kleiner umschriebener Bereich mit vermehrter Aktivitätsbelegung paramedian beschrieben und der Verdacht auf eine lumbal-dystope Niere mit Ureteranlage geäußert. Der weiteren Empfehlung zur urologischen Abklärung des Befundes wurde aber offenbar keine Bedeutung vom behandelnden Pädiater zugemessen. Nach Rücksprache mit dem Nuklearmediziner wurde die Nierenszintigrafie wiederholt (Abb. 1). Sowohl in den Sequenzaufnahmen, als auch im Nephrogramm nach Lagewechsel und Miktion,

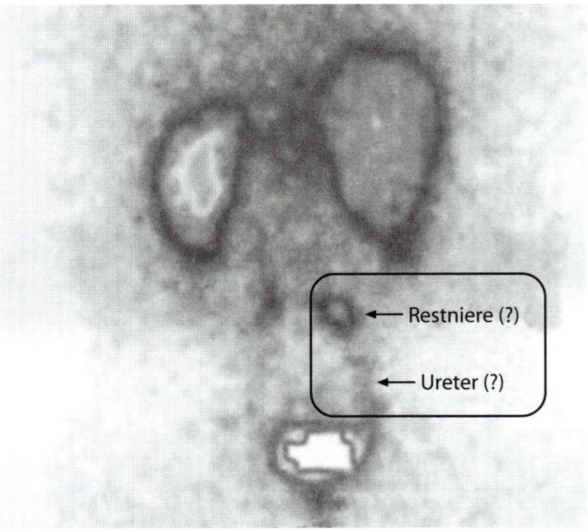

Abb. 1. Wiederholung der Nierenfunktionsszintigrafie (nach einem Jahr): Rechts paramedian gelegene Aktivitätsanreicherung, einer Restniere entsprechend (?) und darunter ein Ureter (?).

zeigte sich der Befund reproduzierbar zur Voruntersuchung.

- Daraufhin wurde nochmals das MRT mit den Radiologen durchgemustert: kein sicherer Anhalt für eine Nierenanlage.

  Die MR-Urografie gehört nicht in die Routinediagnostik der kindlichen Harninkontinenz. Eigentlich ist diese Untersuchungsmethode schnell und sicher, so dass dem Kind unnötige Untersuchungen erspart werden können [2].
- Der Ultraschall ergab dann doch ein kleines Substrat auf der Vena cava inferior, das einer Nierenanlage entsprechen konnte.
- Zur weiteren diagnostischen Absicherung des Verdachtes auf einen dystop in die Vagina mündenden Ureter wurde eine präzis in die Vagina eingelegte Streifentamponade nach i.v.-Gabe eines nierengängigen Radiopharmakons gemessen. Dieser zeigte nach 30 min eine deutliche Aktivitätsanreicherung!
- Operativ konnten wir eine rudimentäre bohnengroße Nierenanlage mit Ureter fissus auf der Vena cava inferior entfernen. Das Kind war postoperativ trocken!
- Die Histologie ergab eine deutlich hypoplastische Niere. Segmental waren Veränderungen nach Art einer Malformation zu erkennen. In dem regelrecht differenzierten hypoplastischen Nierengewebe sah man Zeichen einer chronischen Pyelonephritis bei Nachweis von Konkrementen.
- Die morphologischen Befunde waren gut vereinbar mit einer renalen segmentalen Atrophie – Synonym: segmentale Hypoplasie, sogenannte Ask-Upmark-Niere. Die dabei erkennbaren fokalen Dysplasien sollen auf einen intrauterinen intrarenalen Reflux mit nachfolgender abnormaler metanephritischer Differenzierung zurückgehen [3].

  Die kontralaterale Niere ist häufig hyperplastisch (vikariierende Hypertrophie). Nicht selten sollen allerdings anlagebedingte Veränderungen zu einer späteren Erkrankung beitragen (Proteinurie oder renale Hypertonie), weshalb hier eine engmaschige Weiterbeobachtung angeraten werden muss [1].

Schlussfolgerung

Das Beispiel zeigt, wie wichtig die minutiöse Erhebung der Anamnese ist. Das Kind und die Mutter wurden aufgrund der nicht erkannten extraurethralen Harninkontinenz lange Zeit unnötig und erfolglos behandelt.

Literatur

1. Ameur A, Zarzur J, Touiti I et al (2003) Segmental renal hypoplasia or Ask-Upmark kidney – anatomopathologic approach: report of 2 cases. Ann Urol (Paris) 37(1):1–4
2. Lampel A, Füller S, Schultz-Lampel D (2005) MRT in der Diagnostik des extraurethralen Inkontinenz. Jahrestagung des Arbeitskreises Kinderurologie in Mainz. Abstract: 3
3. Sotelo Burillo E, Calvo Mateos MA, Raventos Busquets CX et al (1999) Ask-Upmarke kidney: description of a case and review of the literature. Actas Urol Esp 23(10):888–894

KOMMENTAR P.H. Walz

Eine unvollständige oder ungenaue Anamnese ist (noch) keine Komplikation. Sie kann jedoch der erste Schritt zur Komplikation sein, wenn daraus falsche therapeutische Konsequenzen gezogen werden.

Ein nicht zur Kenntnis genommener diagnoseweisender Befund ist ebenfalls (noch) keine Komplikation. Aber auch hier gilt das eben gesagte, er kann der erste Schritt zu einer falschen Therapie sein.

Die aufgrund der fehlerhaften Anamnese und Befundwürdigung unterlassene richtige Therapie führte im beschriebenen Fall zu keiner Komplikation. Sie beeinträchtigte „nur" die Lebensqualität, vor allem durch das Stigma der Inkontinenz, daneben durch unnötige „therapeutische" Maßnahmen wie Klingelhose, Desmopressin, Antibiotika etc. Auch wurden wiederholte und damit belastende Untersuchungen notwendig.

Man könnte geneigt sein, die verminderte Lebensqualität ohne eingetretene Schädigung geringer einzuschätzen. Zumindest weniger gravierend als eine „richtige" Komplikation oder eine lebensbedrohliche Erkrankung, sei es beispielsweise ein nicht erkannter fortschreitender Nierenfunktionsverlust oder eine übersehene Tumorerkrankung. Diese Denkweise würde jedoch zu der Frage führen, welche Krankheiten „wichtig" sind. In letzter Konsequenz käme es zu einer Verteilungsdiskussion, in der der Arzt (?) entscheiden müsste, welcher Patient welche Ressourcen erhält.

Bereits die hippokratische Tradition stellte das „Primum nil nocere" ins Zentrum ihres Begriffs des moralisch geforderten ärztlichen Handelns. Das Prinzip beginnt aber nicht erst bei der Therapie, sondern zu dem Zeitpunkt, an dem sich ein Patient ratsuchend an den Arzt wendet.

Auch und gerade in einem Buch wie dem vorliegenden, das hauptsächlich von operativtherapeutischen Komplikationen oder gar Katastrophen handelt, ist es daher wichtig und sinnvoll, daran erinnert zu werden, dass die korrekte Therapie nicht mit einer Diagnose oder einer Operationsindikation beginnt.

10.7

Fehldiagnose eines akuten kindlichen Harnverhaltes

D. BRADY und K. WEINGÄRTNER

Einleitung

Typische Ursachen des kindlichen Harnverhaltens bei Knaben sind mechanische infravesikale Obstruktionen wie hochgradige Meatusstenosen, Harnröhrenklappen, schwere Balanoposthitis bei hochgradiger Phimose, selten Syringozelen, Utrikuluszysten, ferner funktionelle subvesikale Abflussstörungen oder neurogene Blasenfunktionsstörungen. Die folgende Kasuistik weist auf die Notwendigkeit einer exakten Anamneseerhebung und sorgfältigen Ultraschalluntersuchung hin, um das Risiko von Fehldiagnosen zu vermindern.

Kasuistik

In unserer Ambulanz wird ein 6-jähriger Junge mit diffusen abdominellen Beschwerden, Verstopfung und seit drei Tagen bestehenden pollakisurischen Beschwerden vorgestellt.

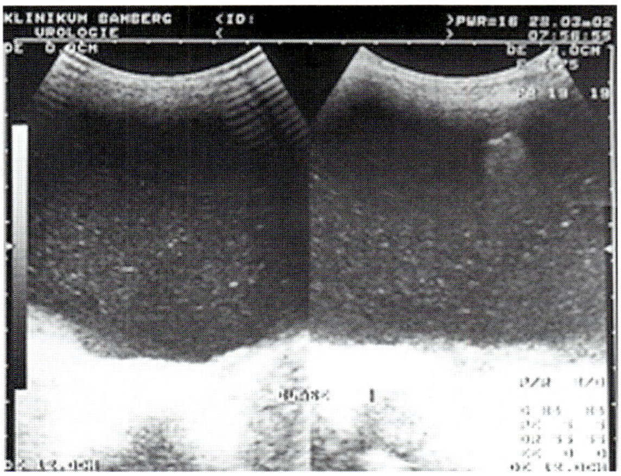

Abb. 1. Initiales Ultraschallbild einer flüssigkeitsgefüllten Struktur im Unterbauch mit Binnenechos, die als prall gefüllte Harnblase interpretiert wurde.

Bei der körperlichen Untersuchung fällt ein großer, bis zum Nabel reichender Unterbauchtumor auf. Im Ultraschall findet sich eine ca. 20×15×10 cm durchmessende, hypodense, zystische Struktur im Unterbauch, welche als randvolle Harnblase interpretiert wird (Abb. 1). Zur Entlastung wird ein Zystofixkatheter eingebracht. Auf eine DK-Einlage wird verzichtet, um sich nicht durch die retrograde Manipulation evtl. die Diagnostik der vermuteten infravesikalen Obstruktion z. B. in Form von Harnröhrenklappen zu erschweren. Nach der Punktion ent-

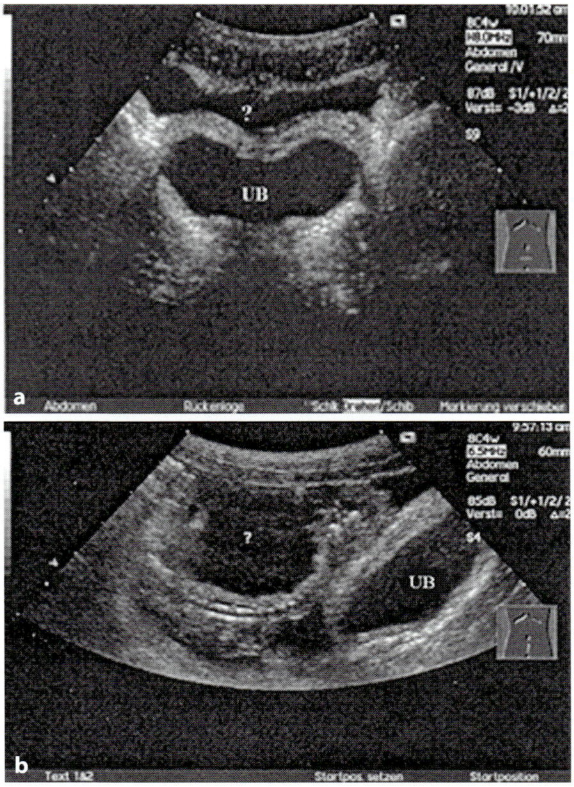

Abb. 2 a, b. Transversal- (**a**) und Sagittalschall (**b**) des Unterbauchs nach Entleerung von 1,5 l hämorrhagisch tingierter Flüssigkeit über den suprapubischen Katheter (*UB* Harnblase, *?* Mesenterialzyste, kranial der Harnblase).

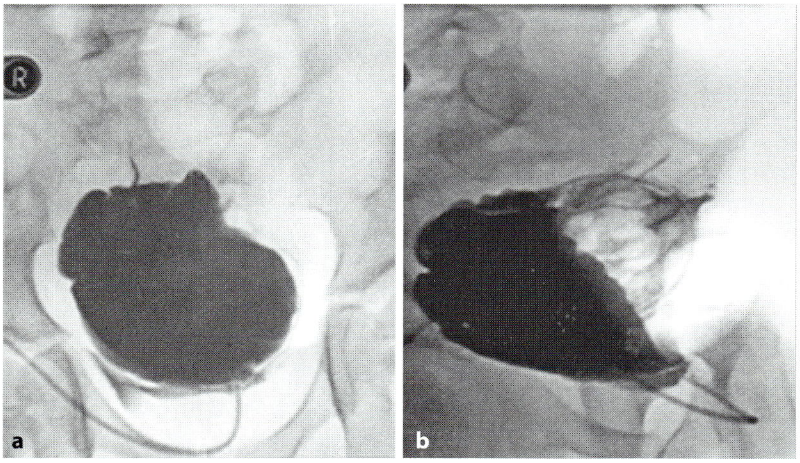

Abb. 3 a, b. Kontrastmitteldarstellung des mit Zystofix punktierten flüssigkeitsgefüllten Hohlraums a.p. und seitlich. Keine Verbindung zum Darm, keine Darstellung der Blase.

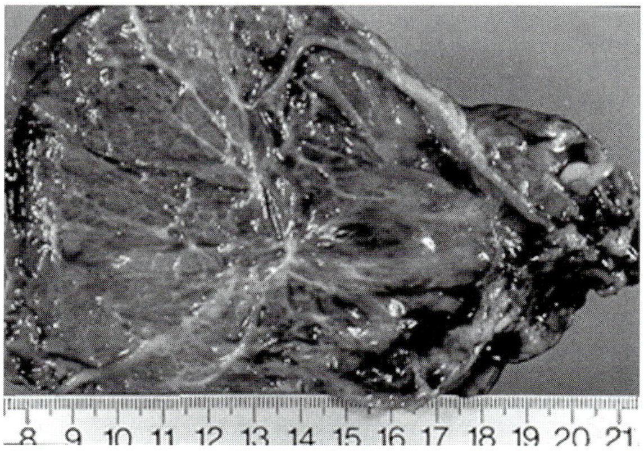

Abb. 4. Makroskopisches Präparat der operativ entfernten Mesenterialzyste.

leeren sich 1500 ml hämorrhagisch tingierte Flüssigkeit. Die anschließend durchgeführte Ultraschallkontrolle zeigt eine mäßig gefüllte Harnblase, welche von kranial her durch eine nun kollabierte zystische Formation begrenzt wird (Abb. 2). Diese liegt extravesikal und extraintestinal, was durch eine KM-Verabreichung über den CF-Katheter bestätigt wird (Abb. 3). Im Rahmen einer Laparotomie wird eine kollabierte Omentumzyste in toto entfernt (Abb. 4). Der postoperative Verlauf ist unauffällig.

Diskussion

Mesenterialzysten sind seltene intraabdominelle Tumoren mit einer Inzidenz von 1:140000 Krankenhauseinweisungen [1]. Meist finden sie sich im Bereich des Dünndarmmesenteriums, seltener im Mesokolon. Prinzipiell können Mesenterialzysten jedoch überall, sowohl im oberen, als auch im unteren Gastrointestinaltrakt vorkommen. De Perrot et al. schlagen eine Einteilung der Mesenterialzysten in 6 Gruppen nach histopathologischen Kriterien vor:

- Zysten mit lymphatischem Ursprung (einfache lymphatische Zyste, Lymphangiom),
- Zysten mit mesothelialem Ursprung (einfache mesotheliale Zyste, benignes und malignes zystisches Mesotheliom),
- Zysten mit urogenitalem Ursprung,
- Zysten mit enteralem Ursprung (z.B. Duplikationszysten),
- nicht-pankreatische Pseudozysten (traumatisch oder infektbedingt) und
- reife zystische Teratome [4].

Die Symptome von Mesenterialzysten können sehr unterschiedlich sein, abhängig von deren Größe, Lokalisation und der Tatsache, ob Komplikationen vorliegen, oder nicht [2]. Meist werden Mesenterialzysten zufällig im Rahmen einer radiologischen oder sonografischen Diagnostik gefunden. Seltener sind sie die Ursache von akuten Symptomen wie Übelkeit, Erbrechen, Bauchschmerzen, Verstopfung, Appetitverlust oder Gewichtsabnahme. Zu den möglichen Komplikationen einer Mesenterialzyste zählen Torsion, intestinale Obstruktion, Ruptur, Blutung, Infektion und seltener die Entartung. Die Diagnose wird meist per Ultraschall oder CT gestellt. Sonografisch präsentiert sich eine Mesenterialzyste typischerweise als echofreie, glatt begrenzte, rundlich oder ovalär konfigurierte Struktur mit dorsaler Schallverstärkung. Die Therapie der Wahl ist die komplette Resektion, gelegentlich ist eine Darmteilresektion notwendig. Rezidive treten nur nach inkompletter Resektion auf.

Problemanalyse

Bei Verdacht auf eine infravesikale Obstruktion, z. B. in Form einer Harnröhrenklappe, aber auch bei Verdacht eines vesikorenalen Reflux, wird in unserer Klinik bei Knaben ein antegrades Miktionszysturethrogramm durch suprapubische Blasenpunktion durchgeführt.

Untersuchungen im Rahmen eines MCU bei Kindern mit rezidivierenden Harnwegsinfekten haben außerdem gezeigt, dass ein suprapubischer Zugang mit Lokalanästhesie besser toleriert wird als eine DK-Einlage [3]. Aus diesen Gründen wurde in dem zuvor berichteten Fall eine suprapubische Blasenpunktion vorgenommen.

Schlussfolgerung

Bei bislang unauffälliger Miktionsanamnese und urologischer Vorgeschichte wäre bei diesem 6-jährigen Knaben eine Blasenkatheterisierung auf transurethralem Weg indiziert und auf Grund der geringeren Komplikationsrate einer suprapubischen Ableitung vorzuziehen gewesen. Die initiale Ultraschalluntersuchung war zu flüchtig erfolgt und hatte in Zusammenschau mit der klinisch geschilderten Pollakisurie, einen Harnverhalt infolge infravesikaler Obstruktion vermuten lassen. Eine genauere Begutachtung der Wanddicke des zystischen Unterbauchtumors und des Sludgephänomens am Boden dieser Raumforderung, hätten dann möglicherweise Zweifel an der Verdachtsdiagnose Harnverhalt aufkommen lassen.

Literatur

1. Kurtz RJ, Heimann TM, Beck AR et al (1986) Mesenteric and retroperitoneal cysts. Arch Surg 203: 109–112
2. O'Brien MF, Winter DC, Lee G et al (1999) Mesenteric cysts-A series of six cases with a review of the literature. Ir J Med Sci 168:233–236
3. Oswald J, Riccabona M, Lusuardi L et al (2002) Voiding cystourethrography using the suprapubic versus transurethral route in infants and children: results of a prospective pain scale oriented study. J Urol 168:2586–2589
4. Perrot M de, Brundler M, Totsch M et al (2000) Mesenteric cysts. Towards less confusion? Dig Surg 17:323–328

KOMMENTAR M. Riccabona

Diese eindrucksvolle Kasuistik zeigt retrospektiv wieder einmal, wie man mit einfachen Mitteln, wie sorgfältiger Anamnese und Ultraschalluntersuchung, im eiligen klinischen Alltag der endgültigen Diagnose näher gekommen wäre.

Der palpable und sonografisch verifizierte „zystische Unterbauchtumor" in Verbindung mit einer anamnestischen Pollakisurie lässt natürlich an die infravesikale Obstruktion denken.

Durch gezieltes Nachfragen (Miktionsfrequenz, Einzelharnportion, Harnstrahldicke, Inkontinenz, Dauer der Beschwerden) lässt sich der akute vom chronischen Harnverhalt unterscheiden. Weder für einen akuten, noch für einen chronischen Harnverhalt war die Anamnese typisch.

Eine posteriore Segelklappe in der hinteren Harnröhre, die erst im Alter von 6 Jahren entdeckt wird, bei bis zum Nabel voller Blase und sonografisch unauffälligen oberem Harntrakt, gibt es nicht. Eine eventuelle Harnröhrenstriktur hätte eine auffälligere Anamnese und Vorgeschichte.

Die Sonografie der kindlichen Harnblase erfolgt im Quer- und Längsschnitt, inkludiert die Inspektion des Trigonums mit beiden Ostien (evtl. Jet-Phänomen) und die Beurteilung des Blasenhalses. Hätte man die Harnblase „lege artis" sonografiert, dies eventuell noch durch einen perinealen sonografischen Blick ergänzt, hätte man wohl mit hoher Wahrscheinlichkeit die komprimierte Harnblase erkannt. Bei, wie auch immer, unklarer zystischer Raumforderung im kindlichen Unterbauch wäre heute der nächste Diagnoseschritt eine MRI-Untersuchung (MR-Urografie). Alternativ käme – wie von den Autoren bevorzugt – eine diagnostische Punktion in Frage. Jedoch jeder Einlage eines suprapubischen Cystofixkatheters sollte immer – ohne Ausnahme – eine diagnostische Punktion mit dünner Nadel vorausgehen, um die Stichrichtung und -tiefe zu erkennen und um die Punktionsflüssigkeit veurteilen zu können. Das blutig tingierte Aspirat hätte einen an der Diagnose Harnverhalte zweifeln lassen müssen, die Analyse des Punktats vor Einlage des Cystofix hätte dies wohl bestätigt. Die grundsätzliche Entscheidung bei einer kindlichen Harnverhaltung bei einem 6-jährigen Knaben suprapubisch statt transurethral den Harn abzuleiten ist unserer Meinung nach jedoch richtig.

Übersehene beidseitige intrauterine Hodentorsion

T. Enzmann und F. H. Dalicho

Einleitung

Die Hodentorsion beim Neugeborenen ist selten und schwer sicher zu diagnostizieren. Beidseitige Hodentorsionen sind äußerst selten. Da eine „Referenzseite" fehlt, bedarf es größerer klinischer Erfahrung, um die Torsion zu erkennen und adäquat zu behandeln.

Kasuistik

24-jährige Frau mit 1. Gravida. Entbindung nach 14 h spontan aus einer Hinterhauptslage. Einmal lose Nabelschnurumschlingung und zartgrünes Fruchtwasser.

Nach der Geburt fällt ein stark vergrößertes und auffallend derbes Skrotum auf. Es ist nicht schmerzhaft und zeigt keine akuten Entzündungszeichen. Die sofortige pädiatrische Konsultation bestätigt ein vitales, kräftig schreiendes Kind mit weichem Abdomen.

Skrotalbefund: prallelastischer, links ca. walnussgroßer, rechts pflaumengroßer derber Tumor, der nach proximal gut abgrenzbar ist. Skrotalwand und -inhalt sind nicht voneinander zu trennen. Beide Samenstranggebilde sind palpatorisch gut abgrenzbar, weder verdickt, noch ödematös. Der Inhalt des rechten Skrotalfaches steht ca. 3 cm höher. „Der Befund entspricht klinisch am ehesten einer Hydrozele", so das Urteil des hinzugezogenen Chirurgen. Differenzialdiagnostisch dachte er an eine Hodentorsion, sah diese aber als sehr unwahrscheinlich an.

Wiederholte chirurgische Konsultationen am gleichen Tag ergaben keinen anderen Eindruck. Der Verdacht beidseitiger Hydrozelen konnte durch die Diaphanoskopie nicht bestätigt werden, weil das Skrotum nicht ausreichend ausleuchtbar war.

Bei der Sonografie waren beide Hoden 15 mm groß mit regelrechtem Reflexmuster, die Nebenhoden erschienen sonografisch unauffällig.

Das rechte Skrotalfach enthielt einen 3 mm breiten, liquiden Saum. Das linke Skrotalfach erschien durch einen 6×10 mm breiten Flüssigkeitssaum größer, einer ausgeprägten Hydrozele entsprechend.

An den folgenden beiden Tagen war das Kind weiterhin in einem guten Allgemeinzustand. Weder durch den Pädiater noch durch den Kinderchirurgen konnten wesentliche Veränderungen wahrgenommen werden. Nach Angabe der Krankenschwester hatte die Größe des Skrotums deutlich abgenommen, die derbe Schwellung blieb jedoch. Die Haut darüber war rosig und verschiebbar, verfärbte sich aber links ventral zunehmend ins Dunkelrote. Die Palpation erschien jetzt schmerzhaft ohne Fortsetzung in die Leiste. Die Diaphanoskopie entsprach nicht einem typischen Hydrozelenbefund.

Bei der Duplexsonografie war beiderseits ein arterieller und venöser Fluss nachweisbar. Die Hoden selber konnten aufgrund der Kleinheit der Hoden und der nicht ausreichenden Empfindlichkeit des Schallkopfes nicht beurteilt werden.

Nach 2 Tagen erschien der linke Hoden unverändert mit der Hydrozele, der rechte erschien inhomogener als vor 2 Tagen.

Es wurde eine geburtstraumatische Einblutung des rechten Hodens angenommen, ein Tumor war nicht völlig auszuschließen.

Am nächsten Tag erfolgte erstmals die Vorstellung beim Urologen. Die Freilegung des rechten Hodens erfolgte unter der Verdachtsdiagnose Hodentorsion, die sich auch intraoperativ bestätigte. Der Hoden war tiefschwarz und von weicher Konsistenz. Nach Retorquierung erholte sich der Hoden nicht und musste entfernt werden. Überraschenderweise war auch der linke Hoden tiefschwarz und supravaginal mehr als 360° gedreht. Er wurde ebenfalls entfernt, da er sich nach der Retorquierung nicht erholte.

Histologisch wurde eine nahezu totale hämorrhagische Infarzierung beider Hoden und Nebenhoden gesehen. Siderinablagerungen sprachen für eine bereits mehrere Tage zurückliegende Blutung [8].

Problemanalyse

Obwohl eine Hodentorsion in jedem Alter auftreten kann, sind Inzidenzspitzen in den ersten beiden Lebensjahren und im Alter zwischen 13 und 16 Jahren zu verzeichnen [18].

Die Torsion bei Neugeborenen wurde erstmals 1897 von Taylor [19] beschrieben und kann in 0,2% der Fälle beide Hoden betreffen [2]. Legt man die angegebene Häufigkeit zugrunde [14, 18, 21], wäre bei 1:31 000 Neugeborenen mit einer Hodentorsion zu rechnen, eine beidseitige entfiele demnach auf 1:15,5 Millionen Neugeborene.

Teilt man die Hodentorsion in „in utero abgelaufen“ oder „erst nach der Geburt“ ein, fand Napolez bei Literaturdurchsicht Folgendes: das Ereignis der Hodentorsion fand zu 73% in utero und zu 27% bis 30 Tage nach der Geburt statt [15].

Bei den vor allem bei Neugeborenen und Säuglingen auftretenden supravaginalen Torsionen sind alle Anteile des Hodens mit ihren Hüllen bis zum Anulus inguinalis externus torquiert. Der betroffene Hoden liegt höher (Brunzel'sches Zeichen) und eventuell quer. Am Anfang findet sich eine grübchenförmige Einziehung der Skrotalhaut (Ger'sche Zeichen), das aber mit Zunahme des Skrotalödems verschwindet.

Man beobachtet eine schnell geschwollene Leistengegend, die schmerzhaft ist, der Funiculus ist bis zum äußeren Leistenring zu tasten. Das Anheben des Hodens verstärkt den Schmerz (Prehn'sches Zeichen).

Die Hodentorsion zeichnet sich jedoch oft durch Symptomarmut aus. Die indolente Schwellung kann manchmal das einzige Symptom sein [20].

Die differenzialdiagnostische Abgrenzung gegenüber einer Hernia inguinalis incarcerata, akute Hydrozele, Hämatozele, Appenditis im Bruchsack, Richer'sche Hernie oder eine einschmelzende Lymphadenitis inguinalis kann im Einzelnen außerodentlich schwierig sein. Bei den Neugeborenen muss zusätzlich an eine Mekoniumperiorchitis, geburtstraumatisches Skrotalhämatom oder Hämatozele gedacht werden. Bei einseitigem Befall ist ein Tumor auszuschließen [20].

Bei Neugeborenen liegt die Hauptursache in der lockeren und fehlenden Verbindung des Hodens zur Skrotalwand. Hoden, Nebenhoden und Ductus deferens können physiologisch noch frei rotieren. 36 h post partum kommt es zu einer Verklebung mit den Skrotalhüllen und damit zur Fixation [5, 7, 10].

Die Drehrichtung der Torsion ist immer von außen nach innen. Nach 4–6 h Ischämiezeit können sich die samenbildenden Keimzellen des Samenepithels noch völlig regenerieren, interstitielle Leydig'sche Zellen auch noch nach spätestens 8–10 h [22].

Bei jedem Verdacht auf eine Hodentorsion ist deshalb die sofortige operative Intervention geboten. Allerdings stellen intrauterine Torsionen oft ein irreversibles Ereignis dar. Deshalb ist der Hoden in diesen Fällen selten zu erhalten [4].

Das sonografische Bild ist unspezifisch und nicht pathognomonisch [13]. Im Vergleich zur Gegenseite ist eine Hodenvergrößerung und eine Vergrößerung des Funiculus spermaticus, ein Ödem der Skrotalwand und periorchiale Flüssigkeitsansammlung als Ausdruck der Exsudation typisch [22].

Die pränatale Diagnosestellung einer Hodentorsion scheint mit der Sonografie möglich zu sein [9]. Den klinischen Ausgang verbessert sie nicht [23].

Die Durchführung der farbkodierten Duplexsonografie ist bei Neugeborenen schwierig. Im frühen Stadium der Torsion lässt sich kein Blutfluss nachweisen. Falsch negative Befunde entstehen bei einer Torsion $<360^{\circ}$, bei der zunächst eine venöse Stauung besteht und der arterielle Zufluss noch erhalten sein kann. Die Spezifität der Diagnostik wird noch durch die nach etwa 6 h einsetzende, vermehrte Vaskularisation in den Skrotalhüllen vermindert [16, 17, 22].

Schlussfolgerung

Man kann nur diagnostizieren, was man kennt und woran man denkt.

In diesem Fall erklärt sich der lange Diagnosezeitraum aus der Unsicherheit von Geburtshelfern, Neonatologen und (Kinder-)chirurgen und einem zu spät erfolgten urologischen Konsil. Im Rückblick betrachtet, waren die harte skrotale Masse und der Hochstand des rechten Skrotalfaches Zeichen einer stattgehabten Hodentorsion. Andererseits war das Kind in gutem Allgemeinzustand, hatte keine Schmerzen und der beidseitige Befall machte den Vergleich mit einer „gesunden" Seite unmöglich. Dies drückte sich sowohl in den klinischen Befunden, der Diaphanoskopie als auch der Sonografie und Farbsonografie aus.

Der beschriebene Fall zeigt damit auch, dass die Symptomarmut über die Schwere des Krankheitsbildes hinwegtäuschen kann.

Auch wenn die Operation früher durchgeführt worden wäre, hätte dies nicht zwingend zu einem Organerhalt geführt [11, 12]. Die Torsion und der daraus resultierende Organverlust war offenbar schon intrauterin erfolgt. Das bereits zur Geburt aufgefallene, vergrößerte und derbe Skrotum war das klinische Substrat für ein länger zurückliegendes Ereignis, was sich dann auch histologisch bestätigte.

Mit Eintritt in das Pubertätsalter (10./11. Lebensjahr) sollte eine Hormonsubstitution erfolgen (Testosteron). Zur Implantation von Hodenprothesen sollte mit Eintritt in das Schulalter geraten werden, die später größenadaptierend gewechselt werden sollten.

Literatur

1. Babtist EC, Amin PV (1996) Perinatal testicular torsion and the hard testicle. J Perinatol 16:67–68
2. Barca PR, Dargallo T, Jardon JA et al (1997) Bilateral testicular torsion in the neonatal period. J Urol 158:1957–1959
3. Bloom DA, Koo HP (1997) Comments on bilateral neonatal testicular torsion (editional). Clin Pediatr 36:657–658
4. Brandt MT, Sheldon CA, Wacksman J, Matthews P (1992) Prenatal testicular torsion: principles of management. J Urol 147:670–672
5. Bret A (1968) Infarction of the testicle in the newborn. Rev Franc Gynec 63:83
6. Calleja R, Archer TJ (1996) Bilateral testikular-Torsion in a neonate. Brit J Urol 78:799
7. Campell MF (1948) Torsion of the spermatic cord in the newborn infant. J Pediatr 33:323–327
8. Dalicho FH, Enzmann T (2002) Beiderseitige intrauterine Hodentorsion mit Infarzierung. Z Geburtsh Neonatol 206:94–97
9. Devesa R, Munoz A, Torrents M, Comas C, Carrera JM (1998) Prenatal diagnosis of testicular torsion. Ultrasound Obstetr Gynecol 11:286–288
10. Gillenwater JF (1966) Torsion of the spermatic cord in utero. JAMA 198:1123–1124
11. Gross BR, Cohen HL, Schlessel JS (1993) Perinatal diagnosis of bilateral testicular torsion: beware of torsion stimulating hydroceles. J Ultrasound Med 12:479–481
12. Herman TE, Siegel MJ (1994) Special imiging casebook. Neonatal spermatic cord torsion and testicular infarction. J Perinatol 14:431–432
13. Hermanez-Schulmann M, Yenicesu F, Heller RM, Brock JW (1997) J Ultrasound Med 16:65–67
14. Juul PM (1985) Z Kinderchir 40:241–242
15. Napoletz A (2001) Unilateral testicular torsion in a neonate. M J Emerg Med 19:524–525
16. Patriquin HB, Yazbeck S, Trinh B, Jequier S, Burns PN, Filiatrault D, Garel L, Dubois J (1993) Testiculartorsion in infants and children: diagnosis with Doppler sonography. Radiol 188:781–785
17. Ricci P, Cantisani V, Drudi FM (2001) Prenatal testicular torsion: sonographic appearance in the newborn infant. Eur Radiol 11:2589–2592
18. Skolund RW, McRoberts JW, Ragade H (1970) Torsion of spermatic cord: a review of the literature and an analysis of 70 new cases. J Urol 104:604–607
19. Taylor MR (1897) A case of testicle strangulation at birth; castration, recovery. Br Med J 1:458
20. Waldschmidt J, Hamm B, Schier F (1990) Das akute Skrotum. Hippokrates, Stuttgart
21. Weite W, Ghjarib M (1971) Doppelseitige Hodentorsion beim Neugeborenen. Med Welt 22:1230–1232
22. Willital GH, Lehmann RR (2000) Chirurgie im Kindesalter. Spitta, Balingen
23. Youssef BA, Sammak BM, Al Shahad M (2000) Prenatally diagnosed testicular torsion ultrasonographic features. Clin Radiol 55:150–151

KOMMENTAR C. Karl

In der aktuellen geburtshilflichen Literatur ist die Hodentorsion, die entweder intrauterin entstanden oder postpartal aufgetreten ist, nicht berücksichtigt [2, 3, 5]. Beschrieben wird lediglich das Auftreten von Hydrozelen ein- oder beidseitig im Rahmen der pränatalen Ultraschalldiagnostik. Da eine pränatale Diagnose mittels Ultraschall zu keinen geburtshilflichen Konsequenzen in Bezug auf eine vorzeitige Entbindung der Patientin führt, ist jedoch das Augenmerk auf die Erstuntersuchung nach der Geburt zu legen.

Die Erstuntersuchung des Neugeborenen sollte ca. 10–15 min nach der Geburt durchgeführt werden und Herz- sowie Lungenauskultation, die Palpation des Abdomens und die Inspektion der Genitalien, der Haut, der Hände und der Füße, der Augen und Ohren, sowie die Palpation des harten Gaumens und die Beurteilung des Muskeltonus umfassen. Bei unklaren oder pathologischen Befunden sollten die Eltern bereits im Kreißsaal schonend aufgeklärt und beruhigt werden und *eine konsiliarische Untersuchung und Beratung veranlasst werden* [6]. Wenn auch selten, sollten differenzialdiagnostisch Hodentumoren ausgeschlossen werden. Auch sollte die Exposition gegenüber Diethylstilbestrol der Mutter ausgeschlossen werden, die in einem höheren Prozentsatz als bei nicht exponierten, einen fehlenden Descensus testes sowie eine Vermehrung von Hodenkarzinomen zeigt. Geburtshilfliche Parameter wie Geburtsgewicht, Art der Entbindung, Frühgeburtlichkeit oder perinatales Trauma stellen keine prädisponierenden Faktoren dar [4].

Zusammenfassend kann man sagen, dass die Hodentorsion ein äußerst seltenes Ereignis darstellt und 3/4 der Fälle bereits intrauterin erfolgen. Im Hinblick auf die intrauterine, präpartale Diagnostik sollte ab der 32. Woche, in welcher bei 93% der Feten ein testikulärer Descensus nachweisbar ist [1], das Bewusstsein der Geburtshelfer im Hinblick auf die Sonoanatomie geschärft werden. Dies weniger im Hinblick auf eine aktuelle Konsequenz aus der Diagnose, sondern eher im Hinblick auf die zeitnahe postpartale Einbeziehung eines kinderurologisch versierten Kollegen. Eine Maßnahme, die im diskutierten Fall sicherlich zu spät eingeleitet wurde. Bei einer postpartalen Auffälligkeit im Genitalbereich wäre die Hinzuziehung eines kinderurologisch versierten Fachkollegen im Hinblick auf die diagnostische Unsicherheit von Vorteil gewesen, auch wenn die nachfolgende operative Intervention nicht zwingend zu einem Organerhalt geführt hätte.

Literatur

1. Birnholz JC (1983) Determination of fetal sex. N Engl J Med 309:942
2. Neubert D (2000) Ökologische Schwangerenberatung. In: Bender HG, Diedrich K, Künzel W (Hrsg) Klinik der Frauenheilkunde und Geburtshilfe, Bd 4, 4. Aufl. Urban und Fischer Verlag, München Jena, S 174
3. Strauss A (2004) Sonografische Geschlechtsbestimmung. In: Ultraschallpraxis. Springer-Verlag, Berlin Heidelberg, S 233–235
4. Watson RA (1975) Torsion of spermatic cord in neonate. Urology 5:439–443
5. Wilhelm C (1995) Urogenitaltrakt, Fruchtwasser. In: Sohn C, Holzgreve W (Hrsg) Ultraschall in Gynäkologie und Geburtshilfe. Georg Thieme Verlag, Stuttgart, S 299–301
6. Zimmermann A (2004) Versorgung des Neugeborenen. In: Schneider H, Husslein P, Schneider KTM (Hrsg) Die Geburtshilfe. Springer-Verlag, Berlin Heidelberg, S 921–923

Hodennekrose nach Varikozelenoperation

M. Beuke und M. Fisch

Einleitung

Zur Operation einer Varikozele gibt es verschiedene Operationsmethoden. Die Komplikationsrate liegt im Mittel zwischen 0,6 und 45%. Häufige Komplikationen sind Hydrozelenbildung und Wiederauftreten der Varikozele, seltener die Verletzung der A. testicularis. Eine weitere Komplikation ist die Hodenatrophie, welche in 0,6% bei der antegraden Operationsmethode und in <1% bei mikrochirurgischen Verfahren beschrieben wird. Bei laparaskopischen und retrograden Verfahren ist eine Atrophie als Komplikation nicht aufgeführt, für die offen-chirurgischen Verfahren (suprainguinal, retroperitoneal, inguinal) liegen keine genauen Daten vor [2, 7].

Kasuistik

Bei dem 17-jährigen Patienten lag eine koronare Hypospadie, sowie eine linksseitige Varikozele 3. Grades vor. Das Hodenvolumen war links mit 10 ml gegenüber rechts 16 ml vermindert. Initial wurde eine Hypospadiekorrektur mit Penishautflap nach Mathieu und eine inguinale Varikozelenresektion nach Ivanissevich durchgeführt. Die Operation war problemlos, es stand jedoch kein funktionsfähiger Doppler zur Verfügung. Am 2. postoperativen Tag entwickelte sich eine akute linksseitige skrotale Schwellung. In der durchgeführten Diagnostik (Sonografie und Duplexsonografie) zeigte sich eine fehlende Perfusion des linken Hodens, so dass dieser operativ freigelegt wurde. Intraoperativ bestätigte sich ein nicht mehr perfundierter Hoden, es erfolgte eine Orchiektomie. Die Histologie zeigte eine frische, ca. 2/3 des Präparates einnehmende Infarzierung des Hodens mit entzündlich- nekrotischen Veränderungen und frischen Thromben in mehreren Venen des Plexus pampiniformis.

Problemanalyse

Eine Operationsindikation der glandulären Hypospadie ohne Verkrümmung bei der Erektion und gutem Strahl ergab sich aus dem Korrektionswunsch des Patienten aus ästhetischen Gesichtspunkten. Die Indikation hinsichtlich der Varikozele 3. Grades war bei einem linksseitig gegenüber rechts verminderten Hodenvolumen gegeben [5, 6].

Die Technik der Varikozelenoperation nach Ivanissevich wurde in diesem Fall gewählt, da eine Vollnarkose aufgrund der Hypospadieoperation durchgeführt wurde.

Der beschriebene Verlauf deckt sich mit der beschriebenen Pathogenese einer „ischämischen Orchitis". Hier wird eine venöse Genese als ursächlich favorisiert. Infolge des operativen Traumas kommt es zur Thrombosierung des Plexus pampiniformis, also keine arterielle Durchblutungsstörung, sondern eine Orchitis infolge der Plexusthrombose [4]. Dies ist als Komplikation nach Leistenhernienoperationen mit einer Latenz von 1–5 Tagen nach OP beschrieben. Nach leistenhernienoperation ist dieses Geschehen (venöse Stauung, Hodenschwellung) als Frühkomplikation beschrieben, die Hodenatrophie in deren Folge als Spätkomplikation in 1%. Diese Beschreibung der Pathogenese deckt sich mit den histologisch verifizierten Thromben im Plexus pampiniformis. Andererseits kann die Infarzierung des Hodens auch Ausdruck einer durch arterielle Unterbindung aufgetretenen Ischämie sein. Die postoperativ dopplersonografisch fehlende Perfusion des Hodens unterstützt diese Annahme. Durch die gute Identifikationsmöglichkeit der A. testicularis beim distalen operativen Vorgehen ist eine Verletzung derselben bei diesem Verfahrn sehr selten [1]. Die sichere Idendifikation der Arterie war jedoch intraoperativ erschwert, da kein funktionsfähiger Doppler vorlag. Die unbeabsichtigte Ligatur der Arterie kann also als Ursache in diesem Fall nicht ausgeschlossen werden.

Schlussfolgerung

Der Verlust des Hodens ist eine seltene Komplikation nach Varikozelenoperationen, die zumeist durch Verletzung der A. testicularis bedingt ist. Eine Hodenatrophie aufgrund venöser Thromben ist für die Operationsmethode nach Ivanissevich bisher nicht beschrieben. Für die Hodenatrophie nach antegrader Sklerosierung, bei der eine Hodenatrophie in 0,6% beschrieben wird, sind als Ursache eine Fehlpunktion der A. spermatica und in Einzelfällen die Thrombose des Plexus pampiniformis [3, 4] beschrieben. Insgesamt stellt die Hodenatrophie durch Plexusthrombose eine Rarität als Komplikation nach der Varikozelenoperation dar.

Literatur

1. Beck M, Schlegel PN, Goldstein M (1992) Intraoperative varicocele anatomy: a macroscopic and microscopic study. J Urol 148:1190–1194
2. EAU Guidelines on Infertility, March 2003
3. Göll A, Albers P, Schoeneich G, Haidl G, Bürger R (1997) Hodenverlust durch hämorrhagische Infarzierung bei antegrader skrotaler Varikozelensklerosierung nach Tauber. Urologe [A] 36:449–451
4. Pfeiffer D, Tauber R (2002) Hämorrhagische Orchidopathie. In: Steffens J, Langen PH (Hrsg) Komplikationen in der Urologie. Steinkopff Verlag, Darmstadt, S 259–263
5. Sigman M, Jarow JP (1997) Endocrine evaluation of infertile men. Urology 50:659–664
6. Steckel J, Dicker AP, Goldstein M (1993) Relationship between varicocele size and response to varicocelectomy. J Urol 149:769–771
7. Weidner W (1998) Therapie der Varikozele. Urologe [A] 37:277–281

KOMMENTAR K. Weingärtner

Die Autoren berichten über den seltenen Fall einer hämorrhagischen Infarzierung des Hodens nach Varikozelenligatur. Die von ihnen angewandte Operationstechnik wurde von Oscar Ivanissevich, einem argentinischen Chirurgen, basierend auf klinischen und anatomischen Studien, inauguriert [5]. Ivanissevich hat zwei unterschiedliche Zugangswege angewandt: einen inguinalen mit Eröffnung des Leistenkanales und einen retroperitonealen Zugang ohne Eröffnung des Leistenkanales. Zur Vermeidung intra- oder postoperativer Komplikationen und Rezidive empfiehlt er generell die Präparation und Ligatur der V. spermatica interna oberhalb der epigastrischen Gefäße, die hier meist nur wenige Kollateralen aufweist [4]. In der hier präsentierten Kasuistik war die Varikozele nebenbefundlich aufgefallen und sollte in gleicher Sitzung mit der geplanten Hypospadiekorrektur operativ versorgt werden. Eine antegrade Sklerosierung nach Tauber hätte die aktive Mitarbeit des Patienten in Form eines Valsalva-Manövers bei der Sklerosierung in Air-block-Technik erfordert und schied aus diesem Grund aus. Die Autoren führten statt dessen eine Varikozelenligatur nach Ivanissevich durch, wobei offen bleibt, ob der Leistenkanal eröffnet wurde und auf welcher Höhe (unterhalb oder oberhalb der epigastrischen Gefäße) die V. testicularis respektive deren Kollateralen ligiert wurden. Ein Gefäßdoppler oder eine Lupenbrille zur leichteren Identifikation der A. testicularis wurden nicht eingesetzt. Am 2. postoperativen Tag trat eine Hodenschwellung auf, dopplersonografisch war der Hoden nicht mehr perfundiert und musste abladiert werden. Histologisch fand sich eine hämorrhagische Infarzierung des Hodens. Im Gegensatz zur ischämisch bedingten Hodennekrose bei arterieller Durchblutungsstörung wird hierbei eine venöse Genese diskutiert: operatives Trauma und die Unterbindung der V. testikularis führen zur konsekutiven Thrombose des Plexus pampiniformis und Ödembildung, die sekundär die arterielle Durchblutung des Hodens kompromittiert. Ob im geschilderten Fall eine venöse Stase und/oder arterielle Gefäßläsion zur Hodennekrose führte, bleibt letztlich spekulativ. Auch wenn die A. testicularis versehentlich ligiert werden sollte, muss dies nicht zwangsläufig zur Hodenatrophie führen, wenn über die beiden Kollateralarterien A. ductus deferentis und A. cremasterica eine ausreichende arterielle Blutversorgung gewährleistet ist [2].

Ziel jeglicher Varikozelentherapie ist die dauerhafte Beseitigung des venösen Reflux in die V. testicularis und den Plexus pampiniformis. Hierfür stehen offen operative und laparaskopische Operationsmethoden sowie minimalinvasive Sklerosierungstechniken zur Verfügung, die vergleichbare Therapieergebnisse und Komplikationsraten haben [6]. Die offen operativen Verfahren unterscheiden sich im Zugangsweg (subinguinal, inguinal, suprainguinal, retroperitoneal) und wurden in den letzten Jahren ergänzt durch mikrochirurgische Operationstechniken [3]. Die laparoskopische Varikozelenligatur wird häufig als „Einstiegsoperation“ zur Erlernung der Laparaskopie propagiert und erlaubt von einem Zugang aus die beidseitige Varikozelenligatur, wenngleich diese selten erforderlich ist. Gegenwärtig favorisiert wird die von Tauber und Johnson beschriebene Technik der antegraden Varikozelensklerosierung [8]. Sie ist kostengünstig, wenig invasiv und kann mit hoher Erfolgsrate (91%) ambulant in Lokalanästhesie und geringer Strahlenbelastung durchgeführt werden [5]. Komplikationen sind selten (Hämatom 2,2%, Epididymitis 0,3%, Hodenatrophie 0,6%), wenngleich die Autoren aus ihrer Gutachtertätigkeit, ähnlich dem hier geschilderten Fall, über einen Patienten mit hämorrhagischer Orchitis nach Sklerosierungstherapie berichteten [7].

Unabhängig davon, welches operative Verfahren bevorzugt wird, lassen sich Komplikationen und Rezidive durch folgende Maßnahmen minimieren oder vermeiden:

- Exakte anatomische Kenntnisse [1, 3].
- Wahl eines optimalen Zugangsweges: auch wenn dem subinguinalen Zugang ohne Eröffnen des Leistenkanales aufgrund der geringeren postoperativen Schmerzen gelegentlich der Vorzug gegeben wird, erlaubt ein inguinaler oder suprainguinaler Zugang eine leichtere Exposition und Unterbindung der V. testicularis.
- Atraumatische Operationstechnik.
- Verwendung optischer Hilfen: empfehlenswert ist eine Lupenbrille mit 4–6facher Vergrößerung, die eine sichere Identifizierung, Präparation und Präservation der A. testicularis erleichtert. Ein OP-Mikroskop, das von manchen Arbeitsgruppen routinemäßig eingesetzt wird, ist nicht zwingend erforderlich.
- Intraoperativer Einsatz eines Gefäßdopplers zur Identifikation der A. testicularis oder ihrer Äste, ggf. Papaverin-Lösung zum Beträufeln der Blutgefäße zur Lösung evtl. arterieller Vasospasmen.

Literatur

1. Amelar RD (2003) Early and late complications of inguinal varicocelectomy. J Urol 170:366–369
2. Chan PT, Wright EJ, Goldstein M (2001) Incidence and post-operative outcomes of accidental ligation of the testicular artery during microsurgical varicocelectomy. Fertil Steril (Suppl) 76:S49, Abstract 0–128
3. Hops CV, Lemer ML, Schlegel PN, Goldstein M (2003) Intraoperative varicocele anatomy: a microscopic study of the inguinal versus subinguinal approach. J Urol 170:2366–2370
4. Ivanissevich O (1960) Left varicocele due to reflux. Experience with 4470 operative cases in forty-two years. J Int Coll Surg 34(6):742–755
5. Ivanessevich O, Gregorini H (1918) A new operation for the cure of varicocele. Semana Med 61:17
6. Müller SC (2000) Varikozele. In: Thüroff JW, Schulte-Wissermann H (Hrsg) Kinderurologie in Klinik und Praxis. Thieme Verlag, Stuttgart New York, S 502–504
7. Pfeiffer D, Tauber R (2002) Hämorrhagische Orchidopathie. In: Steffens J, Langen PH (Hrsg) Komplikationen in der Urologie. Steinkopff Verlag, Darmstadt, S 259–263
8. Tauber R, Johnsen N (1994) Antegrade scrotal sclerotherapy for the treatment of varicocele: technique and late results. J Urol 151:386–390

Samenstrangdurchtrennung bei geplanter Orchidopexie

M. Vogt

Einleitung

Die Funikulolyse mit Orchidopexie ist, neben der Zirkumzision [3], eine der häufigsten kinderurologischen Operationen, die heute überwiegend ambulant durchgeführt wird [2]. Sie gilt als sicheres und effektives Verfahren zur Therapie eines Hodenhochstandes mit einer Erfolgsquote von ca. 95% und sollte möglichst vor dem Ende des 2. Lebensjahres die skrotale Lage der Hoden nach erfolgloser Hormontherapie sichern. Eine Operation in höherem Lebensalter ist mit einer signifikant höheren Rate von Fertilitätsstörungen behaftet [1].

Wir präsentieren einen Fall, bei dem die Operation zu einer versehentlichen Verletzung der Testikulargefäße führte.

Kasuistik

Der Kinderarzt überwies einen 9½-jährigen Jungen mit anamnestisch rezidivierenden Skrotalschwellungen und Inguinalschmerzen rechts zur weiteren Diagnostik und Therapie.

Bei der körperlichen Untersuchung zeigte sich ein stark adipöser kleiner Patient mit hochskrotal tastbaren Hoden beidseits ohne sicheren Hinweis für einen offenen Prozessus oder eine Hernie. Zusätzlich fand sich ein im präpubischen Fett „eingegrabener" Penis bei Zustand nach ritueller Beschneidung vor 5 Jahren.

Aufgrund der Anamnese und der plastisch geschilderten Beschwerden des Patienten entschlossen wir uns zur inguinalen Freilegung und ggf. Abtragung eines offenen Prozessus.

Die Operation erfolgte durch einen jungen Facharzt, der von einem erfahrenen Altassistenten und langjährigen Facharzt assistiert wurde.

Über einen Inguinalschnitt rechts wurde die Leiste eröffnet. Bei ausgeprägter subkutaner Fettschicht ließ sich nach Einsetzen von zwei Rouxhaken die Externusfaszie in der Tiefe darstellen. Da sich der äußere Leistenkanal nicht sicher identifizieren ließ, wurde der Hoden vom Skrotum aus in die Wundhöhle invaginiert und palpiert, um als anatomische Leitschiene zum äußeren Leistenring zu dienen. Nach stumpfem Abschieben von Unterhautfett und Spreizung einer den Hoden bedeckenden Bindegewebsschicht konnte der Hoden mühsam mit den Fingerspitzen in dem umgebenden Fettgewebe gefasst werden. Da dies nur unzureichend gelang, wurde ein am unteren Hodenpol inserierender, fester Bindegewebsstrang, der dem vermeintlichen Gubernaculum entsprach, elektrokaustisch durchtrennt. Der mobilisierte Hoden ließ sich nun nach stumpfem Abschieben von lipomatösen Strukturen mit dem Stieltupfer vor die Wunde mobilisieren. Die nach kranial in Richtung Leiste ziehenden Strukturen ließen palpatorisch keine Samenstrangstrukturen erkennen, so dass diese nun vorsichtig Schritt für Schritt durchtrennt wurden. Schließlich hielt der Operateur einen abgetrennten Hoden in der Hand, Samenstrangstrukturen waren nicht erkennbar.

Der hinzugezogene Oberarzt legte nach ausgiebiger Präparation vorsichtig den äußeren Leistenring frei und konnte nach Spaltung der Externusaponeurose die durchtrennten und koagulierten Samenstrangstrukturen darstellen. Die Kremastermuskulatur war sehr spärlich ausgebildet, ein offener Prozessus vaginalis fand sich nicht. Es wurde ein plastischer Chirurg hinzugezogen, der gemeinsam mit dem Oberarzt die Gefäßstümpfe zur Herstellung einer Mikronanastomose vorbereitete. Nach Fertigstellung der Anastomose ließ sich dopplersonografisch intraoperativ ein guter Flow darstellen. Der Hoden konnte zur Vermeidung einer Zugspannung an der Anastomose am Skrotalansatz platziert werden.

Die Eltern wurden über die Komplikation aufgeklärt und umfassend informiert.

In der Folge kam es unter prophylaktischer Antibiose zu einer primären Wundheilung. Sonografisch ließ sich der Hoden 2 Monate nach dem Eingriff homogen am Skrotalansatz darstellen. Weiteren Kontrollen entzog sich der Patient, der über seinen Anwalt einen Schadensersatzanspruch über die Haftpflichtversicherung des Hauses anstrengte und das eingeleitete Verfahren bei der Gutachterkommission abbrach.

Problemanalyse

Die üblicherweise kleine Inguinalinzision im Rahmen der Orchidopexie stellte sich bei der ausgeprägten Adipositas als großes Hindernis heraus und erschwerte die anatomische Orientierung. Hier unterblieb es, zunächst den äußeren Leistenring sicher darzustellen und nach Spaltung des Leistenkanales und Identifizierung des Samenstranges sekundär den Hoden aus der Verankerung des Gubernakulums zu lösen. Es ist davon auszugehen, dass der Hoden durch den fixierenden Fingergriff im umgebenden Fettgewebe bereits „kranial" des äußeren Leistenkanales luxiert wurde. Somit entsprachen die nach distal ins Unterhautfett ziehenden vermeintlichen Gubernakulumanteile den unerkannten Samenstrangstrukturen und wurden somit frühzeitig ohne Sicht durchtrennt, da sich der Operateur noch in vermeintlich „sicherem" Gebiet wähnte. Die in Richtung des Leistenkanales ziehenden Strukturen, die der Operateur für den Samenstrang hielt, entsprachen derben Anteilen der Subkutanfaszie, was nun bei mobilerem Hoden und schrittweiser Durchtrennung der Schichten evident wurde. Die nur Bruchteile einer Sekunde dauernde Entscheidung, den störenden Bindegewebsstrang zu durchtrennen, um den Hoden besser mobilisieren zu können, mag auch in einer weiteren Fehleinschätzung begründet liegen. Der Operateur wähnte sich durch den ausbleibenden Protest des erfahreneren Kollegen in Sicherheit, während der Assistent auf die Erfahrung des Operateurs vertrauend nicht einschritt, obgleich er bereits in dieser Phase der Operation aufgrund der unübersichtlichen Anatomie und der ausgeprägten Fettschichten eine andere OP-Strategie favorisierte, ohne dies zu diesem Zeitpunkt zu verbalisieren („Und ich hatte mich schon gewundert, dass...").

Schlussfolgerung

Neben einer adäquaten Inzisionslänge ist die sichere Identifikation des äußeren Leistenringes insbesondere bei stark ausgebildeter präpubischer Lipomatose essenziell. Hiernach kann durch Spaltung der Externusaponeurose in Faserrichtung der Samenstrang eindeutig identifiziert werden. In Abhängigkeit von der Hodenlage kann wahlweise das zu kurze Gubernakulum durchtrennt und dann die Funikulolyse zur Gewinnung von Samenstranglänge erfolgen, oder es wird, analog dem Vorgehen bei Erwachsenen mit Leistenhernie, der orthotope Hoden belassen und der Bruchsack reseziert.

Dieser im Rückblick für den Operateur banal und sicher „einfach" vermeidbare Fehler soll beispielhaft belegen, wie wichtig intraoperative Kommunikation und Kritik zwischen Operateur und Assistent sind, damit Fehler häufiger vermieden werden können. Diese Problematik wurde im Kommentar des Deutschen Ärzteblattes aktuell aufgegriffen und deutet auf ein sich entwickelndes Problembewusstsein in der Ärzteschaft für aktive Risikoforschung und Fehlermanagement zur Fehlervermeidung hin [4].

Literatur

1. Hadziselimovic F, Herzog B (2000) Hodendystopie (Kryptorchismus, das leere Skrotum). In: Thüroff JW, Schulte-Wissermann H (Hrsg) Kinderurologie in Klinik und Praxis. Georg Thieme Verlag, Stuttgart New York, S 484–500
2. Schulze H (2003) Editorial. Ambulante Urologie – Qualität vor Schnelligkeit. Urologe 42:1021
3. Stark E, Steffens J (2003) Fehler und Gefahren bei ambulanten Operationen: Zirkumzision. Urologe 42:1035
4. Stein R (2004) Nobody is perfect, aus Fehlern lernen. Deutsches Ärzteblatt 101:2544

KOMMENTAR M. Fisch

Eine Quetschung oder Durchtrennung des D. deferens im Rahmen einer Orchidopexie ist eine extrem seltene Komplikation.

Noch seltener ist die vollständige Samenstrangdurchtrennung (D. deferens und Gefäße). Bei schwach ausgebildeten Gefäßen und sehr hochliegenden Hoden kann dies akzidentiell nach vollständiger Lösung der Kremasterfasern durch zu starken Zug am Hoden geschehen. Die hier beschriebene Form der Durchtrennung ist ungewöhnlich und muss auf eine unzureichende Darstellung des OP-Feldes zurückgeführt werden.

Bei Zustand nach Voroperationen rechnet der erfahrene Operateur in der Regel mit einer veränderten Anatomie, wie z.B. einem nach oben umgeschlagenen Hoden, so dass die Gefäßversorgung kaudal verläuft.

Eine ähnliche Situation kann sich auch bei Primäroperation durch falsches Anklemmen bzw., wie im beschriebenen Fall, manuellem Hervorluxieren des Hodens, ergeben. Es ergibt sich die Forderung, die für alle chirurgischen Eingriffe Gültigkeit hat, Strukturen nur unter Sicht dann zu durchtrennen, wenn sie sicher identifizierbar sind. Im vorliegenden Falle war der Situs durch die Adipositas des Kindes erschwert.

Eine Darstellung des Anulus inguinalis externus mit Inzision der Externusaponeurose in Faserrichtung, Aufsuchen und Anzügeln des Samenstranges im Leistenkanal, wäre der sichere Weg gewesen, wie von den Autoren selbstkritisch in den Schlussfolgerungen bemerkt.

Interessanterweise treten banale Komplikationen auch bei sehr erfahrenen Operateuren auf, die sich ihrer Sache „zu sicher" sind. Dieses trifft zwar nicht für den vorliegenden Fall zu, sollte aber Grundlage dafür sein, unser operatives Handeln auch mit zunehmender Erfahrung kritisch zu hinterfragen.

Harnröhrenfistel nach Zirkumzision

E. Stark

Zusammenfassung

Die Harnröhrenfistel nach Zirkumzision ist eine seltene, aber schwerwiegende Komplikation, die durch gezielte Blutstillung vermeidbar ist.

Einleitung

Die Zirkumzision ist einer der am häufigsten durchgeführten urologischen Eingriffe. Die Gesamtkomplikationsrate wird in der Literatur mit etwa 2% angegeben [1].

Etwa die Hälfte davon entfällt auf postoperative Nachblutungen, beinahe ebenso häufig sind postoperative Wundinfektionen. Vor diesem Hintergrund ist das Bestreben des Operateurs nach einer sorgfältigen Blutstillung verständlich. Geschildert wird hier der seltene Fall einer postoperativen Harnröhrenfistel nach Zirkumzision.

Kasuistik

Ein 4-jähriger Junge mit Phimose, ohne Vorerkrankungen, wurde in der kinderurologischen Sprechstunde vorgestellt. Die Indikation zur Zirkumzision war gegeben, auf Wunsch der Eltern sollte der Eingriff radikal durchgeführt werden.

Intraoperativ ergaben sich keine Besonderheiten. Eine Blutung aus der Arteria frenularis wurde mit Durchstichligatur versorgt, kleinere Blutungen wurden bipolar koaguliert. Als Nahtmaterial wurde Vicryl rapid der Stärke 5×0 verwendet. Der postoperative Verlauf gestaltete sich initial komplikationslos. Bei der ersten Wundkontrolle nach 5 Tagen zeigten sich reizlose Wundverhältnisse, der Frenulumbereich war noch mit Schorfen bedeckt.

Nach etwa 2 Wochen erfolgte die nochmalige Vorstellung des Jungen aufgrund eines gespaltenen Harnstrahles. Bei der körperlichen Untersuchung zeigte sich eine koronare Harnröhrenfistel.

Mit den Eltern wurde der operative Fistelverschluss nach einem Intervall von 6 Monaten besprochen. Es erfolgte die Harnröhrenrekonstruktion unter Verwendung eines Verschiebelappens der Penisschafthaut. Auch hier war das unmittelbar postoperative Ergebnis sehr gut. Im weiteren Verlauf kam es jedoch trotz antibiotischer Abdeckung zum Wundinfekt mit sekundärer Nekrose des Flaps, so dass als Endzustand erneut ein glandulär hypospader Meatus ohne Stenose resultierte (Abb. 1).

Nach intensiven Gesprächen wurde dieser Zustand von den Eltern akzeptiert, da keine funktionelle Einschränkung resultierte. Aus diesem Grunde wurde auch eine erneute Operation aus rein kosmetischen Gründen nicht in Betracht gezogen.

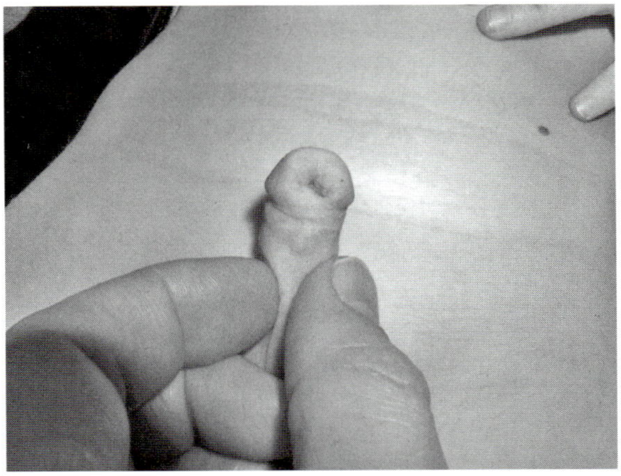

Abb. 1. Glanduläre Harnröhrenfistel nach radikaler Zirkumzision.

Problemanalyse

Retrospektiv muss als Ursache der Harnröhrenfistel entweder ein Mitfassen der Urethra bei der Durchstichligatur der Arteria frenularis oder eine Nekrose aufgrund einer zu ausgedehnten bzw. ungezielten Elektrokoagulation angenommen werden.

Hieraus ergibt sich die Notwendigkeit einer subtilen und gezielten Blutstillung in diesem Gebiet mit sauberer, feiner bipolarer Pinzette. Ferner muss darauf geachtet werden, Durchstechungen nicht zu tief zu setzen. Die Durchgängigkeit der distalen Urethra sollte im Anschluss mit einer Knopfsonde geprüft werden.

Schlussfolgerung

Gerade die Häufigkeit eines „kleinen" operativen Eingriffes, die relativ geringe Rate an Komplikationen und ein gewisser Zeitdruck, der oft gerade im Rahmen des ambulanten Operierens besteht, können zum Auftreten „seltener" Komplikationen führen. Im günstigsten Fall resultieren „nur" kosmetische Probleme ohne funktionelle Einschränkungen. Gerade aber das Auftreten von solchen vermeidbaren Komplikationen ist für den Operateur eine unangenehme Erfahrung, die mitunter auch haftungsrechtliche Konsequenzen hat.

Literatur

1. Stehr M, Schuster T, Dietz HG, Joppich I (2001) Circumcision-critism of routine. Klin Pädiatr 213: 50–55

KOMMENTAR M. Fisch

Eine Harnröhrenfistel stellt nach Zirkumzision eine extreme seltene Komplikation dar. Ihre Ursache ist in einer thermisch oder mechanisch bedingten Gewebeschädigung zu suchen. Daher gilt für die Zirkumzision eine ähnliche Sorgfalt wie für komplexere rekonstruktive Eingriffe am Genitale:

- die Verwendung feiner Instrumente,
- der Einsatz bipolarer Koagulationstechniken (monopolare Koagulation sollte vermieden werden)
- sowie insbesondere bei Kindern feines, schnell auflösendes Nahtmaterial und
- Kompressionsverbände sollten nicht zu fest angelegt werden.

Dies ist insbesondere vor dem Hintergrund wichtig, dass Zirkumzisionen heute in der Regel als ambulante Eingriffe erfolgen.

10.12

Verhinderung einer rituellen Zirkumzision durch richterlichen Beschluss

M. Schreiber und W. H. Rösch

Einleitung

Komplikationen korrelieren meist mit dem Schweregrad eines Eingriffes. Die Zirkumzision zählt zu den einfachsten und gleichzeitig am häufigsten durchgeführten urologischen Operationen. In Deutschland wird der überwiegende Anteil aller Zirkumzisionen aus rituellen Gründen durchgeführt. Beim Aufklärungsgespräch für eine nicht medizinisch indizierte Beschneidung werden gewöhnlich operationsbedingte Risiken ausführlich besprochen, die vielschichtigen juristischen Aspekte dieses Eingriffs kommen jedoch kaum zur Sprache. Anhand des folgenden Fallbeispiels soll auf mögliche juristische Verwicklungen (lat. complicare: zusammenwickeln, verwickeln) im Rahmen ritueller Zirkumzisionen hingewiesen werden.

Kasuistik

Es kam zu einem Rechtsstreit, weil der muslimische Vater bei seinem 3½-jährigen Sohn eine rituelle Beschneidung erwirken wollte. Bei dem Jungen konnte die Vorhaut seit dem 1. Lebensjahr problemlos vollständig retrahiert werden. Das Jugendamt und die Pflegeeltern, bei denen das Kind seit dem Alter von vier Wochen ununterbrochen lebt, lehnten eine Zirkumzision strikt ab. Im Gerichtsurteil wurde das Kind, mit Hinweis auf europäisches Recht, vor einer Beschneidung geschützt. In der Urteilsbegründung wurde herausgestellt, dass es sich bei der Zirkumzision stets um eine Körperverletzung handelt; das mögliche Eintreten von Komplikationen und deren teils dauerhaften Folgen waren hierbei von entscheidender Bedeutung. In der nächst höheren Instanz (Oberlandesgericht) konnte der leibliche Vater des Jungen seine Forderung erneut nicht durchsetzen.

Problemanalyse

Im deutschsprachigen Raum wird die Rechtmäßigkeit der rituellen Zirkumzision des männlichen Kindes von Ärzten und Juristen kaum hinterfragt, sondern eher stillschweigend vorausgesetzt. So urteilte ein Oberverwaltungsgericht: *„Ein hilfebedürftiges Kind muslimischen Glaubens hat Anspruch darauf, dass ihm der Sozialhilfeträger eine einmalige Leistung aus besonderem Anlass durch Übernahme der Kosten für die Beschneidung durch einen Arzt gewährt.“* [6]. Über juristische Aspekte der rituellen Zirkumzision gibt es hierzulande fast keine, international jedoch reichlich Rechtsliteratur; beispielhaft sind einige Publikationen im Literaturverzeichnis aufgeführt [1–3, 7, 8, 10, 12]. In einem Kommentar [11] zu § 223 StGB (Körperverletzung) heißt es: *„Die Beschneidung von Knaben bestimmter Glaubensbekenntnisse ist, wenn sie sich als sozialadäquate Handlung im Rahmen der normalen, geschichtlich gewordenen sozialen Ordnung hält, auch wenn sie an einem noch nicht Einwilligungsfähigen vorgenommen wird, tatbestandslos.“* Im folgenden Zitat [4] wird die Zirkumzision dagegen sogar als schwere Körperverletzung (§ 224 StGB) gewertet, was im Widerspruch zu dem zuerst zitierten steht: *„Das Beispiel der Beschneidung, insbesondere von Kindern, aus religiösen Gründen, wird man nicht aus dem Tatbestand des § 224 ausklammern können, sondern allenfalls eine Rechtfertigung im überwiegenden Interesse der Religionsausübung annehmen können.“* In der internationalen juristischen Literatur wird die Legalität der rituellen männlichen Zirkumzision zunehmend hinterfragt. Begründet wird dies mit geltendem Völkerrecht:

- Allgemeine Erklärung der Menschenrechte [13],
- Internationaler Pakt über bürgerliche und politische Rechte [14],

- Internationaler Pakt über wirtschaftliche, soziale und kulturelle Rechte [15] und
- Übereinkommen über die Rechte des Kindes [16].

In diesen internationalen Abkommen werden u. a. die folgenden Rechte gesichert, die größtenteils auch im deutschen Grundgesetz verankert sind:

- Recht auf Selbstbestimmung
- Recht auf körperliche Unversehrtheit
- Recht auf das erreichbare Höchstmaß an körperlicher Gesundheit
- Recht auf Gleichheit
- Schutz vor willkürlichen Eingriffen in das Privatleben
- Schutz des Kindes
- Schutz vor Beeinträchtigung der freien Religionswahl und
- Einschränkung der Religionsfreiheit u. a. zum Schutz der Gesundheit und der Grundrechte.

Da die genannten 4 UN-Deklarationen bzw. -Übereinkommen jeweils auch für Deutschland ratifiziert wurden, sollten die Rechtsauslegungen ausländischer Juristen [1–3, 7, 8, 10, 12] nicht ignoriert werden. In ihren Abhandlungen kommen sie fast ausnahmslos zu dem Schluss, dass die rituelle Beschneidung eines Kindes unrechtmäßig ist.

So gilt es, nicht nur das gegenwärtige mutmaßliche Interesse des Kindes zu berücksichtigen, sondern auch das zukünftige. Man weiß, dass in den hochindustrialisierten Staaten im Rahmen einer zunehmenden Säkularisierung religiöse Werte in vielen Familien von Generation zu Generation an Bedeutung verlieren [9]. Es ist deshalb damit zu rechnen, dass zumindest im Einzelfall Beschnittene gegenüber ihren Eltern oder Ärzten noch nach Jahrzehnten Schadensersatzansprüche stellen, ein in den USA bekanntes Phänomen. Andererseits muss man auch bedenken, dass es für ein Kind und dessen Eltern stigmatisierend sein kann, innerhalb einer „beschnittenen Sozialgemeinschaft" nicht beschnitten und deshalb ausgegrenzt zu sein.

Schlussfolgerung

Die international zunehmend umstrittene rituelle männliche Zirkumzision genießt in Deutschland einen nur schwachen Rechtsschutz: sie wird als Körperverletzung gewertet, die man durch das für die Sorgeberechtigten geltende Recht auf freie Religionsausübung rechtfertigt. Es erstaunt, dass bei der Vielzahl der bisher durchgeführten rituellen Beschneidungen – abgesehen von Kunstfehlerprozessen – Betroffene noch keine zivilrechtlichen Klagen wegen Körperverletzung erhoben haben und bislang keine einschlägigen Strafverfahren bekannt wurden (*Wo kein Kläger, da kein Richter/Ubi non accusator, ibi non iudex*). Solange es jedoch kein richtungsweisendes Präzedenzurteil – egal welcher Art – gibt, muss im Konflikt zwischen Recht und Ritus jeder Arzt für sich eine ganz persönliche Entscheidung treffen, die getragen sein sollte von einem Basiswissen über die entsprechenden kulturell-religiösen und juristischen Hintergründe. Letztere sollten in einem Aufklärungsgespräch, das stets mit beiden Eltern zu führen ist, angesprochen werden. Ein entsprechend strukturierter Aufklärungsbogen kann hierbei sehr hilfreich sein [5]. Bei allen Überlegungen ist von zentraler Bedeutung, dass stets im besten Wohl des Kindes gehandelt wird.

Literatur

1. Boyle GJ, Svoboda JS, Price CP, Turner JN (2000) Circumcision of healthy boys: criminal assault? J Law Med 7:301–310
2. Gatrad AR, Sheikh A, Jacks H (2002) Religious circumcision and the Human Rights Act. Arch Dis Child 86:76–78
3. Gerharz EW, Haarmann C (2000) The first cut is the deepest? Medicolegal aspects of male circumcision. Br J Urol 86:332–338
4. Gropp W (2001) Strafrecht – Allgemeiner Teil. Springer Verlag, Berlin, S 237
5. Hümmer HP, Schlund GH (2003) Basisinformation zum Aufklärungsgespräch – Beschneidung aus religiösen Gründen. In: Dokumentierte Patientenaufklärung. ProCompliance, Erlangen
6. Oberverwaltungsgericht Lüneburg (2003) Beschl v 23. 7. 2002 – 4 ME 336/02 Übernahme der Kosten der Beschneidung durch Sozialhilfeträger. Neue Jur Wschr 56:3290
7. Povenmire R (1999) Do parents have the legal authority to consent to the surgical amputation of normal, healthy tissue from their infant children? J Gender Soc Policy Law 87:87–123
8. Price C (1997) Male circumcision: an ethical and legal affront. Bull Med Ethics 128:13–19
9. Stoll G (1996) Muslimische Migranten in Deutschland – Eine neue Situation für Kirchen,

Islam und säkulare Gesellschaft. Pontificiae Universitatis Gregorianae, Rom
10. Svoboda JS, Van Howe RS, Dwyer JG (2000) Informed consent for neonatal circumcision: an ethical and legal conundrum. J Contemp Health Law Policy 17:61–133
11. Tröndle H, Fischer T (2001) Strafgesetzbuch – Kommentare. CH Beck, München, S 1321
12. Van Howe RS, Svoboda JS, Dwyer JG, Price C (1999) Involuntary circumcision: the legal issues. Br J Urol Int 83: 63–73
13. Vereinte Nationen (1999) Allgemeine Erklärung der Menschenrechte (1948). In: Kahn DE (Hrsg) Sartorius II: Internationale Verträge – Europarecht. Beck'sche Verlagsbuchhandlung, München, S19/1–7
14. Vereinte Nationen Internationaler Pakt über bürgerliche und politische Rechte (1966). In: Kahn DE (Hrsg) Sartorius II: Internationale Verträge – Europarecht. Beck'sche Verlagsbuchhandlung, München, S 20/1–19
15. Vereinte Nationen (1999) Internationaler Pakt über wirtschaftliche, soziale und kulturelle Rechte (1966). In: Kahn DE (Hrsg) Sarorius II: Internationale Verträge – Europarecht. Beck'sche Verlagsbuchhandlung, München, S 21/1–10
16. Vereinte Nationen (1999) Übereinkommen über die Rechte des Kindes (1989). In: Kahn DE (Hrsg) Sartorius II: Internationale Verträge – Europarecht. Beck'sche Verlagsbuchhandlung, München, S 29/1–22

KOMMENTAR W. Maassen

Am 23. 7. 2002 erging in einem einstweiligen Anordnungsverfahren – dabei handelt es sich um eine vorläufige Regelung – eine Entscheidung des Oberverwaltungsgerichts Lüneburg, wonach ein hilfsbedürftiges Kind muslimischen Glaubens Anspruch darauf hat, dass ihm der Sozialhilfeträger eine einmalige Leistung durch die Übernahme der Kosten für die Beschneidung durch einen Arzt gewährt. Bei dieser Entscheidung wurde das Oberverwaltungsgericht Lüneburg offenbar nicht im geringsten durch Zweifel an der Rechtmäßigkeit des ärztlichen Handelns geplagt [2]. Der die Beschneidung vornehmende Arzt hat sich zu fragen, ob er diese vornehmen darf, kann, soll oder muss.

Es hat sich herumgesprochen, dass auch der ärztliche Heileingriff tatbestandsmäßig eine Körperverletzung darstellt, der nicht rechtswidrig ist, weil er das Ziel verfolgt, den Menschen zu helfen. Von einem zielgerichteten Eingriff zur Heilung von einem Leiden kann bei der Zirkumzision keine Rede sein. Wer die Literatur verfolgt, stellt fest, dass eine Auseinandersetzung im Zusammenhang mit Rechtsfolgen bei der Zirkumzision nicht stattfindet. In dem allseits geschätzten und bekannten Handbuch des Arztrechts von Laufs und Uhlenbruck wird auch in der 3. Auflage die Beschneidung nicht einmal erwähnt [1].

Der gängige Strafrechtskommentar Tröndle/Fischer [3] führt zu § 223 StGB, der Körperverletzung, aus:

- Beschneidung von Knaben bestimmter Glaubensbekenntnisse ist nach wohl herrschender Meinung als sozialadäquate Handlung, auch wenn sie an einem nicht Einwilligungsfähigen vorgenommen wird, tatbestandslos. Dies gilt in keinem Fall für die so genannte Beschneidung von Mädchen; diese sind regelmäßig als Misshandlung und Gesundheitsschädigung anzusehen."

Wird ein Heileingriff bereits tatbestandlich als Körperverletzung gewertet, ist es abwegig über die Sozialadäquanz von tatbestandslosem Handeln zu sprechen. Dagegen spricht auch die Norm des § 228 StGB, wonach eine Körperverletzung, in die der „Verletzte einwilligt", nur dann rechtswidrig ist, wenn die Tat trotz der Einwilligung gegen die guten Sitten verstößt. Auch dann ist also das Kriterium die Rechtswidrigkeit.

Das unmündige Kind vermag nicht wirksam einzuwilligen, so dass auf die Einwilligung des gesetzlichen Vertreters abzustellen ist.

War lange Zeit immer dann, wenn nicht auf einen Heileingriff abgezielt wurde, die Körperverletzung rechtswidrig, so hat es nicht nur einen Wertewandel, sondern auch einen Bewertungswandel gegeben. Dies war geboten, wenn an minderschwere Eingriffe (Blutspenden) an schwere Eingriffe – etwa Organspenden, z.B. der Nierenspende bei Verwandten –, gedacht wird, so dass die Kriterien nicht mehr scharf konturiert sind. Dies gilt in besonderem Maße für kosmetische Eingriffe. Zu beachten ist, dass je weniger der Eingriff als ärztliche Maßnahme indiziert ist, umso mehr die Anforderung an die Aufklärung steigt.

Die Frage der Rechtswidrigkeit ist zum einen unter dem Gesichtspunkt des Verstoßes gegen die guten Sitten, zum anderen des nach Artikel 4 GG garantierten Grundrechts der Religionsfreiheit zu beurteilen. Das verfassungsmäßig garantierte Recht muss dort seine Grenze haben, wo ein Sittenverstoß zu bejahen ist. Im Ergebnis ist die Unterscheidung bei Tröndle und Fischer sachgerecht, da die Beschneidung von Mädchen nicht nur eine massive körperliche Beeinträchtigung darstellt, sondern darüber hinaus leicht Gesundheitsschäden auftreten können und angesichts der psychischen und emotionalen Folgen als Verstümmelung zu werten sind. Davon kann bei männlicher Beschneidung wohl keine Rede sein. Wird zudem berücksichtigt, dass nach einer jüngeren indischen Studie eine frühere afrikanische Untersuchung bestärkt wird, wonach die Zirkumzision das Aidsrisiko deutlich zu mindern vermag, dann ist es sogar denkbar, dass eine prophylaktische Zirkumzision einmal nach dem Seuchengesetz geboten sein könnte. Solange dies nicht der Fall ist, lässt sich die Ausgangsfrage in der Weise beantworten, dass die Zirkumzision durchgeführt werden kann und darf. Ob sie durchgeführt werden soll, entscheidet der Arzt in eigener Verantwortung; er muss sie nicht durchführen, da unser Recht keine allgemeine Verpflichtung des Arztes zur Behandlung außerhalb von Notfällen kennt [1].

Literatur

1. Laufs A, Uhlenbruck W (2002) Handbuch des Arztrechts. Beck, München
2. Oberverwaltungsgericht Lüneburg (s. S. 346, Lit. 6.)
3. Tröndle und Fischer (s. S. 347, Lit. 11.)

„Harnröhrenkrüppel" nach Meatotomie

M. Beuke, R. Olianas und M. Fisch

Einleitung

Eine Meatotomie mit folgender Bougierung wird als anerkannte Operationsmethode bei Meatusenge in der Literatur propagiert [3]. Schwerwiegende Komplikationen finden keine Erwähnung, als Spätfolge wird einzig eine erneute Enge beschrieben. Upadhyay et al. [2] haben 34 Patienten nach Meatotomie in einem Zeitraum von bis zu 13 Jahren nachuntersucht und beschreiben keine Komplikationen. Wir berichten über einen Fall in dem ein Junge mit glandulärer Hypospadie, durch eine Meatotomie mit Bougierung zu einem Hypospadiekrüppel wurde.

Kasuistik

Ein 4-jähriges Kind wurde notfallmäßig mit livider Verfärbung und Schmerzen der Glans und Temperatur bis 39,9 °C bei uns vorgestellt. Anamnestisch war vor 10 Tagen eine Meatotomie und Bougierung bei glandulärer Hypospadie erfolgt. Postoperativ war die Miktion erschwert, so dass zur weiteren Aufweitung ein Anästhesiegel unter Druck in die Harnröhre instilliert worden war. Dies wurde 2 Tage vor der Vorstellung in der hiesigen Klinik durchgeführt.

Klinisch fand sich eine Paraphimose und eine stark angeschwollene livide Glans (Abb. 1).

Als primäre Therapie wurde eine dorsale Vorhautinzision vorgenommen, eine Zystostomie angelegt und eine Antibiotikatherapie durchgeführt. Nach 3 Monaten Intervall unter dauerhafter Urinableitung erfolgte die Wiedervorstellung des Kindes. Der klinische Befund zeigte sich deutlich gebessert (Abb. 2). In der durchgeführten Diagnostik fand sich jedoch eine distale langstreckige Harnröhrenstriktur (Abb. 3). Es erfolgte die erste Sitzung zur zweizeitigen Harnröhrenrekonstruktion mit Mundschleimhautinlay. Intraoperativ zeigte sich die Harnröhre mit einer langstreckig veränderten Schleimhaut, so dass der Meatus postoperativ proximal penil lag (Abb. 4). Histologisch fanden sich in dem Harnröhrengewebe Granulome. Die

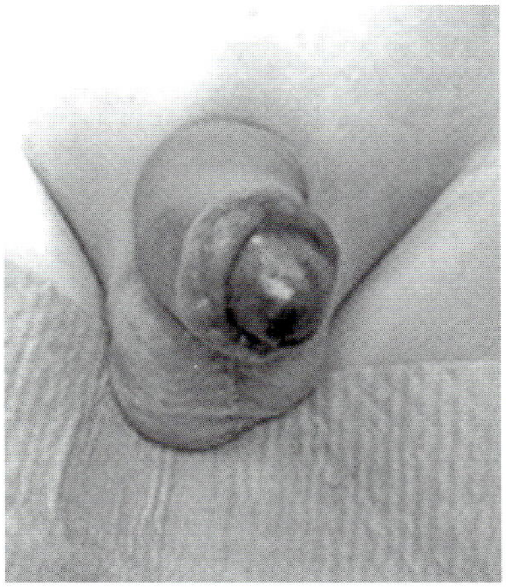

Abb. 1. Befund bei Erstkonsultation mit stark angeschwollener, livider Glans.

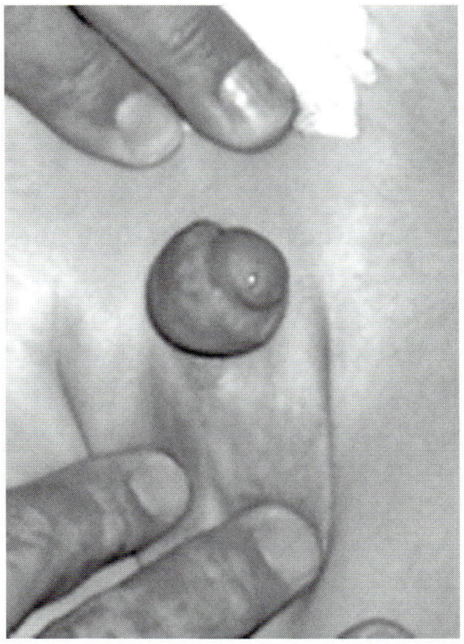

Abb. 2. Befund bei Kontrolle nach Abheilung der Entzündung.

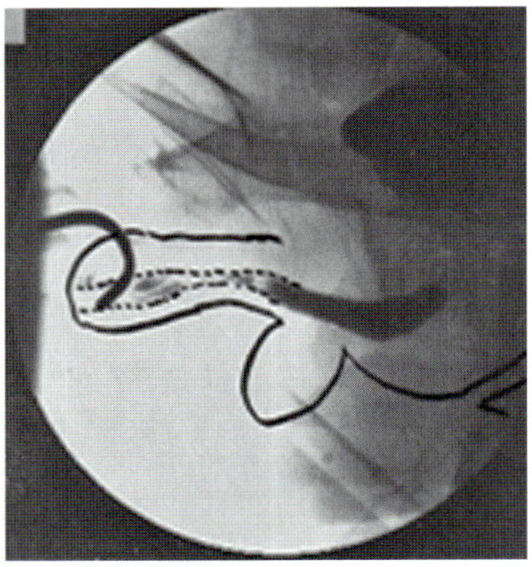

Abb. 3. Langstreckige, distale Striktur im antegraden Zysturethrogramm.

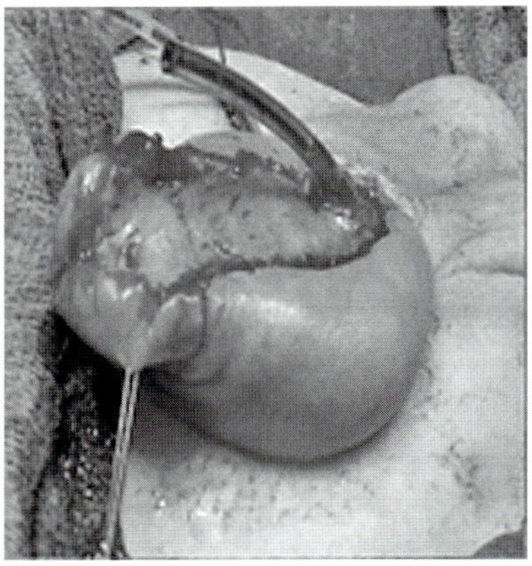

Abb. 4. Intraoperativer Situs nach erster Sitzung der zweizeitigen Harnröhrenrekonstruktion.

Tubularisierung der Mundschleimhaut zur Harnröhre war nach 3 Monaten geplant.

Problemanalyse

Ein generell als komplikationsarm geltender Eingriff hat durch falsche Vorgehensweise aus einer glandulären Hypospadie bei kosmetischer Operationsindikation einen Hypospadiekrüppel produziert. Drei Folgeoperationen sind bisher notwendig geworden, mögliche spätere Folgen wie Harnröhrenstrikturrezidive, Sensibilitätsstörungen und erektile Dysfunktion können noch nicht abgeschätzt werden, sind aber zu befürchten.

Die Daten von adulten Harnröhrenpatienten (n=249) [1] zeigen, dass in mindestens 31% der Fälle eine iatrogene Genese ursächlich für eine spätere Striktur ist. Unter diesem Aspekt ist jede Manipulation an der Harnröhre als potenziell schädigend einzustufen. Bei dem geschilderten Fall ist durch Schwellung des Gewebes nach Meatotomie eine Miktionserschwerung aufgetreten. Als Konsequenz wurde ohne Narkose eine forcierte Instillation vorgenommen, welche retrospektiv betrachtet zu einer Drucknekrose der versorgenden Gefäße und zu einer entzündlichen Reaktion (Granulome) führte und dadurch die spätere Harnröhrenstriktur bedingte. Eine so schwerwiegende Komplikation stellt sicherlich die Ausnahme dar, unter dem Aspekt einer rein kosmetischen Operation und den noch nicht abzuschätzenden Spätfolgen ist dies aber bei fehlerhafter Indikation letztlich selbst schon ein Fall zu viel.

Schlussfolgerung

Manipulationen an der Harnröhre, gleich welcher Art, können schwerwiegende Komplikationen zur Folge haben. Die Operationsindikation sollte individuell und sehr sorgfältig gestellt werden. Die Indikation zur Operation bei rein kosmetisch störenden Hypospadien ist unter dem Aspekt solch folgenschwerer Komplikationen sehr kritisch zu sehen und sollte mit den Eltern dezidiert besprochen werden. Wenn es nach einem Eingriff zu Problemen wie einer Blasenentleerungsstörung kommt, sollte primär eine Entlastung und Diagnostik erfolgen und erst im zweiten Schritt die entsprechende Therapie.

Literatur

1. Beuke M, Rödder K, Olianas R, Fisch M (2004) Gezielte Therapie in der Behandlung der Harnröhrenstrikturen in Abhängigkeit vom Erkrankungsgrad. DGU
2. Upadhyay V, Hammodat HM, Pease PW (1998) Post circumcision meatal stenosis: 12 year's experience. New Zealand Med J 111(1060):57–58
3. Walsh PC, Retik AB, Vaughan ED Jr, Wein AJ (2002) Campbell's Urology, 8th edn. Saunders

KOMMENTAR M. Riccabona

Die scheinbare Meatusstenose bei einer glandulären Hypospadie ist in aller Regel durch eine ventrale Schleimhautlippe verursacht und bedingt in aller Regel keine Obstruktion. Der Harnstrahl kann wohl abgeschwächt sein, die scheinbare Enge betrifft aber ausschließlich den Meatus, das Gewebe ist jedoch sehr elastisch. Das Faktum, dass das Kind erst mit 4 Jahren meatotomiert wurde, bestätigt diese Annahme.

Therapeutisch muss in dieser Situation mit einer Mikroschere diese Schleimhautlippe nach ventral gespalten werden. Diese simple Inzision erweitert den Meatus bis ins Niveau der angrenzenden proximalen Harnröhre. Eine proximal davon gelegene Harnröhrenenge bei virgineller Hypospadie gibt es nicht, deshalb war die der Meatotomie primär nachfolgende Bougierung der Harnröhre sinnlos und kontraindiziert.

Ganz selten kann es durch eine äußerlich bedingte Meatitis bzw. Balanitis bei glandulärer Hypospadie zu einer zirkulären, narbigen Meatusenge kommen. Diese bedarf dann einer ventralen Inzision mit einem Mikromesser und einer Adaptation der glandulären Schleimhaut an die Urethralschleimhaut mit 7,0 atraumatischen, rasch resorbierbaren Fäden. Eine Bougierung des Meatus beim Kind ist grundsätzlich kontraindiziert, da es obligat zur neuerlichen Narbenbildung durch sternförmiges Einreißen der zarten Urethralschleimhaut kommt.

Die livide Verfärbung der schmerzhaften Glans bei septischen Temperaturen und erschwerter Miktion war wohl Folge einer Kavernitis, die wahrscheinlich durch die brüske Instillation des Harnröhrengels entstanden ist. Das scheinbar gleichzeitige Bild einer Paraphimose ist nicht ganz verständlich, da eine klassische glanduläre Hypospadie eine offene dorsale Präputialschürze hat, andererseits sich hinter einer intakten Vorhaut meist nur ein hypospadischer Megameatus befinden kann. Die notfallmäßige Harnableitung suprapubisch mit der zeitversetzten offenen Korrektur der distalen kindlichen Harnröhrenstriktur war der richtige Schritt und zeigt in der Summe die schwerwiegenden Folgen einer falsch indizierten und nicht kindgerecht durchgeführten Therapie einer primär scheinbar harmlosen Meatusenge.

11 Varia

Komplette Silikonkatheter-Dislokation eines Venoportsystems in die Pulmonalarterie

M. Schenck, C. Börgermann, H.-J. Luboldt und H. Rübben

Einleitung

Seit 2000 werden in der Urologischen Universitätsklinik, Essen, Venoportimplantationen durchgeführt.

Bei dem vorwiegend implantierten System besteht die Portkammer aus einem hemisphärisch geformten Injektionsseptum, das sich in einem runden Titangerüst befindet und aus einem röntgendichten Auslasskatheter aus Silikongummi besteht.

Im Gegensatz zur radiologisch interventionellen Portimplantation wird bei der offen-chirurgischen Methode die Vena cephalica in der Mohrenheim'schen Grube freipräpariert, nach proximal und distal angeschlungen und über eine quere Inzision in EKG oder radiologisch kontrollierter zentraler Lage fixiert. Die Venoportkammer wird mit dem Portkatheter konnektiert und in einer epifaszialen Tasche in Projektion auf den Musculus pectoralis major fixiert. Um eine frühe Dislokation der Portkammer oder des Katheters zu verhindern, wird die Kammer in der geschaffenen Tasche zweimal fixiert. Portkammer und Katheter liegen dann spannungsfrei zueinander, d.h. es verbleibt eine 2–3 cm lange Katheterschlaufe an der Konnektionsstelle der Kammer.

Komplikationen sind bei der o.g. Implantationstechnik selten. Im eigenen Patientengut werden mit 9,5% Wundinfektionen am häufigsten beobachtet, Portdislokationen im Sinne einer Verdrehung der Portkammer kam in einem Fall und eine Okklusion des Systems bei 4,8% vor. Gefäßperforationen, Katheterabrisse, Katheterabschwemmungen, Dislokationen oder ein Pneumothorax wurden nicht beobachtet.

Die durchschnittliche Liegedauer der Venoportsysteme beträgt 294 Tage (94–581 Tage). Die Portexplantationsrate beträgt 18,2%, davon 8% komplikationsbedingt.

Kasuistik

Ein 52-jähriger Patient mit einem Histiozytomrezidiv wurde aus der onkologischen Klinik zur Implantation eines venösen Portsystems für eine adjuvante Chemotherapie vorgestellt.

Die Implantation wurde auf der rechten Seite in Lokalanästhesie (10 ml Xylocain 2%) nach der o.g. Technik in 30 min komplikationsfrei ambulant durchgeführt. Es erfolgte eine radiologische Dokumentation der ordnungsgemäßen zentralen Lage des Portkatheters. Das Portsystem war sofort benutzbar. Die Wunde heilte primär, der Patient fühlte sich durch die Portkammer in keiner Weise eingeschränkt.

Sechs Monate nach Implantation wurde der Patient erneut ambulant vorgestellt. Es war bei geplanter Infusion über das Portsystem aufgefallen, dass kein Blut mehr zu aspirieren war und bei Infusion eine Schwellung kranial der Portkammer zu sehen war. In der Röntgenzielaufnahme (Abb. 1) zeigte sich die Dislokation des Portkatheters von der Portkammer über eine Distanz von 1,5 cm.

Eine Woche vor der Vorstellung wurde bei dem Patienten in der chirurgischen Klinik eine

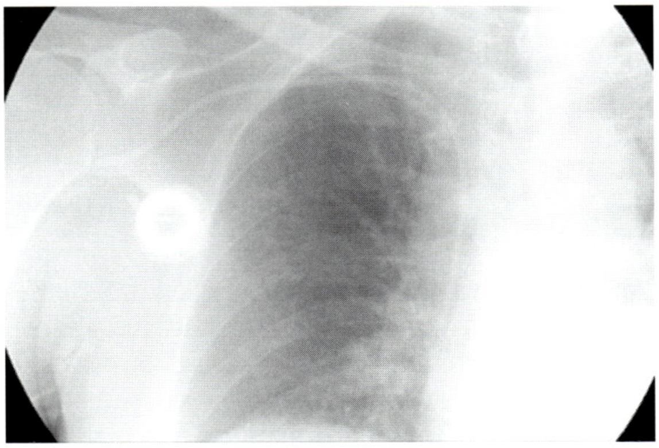

Abb. 1. Dislokation des Portkatheters von der Portkammer über eine Distanz von 1,5 cm.

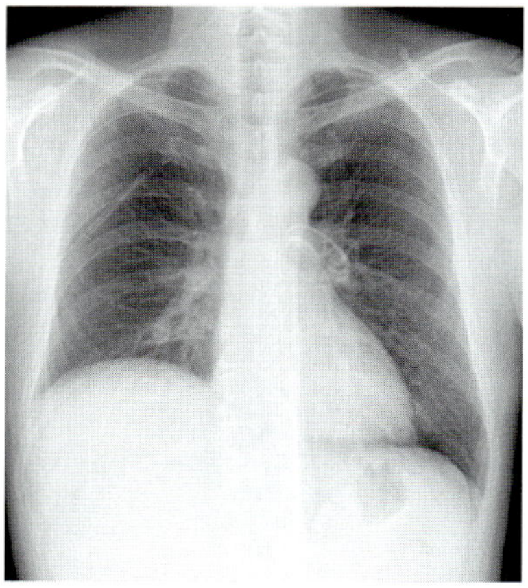

Abb. 2. Abgeschwemmter Portkatheter in der Pulmonalarterie.

plastische Hautdeckung aufgrund einer Wundheilungsstörung am rechten Unterarm nach Paravasation eines Chemotherapeutikums über eine periphere Venenverweilkanüle durchgeführt. Bei der Operation, die in Allgemeinnarkose stattfand, wurde der rechte Arm abduziert und innenrotiert.

Mit dem Patienten wurde ein ambulanter Termin zur Portexplantation und Neuimplantation 3 Tage später vereinbart. In Lokalanästhesie (10 ml Xylocain 2%) wurde rechts die Mohrenheim'sche Grube freipräpariert, der Portkatheter konnte nicht dargestellt werden. Die intraoperative Röntgendurchleuchtung zeigte eine komplette Dislokation des Katheters in die Pulmonalarterie (Abb. 2). Die Portkammer und die Konnektionsdruckmanschette wurden entfernt und der Patient sofort den Kollegen aus der Angiologie vorgestellt. Hier wurde über einen Zugang der rechten Vena femoralis der dislozierte Portkatheter aus der Arteria pulmonalis entfernt. Der Silikonkatheter wies keine Läsion im Sinne eines Abrisses auf.

Zwei Tage später konnte dem Patient über die linke Vena cephalica ein neues Venoportsystem in der o.g. Technik implantiert werden.

Problemanalyse

Portkatheterbrüche, Katheterabrisse und Katheterdislokationen in den Körperkreislauf werden in der Literatur beschrieben. Fast immer sind diese bei Silikonkathetern zu beobachten, ein wesentlicher Pathomechanismus ist hierbei der engbogige Richtungswechsel des Portkatheters. Autoren, die Portsysteme offen-chirurgisch implantieren, beobachten dann die katheterassoziierten Komplikationen wie Abriss, Bruch (Pinch-off-Schädigung) des Katheters im Verlauf von bewegungsbelasteten Körperstellen (Muskelpassage, V. subclavia) nicht mehr.

Im hier geschilderten Fall handelt es sich nicht um Materialermüdung, Einriss oder Abriss des Silikonkatheters. Der Katheter ist direkt an der Konnektionsstelle zum Portsystem disloziert. Aufgrund der Anamnese ist von einer lagerungsbedingten Komplikation mit Katheterdislokation auszugehen. Bisher ist in der Literatur ein solcher Fall nicht beschrieben worden.

Nach der initialen Venoportimplantation wurde die ordnungsgemäße Lage von Kammer und Katheter dokumentiert. Es wurde bewusst, wie auch bei allen anderen Portimplantationen, auf eine spannungsfreie Verbindung zwischen Port und Katheter geachtet. Bei den Nu-Port-Modellen wird der Silikonschlauch auf den gewellten Portkammerauslass gesteckt, danach eine Druckmanschette über Katheter und Auslass geschoben. In diesem Konnektionsmechanismus ist der Schwachpunkt in dem geschilderten Fall zu sehen.

Der Silikonschlauch wird nach Einlage in die Vena cephalica über den proximalen Faden an der Vene fixiert. Bislang wurde resorbierbares Nahtmaterial (Vicryl 3-0) verwendet. Aufgrund der geschilderten Komplikation benutzen wir nun nichtresorbierbares Nahtmateral (Prolene 3-0). Gleiches wird auch bei der Fixierung der Portkammer in der epifaszialen Tasche oberhalb des Musculus pectoralis major verwendet.

Eine weitere Möglichkeit der Katheterdiskonnektion am Schwachpunkt Portkammer-Katheter ist die bereits in der Literatur beschriebene Schädigung des Kathetersystems mit kleinkapazitären Spritzen, d.h. unter 10 ml Volumen. Eine 2 ml-Spritze beispielweise übt einen viel höheren Druck auf das Katheter/Portsystem aus als eine 10 ml-Spritze. Beim Durchspülen des Portsystems mit 2 ml-Spritzen bei Okklusion wurden durch den hohen Katheterinnendruck aufgeplatzte Katheter unmittelbar hinter der Konnektion zur Portkammer beoachtet.

Schlussfolgerung

Aufgrund dieser Kasuistik achten wir besonders auf einen spannungsfreien und weiten Bogen des Portkatheters im Anschluss an die Konnektionsstelle mit der Portkammer. Der Katheter wird zusätzlich mit nicht resorbierbarem Nahtmaterial an die freigelegte Vena cephalica fixiert ohne den Katheter dadurch einzuengen. Einschränkungen für die Patienten mit implantiertem Portsystem sollte es nicht geben, so sind trotz Portsystem Überkopfarbeiten (z.B. im Haushalt das Aufhängen von Gardinen oder Fenster putzen) oder Sport (z.B. Tennis) möglich. Trotzdem weisen wir nun zusätzlich auf die geschilderte Komplikation der Katheterdislokation hin.

Literatur

1. Bodner LJ, Nosher JL, Kaushik M, Siegel RL, Biswal R, Gribbin CE, Tokarz R (2000) Peripheral Venous Access Ports: Outcomes Analysis in 109 Patients. Cardiovasc Intervent Radiol 23:187–193
2. Buerger T, Meyer F, Ridwelski K, Halloul Z, Lippert H (1998) Komplikationen zentralvenöser Ports: Erfahrungen nach über 1200 Implantationen. Z Herz Thorax Gefäßchir 12:48–53
3. Herrmann KA, Waggershauser T, Helmberger T, Heinemann V, Sittek H, Reiser M (1999) Interventionell-radiologische perkutane Implantation intravenöser Port-Katheter-Systeme. Radiologe 39:777–782
4. Kock HJ, Pietsch M, Krause U, Wilke H, Eigler FW (1998) Implantable Vascular Access Systems: Experience in 1500 Patients with Totally Implanted Central Venous Port Systems. World J Surg 22:12–16
5. Leinung S, Würl P, Anders K, Deckert, Schönfelder M (2002) Portkatheterbrüche bei 361 implantierten Portsystemen. Ursachenanalyse – Lösungsmöglichkeiten – Literaturübersicht. Chirurg 73:696–699
6. Lorch H, Zwaan M, Kagel C, Weiss HD (2001) Central Venous Access Ports Placed by Interventional Radiologist: Experience with 125 Consecutive Patients. Cardiovasc Intervent Radiol 24:180–184
7. Teichgraeber UK, Gebauer B, Benter T, Wagner HJ (2003) Central Venous Access Catheters: Radiological Management of Complications. Cardiovasc Intervent Radiol 26:321–333

KOMMENTAR R. W. Günther

Die perkutane transvenöse Extraktion von Fremdkörpern aus dem zentralen Venensystem, dem rechten Herzen und der Pulmonalarterie zählt zu den Routineeingriffen der interventionellen Radiologie. Die Probleme von Katheterbrüchen sind im vorliegenden Fallbericht ausführlich beschrieben. Die Diskonnektion zwischen Portkatheter und Port kann aus einem nicht sachgemäßen Aufstecken des Katheters auf den Portstutzen resultieren. Auch die nicht ausreichende Fixation durch die übergestülpte Muffe wäre eine Möglichkeit der Diskonnektion oder die unsachgemäße Handhabung bei Portpunktion mit kleinvolumigen Spritzen, mit denen ein hoher Druck erzeugt werden kann. Da alle drei Punkte wichtig sind, sollten sowohl Operateur als auch Nutzer über den Gebrauch des Portsystems informiert sein.

Die perkutane Entfernung erfolgt in der Regel transfemoral mit einer Fangschlinge. Derartige Eingriffe verlaufen in der Regel ohne Komplikationen. Da die Passage durch das Herz erfolgen muss, sollte während des Eingriffs ein EKG angelegt werden, um Herzrhythmusstörungen zu erkennen.

KOMMENTAR R. Müller

Die offen-chirurgische Implantation von Venoportsystemen mit Fixation der Portkammer auf der Faszie des Musculus pectoralis major hat gegenüber der interventionellen Methode viele Vorteile. Hierbei sollte insbesondere die niedrige Infektionsrate trotz häufiger Punktionen, die seltene Dislokation der Portkammer und die vollständig freie Beweglichkeit und Belastbarkeit beider Arme genannt werden. Es fehlen Studien oder Veröffentlichungen, welcher Patient von welchem Verfahren profitiert.

Die „Dunkelziffer" verlorener Führungsdrähte und Katheter muss sicherlich höher sein, als der Artikel vermuten lässt, zumal die Industrie Spezialdrähte zur Bergung vertreibt. In der Literatur finden wir neben den oben aufgeführten Veröffentlichungen nur vereinzelte Mitteilungen über Führungsdraht- oder Katheterverluste [1].

In dem Übersichtsartikel von Mathias wird im Jahre 1995 eine weltweite Fallzahl von 500 Fremdkörperembolien berichtet [2]. Diese Arbeit bietet eine Übersicht über die verschiedenen Möglichkeiten der radiologischen interventionellen Fremdkörperextraktionen.

Die vorliegende Mitteilung ermuntert dazu, auch weiterhin bei der Implantation von Portsystemen höchste Sorgfalt sowohl bei der Aufklärung des Patienten über die oben genannte seltene Komplikation als auch bei der Implantation walten zu lassen. In unserer Klinik wird der Portschlauch immer routinemäßig mit nicht resorbierbarem Nahtmaterial zusätzlich an der Vena cephalica oder bei Anlage des Portschlauchs via Punktion der Vena subclavia an der Faszie im Bereich der Mohrenheim'schen Grube fixiert. Die Lage des Katheters wird stets röntgenkontrolliert und dokumentiert. Die Konnektion von Schlauch und Kammer geschieht mit einem Adaptersystem, welches bei korrekter Anlage einen „Schnappmechanismus" spüren lässt. Die Operation erfolgt mit einer Inzision, auf Wunsch vieler Patienten in Allgemeinanästhesie.

Katheterdislokationen haben wir bislang nicht gesehen. Aufgrund Ihres Beitrages würden wir jedoch in Zukunft beim Auftreten einer solchen Dislokation sofort reagieren und den Patienten umgehend operieren. Zusammenfassend sind solche Mitteilungen über „Pitfalls" sehr hilf- und lehrreich.

Literatur

1. Flessenkämpfer I, Marcus M (2001) Der Führungsdrahtverlust bei Seldingertechnik als Auslöser einer Phlebothrombose. Anaesthesist: 679–683
2. Mathias K (1995) Perkutane transvasale Fremdkörperextraktion. In: Günther RW, Thelen M (Hrsg) Interventionelle Radiologie. Thieme-Verlag, Stuttgart, S 374–381

Asensorische Blase nach Bandscheibenprolaps mit Nukleotomie und dorsaler sowie ventraler Fusion L5/S1

P.-H. Langen

Einleitung

Neurologisch bedingte, postoperative Blasenfunktionsstörungen sind als typische Komplikationen einer Reihe von Eingriffen im kleinen Becken bekannt. Hierzu gehören neben radikalchirurgischen Rektumoperationen und gynäkologischen Eingriffen auch urologische Eingriffe wie z. B. Antirefluxplastiken [6, 7].

Bandscheibenoperationen und Wirbelsäuleneingriffe mit Verletzung des Plexus hypogastricus superior oder aszendierender bzw. deszendierender Bahnen zu Pons und Cortex sind demgegenüber deutlich seltener [2]. Berichtet wird über den Fall einer neurogen asensorischen Blase nach ventraler retroperitonealer Wirbelkörperreposition.

Kasuistik

Eine 32-jährige Frau erlitt 1998 einen lumbalen Bandscheibenprolaps L5/S1 mit passageren peripheren Lähmungen. Sie wurde daraufhin an einem Universitätsklinikum neurochirurgisch aufgenommen und es erfolgte eine Nukleotomie.

Nach unkompliziertem intra- und perioperativem Verlauf wurde die Patientin in den nächsten Jahren wegen eines chronisch-rezidivierenden Schmerzsyndroms mehrfach orthopädisch betreut und bei Therapieresistenz schließlich an die Orthopädie einer anderen Universitätsklinik verwiesen. Dort wurde ein Failed-back-Syndrom mit deutlicher Instabilität L5/S1 diagnostiziert und die operative Stabilisierung empfohlen.

Im Oktober 2002 erfolgte zunächst die dorsale Spondylodese mit transpedikulärer Fusion L5/S1, Denervation der Bogengelenke L5/S1 sowie interlaminärer Spongiosaplastik. 2 Wochen später erfolgte die ventrale retroperitoneale Reposition und Fusion mit einem Beckenkammspan. Im Operationsbericht heißt es hierzu: „Es zeigen sich mehrere Adhäsionen zwischen Peritoneum und retroperitonealen Gefäßen. Diese werden sukzessive gelöst, die Gefäßgabel wird so dargestellt. Lösen weiterer Verwachsungen und Darstellen der Aortabifurkation. Eingehen auf das Promontorium. Mobilisierung der Arteria und Vena sacralis media.“ Später heißt es: „Extirpation der degenerierten Bandscheibe. Weitere Mobilisierung der Gefäße und Einbringen von insgesamt 4 dicken K-Drähten zur Mobilisierung der Gefäßgabel. Nun Komplettierung der Bandscheibenausräumung. ...Einbolzen des Beckenkammspanes völlig pressfit mit dem Stößel. ...Koagulation einzelner kleiner blutender Gefäße bipolar.“

Postoperativ entwickelt die Patientin mehrfach einen Harnverhalt und stellt sich 2 Wochen später in der urologischen Klinik vor. Die Patientin wird passager mit einem suprapubischen Katheter versorgt. Urodynamisch zeigt sich eine komplett asensorische Blase mit normaler Compliance. Das Urethradruckprofil ist unauffällig. Die Patientin ist nicht in der Lage, die Miktion willentlich einzuleiten. Bei Bauchpresseversuchen Miktionsvolumina unter 10 ml. Es wird die Diagnose einer neurogen asensorischen Blase mit konsekutiv areflektorischem Detrusor gestellt. Nach frustranen medikamentösen Therapieversuchen wird die Patientin im intermittierenden sterilen Einmalkatheterismus unterwiesen, den sie problemlos erlernt. Die kontrollurodynamischen Befunde nach 6 und 12 Monaten zeigen einen identischen Befund. Es ist daher von einer permanenten und nicht nur passageren neurogenen Schädigung auszugehen. Die Patientin ist auch weiterhin, unverändert auf den intermittierenden Einmalkatheterismus angewiesen.

Problemanalyse

Der zeitliche Zusammenhang legt nahe, dass es sich hier offensichtlich um eine neurogene Blasenentleerungsstörung als Folge des zweiten, ventral-präsakralen Wirbelsäuleneingriffs handelt. Während der ausgedehnten Mobilisation zwischen Promontorium und Aortenbifurkation ist es offensichtlich zu einer fast vollständigen Denervation der sympathischen afferenten und efferenten Fasern des dort gelegenen Plexus hypogastricus superior gekommen.

Die sympathische Innervation der Blase erfolgt über den Grenzstrang (Th12-L3). Die präganglionären Fasern ziehen von dort zur Aortenbifurkation und bilden unterhalb davon den Plexus hypogastricus superior, bevor sie sich auf Höhe des Promontoriums in einen rechten und linken Nervus hypogastricus teilen. Dieser zieht zur Samenblasenspitze bzw. retrovesikal-paraureteral und bildet dort unter Vereinigung mit den parasympathischen Nn. Splanchnici aus S2–S4 den Plexus hypogastricus inferior (Plexus pelvicus). Während also Eingriffe im kleinen Becken wie Mesorektumexzisionen, Wertheimoperationen und Antirefluxplastiken zu gemischt sympathisch-parasympathischen Funktionsausfällen führen können, handelt es sich beim hier geschilderten Fall wahrscheinlich um eine rein sympathische Störung. Durch die ausgedehnte Adhäsiolyse, Bifurkationsmobilisation und Elektrokoagulation ist es offenbar zu einer irreversiblen Schädigung des Plexus hypogastricus superior gekommen. Eine Verletzung parasympathischer Fasern mit der Folge eines areflexiven Detrusors ist ebenfalls nicht ausgeschlossen, aber nur denkbar, wenn die Präparation im vorliegenden Fall beidseits relativ tief erfolgt wäre. Ob es sich im vorliegenden Fall um eine rein asensorische Blase mit Unfähigkeit der Patientin zur willkürlichen Miktionseinleitung oder um eine kombiniert sympathisch-parasympathische Störung handelt, bleibt unklar.

Dass es bei prälumbalen Operationen selten zur neurogenen Blasenschädigung kommt, erklärt sich aus der Tatsache, dass diese Nervenfasern einen recht breit gefächerten präganglionären Plexus bilden. So bleiben die sicher viel häufigeren partiellen Verletzungen ohne klinische Folgen und damit unentdeckt. Entsprechend selten wird über eine solche Komplikation berichtet. Faraj et al. veröffentlichten 1996 einen ähnlichen Fallbericht wie den unsrigen mit einer allerdings passageren, dreimonatigen kompletten Blasenlähmung nach ventraler lumbosakraler Fusion bei einer 34-jährigen Patientin. Sie führten dies eher auf eine präsakrale parasympathische Nervenläsion zurück [2].

Im Gegensatz zur Blasenfunktion führt für die Sexualfunktion bereits eine einseitige Verletzung des Sympathikus (wie von retroperitonealen Lymphadenektomien bekannt) nicht selten zu einer permanenten retrograden Ejakulation. Sexualfunktionsstörungen sind hier eventuell sensibler für neurologische Schädigungen als die Blasenfunktion.

Schlussfolgerung

Durch zahlreiche Studien und Publikationen der letzten 10 Jahre sind sowohl die anatomischen Grundlagen der Blaseninnervation als auch die neurogenen Blasenfunktionsstörungen als Komplikation chirurgischer, gynäkologischer und urologischer Operationen bestens bekannt [1, 4]. An vielen Zentren wird daher zunehmend das intraoperative Vorgehen modifiziert und mit Methoden des Neuromonitorings (Elektrostimulation, Supravitalfärbung etc.) kombiniert [3, 5, 6]. Kuwabara beschrieb die intraoperative Elektrostimulation des vesikouterinen Ligaments zur Nervenidentifikation und -schonung bei der Hysterektomie [6]. Kneist et al. nutzen ähnliche Techniken bei der totalen Mesorektumexzision des Rektumkarzinoms und erzielen signifikant bessere Resultate in der Prävention postoperativer Blasenfunktionsstörungen [5].

Da neurogene Blasen- und Sexualfunktionsstörungen jedoch bei präsakralen und distal lumbalen Eingriffen eine scheinbar seltene Komplikation darstellen, wird die Anregung, regelmäßig die Methoden des Neuromonitorings auch für diese Operationen einzusetzen, in der Praxis vermutlich am Zeitaufwand/Nutzenverhältnis scheitern. Zur Zeit fehlen für diese Gruppe von Operationen (ventrale Spondylodesen, Kolpopromontoriopexien, Y-Prothesen u.a.) noch ausreichende Daten. Bis dahin kann nur die Empfehlung gegeben werden, die intraoperative Präparation gering und atraumatisch, ohne ausgedehnte Koagulation und falls nötig mit kranio-kaudaler, nicht querer Inzision durchzuführen.

Literatur

1. Dorschner W, Stolzenburg JU, Neuhaus J (2001) Anatomische Grundlagen der Harninkontinenz. Urologe[A] 40:223–233
2. Faraj AA, Webb JK, Lemberger RJ (1996) Urinary bladder dysfunction following anterior lumbosacral fusion: case report and review of the literature. Eur Spine J 5(2):121–124
3. Hohenfellner R (2001) Blick über den Zaun: Methylenblau zur intraoperativen Darstellung nervaler Strukturen. Akt Urol 32:111–112
4. Hounnou GM, Uhl JF, Plaisant O, Delmas V (2003) Morphometrie par reconstruction tridimensionelle informatisée du plexus hypogastrique d'un foetus humain. Surg Radiol Anat 25(1):21–31
5. Kneist W, Heintz A, Wolf HK, Junginger (2004) Darstellung autonomer Beckennerven bei partieller und totaler Mesorektumexzision. Einflussfaktoren und Bedeutung für die neurogene Blasenentleerungsstörung. Chirurg 75(3):276–283
6. Kuwabara Y, Suzuki M et al (2000) New method to prevent bladder dysfunction after radical hysterectomy for uterine cervical cancer. J Obstet Gynaecol Res 26(1):1–8
7. May F, Schwaibold H (2002) Blasenentleerungsstörung nach Vaginosakropexie und Kolposuspension. In: Steffens J, Langen PH (Hrsg) Komplikationen in der Urologie. Steinkopff, Darmstadt, S 383–386

KOMMENTAR J. Pannek und C. Horch

Im vorliegenden Fallbericht wird eine asensorische Blase nach operativer Therapie einer lumbosakralen dorsoventralen Stabilisierung beschrieben. Wie die Autoren richtig bemerken, ist die Diagnose einer rein asensorischen Blase extrem selten und in dem geschilderten Fall relativ schwierig zu stellen. Die urodynamische Untersuchung ergab eine normale Compliance in der Speicherphase, eine Miktion war der Patientin nicht möglich. Somit ist eine verlässliche Aussage über die Detrusorkontraktilität nicht möglich.

Eine Möglichkeit zur Differenzierung könnten urodynamische Provokationstests darstellen. Ein Eiswassertest kann zum Beispiel die Intaktheit des sakralen Reflexbogens testen und zusätzliche Erkenntnisse über die Sensibilität der Blase erbringen.

Zur Differenzialdiagnose eines neurogen akontraktilen Detrusors kann der Carbacholtest hilfreich sein. Bei infrasakraler Denervierung sollte der Test positiv ausfallen, da die pharmakologische Substitution der fehlenden Neurotransmitter eine überschießende Detrusoraktivität induzieren würde [5].

Die besten Informationen über das Vorliegen einer rein sensorischen Blasenfunktionsstörung erhält man mittels kortikaler Messung der viszerosensorisch evozierten Potenziale der Blasenschleimhaut. Hiebei erfolgt die Stimulation über eine Ringelektrode am vesikourethalen Übergang [4].

Reine Läsionen der sympathischen Nervenversorgung des unteren Harntrakts, wie im Fallbericht diskutiert, sind selten und wurden bisher jeweils als Störungen der Blasenhalsinnervation beschrieben. Die Prognose dieser Verletzungen hinsichtlich einer Reinnervation scheint nicht günstig zu sein [3]. Bei der postulierten Schädigung des sympathischen Nervengeflechts wäre ein Zystogramm hilfreich, um Veränderungen im Blasenhalsbereich zu visualisieren.

Bei dem geschilderten Fall könnte neben einer reinen sensorischen Störung differenzialdiagnostisch eine sensomotorische Funktionsstörung vorliegen. Zum Beispiel kann eine asensible und/oder areflexive Blase durch ein inkomplettes Cauda-equina-Syndrom bedingt sein, welches im Rahmen der Komplettierung der Bandscheibenausräumung und des Einbolzens des Beckenkammspanes aufgetreten ist. Daher ist neben der urologischen Diagnostik auch eine neurologische Abklärung und eine erneute Bildgebung der Wirbelsäule unabdingbar, wenn die Patientin postoperativ über Blasenfunktionsstörungen klagt.

In diesem Falle wäre eine neurogene Harnretention durch einen übersteigerten Beckenbodentonus mit konsekutiver reflektorischen Detrusorakontraktilität möglich. Ando et al. fanden bei 75% der untersuchten 114 Patienten mit lumbalem Bandscheibenvorfall oder Spondylolisthesis im Sphinkter-externus-EMG einen überaktiven Sphinkter [2]. Allerdings wird bei lumbalen

Bandscheibenvorfällen mit Cauda-equina-Syndrom auch eine Beckenbodeninsuffizienz beschrieben. Hinweise für ein inkomplettes Cauda-equina-Syndrom wären z.B. Störungen der perinealen und perianalen Sensibilität. Die Untersuchung der Reflexaktivität der sakralen Segmente (z.B. Bulbocavernosusreflex: S2–4; kutaner Analreflex: S4-5) und der Sensibilität des Beckenbodens und äußeren Genitale sollte daher bei Patienten mit Bandscheibenvorfall und Blasenfunktionsstörung auch für den Urologen zum Standardprogramm der körperlichen Untersuchung gehören.

Eine mögliche therapeutische Option kann im vorliegenden Fall die sakrale Neuromodulation darstellen. Durch eine perkutane temporäre Stimulation der Sakralwurzeln S3/S4 (PNE-Test) wird minimal-invasiv und praxisnah getestet, ob unter Modulation eine Spontanmiktion erreicht werden kann. Bei erfolgreichen PNE-Test könnte die Implantation eines permanenten Neuromodulators erfolgen. Die sakrale Neuromodulation findet seit ihrer Einführung zu Beginn der 80er Jahre zunehmende Verbreitung und gilt heute als eine sichere und effektive Therapieform bei chronischer nichtobstruktiver Harnretention mit gut dokumentierten Langzeiterfolgen [1].

Literatur

1. Aboseif S, Tamaddon K, Chalfin S, Freedman S, Mourad MS, Chang JH, Kaptein JS (2002) Sacral neuromodulation in functional urinary retention: an effective way to restore voiding. BJU Int 90: 662–665
2. Ando M, Nagamatsu H, Tanizawa A, Oshima H, Shinomiya K, Matsuoka T, Mizou T, Ushiyama T (1990) Neurogenic bladder in patients with lumbar vertebral disorders (Text in Japanisch) Nippon Hinyokika Gakkai Zasshi 81:1322–1329
3. Esteban Fuertes M, Salinas Casado J, Resel Estevez L (1998) Functional reinnvervation in patients with a diagnosis of lower motor neuron neurogenic bladder: prognostic and therapeutic considerations (Text in Spanisch) Arch Esp Urol 51:791–800
4. Gänzer H, Madersbacher H, Rumpl E (1991) Cortical evoked potentials by stimulation of the vesico-urethral junction: clinical value and neurophysiological considerations. J Urol 146:118–123
5. Madersbacher H, Stöhrer M, Schönberger B (2004) Urodynamik bei neurogener Blasenfunktionsstörung. In: Palmtag H, Goepel M, Heidler H (Hrsg) Urodynamik. Springer, Berlin, S 217–235

Nachtrag zum Beitrag (Stand 8/2005)

Nach Fertigstellung des Beitrags wurden bei der Patientin in der betreuenden urologischen Klinik weitere Verlaufskontrollen und Kontrollurodynamiken durchgeführt, deren Ergebnisse nun vorliegen.

Die erneute Videourodynamik zeigt unverändert eine asensorische akontraktile Blase. Der Blasenhals ist geschlossen, es besteht keine Überlaufinkontinenz bei 500 ml Füllung. Der Eiswassertest ist negativ, ein Carbacholtest und viszerosensorisch evozierte Potentiale wurden nicht durchgeführt.

Die neurologische Untersuchung ist weiterhin unauffällig, die Sakralreflexe (BCR und AR) intakt.

Die Patientin führt weiterhin den ISK durch.

Inzwischen sind Revisionsoperationen an der Wirbelsäule erforderlich geworden. Die Patientin ist weiterhin nicht schmerzfrei.